ÉTUDES CLINIQUES ET RADIOLOGIQUES

SUR LES

MALADIES DE L'APPAREIL RESPIRATOIRE

DU MÊME AUTEUR

Etudes cliniques sur l'Insuffisance surrénale, in-8, 2ᵉ édition, 1898-1920 . . . . 16 fr.

Etudes cliniques sur la Tuberculose, in-8, 2ᵉ édition, 1908-1920. 20 fr.

EN COLLABORATION

Technique clinique médicale et Séméiologie élémentaires, in-8. 1922, 5ᵉ édition, par ÉMILE SERGENT, L. RIBADEAU-DUMAS, C. LIAN, D'HEUCQUEVILLE, STEPHEN CHAUVET, PIERRE PRUVOST, FECAROTTA, HAZARD, KUSS, 396 figures, 11 planches en couleurs. 40 fr.

Traité de Pathologie médicale et de Thérapeutique appliquée,

ÉMILE SERGENT, L. RIBADEAU-DUMAS, L. BABONNEIX.
(Prospectus sur demande.)

ÉTUDES CLINIQUES ET RADIOLOGIQUES

SUR LES

MALADIES

DE

L'APPAREIL RESPIRATOIRE

PAR

Émile SERGENT

Professeur de Clinique médicale propédeutique
Médecin de la Charité
Membre de l'Académie de Médecine

---

47 FIGURES

32 planches hors texte

A. MALOINE ET FILS, ÉDITEURS
27, RUE DE L'ÉCOLE-DE-MÉDECINE, 27
PARIS 1922

ÉTUDES CLINIQUES ET RADIOLOGIQUES

SUR LES

MALADIES DE L'APPAREIL RESPIRATOIRE

AVANT-PROPOS

En réunissant les principales de mes publications sur les *Maladies de l'appareil respiratoire*, j'obéis au sentiment qui m'a conduit déjà à grouper dans un même recueil mes *Etudes cliniques sur la Tuberculose* et mes *Etudes cliniques sur l'Insuffisa e surrénale*

Je pense que, lorsqu'un médecin s'est attaché, pendant un certain nombre d'années, à approfondir un même sujet de pathologie, il a nécessairement accumulé des documents dont l'ensemble peut présenter quelque intérêt pour ceux qui travaillent sur le même terrain. Le long des années il a été guidé par un fil directeur ; au début, ses idées pouvaient n'avoir aucune marque personnelle ; à un moment donné, lorsque les observations se sont rassemblées en nombre suffisant dans son souvenir et dans ses cartons, elles lui ont donné une sorte d'imprégnation qui n'est autre chose que la substance des impressions qu'il a recueillies. L'expérience qu'il a acquise peut être de quelque utilité pour d'autres ; et ceux-ci, s'ils veulent connaître ses idées, voient leur travail facilité par la réunion en un même recueil des faits qu'il a notés au passage et semés un peu partout.

La presque totalité des recherches personnelles que je réunis dans ce volume ont déjà été publiées. Quelques-unes figurent même dans mes *Études cliniques sur la tuberculose*. Si je les ai, de nouveau, insérées dans ces *Études cliniques et radiologiques sur les maladies de l'Appareil respiratoire*, c'est parce qu'elles se rapportent à des états pathologiques qui ne sont pas de nature tuberculeuse mais intéressent le diagnostic différentiel de la tuberculose et de certaines maladies de l'appareil respiratoire. *Comment séparer radicalement de la phtisiologie la séméiotique générale de l'appareil respiratoire et l'étude clinique de la syphilis de cet appareil ?*

Toute la partie qui a trait au *diagnostic radiologique* est à peu près complètement inédite. Elle représente, en quelque sorte, les conclusions générales que j'ai tirées d'une pratique du diagnostic radiologique portant sur plus de dix années et qui a trouvé surtout à s'exercer, pendant la guerre et depuis, par les milliers d'examens que mes fonctions m'ont amené à pratiquer sur des sujets présumés tuberculeux.

Ces mêmes fonctions m'ont conduit à étudier les *Suites médicales et médico-chirurgicales des blessures de poitrine et des intoxications par les gaz*, séquelles secondaires ou lointaines qui, si souvent, prennent le masque de la tuberculose et sont confondues avec elle.

Ce recueil est divisé en deux parties.

La première partie est réservée à *la Clinique proprement dite* ; elle comprend quatre chapitres : *Séméiologie générale de l'appareil respiratoire ; Syphilis de l'appareil respiratoire ; Séquelles des plaies de poitrine et des intoxications par les gaz asphyxiants ; Travaux divers.*

Chacun de ces chapitres est précédé d'un commentaire succinct, qui renvoie aux publications personnelles qui n'y figurent pas ou explique pour quelles raisons certaines y sont annexées bien que déjà reproduites dans mes *Etudes cliniques sur la tuberculose*.

La deuxième partie est consacrée au *Diagnostic radiologique*. Son titre général : « Ce que le médecin peut et doit demander à l'examen radiologique pour le diagnostic des maladies de l'appareil respiratoire », indique clairement dans quel esprit purement clinique et pratique elle a été professée et rédigée.

Dans la trame de ces recherches et de ces études apparaît le fil directeur dont j'indiquais l'inévitable présence : elles sont le résultat des circonstances qui m'ont amené à tourner et retourner le champ de la tuberculose et à constater l'imprécision des limites cliniques qui le séparent, dans la pratique du diagnostic, des champs voisins, sur lesquels germent et s'enracinent tant de conceptions erronées, tant de fausses tuberculoses.

Tant et si bien que j'avais pensé tout d'abord intituler ce recueil : *Etudes cliniques et radiologiques sur les fausses tuberculoses de l'appareil respiratoire.*

PREMIÈRE PARTIE

ÉTUDES SÉMÉIOLOGIQUES ET CLINIQUES

CHAPITRE PREMIER

ÉTUDES SÉMEIOLOGIQUES
SUR L'APPAREIL RESPIRATOIRE

Dans l'article consacré à l'appareil respiratoire dans ma *Techni-que clinique et séméiologie élémentaire*, j'ai cherché, tout en res-tant didactique, à indiquer les constatations personnelles que j'avais eu l'occasion d'enregistrer et j'ai pris soin de les noter au courant des divers chapitres. J'y renvoie le lecteur.

Dans mes *Études cliniques sur la tuberculose*, j'ai groupé, dans un chapitre spécial, les observations que j'ai pu recueillir et qui m'ont conduit à un certain nombre de remarques sur la séméioti-que de l'appareil respiratoire et notamment des sommets pulmo-naires et du médiastin [1]. La *pleurite du sommet*, si elle s'observe de préférence dans la tuberculose, ne lui appartient pas en propre ; je n'ai pas cru, cependant, opportun de faire figurer dans ce nou-veau volume, les diverses publications que je lui ai consacrées.

Par contre, j'ai réuni en bloc, dans ce chapitre, mes diverses recherches sur l'*Inégalité pupillaire et sa valeur dans le diagnos-tic des affections de l'appareil respiratoire*. Je donne à ce signe une importance très grande et je pense qu'il doit prendre place dans la séméiologie de l'appareil respiratoire. Une expérience por-tant sur plus de vingt années m'avait déjà donné cette conviction ; cette conviction vient de s'affirmer par les résultats que j'ai obte-nus en étudiant l'*inégalité pupillaire provoquée*, procédé vulgarisé et précisé par Cantonnet dans ces dernières années et imaginé en 1873 par Roque pour mettre en évidence l'*inégalité pupillaire la-tente.*

1. On trouvera d'ailleurs, au chapitre suivant, une bonne partie de mes étu-des sur le médiastin.

Ainsi que je le rappelle dans la série de mes mémoires, et, surtout, dans le dernier, le diagnostic de la tuberculose, dans ses formes frustes ou incipientes, est parfois si difficile que la séméiologie ne sera jamais trop riche pour l'éclairer. Aux *signes directs* de localisation, représentés par les signes physiques (stéthacoustiques et radiologiques), je propose d'adjoindre les *signes indirects* de localisation ; pour ce qui est des lésions apicales, qu'elles soient tuberculeuses ou non, je pense que, déjà, il est certains de ces signes indirects, dont la valeur est incontestable ; tels sont : la *douleur à la pression des sommets, l'adénite et la lymphangite nodulaire sus-claviculaires*, et, enfin, *l'inégalité pupillaire*, dont je donne, dans les pages qui suivent, une étude complète.

La notion du *point de côté abdominal* et de sa *valeur diagnostique dans les affections pleuro-pulmonaires aiguës*, la signification des *signes dits d'épanchement dans la pleurésie séro-fibrineuse*, sont des études de séméiologie dont j'ai bien des fois vérifié l'importance.

La séméiotique de l'espace interscapulo-vertébral et le *syndrome d'insuffisance respiratoire des sommets*, bien qu'ils figurassent déjà dans mes *Études cliniques sur la tuberculose*, devaient aussi trouver leur place ici, le premier, parce qu'il fait *ipso facto* partie de la séméiologie de l'appareil respiratoire, le second, parce qu'il est, d'après mes observations, plus fréquent qu'on ne le croit communément et parce qu'il n'est pas encore suffisamment vulgarisé.

I

L'INÉGALITÉ PUPILLAIRE APPARENTE OU PROVOQUÉE DANS LES AFFECTIONS PLEURO-PULMONAIRES ET LA TUBERCULOSE [1]

A) L'INÉGALITÉ PUPILLAIRE DANS LES AFFECTIONS PLEURO-PULMONAIRES

(Conférence faite à l'hôpital de la Charité, le 19 mars 1912 et publiée par le *Progrès Médical* du 11 mai 1912.)

Vous savez qu'on a une certaine tendance à considérer que le sujet porteur d'une inégalité pupillaire est entaché de syphilis, qu'il commence une paralysie générale ou qu'il est tabétique. Or, c'est là une exagération : tous les sujets qui présentent de l'inégalité pupillaire sont loin d'être des syphilitiques.

Je crois, pour ma part, que la valeur séméiologique de l'inégalité pupillaire est beaucoup plus complexe et qu'il est de toute nécessité, pour l'apprécier dans chaque cas particulier, de soumettre le malade à un examen approfondi.

En effet, à elle seule, lorsqu'elle existe sans symptômes associés, sans modification des réflexes de la pupille, elle n'a que la valeur d'un symptôme, dont la cause peut être liée à un

1. Compléter la lecture des mémoires contenus dans cette partie en consultant mes publications sur la *Pleurite du sommet* reproduites dans mes *Études cliniques sur la Tuberculose.*

grand nombre de circonstances différentes. Parmi celles-ci les affections pleuro-pulmonaires occupent une place importante.

Mon attention a été attirée sur ce point de séméiologie depuis longtemps déjà ; j'ai pensé qu'il pouvait être intéressant, si limité que parût ce sujet, de lui consacrer une de ces conférences.

Mais il est nécessaire, tout d'abord, de vous expliquer ce que c'est que l'inégalité pupillaire, et de vous indiquer les conditions anatomiques et physiologiques qui président à son apparition.

Vous savez que la pupille est l'orifice central du diaphragme constitué par l'iris et que les variations de son diamètre sont commandées par deux ordres de muscles ; les uns, par leur disposition en faisceaux concentriques, produisent, en se contractant, du rétrécissement de la pupille, ou myosis, et sont innervés par des ramifications du moteur oculaire commun ; les autres, ou muscles radiés, ont pour conséquence de déterminer la dilatation de la pupille ou mydriase et sont innervés par des branches du sympathique. Vous concevez aisément que toutes les causes qui troublent le fonctionnement normal de ce système, en l'excitant ou en le paralysant, ont pour effet de modifier le diamètre du diaphragme pupillaire, que le *myosis* peut être produit aussi bien par une excitation portant sur la sphère du moteur oculaire commun que par une paralysie portant sur la sphère du sympathique et que la *mydriase* obéit, au contraire, à des conditions inverses. D'autre part, à l'état normal, il existe une synergie fonctionnelle entre les deux pupilles, qui sont égales. Mais, dans certaines conditions pathologiques, l'état de dilatation n'est pas le même : il y a inégalité pupillaire.

Tout n'est pas dit, cependant, quand on a fait ces constatations ; il faut procéder, en outre, à l'examen des réflexes pupillaires, que je vais rapidement passer en revue devant vous.

Tout d'abord le *réflexe lumineux:* lorsque les pupilles sont soumises à une source lumineuse vive, intense, elles se contractent, se rétrécissent ; lorsqu'au contraire, la lumière est très faible, lorsque l'individu regarde dans une demi-obscurité, ses pupilles se dilatent. Ce réflexe n'est, en somme, que la protection de la rétine contre l'excès du rayon lumineux par un diaphragme contractile placé devant elle.

Sur le même plan, le *réflexe de l'accommodation à la distance*, ou réflexe de convergence : si un individu regarde un objet rapproché, sa pupille se contracte; si, au contraire, il fixe un objet éloigné, sa pupille se dilate.

Vient ensuite, *le réflexe à la douleur* : lorsqu'on provoque une excitation périphérique un peu violente, un pincement, par exemple, on voit les pupilles se dilater.

Reste enfin le *réflexe consensuel* : les deux pupilles sont synergiques ; si une excitation est produite sur l'un des deux systèmes pupillaires, elle est transmise sympathiquement à l'autre et vous voyez se produire le même degré de rétrécissement ou de dilatation que du côté excité.

Il existe de nombreuses circonstances pathologiques dans lesquelles ces réflexes sont altérés. L'un des troubles les mieux classés de la réflectivité pupillaire est connu de tous sous le nom de *signe d'Argyll Robertson*. Il consiste en ce que le réflexe lumineux est aboli tandis que le réflexe d'accommodation à la distance est conservé.

La valeur séméiologique de ce signe est considérable ; il indique la syphilis, dont il est l'un des stigmates les plus caractéristiques. Aussi bien, ne devrez-vous jamais négliger de le rechercher, particulièrement lorsque vous constaterez une inégalité pupillaire, étant donné l'association fréquente du signe d'Argyll Robertson et de l'inégalité pupillaire.

Il ne suffit pas de connaître la physiologie des mouvements pupillaires et la nature des troubles pathologiques qu'ils peuvent présenter, il faut aussi savoir les rechercher. L'examen des pupilles réclame une technique et une méthode rigoureuses, faute de quoi, de grossières erreurs ne pourront être évitées.

Tout d'abord, il faut, lorsqu'on veut s'assurer de l'égalité ou de l'inégalité des pupilles, un éclairage égal pour les deux yeux : nombre de sujets présentent de l'inégalité pupillaire lorsque les deux rétines ne sont pas soumises à une source lumineuse d'égale intensité. Il faut, d'autre part, que les pupilles soient maintenues à un degré de dilatation suffisant pour qu'on puisse observer leurs variations sous l'influence des causes qui excitent leur réflectivité. Il est évident, en effet, que si vous examinez des pupilles soumises à une lumière trop vive, elles présenteront un rétrécissement tel que vous ne pourrez ni apprécier leur égalité de diamètre, ni juger de leur contraction sous l'influence d'une source lumineuse plus intense encore.

Pour explorer les réflexes pupillaires, vous prierez le sujet de regarder, dans un angle sombre de la pièce, un objet placé à une distance suffisante pour que l'accommodation maintienne les pupilles en état de moyenne dilatation.

Puis, vous examinerez successivement les deux pupilles en recouvrant hermétiquement avec la main, appliquée à plat, l'œil que vous n'explorez pas, de façon à éviter la mise en jeu du réflexe consensuel. Vous rechercherez ainsi le réflexe lumineux, puis le réflexe de convergence.

Lorsque vous voulez observer le réflexe consensuel, vous procédez de même, mais vous appliquez la main sagittalement à la racine du nez, au lieu de l'appliquer à plat sur chaque œil successivement, et, tandis que vous soumettez un des deux yeux à une source de lumière vive, vous regardez comment réagit l'autre pupille.

Je m'en tiens à ces données rapides sur l'examen des pupilles et de leurs réflexes et je passe à l'étude séméiologique des inégalités pupillaires.

D'une façon générale, il existe deux grandes catégories d'inégalités pupillaires : celles qui s'accompagnent d'altérations des réflexes pupillaires et celles qui ne s'accompagnent d'aucune altération de ces réflexes.

Les premières sont les inégalités pupillaires qui procèdent

surtout de la syphilis : je viens de vous rappeler qu'on rencontre fréquemment, chez les sujets entachés de syphilis, le signe d'Argyll Robertson.

On peut aussi observer chez eux, associée ou non à l'ophtalmoplégie externe, l'ophtalmoplégie interne, consistant en dilatation de la pupille associée à la perte du réflexe d'accommodation à la lumière et à la distance.

Dans les deux cas précédents, la vision reste normale, à moins de névrite optique concomitante (amaurose tabétique).

Mais l'inégalité pupillaire avec altération des réflexes peut s'observer en dehors de la syphilis : c'est ainsi que la cécité unilatérale, en raison de la perte de l'impressionnabilité rétinienne, provoque la mydriase et l'abolition des réflexes d'accommodation ; en pareil cas, la pupille, n'étant point paralysée, réagira, grâce au réflexe consensuel à une excitation portée sur l'œil sain. Ces quelques exemples suffisent à vous montrer l'importance d'uu examen complet dans l'interprétation des syndromes pupillaires.

Aussi, lorsque vous aurez mis en évidence une inégalité pupillaire, par une technique écartant toute cause d'erreur, vous n'aurez pas fini votre examen ; il faudra que vous cherchiez l'état des différents réflexes pupillaires et de la vision.

Ces indications générales étant posées, passons à l'étude de *l'inégalité pupillaire simple, c'est-à-dire sans altérations des réflexes ni de la vision,* variété que j'ai principalement en vue dans cette conférence.

Cette variété peut reconnaître plusieurs causes qu'on peut ranger sous deux chefs principaux : celles qui touchent l'une des parties constituantes du globe oculaire ; celles qui dépendent d'un trouble portant sur les nerfs moteurs de la pupille.

Parmi les premières, citons l'inégalité pupillaire congénitale, l'inégalité pupillaire provoquée par l'action locale de certaines substances mydriatiques (atropine, cocaïne) ou myotiques (pilocarpine, ésérine) l'inégalité pupillaire liée à une affection oculaire (cataracte, kératite, corps étranger de la cornée).

Parmi les secondes, prennent place toutes les causes qui

atteignent les nerfs moteurs de la pupille, sur une partie quelconque de leur trajet : pour le moteur oculaire commun, les tumeurs de la base du crâne, les méningites, les tumeurs de l'orbite, l'angine phlegmoneuse [1] ; pour le sympathique, les affections du cou ou du thorax (anévrysmes, tumeurs du médiastin, maladies pleuro-pulmonaires).

C'est cette dernière catégorie, ainsi située au point de vue séméiologique, que nous allons maintenant étudier.

***

Il est bien évident qu'un sujet qui est atteint d'une affection pleuro-pulmonaire quelconque : pleurésie, pneumonie, tuberculose... peut présenter une inégalité pupillaire avec altération des réflexes pupillaires, s'il est syphilitique en même temps. Nous en avons vu plusieurs exemples dans le service, et je vous rappellerai même que, chaque fois que je me trouve en présence d'un cas de tuberculose fibreuse, j'ai coutume de rechercher systématiquement la syphilis dans le passé du sujet, en faisant appel aux notions actuellement établies sur la valeur séméiologique des différents stigmates syphilitiques, notamment la leucoplasie buccale et les troubles pupillaires [2].

Mais il ne s'agit, en pareil cas, que d'une coïncidence, dans laquelle les troubles pupillaires provoqués par la syphilis n'ont qu'une relation indirecte avec l'affection pulmonaire.

L'inégalité pupillaire, indépendante de la syphilis dans les affections pleuro-pulmonaires, la seule que j'aie en vue ici, se rencontre beaucoup plus souvent qu'on ne le croit généralement. Massalongo [3], qui en a étudié dans plusieurs mémoires

---

1. H. Vincent. — Le rétrécissement unilatéral de la pupille dans l'angine phlegmoneuse (S. méd. des hôp., 20 mai 1904).

2. Consulter à ce sujet la thèse de mon élève Chabbert : Valeur séméiologique de la tuberculose fibreuse dans la recherche de la syphilis. Paris 1909.

3. Massalongo. — Pathologie de la pneumonie aiguë Vérone, 1889.

L'inégalité pupillaire dans les maladies pleuro-pulmonaires aiguës et chroniques. (*Répertoire de médecine internationale.* Juin 1911.)

la valeur séméiologique, a trouvé qu'on la constatait dans 30 °/₀ environ des cas de maladies pleuro-pulmonaires aiguës ou chroniques.

Dans une statistique qui a été faite dans le service, sur 64 malades présents le même jour dans nos salles, nous avons trouvé 14 cas d'inégalité pupillaire simple ; ces 14 malades étaient atteints d'affections pleuro-pulmonaires diverses :

2 étaient emphysémateux, sans prédominance des signes d'un côté ;

9 étaient tuberculeux ; parmi eux, 7 avaient de la mydriase du côté des lésions prédominantes, les 2 autres, du côté le moins lésé ;

1 était atteint de pleurésie sèche de la base gauche et présentait de la mydriase du même côté ;

2 étaient des typhiques ; l'un présentait de la mydriase à gauche et était atteint de bronchite bilatérale ; l'autre présentait de la mydriase à gauche et était atteint de congestion pulmonaire de la base droite.

Ceci ne veut pas dire que tous les individus qui présentent une affection pleuro-pulmonaire doivent présenter en même temps une inégalité pupillaire ; et, en effet, sur le même total de 64 malades, il y en avait dix autres qui étaient atteints de maladies des voies respiratoires et qui ne présentaient pas d'inégalité pupillaire.

En résumé, cette statistique signifie que sur 24 malades atteints d'affections pleuro-pulmonaires, 14, c'est-à-dire 58 °/₀, présentaient de l'inégalité pupillaire ; si on remarque, d'autre qart, que l'inégalité pupillaire ne fut constatée, ce jour-là, que chez des malades atteints d'affections pleuro-pulmonaires, on voit la valeur séméiologique qu'il convient d'accorder à ce symptôme.

Or, quelles sont les affections pleuro-pulmonaires dans lesquelles on le rencontre le plus souvent ?

Parmi les affections aiguës, on a surtout constaté l'inégalité pupillaire dans la pneumonie et dans la pleurésie franche aiguë : Massalongo l'a étudiée dans la pneumonie ; Chauffard et son élève Lœderich en ont donné une intéressante analyse clinique et pathogénique dans un mémoire sur lequel je re-viendrai [1].

Parmi les maladies chroniques, la tuberculose à ses différentes périodes occupe le premier rang, particulièrement la tuberculose du sommet accompagnée de réaction pleurale avec symphyse, ainsi que l'ont établi, notamment, les intéressantes recherches de Souques [2] ; viennent ensuite l'emphysème pulmonaire si souvent associé à la tuberculose fibreuse, puis, les symphyses pleuro-pulmonaires.

*
* *

Voyons maintenant quelles sont les modalités cliniques que peut revêtir l'inégalité pupillaire suivant les symptômes qui lui sont associés. C'est ici que la question présente pour nous un réel intérêt au point de vue pratique.

Dans une première variété prennent place les cas dans lesquels l'inégalité pupillaire est le seul symptôme : il y a inégalité pupillaire, et c'est tout ; pas de troubles vaso-moteurs de la pommette ni de l'oreille. aucun autre symptôme associé [3].

Ici, il est fort difficile de savoir quelle est la pupille anormale ; y a-t-il dilatation d'une pupille ou rétrécissement de

1. Chauffard et Lœderich. — Les inégalités pupillaires dans les pleurésies avec épanchement. (*Arch. gén. de médecine*, 1905, p. 585.)

2. Souques. — Société médicale des hôpitaux, 1903, p. 411.

3. Fodor a récemment attiré l'attention sur l'inégalité des pupilles dans la tuberculose pulmonaire ; il estime que ce symptôme existe dans le plus grand nombre des cas et que s'il a échappé à l'attention des cliniciens, c'est qu'il nécessite une technique très rigoureuse ; il importe, comme je l'ai rappelé plus haut, d'examiner les pupilles à un faible éclairage ; on voit alors que la pupille correspondant au poumon malade se dilate plus vite et plus complètement que celle du côté opposé, si bien qu'elle est plus large à la fin de la réaction ; si, alors, on fait agir une source lumineuse plus vive, on voit que cette pupille réagit plus faiblement et se contracte plus lentement que l'autre. Pour Fodor, ce symptôme est indépendant de l'étendue et de l'intensité de la lésion pulmonaire ; il existe souvent alors que les signes d'auscultation sont à peine constatables : aussi peut-il jouer un rôle assez important dans le diagnostic de la tuberculose au début, bien qu'on le rencontre aussi dans

l'autre ? Ce n'est que par l'examen attentif des signes physiques fournis par l'exploration de l'appareil respiratoire qu'on peut porter un diagnostic ; encore faut-il que ces signes indiquent une lésion unilatérale, parce que, si les deux poumons sont atteints, le problème reste entier.

Voici un sujet qui a une pleurésie droite et une inégalité pupillaire, vous avez le droit de dire que c'est la pupille droite qui est anormale, parce que la lésion siège du côté droit.

Sur cette première variété, il y a, en somme, peu de choses à dire.

Il n'en est pas de même pour les inégalités pupillaires qui s'accompagnent de symptômes associés ; ici se place le syndrome sur lequel M. Souques a attiré l'attention dès 1903 dans la tuberculose du sommet, et qui est le *syndrome oculo-pupillaire* des neurologistes.

Ici, l'inégalité pupillaire est caractérisée par le myosis, c'est-à-dire par le rétrécissement de la pupille du côté malade ; à ce myosis sont associées une diminution de la fente palpébrale et une rétraction du globe oculaire qui apparaît, en même temps, plus petit. C'est là, comme vous le voyez, un syndrome complexe, et c'est précisément pour cela qu'il est aisé de distinguer la pupille anormale puisque le myosis pathologique s'associe à un syndrome oculo-palpébral.

Une troisième variété est représentée par une inégalité pupillaire associée au même syndrome oculo-palpébral et en même temps à des troubles vaso-moteurs portant sur la pommette et sur l'oreille du même côté. Ici encore la pupille anormale est rétrécie et peut être distinguée par la présence des autres éléments symptomatiques du syndrome.

Voilà différents types d'inégalité pupillaire que vous pourrez différencier les uns des autres et dont les caractères vous

bon nombre d'affections d'une des moitiés du thorax (pleurésie, anévrysme, tumeur...), qui toutes agiraient par le même mécanisme, c'est-à-dire par l'excitation du grand sympathique. (*Wien. med. Woch.*, 12 mars 1910).(Réaction inégale des pupilles à la lumière en tant que symptôme précoce de la tuberculose pulmonaire.)

permettront, dans une certaine mesure, de préciser le siège de
la lésion qui les provoque, ainsi que je vous le dirai dans un
instant, quand j'étudierai leur mécanisme pathogénique.

Il y a une dernière variété sur laquelle on n'a pas encore
attiré l'attention et qui me paraît devoir prendre place dans la
classification nosographique. J'en ai observé plusieurs cas :
dans les deux variétés précédentes nous avions affaire *au myosis* avec syndrome oculo-palpébral et avec ou sans troubles
vaso-moteurs ; ici le syndrome est constitué par une *dilatation
de la pupille* associée à des troubles vaso-moteurs, mais sans
syndrome oculo-palpébral.

Ce syndrome s'observe assez fréquemment ; je vous en donnerai le mécanisme dans un instant. Dès maintenant je vous
dirai qu'on l'observe surtout chez des sujets atteints d'affections pleuro-pulmonaires chroniques, particulièrement dans la
tuberculose torpide avec réactions pleurales et médiastinales ;
les troubles vaso-moteurs précèdent de plusieurs mois et même
de plusieurs années la dilation pupillaire, ainsi qu'on peut s'en
assurer chez des malades suivis pendant longtemps.

*
* *

Maintenant que vous connaissez les différentes modalités
cliniques de l'inégalité pupillaire au cours des affections de la
plèvre et du poumon, cherchez comment vous pouvez les
expliquer. Il n'est pas suffisant de savoir les déceler, encore
faut-il tâcher de les comprendre.

Ce sera, d'ailleurs, compléter le diagnostic en précisant le
siège de la lésion sur le trajet du sympathique.

Trois théories ont été mises en avant et sont surtout sou-
tenues par différents auteurs pour expliquer le mécanisme
pathogénique des inégalités pupillaires dans les cas que nous
avons en vue.

La première est la *théorie anatomique.* Pour la comprendre, il faut que vous vous souveniez de quelques notions anatomiques que voici.

Les filets pupillo-dilatateurs passent par les rameaux communiquants du premier nerf dorsal pour se rendre au premier ganglion thoracique, dont les travaux de Mme Déjerine ont montré l'importance dans la pathogénie du syndrome oculopalpébral, et de là au 3e ganglion cervical inférieur du sympathique. Toute cette région se trouve en contact presque immédiat avec le dôme pulmonaire et avec le cul de-sac pleural supérieur.

De là le tronc sympathique s'élève de chaque côté du cou et monte vers l'encéphale. Un peu plus bas, émanant des 3e, 4e, 5e, 6e paires dorsales et passant dans les rameaux communiquants correspondants, partent les filets sympathiques qui sont destinés aux vaso-moteurs de la face et de l'oreille.

Connaissant cela, vous pouvez facilement concevoir qu'une lésion qui siégera d'une façon précise sur telle ou telle partie de cette région, ou qui portera sur toute la région, déterminera soit de l'inégalité pupillaire simple, soit de l'inégalité pupillaire avec troubles vaso-moteurs, soit le syndrome oculo-pupillaire complet de Mme Déjerine.

Grâce à ces notions anatomiques, vous concevez qu'une altération du sommet du poumon, telle que la tuberculose, puisse déterminer, par l'intermédiaire des réactions pleurales et ganglionnaires qu'elle provoque, une excitation ou une paralysie des nerfs pupillo-dilatateurs, ou des ganglions, ou du tronc sympathique, ou des uns et des autres en même temps.

Si la lésion détruit simplement les filets pupillo-dilatateurs elle détermine le myosis ; si elle détruit en même temps les ganglions sympathiques, elle provoque le syndrome oculo-pupillaire de Mme Déjerine et de Souques ; si elle détruit aussi le tronc du sympathique, elle entraîne, en outre, la vaso-dilatation de la pommette et de l'oreille.

Ces données cliniques complètent et confirment ce que les expériences déjà anciennes de Pourfour du Petit et de Claude-Bernard avaient démontré.

Je vous ai décrit un syndrome qui consiste, non pas dans le myosis, mais dans la mydriase avec troubles vaso-moteurs de la pommette et de l'oreille sans syndrome oculo-palpébral. Comment peut-on l'expliquer ?

Ce syndrome s'observe chez les tuberculeux torpides, dans la tuberculose fibreuse, dans les médiastinites ; il n'implique pas la nécessité d'une localisation étroite au sommet. Or, de telles lésions s'accompagnent presque fatalement d'adénopathie siégeant précisément à hauteur des origines des nerfs vaso-moteurs de la face au niveau des 3ᵉ, 4ᵉ, 5ᵉ, et 6ᵉ nerfs dorsaux ; peu à peu sont détruits les nerfs communiquants et le tronc lui-même du sympathique à ce niveau ; ainsi s'établissent les troubles vaso-moteurs de la face. Mais, de proche en proche, l'inflammation gagne le tissu cellulaire et atteint, dans sa marche extensive, la région des filets pupillo-dilatateurs qu'elle excite sans les détruire encore ; ainsi apparaît secondairement la dilatation de la pupille correspondante.

Je crois, d'ailleurs, que la dilatation pupillaire simple, si fréquemment observée dans la tuberculose au début, reconnaît une origine analogue, c'est-à-dire l'excitation des nerfs pupillo-dilatateurs ; la même opinion a été soutenue par Fodor, dans un travail très documenté que je vous ai déjà signalé.

Toutes ces considérations ont une grande importance au point de vue séméiologique.

Telle est la théorie anatomique. Mais, étant donné qu'on ne peut pas toujours constater des lésions portant sur cette zone très limitée alors qu'on trouve cependant de l'inégalité pupillaire, on s'est demandé si cette inégalité pupillaire ne pourrait pas tenir aussi à d'autres causes.

Chauffard et Lœderich, en étudiant l'inégalité pupillaire dans la pleurésie, sont arrivés à admettre qu'elle pouvait être d'origine purement fonctionnelle et ont invoqué une *théorie réflexe* pour l'expliquer. Ils ont constaté que cette inégalité pupillaire est telle que c'est toujours (ou presque toujours) la pupille du côté de l'épanchement qui est la plus large ; ils ont constaté également que l'inégalité pupillaire varie d'un jour à l'autre et disparaît avec la résorption complète de l'épanchement, tandis qu'au contraire elle n'est pas influencée par la thoracentèse. Ils ont constaté, enfin, que cette inégalité pupillaire disparaît avec un éclairage intense ou une convergence extrême, ce qui prouve que la pupille est seulement paresseuse ou faiblement excitée. Cette dilatation de la pupille ne serait qu'un cas particulier de la loi de Schiff, d'après laquelle toute excitation sensitive périphérique provoque la dilatation irienne.

Et, si dans ce cas particulier, la dilatation de la pupille est unilatérale, c'est en vertu d'une autre loi, la loi de l'unilatéralité des réflexes, posée par Pflugger.

La troisième théorie est la *théorie toxi-infectieuse*, soutenue par Massalongo. Voici en quoi elle consiste : il n'y a ni lésion anatomique, ni trouble réflexe, mais simplement une sorte d'inhibition des centres bulbaires des mouvements de la pupille par un poison mydriatique. La preuve, c'est qu'on n'observe l'inégalité pupillaire dans les maladies pleuro-pulmonaires que lorsqu'elles présentent une acuité intense, lorsqu'elles sont particulièrement toxiques ; c'est qu'on l'observe aussi dans des maladies telles que la scarlatine, la diphtérie, la fièvre typhoïde, dans des cas où il n'y a pas de localisation pleuro-pulmonaire ; une autre preuve, c'est que l'inégalité pupillaire, dans les affections pleuro-pulmonaires, peut varier d'un jour à l'autre et que la pupille la plus dilatée aujourd'hui sera demain la plus rétrécie.

Il faut donc admettre une action générale, et non pas une action locale.

Je crois que ces théories ont toutes une valeur, une signification, qu'elles contiennent chacune une part de vérité, et qu'il est impossible d'attribuer toutes les inégalités pupillaires des affections pleuro-pulmonaires à la même cause. Il est évident qu'il y a tout d'abord une grande différence à faire entre les maladies aiguës et les maladies chroniques; dans le premier cas, les inégalités pupillaires sont passagères, transitoires ; dans le second cas, elles sont durables, permanentes.

De cet exposé, je veux que vous reteniez au moins une conclusion : c'est qu'il est important de réviser la question de la valeur séméiologique des inégalités pupillaires ; il ne faut pas que vous conserviez cette opinion très simpliste que l'inégalité pupillaire est toujours un symptôme syphilitique ; cela est une grosse erreur : l'inégalité pupillaire n'a, à elle seule, aucune signification immédiate. Ce n'est qu'après une étude approfondie de votre malade, de ses réflexes pupillaires, de sa vision, que vous aurez le droit de soupçonner les relations que peut avoir avec la syphilis l'inégalité pupillaire qui a attiré votre attention.

Souvenez-vous que l'inégalité pupillaire peut être congénitale ; qu'elle peut être en rapport avec un vice de réfraction des milieux de l'œil ; que toutes les causes qui portent atteinte au jeu normal du sphincter irien peuvent la provoquer, particulièrement celles qui s'exercent sur le sympathique ; que, dans cette occurrence, l'inégalité pupillaire est souvent associée à des troubles vaso-moteurs de la face et à un syndrome complexe oculo-palpébral ; qu'enfin, parmi ces dernières, une place importante appartient aux affections pleuro-pulmonaires.

Aussi bien, lorsque vous constaterez l'inégalité pupillaire, soit simple, soit associée à l'un des syndromes complexes dont je vous ai parlé, devrez-vous songer aux affections de la plèvre et du poumon et particulièrement à la tuberculose, s'il s'agit d'une inégalité pupillaire fixe, habituelle, durable. Il pourra même arriver que le syndrome oculo-pupillaire observé chez un ancien syphilitique soit indépendant de la syphilis et soit provoqué par l'existence d'une tuberculose fibreuse, si souvent observée chez de tels malades ; en pareil cas les réflexes pupillaires sont normaux ; ne vous hâtez donc pas, même chez un syphilitique, et surtout si vous constatez la présence d'une affection pleuro-pulmonaire, de conclure de l'inégalité pupillaire simple à l'imminence du tabès ou de la paralysie générale.

B) L'INÉGALITÉ PUPILLAIRE PAR PLEURITE DU SOMMET CHEZ LES SYPHILITIQUES

(Communication faite à l'Académie de Médecine le 11 mars 1919 et publiée in extenso dans le Bulletin médical du 15 mars 1919.)

L'inégalité pupillaire, lorsqu'elle n'est pas imputable à une cause locale (lésion de l'œil), a, pour la plupart des médecins, la valeur d'un indice révélateur de la syphilis.

Lorsqu'elle s'accompagne d'irrégularités de diamètre et de forme de la pupille ou d'altération des réflexes d'accommodation, il est certain qu'elle doit toujours diriger le diagnostic dans ce sens. Même lorsqu'elle est simple, c'est-à-dire sans trouble des réflexes d'accommodation, sans irrégularité de la forme de la pupille, on doit lui accorder *a priori, si le sujet est notoirement syphilitique*, une valeur pronostique suspecte et craindre qu'elle ne soit le premier indice d'une atteinte des centres nerveux et le prélude d'un tabès ou d'une paralysie générale.

Cependant, si cette interprétation est souvent confirmée dans la suite par l'apparition d'autres symptômes de certitude, elle est loin d'être toujours exacte.

En effet, l'inégalité pupillaire simple peut, même chez un syphilitique avéré, être complètement indépendante de toute atteinte des centres nerveux ; on peut l'observer comme conséquence d'une pleurite du sommet, liée à l'évolution plus ou moins torpide d'une tuberculose pulmonaire fibreuse sclérosante.

J'ai rencontré un certain nombre de cas de ce genre et il m'a paru intéressant de les signaler. Ils complètent mes recherches antérieures, d'une part sur la fréquence de l'inégalité pupillaire dans les affections pleuro-pulmonaires aiguës et chroniques, notamment dans la pleurite du sommet, d'autre part, sur la fréquence de la tuberculose chez les syphilitiques et sur la tendance toute particulière de la tuberculose des syphilitiques à prendre la forme fibreuse torpide.

L'inégalité pupillaire dans les affections pleuro-pulmonaires aiguës ou chroniques a été signalée et étudiée par Chauffard et Lœderich, par Souques, par Massalongo, par Fodor. Je l'ai étudiée moi-même ((*Progrès méd.*, 11 mai 1912) et me suis attaché à en discuter et à en préciser le mécanisme pathogénique, montrant le rôle qu'il faut accorder à l'excitation ou à la paralysie des filets pupillo-dilatateurs qui, par les *rami-communicantes*, se rendent dans le premier ganglion dorsal et dans le troisième ganglion cervical.

Toute lésion du dôme pleuro-pulmonaire, portant sur cette région, peut entraîner la dilatation ou le rétrécissement de la pupille du côté correspondant, suivant qu'il y a excitation ou paralysie. Il n'est pas rare de voir le rétrécissement succéder à la dilatation, la phase d'excitation étant suivie de la phase de destruction des filets pupillo-dilatateurs.

J'ai surtout étudié ce symptôme dans la *pleurite du sommet*, dont j'ai cherché à isoler le syndrome en lui donnant comme bases, en outre des signes stéthoscopiques et radioscopiques, l'inégalité pupillaire, avec ou sans troubles vaso-moteurs de la pommette, et l'adénite sus-claviculaire. Avec Mlle German j'ai poursuivi l'étude de ce syndrome de la pleurite apicale et j'en ai précisé les modifications constitutives aux étapes successives de l'évolution de la lésion.

La fréquence de la tuberculose pulmonaire chez les syphilitiques est aujourd'hui classique ; Landouzy l'avait signalée et, de mon côté, je me suis attaché à présenter une étude complète de cette association morbide.

La syphilis prépare le terrain pour la graine de la tuberculose. Elle est, avec l'alcoolisme, la maladie qui prédispose le plus à la tuberculose. Mais la tuberculose des syphilitiques, celle surtout qui se développe chez les vieux syphilitiques, a une tendance toute particulière à évoluer sur le type de la tuberculose fibreuse, si bien que je n'ai pas craint d'insister sur la *valeur de la tuberculose pulmonaire fibreuse dans la recherche de la syphilis* ; la fréquence des stigmates de la syphilis (leucoplasie, aortite...) et des résultats positifs de la réaction de Bordet-Wassermann, chez les tuberculeux fibreux, en est une preuve ajoutée aux autres.

La tuberculose des syphilitiques se montre fort souvent sous le type de la sclérose des sommets et s'accompagne, dans la majorité des cas, de réactions pleurales de même nature et de même tendance. Chez le plus grand nombre de ces sujets on constate *l'adénite sus-claviculaire* symptomatique de la pleurite apicale ou de la sclérose apicale pleuro-pulmonaire ; chez quelques-uns on constate, en même temps, *l'inégalité pupillaire simple*, soit qu'il s'agisse d'une dilatation passagère liée à une poussée actuelle irritative de pleurite subaiguë, soit qu'il s'agisse d'un rétrécissement définitif dû à la destruction des filets pupillo-dilatateurs par une lésion sclérosante, cicatricielle, immuable.

Dans les cas que j'étudie ici, l'inégalité pupillaire simple, constatée chez un syphilitique avéré, n'a donc avec la syphilis qu'un rapport indirect ; elle est effet de la pleurite apicale liée à la tuberculose pulmonaire développée à la faveur de la syphilis ; elle n'est pas directement causée par la syphilis et n'a aucune relation avec une lésion évolutive des centre nerveux (tabes ou paralysie générale).

La valeur diagnostique et pronostique de ces constatations séméiologiques est assez importante pour que cette cause d'inégalité pupillaire chez les sypbilitiques soit fortement soulignée.

On pourrait presque dire que c'est parce que la pleurite du sommet est très fréquente chez les syphilitiques qu'on a fait de l'inégalité pupillaire simple un indice révélateur de la syphilis.

C) L'INÉGALITÉ PUPILLAIRE PROVOQUÉE
ET LE DIAGNOSTIC PRÉCOCE
DE LA TUBERCULOSE PULMONAIRE

(Communication faite à l'Académie de Médecine, le 12 avril 1921.)

Il serait banal de rappeler que le diagnostic précoce de la tuberculose pulmonaire se présente comme un des problèmes cliniques les plus délicats. Les signes fonctionnels et généraux qui accompagnent le début de la tuberculose n'ont aucun caractère pathognomonique ; au reste, ils font souvent défaut ou sont tellement atténués qu'ils ne peuvent avoir une valeur réelle. Les signes physiques, tant stéthoscopiques que radiologiques, sont discutables lorsqu'ils ne consistent qu'en modifications, plus ou moins prononcées, du murmure vésiculaire ou de la transparence d'un des sommets ; pour qu'ils entraînent la conviction, il est nécessaire qu'ils comportent la présence de bruits adventices et de diminution du son de percussion, indiquant un degré plus ou moins accentué de condensation pulmonaire qui se traduit sur l'écran ou la plaque radiographique par une opacité évidente. La constatation du bacille de Koch dans l'expectoration, pour si proche qu'elle soit du début, n'est point cependant toujours contemporaine des lésions initiales et peut, en tout cas, n'être pas décelable dès les premiers examens.

Aussi bien les phtisiologues s'ingénient-ils à rechercher des éléments d'information qui soient susceptibles de suppléer à l'insuffisance trop fréquente des précédents. Les études entreprises actuellement sur la valeur de certaines méthodes de laboratoire (séro-diagnostic, réaction de fixation...) paraissent contenir de sérieuses promesses ; cependant, tout en reconnaissant la valeur de leur appoint, il convient de remarquer que ces procédés de diagnostic, fondés sur des réactions humorales, ne peuvent prétendre à déterminer le siège du foyer tuberculeux. C'est pourquoi il m'a paru que les cliniciens, fidèles à leur rôle, devaient s'attacher à approfondir la séméiologie des lésions pulmonaires débutantes, en recherchant des éléments symptomatiques capables de les renseigner sur le siège de ces lésions.

C'est dans cet esprit que j'ai été amené à étudier, depuis plusieurs années, la valeur séméiologique de l'inégalité pupillaire dans le diagnostic de la tuberculose pulmonaire et que j'apporte aujourd'hui les résultats d'une première série de recherches entreprises en vue de préciser la valeur du phénomène de l'inégalité pupillaire provoquée dans le diagnostic précoce de la tuberculose pulmonaire [1].

La notion de la fréquence de l'inégalité pupillaire dans les affections pleuro-pulmonaires n'est pas nouvelle. Elle a été soulignée, dans ces dernières années, par Chauffard et Lœderich dans la pleurésie, par Pernot dans la pneumonie. Dans la tuberculose elle avait été signalée par Roque et a été observée depuis par Dehérain, Pernot, et surtout par Souques, qui en fit une intéressante étude et envisagea surtout le myosis, associé plus ou moins complètement au syndrome oculo-palpébral de Claude Bernard, dans les tuberculoses anciennes du sommet avec symphyse pleurale.

Personnellement, j'ai étudié les diverses modalités de l'inégalité pupillaire dans la tuberculose pulmonaire et j'ai distingué les cas dans lesquels elle était imputable à une excitation du sympathique, produisant la mydriase simple, ou à une paralysie du sympathique, produisant le myosis avec ou sans syndrome oculo-palpébral ; j'ai remarqué que le myosis succédait souvent à la mydriase et j'ai été amené à considérer la mydriase comme l'indice révélateur d'une lésion récente évolutive et le myosis comme le résultat d'une lésion ancienne ayant engendré la destruction des filets pupillo-dilatateurs voisins du dôme pleuro-pulmonaire [2].

1. Je compléterai ultérieurement ces premiers résultats dans un mémoire qui sera publié en collaboration avec mes internes MM. Perin et Alibert.
2. Émile Sergent. L'inégalité pupillaire dans les affections pleuro-pulmonaires. *Progrès médical*, 11 mai 1912.
Émile Sergent et M⁰ᵉ German. Évolution de la pleurite du sommet chez les tuberculeux. *Annales de Médecine*, n° 2, 1917.

Mais, dans ce travail, consacré spécialement au diagnostic précoce de la tuberculose pulmonaire par la recherche de l'inégalité pupillaire provoquée, je ne m'occuperai que de la variété d'inégalité pupillaire due à la mydriase de la pupille correspondant au poumon atteint.

Cette mydriase homologue est fort souvent spontanée. Elle constitue le seul signe d'excitation du sympathique ; c'est une dilatation pupillaire simple, sans troubles oculo-palpébraux, sans troubles vaso-moteurs ; c'est, du moins, ce type simple qui est le plus fréquemment observé. Fodor (*Wien. med. Woch.*, 12 mars 1910) lui accorde une grande valeur. Les très nombreuses observations que j'ai réunies depuis dix ans ne laissent dans mon esprit aucun doute sur la signification de cette mydriase comme symptôme d'une lésion apicale du même côté.

Le mécanisme de cette mydriase se résume dans une excitation des filets pupillo-dilatateurs, qui, par les *ramicommunicantes*, se rendent au 1" ganglion thoracique et au 3° ganglion cervical, tous organes qui sont en relation de voisinage immédiat avec le dôme pleuro-pulmonaire. Le rôle du sympatique dans le déterminisme de cette mydriase unilatérale est établi par la physiologie ; il apparaît également dans les affections portant sur le médiastin et j'ai pu le mettre en évidence chez un grand nombre de blessés de poitrine, dont le médiastin contenait encore des corps étrangers siégeant dans le voisinage du sympathique [1] ; chez ces blessés de poitrine, j'ai eu souvent recours à l'épreuve des collyres (mydriatiques ou myotiques), dans l'intention de chercher à préciser quelle était la pupille pathologique ; chez d'autres blessés de poitrine, chez lesquels le médiastin contenait un projectile constaté à l'écran et qui ne présentaient pas d'inégalité pupillaire, j'ai, plusieurs fois, eu recours à la même épreuve des collyres, et il m'est arrivé ainsi de provoquer une inégalité pupillaire dans des cas où

---

1. Émile Sergent, Pruvost et Labro. Troubles fonctionnels imputables à la lésion du plexus cardiaque et des nerfs du médiastin chez des blessés de poitrine. *Annales de Médecine*, n° 5, 1917.

j'avais instillé dans les deux yeux une ou deux gouttes d'un collyre à l'atropine au millième ; cette épreuve me permettait de constater une irritabilité latente du sympathique.

C'est de cette constatation qu'est née, dans mon esprit, l'idée de recourir à la même épreuve dans la tuberculose pulmonaire : l'hypothèse consistait à admettre qu'une lésion pulmonaire localisée au sommet, dans la région vulnérable pour les filets pupillo-dilatateurs, pouvait n'être point assez étendue ni assez ancienne encore pour exciter ces filets et pour provoquer la mydriase, mais qu'elle était peut-être suffisante déjà pour les « sensibiliser » et qu'il suffirait de quelques gouttes d'atropine instillées dans les deux yeux, à dose égale, pour mettre en évidence cette sensibilisation plus grande d'une des deux pupilles et pour confirmer ainsi, expérimentalement si j'ose dire, le diagnostic d'une lésion pulmonaire présumée mais insuffisamment caractérisée par ses signes physiques.

J'ai entrepris la vérification de cette hypothèse. J'ai demandé, au préalable, conseil au profeseur de Lapersonne et j'ai appris par lui que son élève Cantonnet avait eu la même idée, il y a plus de dix ans, qu'il avait réalisé l'épreuve de la « mydriase provoquée » et qu'il en avait étudié les résultats dans les affections organiques du système nerveux et dans la tuberculose pulmonaire [1].

Je ne saurais donc revendiquer la paternité de cet élégant procédé de diagnostic, qu'un autre a conçu avant moi. Je dirai même qu'il existe, à ma connaissance, un troisième médecin qui a eu la même pensée : le Dr André Martin, dans une communication écrite fort intéressante, m'a fait part des constatations qu'il avait faites de son côté et qui sont, de tous points, conformes à celles dont j'apporte ici la première série.

A. Cantonnet s'est servi de la cocaïne à 4 % ; je me suis

<hr>

1. A. Cantonnet. L'épreuve de la « mydriase provoquée » et l'inégalité pupillaire. *La Presse médicale*, 17 novembre 1909. L'inégalité pupillaire latente dans la tuberculose pulmonaire. *Jour. de Méd. interne*, 30 août 1909.

adressé à l'atropine au millième, pour des raisons que j'indi-
querai plus loin.

La *technique* de l'épreuve a été réglée ainsi :

1° Je me suis assuré au préalable, chez tous les sujets éprouvés, de l'absence de tout trouble visuel, de toute lésion apparente du globe oculaire, de toute altération des divers reflexes
pupillaires.

2° J'ai choisi l'atropine — pour cette série de recherches —
a) parce que son action sur le sympathique m'a paru mieux
établie : *b*) parce qu'elle supprime, pendant toute ꞏla durée de
son action, toute accommodation, ce qui est important pour l'appréciation des résultats, ainsi que je vais le dire (voir 3°). J'ai
employé un collyre à l'atropine au millième, dont j'ai instillé
toujours la même dose dans chacun des deux culs-de-sac conjonctivaux inférieurs. J'ai instillé au début une goutte seulement ; mais, ayant constaté que bien souvent la réaction était
trop lente, j'ai ensuite instillé deux gouttes.

3° Aussitôt après l'instillation, j'ai surveillé étroitement la
réaction. En effet, lorsque la sensibilisation d'une pupille n'est
pas très grande, la différence de réaction d'un côté à l'autre
peut passer inaperçue si on ne la saisit pas dès le début. En
général, la réaction commence au bout de 10 à 12 minutes et
s'accentue progressivement, pour devenir complète au bout de
20 à 25 minutes. Lorsqu'il y a sensibilisation d'une pupille,
celle-ci commence sa dilatation avant l'autre, la poursuit plus
rapidement et arrive à la dilatation maxima plus ou moins
longtemps avant elle. En même temps, on peut noter, et c'est
là une constatation très importante, que la pupille sensibilisée
perd avant l'autre son réflexe lumineux et son réflexe d'accommodation à la distance.

Lorsque l'effet de l'atropine est au maximum, les deux
pupilles sont en dilatation complète et égale, ayant perdu
toutes deux toute possibilité d'accommodation. Elles restent en
cet état un temps qui varie de un à trois jours ; puis, la pupillle
du côté sain commence peu à peu à revenir sur elle-même et

à récupérer, d'abord faiblement, puis de plus en plus nettement, son pouvoir d'accommodation, tandis que la pupille sensibilisée, restant plus grande, accuse un nouveau stade d'inégalité qui se prolonge beaucoup plus longtemps que le stade d'inégalité fort court du début ; ce stade d'*inégalité de retour* peut durer un jour ou deux ; pendant toute sa durée, la pupille ne récupère que lentement son pouvoir d'accommodation.

Ainsi réglée l'épreuve donne des résultats incontestables. La rapidité de la dilatation de la pupille sensibilisée, la durée de l'inégalité de retour, la durée de la perte du pouvoir d'accommodation sont vraisemblablement fonctions du degré de sensibilisation de la pupille et peuvent, par conséquent, renseigner, dans une certaine mesure, sur l'importance des lésions du dôme pleuro-pulmonaire. Si on veut écarter toute cause d'erreur, il faut prendre le plus grand soin au mode d'instillation des gouttes du collyre ; on conçoit, en effet, que la réaction des pupilles est fonction de la quantité d'atropine et que, si cette quantité n'est pas la même pour chaque œil, le résultat sera faussé ; il faut donc s'assurer que les gouttes sont déposées exactement dans les culs-de-sac conjonctivaux, qu'elles ne s'échappent pas au dehors et que le sujet ne s'essuie pas les yeux.

L'épreuve de l'atropine, si on prend soin de ne jamais la tenter sur des sujets âgés ni, surtout, sur des sujets suspects d'une tendance au glaucome, ne présente aucun danger ; elle n'a qu'un inconvénient — dont il faut prévenir le sujet — celui de troubler assez fortement sa vision pendant un jour ou deux en supprimant l'accommodation.

Pour en terminer avec les considérations sur la technique de l'épreuve, j'ajouterai qu'elle peut être tentée, comme confirmation, chez des sujets présentant déjà, avant toute instillation, une inégalité pupillaire spontanée. C'est surtout lorsque cette inégalité spontanée est peu marquée et discutable ou lorsqu'on peut se demander s'il s'agit d'une mydriase spasmodique d'une des pupilles ou d'un myosis paralytique de l'autre pupille qu'elle peut rendre service ; en effet, chez un sujet porteur d'une lésion ancienne avec symphyse du sommet gauche, par exemple, la pupille gauche peut être en myosis, du fait de la paralysie des filets pupillo-dilatateurs par lésion destructive ; mais il est possible aussi que l'inégalité pupillaire soit, au contraire, le fait d'une irritation du sympathique droit par une lésion débutante du sommet droit, la lésion du sommet gauche n'étant pour rien dans l'origine de l'inégalité. Lorsqu'il s'agit d'un myosis pathologique, la pupille contractée ne réagit que fort lentement à l'atropine et ne reste pas longtemps dilatée ; lorsqu'il s'agit d'une mydriase pathologique, la pupille déjà dilatée réagit très rapidement à l'atropine et l'inégalité s'accentue beaucoup plus vite que lorsqu'il n'y a pas mydriase avant l'instillation.

Pour vérifier mon hypothèse, il m'a semblé que la *méthode* à suivre devrait être ainsi réglée :

1° Soumettre à l'épreuve des sujets reconnus indemnes de toute lésion pleuro-pulmonaire par un examen stéthoscopique et radiologique plusieurs fois répété.

2° Soumettre à l'épreuve des sujets porteurs d'une lésion unilatérale indiscutable du dôme pleuro-pulmonaire, l'intégrité de l'autre poumon étant confirmée par des examens stéthoscopiques et radiologiques plusieurs fois répétés [1].

3° Soumettre à l'épreuve les sujets qui, précisément, devaient constituer le matériel de la vérification, c'est-à-dire des sujets chez lesquels les signes fonctionnels et généraux s'accordaient pour faire admettre le diagnostic d'une lésion tuberculeuse, alors que l'exploration physique ne décelait que des signes très discrets, et, par conséquent, discutables.

Les résultats de ces trois séries d'épreuves me paraissent suffisamment concordants pour établir le bien-fondé de l'hypothèse. Les voici :

1. L'épreuve est intéressante chez les sujets porteurs de lésions bilatérales ; je l'ai tentée chez plusieurs ; mais, ici, l'interprétation est délicate et ne peut être utilisée dans la démonstration que j'ai seule en vue aujourd'hui ; je me propose de revenir ultérieurement sur cette série spéciale de recherches.

1° *Chez* 10 *sujets indemnes de toute lésion pleuro-pulmonaire*, l'épreuve a été complètement négative ; les deux pupilles n'ont, à aucun moment, été inégales ; elles ont perdu et récupéré simultanément leur pouvoir d'accommodation.

2° *Sur* 18 *sujets présentant une lésion unilatérale confirmée*, la mydriase provoquée homologue apparut avec la plus grande netteté 11 fois [1] ; dans ces 11 cas il existait des signes évolutifs généraux ; — dans 3 cas, les pupilles restèrent égales pendant toute la durée d'action de l'atropine : dans ces 3 cas, il s'gissait de lésions cicatricielles, sans signes évolutifs généraux ; — dans 4 cas, l'épreuve fut particulièrement intéressante, bien que d'interprétation moins simple ; ces 4 sujets présentaient une lésion ancienne du sommet droit avec myosis droit spontané ; or, l'épreuve de l'atropine fut suivie d'une dilatation normale, lente et progressive de la pupille gauche, tandis que la pupille droite ne se dilata que plus tardivement et resta, pendant toute la durée de l'épreuve, plus petite que la gauche ; il semble bien que l'épreuve ait, ici, démontré la nature paralytique du myosis droit. Ces cas, plus délicats, servent de transition avec ceux que je me propose d'étudier ultérieurement et dans lesquels l'épreuve des divers collyres doit être successivement employée.

3° *Chez* 22 *sujets présentant des lésions à peine décelables par leurs signes physiques*, et, par conséquent, simplement suspectes, l'épreuve a donné les résultats suivants :

a) 15 fois il n'y avait aucune inégalité pupillaire spontanée ; dans ces 15 cas, la mydriase provoquée s'est montrée du côté sur lequel l'auscultation avait jeté le soupçon, et l'épreuve a présenté tous les caractères que j'ai définis en précisant la technique. Parmi ces 15 cas, je citerai notamment, l'observation d'un médecin argentin qui vint me consulter le surlen-

---

1. Ce qui ajoute une valeur plus grande encore à ces constatations de contrôle, c'est qu'en dehors des lésions tuberculeuses unilatérales, l'épreuve de l'atropine donne des résultats anssi concluants lorsqu'elle est tentée sur des sujets atteints d'une lésion d'une autre nature, telle la pneumonie, ainsi que j'ai pu m'en assurer.

demain d'une hémoptysie assez abondante ; c'était un homme
d'apparence robuste, qui ne se souvenait pas d'avoir jamais eu
aucune maladie sérieuse, mais qui, depuis quelque temps, se
sentait fatigué et avait un peu maigri ; après un examen très
minutieux, je conservai quelque hésitation sur le diagnostic de
localisation, parce que je n'avais constaté qu'une respiration
un peu rugueuse au sommet gauche dans la fosse sus-épineuse,
sans modification du son de percussion et sans râles ; je fis
l'épreuve de l'atropine et elle me donna l'une des plus nettes
et des plus démonstratives réactions que j'aie obtenues ; or, ce
sujet avait un petit ganglion sus-claviculaire gauche et la
pression déterminait dans le creux sus-claviculaire et dans « la
zone d'alarme » une douleur assez vive, alors qu'elle ne produisait aucune gêne sur les points symétriques à droite. Dans
3 autres cas de cette même série, l'histoire est à peu près
identique ; il s'agit de sujets qui avaient eu une petite hémoptysie, à deux ou trois reprises différentes, dans le courant du
mois précédent ; dans les 11 autres cas, pas d'hémoptysies,
mêmes signes physiques à peu de chose près, avec ou sans
adénite sus-claviculaire, avec ou sans douleur nette à la pression ; parmi ces 11 cas, il en est 2 qui sont particulièrement
démonstratifs ; un premier examen sthéthoscopique n'avait pas
décelé de signes appréciables de lésions apicales ; la mydriase
provoquée, en mettant en évidence une inégalité pupillaire
manifeste, m'incita à faire un nouvel examen et me fit constater des signes très discrets, dont la localisation fut confirmée par l'examen radiologique et qui s'accentuèrent dans la
suite.

b) 7 fois il y avait déjà inégalité pupillaire avant l'épreuve
de l'atropine, qui fut faite à titre de contrôle ; dans 6 de ces
cas, elle confirma la localisation en accentuant la réaction
pupillaire homologue ; dans le 7e cas, elle renversa l'inégalité,
mais un second examen clinique de contrôle montra que, du
côté qui avait paru indemne 8 jours avant l'épreuve, il existait, dans la fosse sus-épineuse, des frottements pleuraux et
de la rudesse respiratoire ; si bien qu'ici les deux sommets

étaient touchés et qu'il n'était pas trop surprenant que la réaction pupillaire fût « à bascule. »

Tels sont les résultats de cette première série d'épreuves. Bien qu'ils ne soient pas très nombreux, ils sont tellement concordants qu'ils me paraissent capables d'entraîner quelque conviction.

L'épreuve de la « mydriase provoquée » réalise artificiellement un symptôme dont la valeur séméiologique est démontrée par les très nombreuses constatations cliniques qui établissent la fréquence de l'inégalité pupillaire due à la dilatation de la pupille correspondant au sommet atteint de lésions récentes.

Pour si fréquente qu'elle soit, cette inégalité pupillaire spontanée n'existe pas, cependant, chez tous les tuberculeux pulmonaires ; certaines conditions anatomo-physiologiques régissent son apparition ; elles tiennent au siège des lésions et à leur contiguité plus ou moins étroite avec la région des filets pupillo-dilatateurs ; l'épreuve de la « mydriase provoquée » pourra révéler bon nombre de ces inégalités pupillaires latentes ; il est vraisemblable qu'elle ne sera pas positive dans la totalité des cas, car il est vraisemblable que tous les cas de tuberculose pulmonaire ne réunissent pas ces conditions anatomo-physiologiques. Quelques cas négatifs ne sauraient être invoqués contre la valeur séméiologique de l'épreuve de « la mydriase provoquée » par l'atropine ; ils ne pourront, à mon sens, que nous servir davantage à préciser les conditions anatomo-physiologiques nécessaires et, par conséquent, à *localiser plus étroitement le siège des lésions apicales et peut-être aussi à apprécier leur état évolutif.*

J'ai toujours attaché une grosse valeur à la constatation de l'inégalité pupillaire dans le diagnostic des lésions apicales, et je me suis attaché à montrer que la dilatation pupillaire correspond à une lésion récente et en évolution, tandis que le myosis qui lui succède indique une lésion ancienne et, le plus souvent, cicatricielle. Bien plus, je crois que l'inégalité pupillaire appartient beaucoup plus aux lésions de la plèvre du dôme pulmonaire qu'à celles du poumon lui-même, et j'ai insisté sur son importance dans le diagnostic de la pleurite apicale [1].

L'inégalité pupillaire lorsqu'elle s'associe à la douleur, à la pression du sommet — sur laquelle M. Lemoine a attiré, ici même, l'attention tout dernièrement, — à l'adénite sus-claviculaire, aux rugosités pleurales et à la rudesse respiratoire, constitue, avec ces signes, un syndrome extrêmement caractéristique.

L'épreuve de l'atropine peut la provoquer dans les cas où les lésions sont encore trop discrètes pour donner naissance aux différents éléments de ce syndrome, ou, tout au moins, pour les accuser avec une netteté indiscutable.

C'est à ce titre qu'elle est appelée, je crois, à rendre de grands services au clinicien, souvent si hésitant en face d'un cas de diagnostic de tuberculose au début.

Elle peut permettre de dépister, chez un sujet porteur d'une lésion étendue d'un poumon, une lésion sournoise et discrète de l'autre sommet, constatation qui peut avoir une sérieuse importance pratique dans la discussion de l'opportunité d'un pneumo thorax thérapeutique.

J'arrêterai ici les réflexions que peuvent suggérer ces premières séries de recherches ; j'ai déjà dit que je me réserve de les compléter ultérieurement.

Cette communication donna lieu à la discussion suivante :

M. Souques : Le procédé imaginé par M. Sergent pour faire apparaître une inégalité pupillaire peu marquée ou latente est très ingénieux. Il est appelé à rendre de réels services pour le diagnostic précoce de la tuberculose pulmonaire du sommet.

Les symptômes oculaires que cette tuberculose peut déterminer spontanément sont au nombre de trois :

1º L'inégalité pupillaire résultant du myosis ou de la mydriase d'une pupille. C'est le signe le plus commun et le plus facile à constater ;

1. Émile Sergent et Mlle German (loc. cit.).

2° Le rétrécissement de la fente palpébrale associé à l'énophtalmie ;

3° L'élargissement de cette même fente associé à l'exophtalmie.

Ce sont ces trois symptômes résultant de l'excitation ou de la destruction du sympathique par les adhérences pleuro-pulmonaires du sommet que j'ai signalées, en 1902, à la Société Médicale, sous le nom de *syndrome oculo-pupillaire dans la tuberculose du sommet du poumon.*

M. DE LAPERSONNE: Comme l'a dit M. Sergent, c'est à mon élève, le Dr Cantonnet, que nous devons le procédé de la mydriase provoquée pour mettre en évidence une inégalité pupillaire latente. Nous l'employons couramment dans le diagnostic de certaines affections cérébro-spinales et Cantonnet l'a également recommandé pour le diagnostic de la tuberculose du sommet au début. Mais je reconnais que, dans nos services d'ophtalmologie, nous sommes beaucoup moins bien placés que dans les services de médecine pour utiliser ce procédé et je suis heureux de constater qu'entre les mains de M. Sergent il a eu les meilleurs résultats.

Je me permettrai de signaler quelques points de technique qui ont leur importance.

1° Le choix du collyre n'est pas indifférent. Le sulfate d'atropine (même au millième) est très énergique et peut, par une mydriase brusquée, ne pas mettre en évidence l'inégalité pupillaire. De plus il paralyse l'accommodation pour une période de six à huit jours, ce qui, en pratique, peut présenter quelques inconvénients.

Nous nous sommes servis le plus souvent du collyre au chlorhydrate de cocaïne à 4 p. 100 qui a pour seul inconvénient de dessécher temporairement la cornée.

Nous avons eu quelquefois recours à l'*Euphtalmine* (produit synthétique) à 2 p. 100 ou à la *Duboisine* à 1 p. 100 : l'un et l'autre agissent peu sur l'accommodation et la mydriase ne dure que vingt-quatre heures.

2° Bien entendu, il faut s'assurer qu'il n'y a aucune contre-indication à l'emploi des mydriatiques et surtout que les yeux ne présentent pas de tension glaucomateuse. Il est indispensable d'exposer les sujets à une lumière peu intense et égale pour les deux côtés. La pupille sera observée toutes les minutes, car l'inégalité pupillaire, facile à apprécier sans appareils, ne dure que cinq à six minutes et, lorsque la mydriase est assez prononcée, il n'est plus facile de faire de différence.

3° Comme moyen de contrôle on pourrait, chez les mêmes sujets, après huit ou dix jours, provoquer le myosis, au moyen d'un collyre à la pilocarpine à 1 p. 100. Le myosis serait *retardé* du côté malade.

D) L'INÉGALITÉ PUPILLAIRE PROVOQUÉE DANS LE DIAGNOSTIC DES AFFECTIONS PLEURO-PULMONAIRES ET SPÉCIALEMENT DE LA TUBERCULOSE

(Avec la collaboration de MM. Périn et Alibert, internes du service.)
(*Revue de la Tuberculose*, n° 5, 1921.)

I. — Notion de l'inégalité pupillaire apparente dans les affections pleuro-pulmonaires et, spécialement, dans la tuberculose.

J'ai coutume d'enseigner à mes élèves que l'examen d'un malade, quel qu'il soit, n'est jamais complet, si l'état des pupilles et de leurs différents réflexes n'est pas noté dans l'observation ; l'examen des pupilles doit être fait systématiquement et toujours ; c'est parce que j'avais pris l'habitude dans le service de mon maître Gaucher, où les syphilitiques étaient si nombreux, de ne jamais négliger cet examen, que j'ai été personnellement amené à constater *la très grande fréquence de l'inégalité pupillaire dans les affections pleuro-pulmonaires et surtout dans la tuberculose.*

Il est bien entendu que, pour que les résultats de cet examen aient une valeur probatoire, il faut que l'examen soit pratiqué suivant une *technique bien réglée* et avec une *méthode rigoureuse.*

Je suppose cette technique connue de tous et je n'allongerai pas l'étendue de ce mémoire en la décrivant dans tous ses détails. Je me bornerai à indiquer les conditions essentielles de cette technique d'après la méthode que m'ont amené à suivre les nombreux examens que j'ai pratiqués.

1° L'*examen des pupilles* doit être fait dans la *chambre noire* ; cependant, cette précaution, nécessaire dans certains cas douteux, n'est pas indispensable ; le plus souvent il suffit : *a*) de placer le sujet à *contre-jour, dans une pièce peu éclairée* ; *b*) de l'inviter *à fixer un objet éloigné* et de *couleur sombre* (un rideau noir, par exemple) ; par ces deux dispositions on obtient le maximum de dilatation pupillaire et on réalise les conditions optima pour la mise en évidence d'une inégalité pupillaire éventuelle.

2° Le sujet doit être placé dans une position telle qu'il *regarde droit devant soi*. Ce faisant on évite de provoquer l'inégalité pupillaire qui apparaît souvent dans la direction latérale du regard, surtout si elle est portée à l'extrême [1], auquel cas elle peut même s'accompagner d'un certain degré de nystagmus, qui gêne l'examen.

3° L'*étude des différents réflexes pupillaires* peut, dès lors, être faite à l'abri de toute cause d'erreur (réflexe d'accommodation à la distance et à la lumière, réflexe consensuel, réflexe aux excitations périphériques). De même, il devient possible de noter la *forme régulière* ou l'*irrégularité* du diaphragme pupillaire.

4° L'examen général du *globe oculaire* et de ses *mouvements*, l'examen du *degré d'ouverture de la fente palpébrale*, la recherche des *troubles de la vision*, doivent compléter l'enquête.

L'examen pupillaire, lorsqu'il est fait avec cette méthode, peut être considéré comme abrité de toutes les grosses causes d'erreur et conduit à des constatations dont la valeur séméiologique oriente le diagnostic en incitant à rechercher les autres signes d'une maladie dont le trouble pupillaire peut révéler l'existence (affections des centres nerveux, syphilis surtout, affections du globe oculaire, affections cervicales et thoraciques, affections pleuro-pulmonaires).

Ce n'est qu'après un examen complet du malade que la signification du trouble pupillaire peut être établie ; cela est

1. Tournay, Les lois de l'isocorie et de l'anisocorie normales (*Acad. de médecine*, 22 mai 1917).

évident, réserve faite pour certains troubles pupillaires, tels que le signe d'Argyll-Robertson, dont la valeur sémiologique est pathognonomique, encore que, dans ces temps derniers, on ait affirmé son existence en dehors de la syphilis. Pour ce qui est de l'inégalité pupillaire, elle ne pourra être attribuée à une origine pleuro-pulmonaire que sous deux conditions essentielles : d'abord si l'on peut éliminer avec certitude l'existence de toutes les autres causes qui sont capables de la provoquer ; ensuite, si l'on peut démontrer l'existence d'une lésion pleuro-pulmonaire.

Au reste, l'inégalité pupillaire due à une affection pleuro-pulmonaire est, essentiellement, une *inégalité pupillaire simple*, c'est-à-dire ne s'accompagnant d'aucune altération des divers réflexes pupillaires, — ainsi que nous allons le montrer, — et cette notion la situe dans une catégorie suffisamment restreinte des inégalités pupillaires pour qu'il soit assez aisé de lui donner une véritable valeur séméiologique.

Variétés cliniques de l'inégalité pupillaire dans les affections pleuro-pulmonaires et dans la tuberculose. — Dans un travail antérieur [1], j'ai exposé cette question en me basant sur les travaux publiés jusque-là et sur mes propres observations. Je renvoie à ce mémoire, dont je ne rappellerai ici que les lignes principales. La notion de l'inégalité pupillaire dans les affections pleuro-pulmonaires paraît avoir été posée, pour la première fois, en 1869, par Roque [2], qui avança que la pupille dilatée correspondait au poumon malade et remarqua que, à l'inverse de ce qui a lieu dans la paralysie générale, l'inégalité devenait plus apparente quand on provoquait la dilatation des pupilles. Massalongo, en 1889 [3], la relève dans 30 % des cas des maladies pleuro-pulmonaires. Souques [4]

---

1. Emile Sergent. L'inégalité pupillaire dans les affections pleuro-pulmonaires (*Progrès Méd.*, 11 mai 1912).

2. F. Roque. De l'inégalité des pupilles dans les affections des poumons, des ganglions bronchiques et du péricarde (*Gaz. méd. de Paris*, 1869).

3. Massalongo. L'inégalité pupillaire dans les maladies pleuro-pulmonaires aiguës et chroniques (*Répertoire de médecine internationale*, juin 1911).

4. Souques. *Soc. méd. des hôp.*, 1903, p. 111.

l'étudie en 1902 dans la tuberculose du sommet accompagnée de réaction pleurale avec symphyse. Chauffard et Læderich la signalent dans la pleurésie avec épanchement [1]. Dehérain [2], Pernot [3] la constatent, soit sous forme de mydriase, soit sous forme de myosis, chez un certain nombre de tuberculeux. Fodor [4] insiste sur la très grande fréquence de la réaction inégale des pupilles à la lumière en tant que symptôme précoce de la tuberculose pulmonaire. Bichelonne [5] avait déjà, en 1905, fait la même constatation. J'ai, en 1916 [6], montré sa valeur comme signe de la pleurite du sommet, et j'ai indiqué que, même lorsqu'elle est constatée chez un ancien syphilitique, elle n'implique pas nécessairement une origine syphilitique, mais peut-être provoquée par une pleurite apicale associée à la tuberculose fibreuse, si fréquente chez les syphilitiques [7]. Cette dernière constatation a inspiré la thèse de mon élève Boucaud [8]. Enfin, je l'ai observée, pendant la guerre et depuis, chez les anciens blessés de poitrine [9].

De l'ensemble de ces travaux on peut dégager les variétés cliniques sous lesquelles l'inégalité pupillaire peut se présenter au cours des affections pleuro-pulmonaires et, en particulier, de la tuberculose. Ces variétés sont au nombre de quatre :

1° Dans une première variété, l'inégalité pupillaire est le

1. Chauffard et Lœderich. *Arch. gén. de médecine*, 1905, p. 585.
2. Dehérain. L'inégalité pupillaire dans les maladies du poumon et de la plèvre (*Presse médicale*, 1er août 1901).
3. Pernot. Des troubles oculo-pupillaires dans la tuberculose pulmonaire chronique et dans la pneumonie du sommet (*Thèse de Paris*, 1901).
4. Fodor. *Wien. med. Woch.*, 12 mars 1910.
5. Bichelonne. De la mydriase unilatérale dans la tuberculose pulmonaire au début (*Annales d'oculistique*, t. 131, 2e semestre, 1905).
6. Emile Sergent. Les signes de la pleurite du sommet et leur valeur dans le diagnostic de la tuberculose pulmonaire de l'adulte (*Presse médicale*, 21 août 1916).
7. Emile Sergent. L'inégalité pupillaire par pleurite du sommet chez les syphilitiques (*Acad. de méd.*, 11 mai 1919).
8. Boucaud, Étude sur l'inégalité pupillaire pure chez les syphilitiques (*Thèse de Paris*, 1921).
9. Émile Sergent. P. Pruvost et Labro. Troubles fonctionnels imputables à la lésion du plexus cardiaque et des nerfs du médiastin chez les blessés de poitrine (*Annales de médecine*, n° 5, 1917).

seul symptôme pupillaire ; il n'y a pas de troubles vaso-
moteurs ni de la pommette ni de l'oreille, pas de troubles
sudoraux. J'ai proposé de réserver à cette variété de dénomination d'*inégalité pupillaire simple*. La difficulté consiste à
reconnaître s'il y a mydriase spasmodique d'un côté ou myosis paralytique de l'autre ; ces deux états peuvent, d'ailleurs,
se succéder et paraissent être en rapport avec l'ancienneté de
la lésion ; au début, pendant la phase d'excitation du sympathique par la lésion pleuro-pulmonaire, la pupille corres-
dante se dilate ; plus tard, si la lésion a persisté et est devenue
chronique, elle a pu détruire les filets pupillo-dilatateurs et,
alors, la pupille antérieurement la plus grande devient la plus
petite. Je reviendrai sur ce point dans la suite.

Cette inégalité pupillaire simple, que Ch. Lafon[1] fait rentrer dans la catégorie des inégalités par *répercussivité* sympathique, s'éxagère dans l'obscurité et s'atténue, si même elle
ne disparaît pas complètement, à la lumière, contrairement
aux inégalité symptomatiques d'une lésion des centres nerveux. C'est pourquoi il faut toujour la rechercher dans une
pièce peu éclairée, comme j'ai pris soin de le préciser en indiquant la technique et la méthode d'examen que l'expérience
m'a amené à adopter.

Sa fréquence est assez grande. Sur 64 malades hospitalisés dans mes salles, un même jour, je l'ai constatée 14 fois :
ces 14 malades étaient tous atteints d'affections pulmonaires ;
9 étaient tuberculeux.

2° Dans une deuxième variété, l'inégalité pupillaire s'accompagne de symptômes associés ; cette variété, qui a été étudiée
par Souques dans la tuberculose du sommet avec symphyse
pleurale, correspond au *syndrome oculo-pupillaire des neurologistes*. Elle est essentiellement caractérisée par le myosis
du côté correspondant à la lésion du sommet, avec diminution
de la fente palpébrale et rétraction du globe oculaire. Ici, il

---

1. Charles Lafon, Diagnostic des inégalités pupillaires par répercussivité
sympathique (*Revue neurologique*, n° 3. 1921),

est aisé de reconnaître la pupille anormale, en raison des symptômes associés.

3° Dans une troisième variété, l'inégalité pupillaire est associée au même syndrome et s'accompagne, en outre, de *troubles vaso-moteurs, portant sur la pommette et l'oreille du même côté*. Ici, encore, la pupille, anormale est en myosis et peut être, pour les mêmes raisons, reconnue facilement.

4° Dans une quatrième variété, que j'ai pu observer, le syndrome est constitué par une *dilatation de la pupille associée à des troubles vaso-moteurs*, mais sans syndrome oculo-palpébral. La présence des troubles vaso-moteurs ne laisse pas de doute : elle indique quelle est la pupille anormale. Cette variété s'observe chez des sujets atteints de lésions pulmonaires anciennes, particulièrement chez des tuberculeux torpides présentant des réactions pleurales et médiastinales. Les troubles vaso-moteurs précèdent de plusieurs mois, sinon de plusieurs années, la dilatation pupillaire.

Le mécanisme physiologique de ces diverses variétés est basé sur des *conditions anatomiques* que je suppose connues. Il réside essentiellement dans l'atteinte du symphatique. Prenons, d'abord, la deuxième et la troisième variétés : si la lésion détruit les filets pupillo-dilatateurs, elle détermine le myosis ; si elle détruit en même temps les ganglions sympathiques, elle provoque le syndrome oculo-pupillaire et palpébral de Mme Dejerine et de Souques ; si elle détruit aussi le tronc du sympathique, elle entraîne, en outre, la vaso-dilatation de l'oreille et de la pommette ; ces deux variétés sont, en somme, les expressions cliniques des expériences de Pourfour du Petit et de Claude Bernard.

Pour ce qui est de la quatrième variété, on peut admettre que les réactions médiastinales (adénopathie ou médiastinite) ont détruit le tronc du sympathique à hauteur des 3°, 4°, 5° et 6° nerfs dorsaux, provoquant ainsi les troubles vaso-moteurs de la face, et que, gagnant peu à peu en hauteur, elles atteignent la région des nerfs pupillo-dilatateurs, entraînant ainsi la dilatation pupillaire.

Quant à la première variété, le mécanisme a été plus discuté. Les uns, avec Chauffard et Lœderich, admettent que l'inégalité pupillaire est *d'origine réflexe*, conformément à la loi de Schiff, d'après laquelle toute excitation sensitive périphérique provoque la dilatation irienne; de fait, ils ont constaté que, dans la pleurésie, l'inégalité pupillaire est presque toujours due à la dilatation de la pupille du côté malade, que cette dilatation varie d'un jour à l'autre, qu'elle apparaît et disparaît pour réapparaître à nouveau, qu'elle n'est pas influencée par la thoracentèse mais disparaît avec la résorption de l'épanchement. D'autres, avec Massalongo, invoquent une *origine toxi-infectieuse*, se basant sur la fréquence des inégalités pupillaires dans les maladies infectieuses. On pourrait objecter à cette théorie, que les complications pleuro-pulmonaires des maladies infectieuses sont loin d'être rares. Enfin, la plupart admettent une *origine anatomique*, comme dans les trois autres variétés. C'est à cette opinion que je me suis rallié dès le début de mes recherches. Les raisons qui m'ont paru démonstratives sont les suivantes: tout d'abord, la dilatation pupillaire simple s'observe avec une très grande fréquence dans la phase de début des lésions apicales (pneumonie, tuberculose, pleurite du sommet [1], lésions touchant la zone des filets pupillo-dilatateurs) ; en second lieu, la dilatation pupillaire, lorsque la lésion s'installe et devient chronique, fait place au myosis homologue, qui existe seul, pendant un certain temps, avant de s'accompagner des autres éléments du syndrome oculopalpébral et peut même persister seul indéfiniment, si les lésions ne s'étendent pas au delà de la sphère des filets pupillo-dilatateurs) ; enfin, il est possible de mettre en évidence, par le procédé de l'*inégalité pupillaire provoquée*, imaginé par Cantonnet et dont je me propose, précisément, d'étudier la valeur, des *inégalités pupillaires latentes*, en excitant ou en paralysant, par des collyres appropriés, les terminaisons pu-

1. Émile Sergent et M⁰ˢ Germain, Évolution de la pleurite du sommet chez les tuberculeux (*Annales de médecine*, mars-avril 1917).

pillaires du sympathique, chez des sujets atteints de lésions pulmonaires.

Il m'a paru nécessaire de faire précéder l'étude de l'inégalité pupillaire provoquée de cette rapide revue des notions cliniques que nous possédons sur la fréquence, les caractères symptomatiques et la valeur séméiologique de l'inégalité pupillaire dans les affections pleuro-pulmonaires. Bien que je n'aie en vue que l'inégalité pupillaire *simple*, cette rapide revue était indispensable pour la situer à sa place. Elle m'a permis de montrer, pour ce qui est de l'inégalité pupillaire simple, combien il peut être délicat, en face d'une anisocorie, de savoir quelle est la pupille anormale, d'indiquer que, pour cette appréciation, l'épreuve des collyres pourra rendre de précieux services, ainsi que nous allons le voir, et, enfin, de laisser entrevoir, que même avec cette épreuve. l'interprétation peut être impossible si les lésions pulmonaires ou pleurales sont bilatérales. Aussi bien, la constatation d'une inégalité pupillaire spontanée ou provoquée n'aura-t-elle de valeur diagnostique réelle que dans les cas de lésion unilatérale, à condition, toutefois, qu'on ait préalablement éliminé la possibilité de toutes les autres causes d'inégalité pupillaire.

II. — Notion de l'inégalité pupillaire latente et de l'inégalité pupillaire provoquée.

Lorsque l'anisocorie simple est très accentuée, elle peut être aisément perçue, sans qu'il soit nécessaire de recourir à des précautions rigoureuses d'examen ; c'est ainsi que, assez souvent, on la constate, en pleine lumière, chez des malades qu'on voit pour la première fois, voire même chez des personnes avec lesquelles on cause. Il suffit, dans ces cas, de compléter l'examen, en suivant la méthode que j'ai indiquée au début, pour s'assurer qu'il s'agit bien d'une inégalité pupillaire simple.

Mais l'anisocorie n'est pas toujours aussi *apparente* ; elle peut même passer inaperçue dans les conditions d'éclairage normal ; c'est ainsi que, lorsqu'on la recherche systématiquement, en se plaçant dans les conditions d'examen dont j'ai montré la nécessité, on la met très souvent en évidence.

Cette constatation a permis d'enregistrer l'existence d'une inégalité pupillaire *latente* et de considérer que le degré de l'anisocorie était fonction du degré d'excitation de la sphère sympathique des mouvements pupillaires. Dès lors, on pouvait en inférer que, si l'on augmentait artificiellement le degré d'excitation pupillaire, celle-ci atteindrait la limite nécessaire à la production de l'anisocorie. Ainsi à pris place, à côté de l'inégalité pupillaire *apparente* et de l'inégalité pupillaire simplement *latente*, l'inégalité pupillaire *provoquée*.

C'est à Roque [1], à qui la séméiologie de l'inégalité pupillaire doit tant, que revient le mérite d'avoir démontré la possibilité de provoquer l'inégalité pupillaire ; ayant remarqué que l'inégalité pupillaire est d'autant plus apparente que les pupilles sont plus dilatées, il eut l'idée de provoquer leur dilatation pour mettre en évidence leur inégalité ; pour ce faire, il eut recours à des onctions faites avec une pommade belladonée sur le milieu du front ou à l'électrisation de la région postérieure du cou. Mais ces procédés étaient assez infidèles et pouvaient exposer à des causes d'erreur.

L'idée fut reprise en 1909 par Cantonnet [2], qui, dans une série d'intéressantes recherches, vulgarisa et précisa la notion de l'inégalité pupillaire provoquée. Cantonnet eut recours à

---

1. Roque. De l'inégalité des pupilles dans les affections unilatérales des diverses parties du corps (*Thèse de Paris* 1873).

2. A. Cantonnet. L'épreuve de la mydriase provoquée et l'inégalité pupillaire *Presse médicale*, 17 nov. 1909).

L'inégalité pupillaire latente dans la tuberculose pulmonaire (*Journal de médecine interne*, 30 août 1909).

L'inégalité pupillaire latente chez les basedowiens (*Soc. de neurologie*, séance du 1er juillet 1909).

L'inégalité pupillaire latente dans les affections organiques du système nerveux (avec Touchard) (*Revue de neurologie*, 15 sept. 1909).

L'ophtamologie du praticien (A. Maloine).

l'instillation de collyres, à dose égale, dans les culs-de-sac conjonctivaux et étudia les effets de ce procédé dans les divers états pathologiques, notamment dans les affections des centres nerveux et dans la tuberculose.

Pesonnellement, j'ai eu recours à cet ingénieux procédé pendant la guerre, chez un certain nombre de blessés de poitrine, et j'ai pu mettre en évidence l'inégalité pupillaire non apparente et en étudier quelques variétés par l'épreuve des collyres, dont je parlerai plus loin. D'autre part, j'ai pensé qu'il pourrait être mis à profit dans le diagnostic de la tuberculose pulmonaire, surtout dans le diagnostic précoce, et, tout récemment, j'ai publié les résultats fort suggestifs qu'il m'a donnés [1]. Pendant le cours de mes recherches, j'ai reçu une lettre du Dr André Martin, qui me fit l'honneur de me communiquer les renseignements fort intéressants qu'il tirait, depuis quelques mois, de l'instillation d'atropine dans les culs-de-sac conjonctivaux des tuberculeux militaires de sa formation ; je l'avais engagé à publier ses recherches ; je regrette qu'il ne l'ait point encore fait, à ma connaissance du moins, et je considère comme un devoir de les mentionner : elles sont en plein accord avec mes constatations personnelles.

*
* *

De tout ce qui précède se dégagent trois notions capitales :

1º L'inégalité pupillaire simple est *très fréquente* dans les affections pleuro-plumonaires aiguës et chroniques.

2' L'inégalité pupillaire simple est particulièrement fréquente dans les *lésions du dôme pleuro-pulmonaire* ; c'est pourquoi elle se rencontre surtout dans la pneumonie du sommet, dans la pleurite apicale et dans la tuberculose pulmonaire.

3' L'inégalité pupillaire simple n'est pas toujours spontané-

1. Emile Sergent. L'inégalité pupillaire provoquée et le diagnostic précoce de la tuberculose pulmonaire (*Acad. de médecine*, 12 avril 1921).

ment *apparente* ; elle peut être *latente* ; elle peut n'être mise en évidence que lorsqu'elle est *provoquée*.

4° L'inégalité pupillaire simple provoquée mérite d'être étudiée dans ses rapports avec la tuberculose pulmonaire, au diagnostic de laquelle elle peut apporter un appoint sérieux.

Il est à présumer qu'elle ne rendra guère de services lorsque les lésions pulmonaires seront bilatérales.

Ce sont là précisément les termes du problème clinique que je me propose maintenant de discuter.

III. — VALEUR DIAGNOSTIQUE DE L'INÉGALITÉ PUPILLAIRE PROVOQUÉE DANS LA TUBERCULOSE PULMONAIRE.

1° *Dans le diagnostic précoce.*

Tous les phtisiologues sont d'accord pour reconnaître la difficulté considérable que présente le diagnostic des premières manifestations de la tuberculose pulmonaire. Les signes stéthoscopiques sont souvent insignifiants, réduits à l'état de nuances dont la valeur séméiologique est discutable ; les signes radiologiques sont, parfois, plus impondérables encore ; les signes fonctionnels et généraux, qui attirent l'attention et expriment l'existence d'un état pathologique, ne sont nullement pathognomoniques et ne font que poser la question d'un diagnostic différentiel qui, pour devenir positif, doit trouver l'appoint de signes physiques permettant de localiser la maladie dans le poumon ; les réactions humorales (séro-diagnostic, réaction de Besredka, tuberculino-réaction) n'ont aucune valeur de localisation ; la constatation du bacille, seule, peut déterminer que la maladie est au poumon, mais ne permet pas d'en fixer le siège exact.

C'est pourquoi je pense que la recherche de signes *indirects* de localisation, autres que les signes *directs* physiques (stéthacoustiques et radiologiques), ne doit pas être négligée. Toute la difficulté réside à accorder à ces signes indirects la valeur séméiologique qu'ils méritent. Or, à mon avis, il est quelques signes dont la valeur séméiologique est incontestable, surtout s'ils sont associés :

— la *douleur à la pression du sommet*, à laquelle Peter attachait une grande importance, sur laquelle Sabourin [1] insista à son tour et dont Lemoine a, récemment, montré l'extrême fréquence [2] ;

— l'*adénite* et la *lymphangite nodulaire sus-claviculaires*, que Sabourin [3] constata ainsi que Marfan, dont j'ai fait un signe de pleurite apicale (*loc. cit.*) et à laquelle Lemoine (*loc. cit.*) accorde aussi une grande valeur;

— enfin, l'*inégalité pupillaire*, dont nous venons de montrer l'extrême fréquence et que nous pouvons provoquer si elle n'est pas apparente spontanément.

Voyons ce que vaut l'inégalité pupillaire provoquée dans le diagnostic précoce de la tuberculose pulmonaire.

a) *L'épreuve est basée sur la notion de la sensibilisation de la pupille* du côté correspondant à la lésion, du fait même de la présence de cette lésion et de l'irritation qu'elle produit sur le sympathique, irritation qui n'est pas suffisante pour se manifester spontanément mais qui peut être artificiellement mise en évidence.

La mise en évidence de cette hypersensibilité pupillaire peut être réalisée de deux façons : soit en provoquant, par des collyres appropriés, la mydriase de la pupille homologue, soit en provoquant de même le myosis de l'autre pupille ; dans le premier cas, les collyres mydriatiques provoquent une mydriase plus complète et plus rapide de la pupille homologue ; dans

1. Sabourin. La douleur locale à la pression du doigt chez les tuberculeux (*Journal des Praticiens*, 1910, p. 471).

2. G.-H. Lemoine. La douleur locale à la pression du doigt et les adénites sus-claviculaires chez les tuberculeux (*Acad. de méd.*, 30 nov. 1920).

3. Sabourin. Les adénites sus-claviculaires chez les tuberculeux (*Journal des Praticiens*, 1903).

le second cas, les collyres myotiques montrent un myosis plus complet et plus rapide de l'autre pupille.

L'épreuve des mydriatiques et celle des myotiques se contrôlent réciproquement, si elles sont employées successivement ; leurs résultats doivent être concordants ; mais, pour qu'ils soient valables, il faut que les deux épreuves successives soient faites avec un intervalle suffisant, sinon les effets de la seconde épreuve sont contrariés par ceux qui persistent encore de la première ; la durée de cet intervalle varie avec les collyres employés. Même en prenant cette indispensable précaution, il est possible, parfois, d'observer des résultats qui paraissent contradictoires ; c'est ainsi que j'ai vu la même pupille réagir plus vivement et plus rapidement que l'autre aux deux catégories de collyres, les mydriatiques et les myotiques, ou rester presque indifférente aux deux ; ces constatations m'ont conduit à penser que, dans certaines circonstances, il y a des pupilles qui sont en état de sensibilisation totale ou d'inhibition totale.

b) *La technique de l'épreuve* consiste essentiellement dans l'emploi des collyres mydriatiques et des collyres myotiques. Pour l'étude complète des divers mydriatiques et des divers myotiques, de leurs propriétés, de leurs avantages et de leurs inconvénients respectifs, je renvoie aux Traités spéciaux et, particulièrement, à celui de MM. de Lapersonne et Cantonnet [1].

Dans les recherches dont je vais donner les résultats, je me suis servi des collyres suivants :

Mydriatiques	Atropine à 1 p. 1000. Cocaïne à 4 p. 100.
Myotiques	Pilocarpine à 1 p. 100. Esérine à 0,5 p. 100.

Comme myotique, j'ai surtout employé la pilocarpine, parce que ses effets sont moins brutaux et moins gênants pour le malade. Comme mydriatique, j'ai donné la préférence à l'atropine, chaque fois que cela a été possible, c'est-à-dire chaque

1. De Lapersonne et Cantonnet. *Manuel de neurologie oculaire* (Masson et C⁰).

fois que son emploi n'était pas contre-indiqué par des troubles visuels, par l'âge du malade, par une suspicion possible de glaucome ou par l'impossibilité pour le malade de rester au repos pendant quelques jours ; l'atropine a, en effet, l'inconvénient de supprimer complètement l'accommodation pendant quelques jours et de la diminuer pendant dix à douze jours au moins [1] ; je l'ai donc réservée aux malades hospitalisés, pour lesquels l'impossibilité de travailler, de lire et d'écrire ne pouvait constituer un préjudice.

Si j'ai, dans ces cas, donné la préférence à l'atropine, c'est, précisément, parce qu'elle supprime toute accommodation et que cette suppression de l'accommodation n'est pas la même, quant à sa durée, pour la pupille hypersensible et pour l'autre ; c'est aussi parce que, contrairement à ce qui a été dit, la mydriase provoquée par l'atropine apparaît beaucoup plus lentement que celle qui est provoquée par la cocaïne, ainsi que je l'ai toujours constaté, — si bien qu'on risque moins de laisser échapper le moment, souvent très court, pendant lequel l'inégalité devient apparente ; c'est encore parce que la phase de retour de l'inégalité se prolonge assez longtemps et accentue ainsi la différence entre les deux pupilles ; c'est enfin parce que, étant donnée l'origine sympathique de l'hypersensibilité pupillaire dans les cas que j'étudiais, il m'a semblé que l'atropine, dont l'action sur le sympathique est bien connue, se trouvait, de ce fait, particulièrement indiquée.

Voici, d'ailleurs, comment j'ai rendu compte de la technique de l'épreuve par l'atropine dans ma communication à l'Académie (*loc. cit.*) : « ... J'ai employé un collyre à l'atropine au millième, dont j'ai instillé toujours la même dose dans chacun des deux culs-de-sac conjonctivaux inférieurs. J'ai instillé, au début, une goutte seulement ; mais, ayant constaté que, bien

1. Etant donné que cette épreuve était réservée uniquement aux sujets chez lesquels j'avais constaté, au préalable, l'intégrité des divers réflexes pupillaires, la perte d'accommodation consécutive à l'instillation d'atropine ne pouvait apporter aucune erreur d'interprétation sur la valeur séméiologique de l'inégalité pupillaire que je provoquais.

souvent, la réaction était trop lente, j'ai ensuite instillé deux gouttes. Aussitôt après l'instillation, j'ai surveillé étroitement, la réaction. En effet, lorsque la sensibilisation d'une pupille n'est pas très grande, la différence de réaction d'un côté à l'autre peut passer inaperçue, si on ne la saisit pas dès qu'elle se produit. En général, la réaction commence au bout de dix à douze minutes et s'accentue progressivement, pour devenir complète au bout de vingt à vingt-cinq minutes. Lorsqu'il y a sensibilisation d'une pupille, celle-ci commence sa dilatation avant l'autre, la poursuit plus rapidement et arrive à la dilatation maxima plus ou moins longtemps avant elle. En même temps, on peut noter, et *c'est là une constatation très important-*, *tante,* que la pupille sensibilisée perd, *avant l'autre*, son réflexe lumineux et son réflexe d'accommodation à la distance. Lorsque l'effet de l'atropine est au maximum, les deux pupilles sont en dilatation complète et égale et ont perdu toutes deux toute possibilité d'accommodation. Elles restent en cet état un temps qui varie de un à trois jours ; puis, la pupille du côté sain commence peu à peu à revenir sur elle-même et à récupérer, d'abord faiblement, puis de plus en plus nettement, son pouvoir d'accommodation, tandis que la pupille sensibilisée, restant plus grande, accuse un nouveau stade d'inégalité, qui se prolonge beaucoup plus longtemps que le stade d'inégalité, toujours fort court, du début ; ce *stade d'inégalité de retour* peut durer un jour ou deux (ou même davantage) ; pendant toute sa durée, la pupille ne récupère que lentement son pouvoir d'accommodation.

« Ainsi réglée, l'épreuve de l'atropine donne des résultats incontestables. La rapidité de la dilatation de la pupille sensibilisée, la durée de l'inégalité de retour, la durée de la perte du pouvoir d'accommodation, sont vraisemblablement fonctions du degré de sensibilisation de la pupille et peuvent, par conséquent, renseigner, dans une certaine mesure, sur l'importance des lésions du dôme pleuro-pulmonaire. Si l'on veut écarter toute cause d'erreur, il faut prendre le plus grand soin au mode d'instillation des gouttes du collyre ; on conçoit, en effet, que la réaction des pupilles est fonction de la quantité d'atropine et que, si cette quantité n'est pas la même pour chaque œil, le résultat sera faussé ; il faut donc s'assurer que les gouttes sont déposées exactement dans les culs-de-sac conjonctivaux, qu'elles ne s'échappent pas au dehors et que le sujet ne s'essuie pas les yeux... Pour en terminer avec les considérations sur la technique de l'épreuve, j'ajouterai qu'elle peut être tentée, comme confirmation, chez les sujets présentant déjà, avant toute instillation, une inégalité pupillaire apparente. C'est surtout lorsque cette inégalité pupillaire apparente est peu marquée et discutable, ou lorsqu'on peut se demander s'il s'agit d'une mydriase spasmodique d'une des pupilles ou d'un myosis paralytique de l'autre pupille, qu'elle peut rendre service. Lorsqu'il s'agit d'un myosis paralytique, la pupille contractée ne réagit que fort lentement à l'atropine et ne reste pas longtemps dilatée ; lorsqu'il s'agit d'une mydriase spasmodique, la pupille déjà dilatée réagit très rapiment à l'atropine et l'inégalité s'accentue beaucoup plus vite que lorsqu'il n'y a pas mydriase avant l'instillation ». J'ajoute aujourd'hui que, dans cette dernière hypothèse, la phase d'inégalité de retour et la durée de la perte d'accommodation pour la pupille anormale sont beaucoup plus longues.

Dans ces cas d'inégalité pupillaire simple, apparente avant toute instillation, l'épreuve des collyres devra être complète, suivant les règles indiquées par Coppez :

a) S'il s'agit de mydriase spasmodique, l'atropine provoquera la dilatation maxima et l'ésérine ou la pilocarpine ne provoquera qu'un faible rétrécissement.

b) S'il s'agit de myosis paralytique, l'atropine ne donnera qu'une faible dilatation et l'ésérine ou la pilocarpine provoquera un rétrécissement maximum ; dans ce cas, on pourrait également recourir à l'adrénaline qui, ainsi que l'a montré Gautrelet, transforme en une mydriase très accentuée le myosis préalable.

Je rappelle qu'il peut être nécessaire de faire, à quelques jours de distance, la contre-épreuve des résultats obtenus, en recourant successivement aux myotiques et aux mydriatiques, soit qu'on commence par le myotique, soit qu'on commence par le mydriatique. Dans le cas, par exemple, de mydriase spasmodique mise en évidence par l'atropine ou la cocaïne on verra la pilocarpine ou l'ésérine, instillée ultérieurement, provoquer un rétrécissement plus lent, tandis que, du côté sain, elle provoquera un rétrécissement plus rapide et plus complet. Toutefois, on devra se souvenir de la possibilité, que j'ai signalée plus haut, de pupilles également hypersensibles ou indifférentes aux deux catégories de collyres, soit du fait d'une sensibilisation totale, soit du fait d'une inhibition totale. J'ai observé plusieurs cas de ce genre.

Quel que soit le collyre employé, quel que soit le but visé, les mêmes précautions devront être prises pour l'instillation des gouttes. Chaque fois qu'une fausse manœuvre, venant de la part du médecin ou du patient, sera constatée (fuite des gouttes instillées, inégalité certaine de la dose restée dans les deux culs-de-sac), le résultat devra être considéré d'avance comme faussé ; l'épreuve devra être annulée et recommencée plus tard.

Au reste, il est une réflexion que je crois devoir souligner, avant de terminer l'exposé de la technique et des causes d'erreur qui lui sont imputables ; la voici : qu'elle soit spontanée (apparente) ou provoquée, l'inégalité pupillaire simple peut être, dans certains cas, d'une interprétation délicate et, parfois même, presque impossible. J'en donnerai deux raisons : d'abord, la possibilité de l'*état de sensibilisation ou d'inhibition totale* que je viens de rappeler ; ensuite, l'*obscurité* et les *divergences* qui existent encore sur *certains points de la physiologie des pupilles* et sur le *mode d'action des collyres*. Si la fidélité des mydriatiques est assez bien établie celle des myotiques l'est beaucoup moins. Le mode d'action de l'atropine et la signification des effets qu'elle produit sont peut-être les plus incontestés.

Aussi bien, pour ce qui est tout au moins de l'étude de l'anisocorie provoquée dans les affections pleuro-pulmonaires et, surtout, dans la tuberculose, suis-je assez enclin à penser — et cela, en raison des nombreuses épreuves que j'ai faites personnellement, — que *c'est surtout la recherche de la mydriase provoquée* qui peut être intéressante du point de vue du diagnostic : faite à l'abri de toutes les causes d'erreur, *elle apporte un appoint précieux au diagnostic précoce* et peut contribuer à localiser définitivement le siège, simplement soupçonné, d'une lésion apicale. La *recherche du myosis provoqué* est loin d'avoir la même importance ; en effet, une lésion apicale, capable d'engendrer le myosis homologue, est une lésion déjà assez ancienne pour que l'examen stéthacoustique et l'examen radiologique puissent la déceler ; et il n'est guère vraisemblable qu'une lésion tuberculeuse, à extension progressive, puisse détruire la zone des filets pupillo-dilatateurs avant de l'avoir excitée ; aussi bien le myosis paralytique ne s'observe-t-il d'emblée qu'exceptionnellement et n'est-il pas davantage vraisemblable qu'il puisse fréquemment apparaître d'emblée comme première manifestation d'une inégalité pupillaire provoquée ; en dernière analyse, je crois que, chez un tuberculeux simplement suspect, la mydriase provoquée doit inviter à chercher la lésion dans le sommet qui correspond à la pupille dilatée ; cependant, s'il y a doute, et même sans cela, la valeur de l'épreuve gagnera à être complétée par l'épreuve du myosis provoqué ; si, alors, les résultats sont concordants, l'interprétation ne sera pas douteuse ; s'ils ne le sont pas, ils inciteront à rechercher la possibilité d'une lésion bilatérale ; mais, ici, ce n'est pas l'examen des pupilles, même avec le secours de l'épreuve de l'inégalité pupillaire provoquée par les divers collyres, qui tranchera le problème, car la complexité des combinaisons possibles et la possibilité de lésions irritatives d'un côté et destructives de l'autre rendent presque impossible l'interprétation rigoureuse des résultats, ainsi que j'ai pu m'en assurer sur un assez grand nombre de malades suivis avec mon interne Périn.

c) *Résultats de l'épreuve.* — Ces dernières réflexions nous conduisent à examiner les résultats de l'épreuve de l'inégalité pupillaire provoquée et nous montrent la nécessité d'écarter, avant de les interpréter, toutes les *causes d'erreur*.

Pour que cette épreuve ait une valeur probatoire, il faut qu'elle soit mise à l'abri, non seulement des causes d'erreur imputables à une faute de technique, mais aussi de toutes celles qui proviennent d'un examen incomplet de l'œil et des autres organes.

Toutes les affections oculaires peuvent fausser l'épreuve ; en tout cas, dans un service de médecine générale, où il est impossible de demander à un spécialiste l'examen de tous les yeux, il est préférable de s'abstenir de faire l'épreuve chaque fois qu'on constate la moindre lésion oculaire ; si l'on ne constate pas de lésions apparentes, et si l'épreuve donne des résultats discordants, on devra, avant de les interpréter et de les enregistrer, demander un examen spécial des yeux. L'épreuve sera inutile dans tous les cas où l'on aura constaté des troubles des réflexes pupillaires.

Pour être autorisé à rattacher à une lésion apicale l'inégalité pupillaire provoquée, on devra, tout d'abord, s'assurer qu'il n'existe aucune autre lésion d'organe susceptible de la provoquer, et, ensuite, s'assurer qu'elle correspond bien à une localisation pulmonaire homologue. Ici, je mets en garde contre la difficulté de dépister les signes physiques et radiologiques d'une tuberculose apicale qui commence ; j'émets, à cet égard, quelques réserves sur l'existence de l'*inégalité pupillaire* dite *physiologique* [1] ou *congénitale*, qu'elle soit apparente (spontanée) ou provoquée, et je fais les mêmes réserves sur les résultats récemment publiés dans la thèse de Le Gourriérec [2]. Cet auteur, ayant examiné 309 sujets normaux, a constaté, par le simple examen des pupilles à la chambre noire, 46 fois l'inégalité pupillaire, soit une proportion de 15 % ; ayant, d'autre part, fait l'épreuve de la mydriase provoquée chez 211 de ces sujets, il constata l'inégalité pupillaire chez 21 d'en-

---

1. Frenkel. *Revue de médecine*, octobre 1897, février et mai 1898.
2. Le Gourriérec. L'épreuve de la mydriase provoquée chez le sujet normal (*Thèse de Paris*, 1921).

tre eux, qui ne présentaient aucune inégalité apparente avant
l'épreuve. Sans insister sur la difficulté qu'on doit trouver à
affirmer qu'un sujet est « normal » et sans m'étonner que
l'auteur ait pu réunir, dans un court espace de temps, 309 sujets « normaux », je me permets de penser que, parmi eux, il
y en avait sans doute un certain nombre qui présentaient
quelque lésion latente des sommets, sans parler d'autres maladies plus ou moins latentes aussi ; cette critique me paraît
justifiée par la fragilité de la preuve que donne l'auteur de l'intégrité pulmonaire de ses malades : « Nous avons, dit-il,
réausculté et examiné de nouveau les poumons (sommets), les
plèvres, le médiastin, le cou, etc.), de ceux chez lesquels nous
avons constaté une inégalité pupillaire, soit par le simple
examen, soit après épreuve de la mydriase provoquée, pour
bien nous assurer qu'aucun trouble pathologique ne nous avait
échappé au cours du premier examen ». Hélas ! cela ne me
satisfait pas et je dirai à M. Le Gourriérec que, si l'examen des
yeux, dans les cas discutables, nécessite le concours du spécialiste, l'examen des poumons peut bien quelquefois réclamer
l'assistance d'autres moyens d'exploration que l'auscultation
des sommets, car l'auscultation des sommets ne suffit pas
pour le diagnostic de la tuberculose pulmonaire.

Retenons que *toutes* les causes d'erreur doivent être soigneusement écartées avant de déclarer qu'un sujet est « normal » tout aussi bien qu'avant d'être autorisés à rattacher à
une lésion pulmonaire une inégalité pupillaire spontanée ou
provoquée.

Voyons, maintenant, les résultats des épreuves que nous
avons pratiquées, soit à l'hôpital, soit en ville, en nous ré-
glant sur la *méthode* suivante :

1° Nous avons soumis à l'épreuve des *sujets reconnus
indemnes* de toute lésion pleuro-pulmonaire par un examen
stéthoscopique et radiologique plusieurs fois répété et ne présentant aucun signe apparent d'une autre affection organique.

2° Nous avons soumis à l'épreuve des *sujets porteurs d'une lésion unilatérale* indiscutable du dôme pleuro-pulmonaire, l'intégrité de l'autre poumon étant confirmée par des examens stéthoscopiques et radiologiques plusieurs fois répétés.

3° Nous avons soumis à l'épreuve des sujets chez lesquels, précisément, l'épreuve pouvait, dans notre hypothèse, avoir la valeur d'un indice révélateur, c'est-à-dire des sujets chez lesquels les symptômes fonctionnels et généraux s'accordaient pour faire admettre le diagnostic d'une lésion tuberculeuse, alors que l'exploration physique ne décelait que des signes très discrets, et par conséquent, discutables.

Les premiers résultats de ces épreuves ont été publiés dans la communication faite par l'un de nous à l'Académie de médecine (*loc. cit.*). Depuis, nous avons réuni de nouveaux cas qui, s'ils augmentent l'importance de notre statistique, ne font qu'en confirmer la signification.

1° Sur 19 *sujets indemnes de toute lésion pleuro-pulmonaire*, qui, tous, avaient les pupilles égales avant l'épreuve, 17 ont conservé les pupilles égales après l'épreuve et 2 ont présenté une inégalité pupillaire ; mais l'un de ces sujets avait été, l'année précédente, considéré comme suspect et l'autre avait une sinusite frontale ancienne du côté où apparut la mydriase.

2° Sur 41 *sujets porteurs d'une lésion unilatérale confirmée*, 32 ne présentaient aucune inégalité pupillaire avant l'épreuve, et 9 en présentaient une.

Sur les 32 cas de la première série, l'épreuve (à l'atropine ou à la cocaïne) a provoqué 24 fois la mydriase du côté de la lésion pulmonaire ; — dans 5 cas elle n'a provoqué aucune inégalité pupillaire ; dans ces 5 cas il s'agissait de lésions anciennes ne présentant aucun caractère évolutif ; — dans 3 cas, l'épreuve a provoqué la mydriase du côté opposé à la lésion ; dans ces 3 trois cas il s'agissait également de lésions anciennes et on pouvait se demander s'il n'y avait pas un myosis paralytique latent du côté correspondant à la lésion ; cette hypothèse put être vérifiée dans un de ces trois cas par l'épreuve de la pilocarpine.

Sur les 9 cas de la seconde série, l'épreuve à l'atropine accentua dans 5 cas la mydriase du côté où elle existait déjà et qui correspondait au poumon atteint ; — dans les 4 autres cas, la pupille correspondant au poumon atteint était en myosis ; l'épreuve de l'atropine accentua l'écart ; ce fut la pupille opposée qui se dilata, la pupille en myosis ne se dilata que faiblement et tardivement ; dans deux de ces quatre cas, l'épreuve à la policarpine confirma l'existence du myosis paralytique et permit d'écarter l'hypothèse d'une sensibilisation latente de l'autre pupille.

3° Sur 49 *sujets présentant des lésions à peine décelables par les signes physiques* et, par conséquent, *simplement suspects,* 42 ont été soumis à l'épreuve de la mydriase provoquée par l'atropine ou la cocaïne, et 7 à l'épreuve du myosis provoqué par la pilocarpine.

a) Sur les 42 sujets de la première série, 35 n'avaient pas d'inégalité pupillaire préalable, 7 présentaient de l'inégalité pupillaire.

Sur les 35 sujets du premier groupe, 33 fois la mydriase apparut du côté de la lésion suspecte et 2 fois elle apparut de l'autre côté ; dans un de ces deux cas, il fut impossible de déceler aucune lésion pulmonaire ; dans l'autre cas, il s'agissait d'un sujet convalescent de pleurésie et ne présentant aucun signe physique apical : on peut se demander si, dans ce cas, la pupille du côté de la pleurésie n'était pas en état d'inhibition latente ; malheureusement, nous ne pûmes faire la contre-épreuve par les myotiques, le malade ayant quitté trop tôt l'hôpital.

Sur les 7 sujets du second groupe, 6 fois l'épreuve par l'atropine ou la cocaïne accentua la mydriase préexistante, 1 fois elle la renversa mais un nouvel examen, fait ultérieurement, nous permit de constater la bilatéralité des lésions.

b) Sur les 7 sujets de la seconde série, aucun n'avait d'inégalité pupillaire préalable ; les sept fois l'épreuve à la pilocarpine mit en évidence le retard du rétrécissement de la pupille correspondent au poumon suspect.

Quelles conclusions pouvons-nous tirer du résultat de ces épreuves, quant à la *valeur séméiologique de l'inégalité pupillaire provoquée* dans le diagnostic précoce de la tuberculose pulmonaire ?

Les chiffres de notre statistique sont assez imposants pour que nous soyons pleinement autorisés à admettre que la mydriase provoquée a la *valeur d'un signe de localisation* très important, ce qui est conforme à ce que nous savions déjà de la valeur de l'inégalité pupillaire apparente.

C'est précisément parce que nous étions convaincus de la valeur de localisation de cette dernière que nous avons cherché à mettre l'anisocorie en évidence artificiellement dans les cas où elle n'existait pas spontanément.

Certes, la mydriase provoquée n'est pas constante dans la tuberculose ; mais cela n'enlève rien à sa valeur ; cela signifie seulement que, pour qu'elle apparaisse, il faut que la lésion pulmonaire siège dans une région telle qu'elle puisse exciter la sphère des filets pupillo-dilatateurs.

Ainsi considérée, l'épreuve de la mydriase provoquée contribue à accroître la valeur séméiologique de l'inégalité pupillaire en augmentant sa fréquence dans les lésions du dôme pulmonaire.

Dans les cas où l'épreuve renverse les prévisions en provoquant la mydriase du côté opposé à celui qui correspond au poumon présumé lésé, elle peut amener à redresser le diagnostic ou mettre en évidence l'existence d'une lésion bilatérale. Pour qu'elle conduise à redresser le diagnostic, il faut que l'épreuve de la mydriase provoquée soit contrôlée par l'épreuve du myosis provoqué et que celle-ci donne un résultat concordant. Pour qu'elle mette en évidence une lésion bilatérale, il faut la même concordance que dans le cas précédent et, en outre, la certitude stéthacoustique et radiologique que le poumon, d'abord simplement présumé atteint, l'est bien réellement aussi, malgré l'absence de réaction de la pupille qui lui correspond. Dans tous les cas, enfin, il faut que, tôt ou tard, le poumon désigné par les réactions de la pupille qui lui correspond présente des signes physiques ou radiologiques. Dans le cas où, malgré une réaction mydriatique inverse de celle qu'on présumait, les signes physiques ne laissent aucun doute sur l'existence de la lésion présumée et sont absolument nuls dans le poumon correspondant à la pupille qui a réagi, on peut se demander s'il n'y a pas imminence de myosis paralytique de la pupille correspondant au poumon atteint ; ici le contrôle par l'épreuve des myotiques donnerait un rétrécissement confirmatif de cette dernière pupille. Je reviendrai sur ce point dans le paragraphe suivant.

L'inégalité pupillaire provoquée n'a pas seulement la valeur d'un signe de localisation ; il est vraisemblable qu'elle a aussi la *valeur d'un signe d'évolution*.

En effet, nous avons vu la mydriase provoquée apparaître à l'occasion d'une hémoptysie et disparaître après la poussée congestive chez des suspects et chez des sujets ne présentant que des signes physiques très discrets, de même que chez des malades présentant des signes accentués de lésions déjà anciennes ; enfin, elle manque plus souvent chez les sujets porteurs de lésions anciennes fibreuses, non actives, que chez les sujets présentant des signes généraux et fonctionnels de présomption et peu ou point de signes physiques nets ; cette dernière constatation semble bien indiquer que la notion de siège (non contiguité avec la sphère des filets pupillo-dilatateurs) n'intervient pas seule pour expliquer l'absence de réaction pupillaire dans le cas de lésions apicales incontestables ; elle nous conduit, d'ailleurs, à examiner la valeur de l'inégalité pupillaire dans le diagnostic des lésions anciennes.

2° *Dans le diagnostic des lésions anciennes.*

Deux cas peuvent se présenter : les lésions sont *bilatérales* ou *unilatérales*.

a) *Lésions bilatérales.* — La recherche de l'inégalité pupillaire provoquée n'a ici aucune importance ; il s'agit de lésions qui s'accompagnent de signes physiques et radiologiques, plus ou moins accentués et étendus, mais toujours incontestables ; le diagnostic n'est pas douteux et la constatation de l'inégalité pupillaire, aussi bien latente qu'apparente, n'ajoute rien ; elle n'a aucune valeur quant à l'interprétation de l'importance comparative des lésions d'un côté à l'autre ; c'est aussi bien du côté le plus lésé que de l'autre qu'on peut noter les réactions pupillaires.

Bien souvent il existe, en pareil cas, du fait de l'ancienneté des lésions, une inégalité pupillaire apparente, caractérisée non pas par la mydriase spasmodique d'une pupille, mais par le myosis paralytique de l'autre ; l'épreuve des collyres peut permettre de faire cette différenciation ; c'est une simple constatation intéressante, mais sans grande portée pratique. Lorsqu'il n'y a pas d'inégalité pupillaire apparente, la constatation d'une mydriase spasmodique provoquée peut indiquer, dans une certaine mesure, une poussée évolutive dans le poumon correspondant. La constatation d'un myosis paralytique provoqué peut indiquer l'imminence de la destruction des filets pupillo-dilatateurs, destruction non encore assez complète pour produire ce myosis paralytique sans l'influence déclanchante des collyres myotiques.

Enfin, dans ces lésions bilatérales, chacune des deux pupilles peut être dans un état latent de myosis ou de mydriase, voire même de sensibilisation ou d'inhibition totale, état latent qui peut varier d'ailleurs d'un jour à l'autre, si bien que l'épreuve des collyres et la recherche de l'inégalité pupillaire provoquée enregistrent des résultats dont la contradiction et la complexité sont telles qu'aucune interprétation n'est possible. J'ai fait ces constatations avec mon interne Périn dès le début de mes recherches et j'en ai conclu qu'il était tout à fait inutile d'étudier les réactions pupillaires provoquées chez les sujets atteints d'anciennes lésions bilatérales des sommets.

b) *Lésions unilatérales*. — Ici la constatation de l'inégalité pupillaire offre un intérêt diagnostique plus grand. D'abord, ainsi que je l'ai indiqué en décrivant la technique et la méthode que j'ai suivies dans mes recherches, elle constitue un moyen de contrôle capital pour la discussion de la valeur séméiologique de l'inégalité pupillaire provoquée dans la localisation des lésions pleuro-pulmonaires. Ensuite, elle peut, dans une certaine mesure, servir au diagnostic d'évolution. Il y a lieu de distinguer deux conditions : suivant que les pupilles sont *égales avant l'épreuve* ou qu'elles sont *déjà inégales*.

Dans l'une et l'autre condition, toutes les circonstances que j'ai envisagées dans les paragraphes précédents peuvent se présenter.

Si l'épreuve révèle un état spasmodique latent de la pupille correspondant au poumon présumé sain, la question se posera de rechercher la possibilité d'une lésion bilatérale, la lésion du poumon présumé sain étant très discrète et se trouvant ainsi dépistée.

Si l'épreuve révèle un état spasmodique latent de la pupille correspondant au poumon malade, elle aura une valeur de contrôle et indiquera l'irritation persistante de la sphère des filets pupillo-dilatateurs.

Si l'épreuve révèle un état paralytique latent de la pupille correspondant au poumon malade, elle évoquera la possibilité de la destruction imminente de la même sphère. *Ici se pose la question de l'existence d'un myosis latent paralytique.* Les faits que j'ai observés me paraissent démontrer l'existence de cet état.

Cependant, je crois qu'il doit être assez rare de pouvoir le mettre en évidence. En effet, la destruction de la sphère dilatatrice, lorsqu'il s'agit d'une lésion chronique, à évolution lente et progressive, ne peut se concevoir que comme l'aboutissement d'une phase préalable d'excitation de la même sphère ; aussi bien avons-nous vu que l'inégalité pupillaire apparente (spontanée) commence par la mydriase de la pupille correspondant au poumon atteint et se transforme ensuite en myosis de la même pupille ; et l'épreuve des collyres nous a montré que, dans ces cas, la pupille en myosis se rétrécissait plus vite que l'autre sous l'action des myotiques et se dilatait moins vite et moins complètement sous l'action des mydriatiques. Mais, s'il n'y a pas inégalité pupillaire avant l'épreuve, et si le myosis paralytique n'est mis en évidence que par l'épreuve, il faut, tout en constatant son existence, se demander comment il peut se produire ; on peut supposer que la phase d'excitation pupillaire a existé antérieurement et que, au moment de l'examen, la pupille se trouve en état instable d'équilibre et en imminence de myosis paralytique ; en d'autres termes, il y aurait une phase, très courte peut-être, dans laquelle l'excitation de la sphère dilatatrice ne serait plus suffisante, en raison de la destruction partielle de cette sphère, pour déterminer la mydriase, et dans laquelle la destruction de cette sphère ne serait pas encore assez étendue pour déterminer le myosis. Je propose cette interprétation sans l'imposer et j'enregistre seulement l'existence clinique d'un état de myosis paralytique latent dans le cours de lésions anciennes, alors même que, dans le moment présent, il n'y a pas d'inégalité pupillaire apparente (spontanée).

*
* *

Conclusions. — La *notion de la fréquence de l'inégalité pupillaire apparente* dans les affections pleuro-pulmonaires et spécialement dans la tuberculose, celle de l'*inégalité pupillaire latente* et celle de l'*inégalité pupillaire provoquée* (Roque, Cantonnet) ont une valeur diagnostique importante.

La *constatation d'une inégalité pupillaire, apparente* ou *provoquée*, est particulièrement précieuse dans le *diagnostic de localisation de la tuberculose.*

Elle est *négligeable* dans les cas de *lésions bilatérales.*

Elle est *confirmative* dans les cas de *lésions unilatérales.*

Elle peut être *révélatrice* dans les cas de *lésions débutantes* ou *peu accentuées*, non objectivées par des *signes directs de localisation* (signes stéthacoustiques et radiologiques). Elle a, dans ces cas, la signification d'un *signe indirect de localisation*, s'ajoutant aux autres signes de même ordre (douleur à la pression, adénite et lymphangite sus claviculaires, etc.).

La *possibilité de provoquer l'inégalité pupillaire*, dans les cas où elle n'est pas apparente, constitue, en phtisiologie, *un élément d'information* qui doit prendre place dans l'ensemble des moyens d'exploration et de diagnostic.

La *notion de la mydriase provoquée* doit surtout être retenue, pour la raison que la mydriase est le mode de réaction pupillaire *le plus habituel dans les lésions pulmonaires discrètes et débutantes*, c'est-à-dire, précisément, dans les cas dont le diagnostic est souvent si difficile.

La mydriase provoquée, pas plus que la mydriase spontanée, pas plus qu'aucun autre symptôme clinique, n'a, à elle seule, une valeur diagnostique probatoire ; elle s'ajoute aux autres signes objectifs de localisation, signes directs et indirects. *Sa valeur est subordonnée à l'élimination préalable de toutes les autres causes qui peuvent provoquer l'anisocorie.*

Lorsque, chez un sujet suspect de par les signes généraux et fonctionnels, le médecin constate un syndrome de localisation constitué par l'association des signes indirects (douleur à la pression, adénite et lymphangite sus-claviculaires, mydriase spontanée ou provoquée), il doit rechercher soigneusement dans le poumon du côté correspondant les signes directs de percussion, d'auscultation et de radiologie.

L'inégalité pupillaire, comme les autres signes indirects de localisation, n'a pas seulement la valeur d'un signe de localisation, *elle a aussi, dans une certaine mesure, la valeur d'un signe d'évolution.*

II

LE POINT DE COTÉ ABDOMINAL ET LE DIAGNOSTIC DES AFFECTIONS PLEURO-PULMONAIRES AIGUES DE L'ADULTE

(Leçon clinique faite à l'hôpital de la Charité le 3 juin 1913, recueillie par M. Nadal, interne du service, et publiée dans le *Journal des Praticiens* le 5 juillet 1913.)

Le diagnostic des affections pleuro-pulmonaires aiguës de l'adulte est parfois rendu d'une difficulté extrême par l'existence d'un point de côté abdominal. Un jeune malade, encore en traitement dans le service, en montre un exemple typique.

C'est un garçon de 18 ans, sténo-dactylographe, de bonne santé habituelle, qui a été pris brusquement, un matin au réveil, d'une douleur violente dans la fosse iliaque droite et, peu après, de quelques vomissements bilieux ; les douleurs ont persisté toute la journée et il est entré dans la nuit à l'hôpital. Le lendemain matin, la température est de 38°5 ; la douleur spontanée de la fosse iliaque droite est exagérée par la pression au point de Mac Burney ; il y a un peu de défense de la paroi ; il n'y a pas eu de selles depuis le début de la crise. En somme, ces symptômes orientaient vers le diagnostic d'appendicite et c'est sous cette étiquette que le malade me fut présenté.

Me souvenant des faits cliniques qui ont fait l'objet de la thèse de mon ancien élève Mirande [1], et frappé par l'aspect extérieur du malade, je n'acceptai point ce diagnostic.

Un individu atteint d'appendicite aiguë a, d'ordinaire, un facies péritonéal, aux yeux cernés, au teint jaune ou terreux ; or, le facies de notre malade était plutôt congestionné, presque vultueux.

---

1. Mirande : Syndrome appendiculaire sans lésions de l'appendice, dans les affections thoraciques (étude clinique et pathogénique), *Thèse*, Paris, 1909.

En l'examinant, je constatai bien la douleur de la fosse iliaque au point de Mac Burney ; mais si la palpation superficielle était douloureuse, la palpation profonde, pratiquée progressivement, sans brusquerie, était indolore ; la paroi ne présentait plus aucune réaction de défense.

Retrouvant là l'un des caractères du point de côté abdominal des affections thoraciques, j'interrogeai le malade dans ce sens ; or, il n'éprouvait pas la moindre douleur thoracique, ni spontanée, ni provoquée ; il ne toussait pas, n'avait pas de dyspnée ; dans le crachoir pourtant on pouvait remarquer quelques mucosités épaisses, très adhérentes, fortement teintées de sang ; mais il avait eu la veille une épistaxis légère.

A l'examen de l'appareil respiratoire, je trouvai, à la base droite, de la submatité avec légère diminution des vibrations vocales, et, tout à fait à la base, un souffle peu intense, à timbre tubaire pendant l'inspiration, plus voilé pendant l'expiration.

Ces signes, qui avaient été considérés comme de second plan, me firent affirmer que nous étions en réalité en présence d'une pneumonie accompagnée de pleurite et simulant le syndrome appendiculaire par la localisation spéciale du point de côté. Or, cette observation se déroula suivant toute la symptomatologie habituelle de ces formes de pneumonie bien étudiées par Mirande.

Dans une première étape, qui dure un, deux, parfois quatre jours, on constate surtout un syndrome abdominal avec des signes pulmonaires plus ou moins nets ; puis, dans une deuxième étape, le syndrome abdominal du début disparaît et l'affection pleuro-pulmonaire évolue normalement.

Notre malade présenta cette évolution ; le 3ᵉ jour, il expectora des crachats rouillés et visqueux, tandis que le syndrome abdominal disparaissait ; le 7ᵉ jour il fit sa défervescence, non sans avoir présenté pendant deux ou trois jours des signes d'hypertension du liquide céphalo-rachidien, de l'ictère et des signes de réaction pleurale fugace, phénomènes traduisant une pneumococcie généralisée.

Vous comprenez combien il est important de faire le diagnostic dès le début, ce diagnostic écartant l'idée d'une intervention chirurgicale, qui peut être funeste dans de semblables conditions.

Il est donc indispensable de bien connaître les éléments d'appréciation sur lesquels il repose. Cherchons à les préciser.

ETUDE DU SYNDROME APPENDICULAIRE DANS LES AFFECTIONS PLEURO-PULMONAIRES AIGUES

Le point de côté abdominal s'observe surtout *dans l'enfance*, et les pédiatres l'ont étudié depuis longtemps. Il se voit surtout dans la pneumonie (Comby, Hutinel, thèse de Mirande), mais il a été signalé aussi dans la pleurésie (Comby, West, Sevestre, Wiederhofer). On comprend combien le diagnostic peut être difficile chez l'enfant, dont les affections aiguës se caractérisent avant tout par une atteinte de l'état général.

L'étude du point de côté abdominal *chez l'adulte* est de date plus récente. On l'observe surtout dans la *pneumonie*. Le premier travail paru sur la question est la thèse de Mirande. L'idée de cette thèse était venue d'un cas observé à la consultation de Saint-Antoine, où le diagnostic d'appendicite avait été porté ; le malade avait été opéré et l'appendice avait été reconnu sain ; ce ne fut que trois jours après l'opération qu'on reconnut la pneumonie. Mirande réunit quelques observations dont trois lui furent données par le professeur Hutinel. Depuis, un certain nombre de travaux ont paru sur la question. Edwards (*Jour. of the medical americ. association*, 17 juin 1911) rapporte deux observations ; Carcetera (*Policlinico*, 2 juillet 1911) en signale une.

Tout dernièrement parut la thèse de Daussy (Paris 1912), sur laquelle nous reviendrons en discutant la pathogénie.

Dans la *bronchopneumonie*, le point de côté abdominal a été signalé, mais il est rare (Mirande).

Il n'est guère plus fréquent dans la *pleurésie*. Mirande en a rapporté un exemple douteux. J'en ai récemment observé un cas typique avec le Dr Henry (de Neuilly). Il s'agissait d'une jeune fille de 17 ans, qui aurait présenté, quelques mois avant, de petites douleurs appendiculaires. Elle fut prise, après un refroidissement, d'une douleur dans la fosse iliaque droite avec quelques vomissements, si bien que, quoiqu'il n'y eût pas de signes nets d'appendicite aiguë, on pencha tout d'abord vers ce diagnostic, tout en faisant des réserves à cause de la présence de signes de congestion pleuro-pulmonaire de la base droite. Appelé par le Dr Henry, je fus frappé par le facies, fatigué mais non abdominal, par l'absence de douleur à la pression profonde au point de Mac Burney, par l'absence de défense sous une palpation progressive. Par contre, à la base droite, nous trouvâmes des signes manifestes de pleurésie au début, et nous nous arrêtâmes au diagnostic de pleurésie à point de côté abdominal. J'ai appris, depuis, que cette malade avait fait un épanchement qui dut être ponctionné. La question est, certainement, dans cette observation, assez complexe, puisque la malade aurait eu antérieurement des manifestations appendiculaires. Il n'en est pas moins vrai que la note dominante était donnée par la pleurésie et que les douleurs de la région appendiculaire ont cédé spontanément, très vite, sans autre traitement que celui de la pleurésie.

Vous savez maintenant dans quelles affections thoraciques on peut rencontrer le point de côté abdominal.

Étudions-en les *caractères cliniques*.

Votre diagnostic sera basé sur l'examen rigoureux des divers éléments du syndrome; point douloureux abdominal, renseignements fournis par la palpation, vomissements, courbe thermique, facies.

Le *point douloureux* a le même siège que celui de l'appendicite; il ne s'accompagne en général d'aucune douleur thoracique; il est assez violent pour immobiliser le malade.

Par la *palpation*, on constate de suite une hyperesthésie superficielle très marquée, comme dans les névralgies intercostales. Cette douleur superficielle peut provoquer un peu de défense de la paroi, si vous palpez brusquement et rapidement ; mais, insistez davantage ; lentement, progressivement, faites une palpation profonde, et vous voyez disparaître la contracture de la paroi ; vous pouvez alors vous assurer qu'il n'y a, en réalité, aucune douleur profonde, non plus qu'aucune tuméfaction dans la région cœcale.

Les *vomissements* qui, associés à la douleur abdominale, font songer à l'appendicite, ne sauraient cependant être considérés comme pathognomoniques. Interrogez les pneumoniques: presque tous ont vomi dans les premières heures de la maladie, si bien qu'on pourrait même se demander s'il n'y a pas analogie d'origine entre les vomissements appendiculaires et pneumoniques.

La *courbe thermique* est intéressante à étudier. Si, d'emblée, le malade a 40°, il est peu probable qu'on ait affaire à l'appendicite. Mais les pneumonies à point de côté appendiculaire donnent rarement au début cette température élevée et souvent, comme chez notre malade, vous noterez, 38°5 le 2ᵉ et même le 3ᵉ jour.

Le *facies* me paraît avoir une grosse valeur diagnostique ; vous n'observerez pas le facies péritonéal, le facies pâle, terreux, des malades atteints d'appendicite ; il n'y a nulle tendance au collapsus ; la face est plutôt rouge, vultueuse, avec rougeur d'une des pommettes.

Or, si vous connaissez ces pleuro-pneumonies à point de côté abdominal et si vous songez à chercher la cause de tout ce mal, non pas dans l'abdomen, mais dans le thorax, vous trouverez des signes d'affection pleuro-pulmonaire à la base droite.

L'*évolution* de la maladie se fait en deux étapes : une *étape abdominale*, dans laquelle le syndrome abdominal domine et attire seul l'attention, et qui ne dépasse pas le 4ᵉ jour : une étape thoracique, dans laquelle les signes de l'affection pleuro-pulmonaire prennent le premier plan.

Telle est, du moins, la variété clinique la plus fréquente, en particulier quand il s'agit de pneumonie. Mais, avec Daussy[1], on peut distinguer une deuxième variété qui, celle-ci, est aussi grave que l'autre était bénigne ; ici l'appendicite prédomine, la pneumonie n'est reconnue que tardivement : il s'agit, en somme, d'un syndrome abdominal sur lequel se greffe secondairement la pneumonie, qui apparaît en quelque sorte comme complication.

La distinction de ces deux variétés est justifiée par la différence des conditions pathogéniques qui les provoquent.

Au point de vue *pathogénique* deux conditions peuvent se présenter : l'appendicite existe réellement ou bien elle n'est qu'apparente.

1° L'appendicite existe réellement.

Il y a quelques années, au temps où les recherches microbiologiques retenaient, seules, l'attention des chercheurs, on a décrit l'appendicite à pneumocoques. Pour Daussy, dont je vous ai cité la thèse récente, il pourrait y avoir localisation sur l'appendice, en même temps que sur le poumon, d'une pneumococcie généralisée. Cette généralisation de l'infection est évidente dans certains cas ; notre malade a fait des accidents pleuraux fugaces, des accidents méningés (raideur, hypertension du liquide céphalo-rachidien) ; il a eu de l'ictère. Est-ce à dire, cependant, qu'il y a eu aussi une localisation appendiculaire ?

Une autre pathogénie, d'ailleurs, est possible pour Daussy : l'appendicite n'est plus une simple localisation d'une pneumococcie généralisée, elle est le point de départ d'une pneumonie. Or, si on peut observer dans l'appendicite des pneumonies, des broncho-pneumonies secondaires, elles sont toujours tardives, et ne surviennent que dans les cas d'appendicites graves. Elles ne sauraient être confondues avec le pseudo-syndrome appendiculaire initial des pneumonies à point de côté abdominal.

Pour la pleurésie, l'explication pathogénique est plus diffi-

1. *Th. Paris* 1912, Rapports de l'appendicite et de la pneumonie.

cile encore que pour la pneumonie : on connaît bien les pleurésies compliquant l'appendicite ; mais elles sont purulentes, tardives, bien différentes par conséquent de ces pleurésies à point de côté abdominal initial comme celle que nous avons observée chez la malade du Dr Henry. N'y a-t-il là qu'une simple coïncidence, ou bien l'appendicite n'est-elle qu'apparente? Ceci nous conduit à notre deuxième condition pathogénique.

2· L'appendicite n'est qu'apparente.

S'il n'y a pas appendicite, comment expliquer le point de côté abdominal ? Suivons ici l'argumentation de Mirande. Pour lui, le point de côté d'une pneumonie quelconque ne serait pas dû, comme on l'a dit, à l'irritation pleurale : il existe même dans les pneumonies profondes, centrales. Par contre, si l'on tient compte de ces faits que l'irritation d'un filet du splanchnique se transmet par l'intermédiaire des *rami communicantes*, que, d'autre part, la moelle peut être physiologiquement décomposée en segments métamériques (Théorie de Head), on comprend que, si une irritation splanchnique d'origine pulmonaire est transmise à l'un de ces segments, elle se réfléchisse sur les fibres nerveuses intercostales émanant de ce segment ou même d'un segment voisin. Aussi bien, suivant le siège de la pneumonie, un segment métamérique plus ou moins haut situé, sera-t-il le siège d'irradiations dans les nerfs intercostaux correspondants.

Or, le 12e nerf intercostal a des terminaisons abdominales qui s'arborisent dans la sphère cutanée de la région iliaque ; d'où la douleur au point de Mac Burney lorsque, par voie réflexe, ses fibres sont irritées par une excitation splanchnique ayant son point de départ dans une pneumonie de la base. Jamais ce point de côté abdominal n'existe dans les pneumonies du sommet.

Pour Mirande, « le point de côté n'est donc qu'une névralgie intercostale réflexe à point de départ dans les filets sympathiques du poumon ».

D'autre part, pour cet auteur, la pathogénie du point de Mac Burney serait identique. Lorsque l'appendice est lésé, les filets sympathiques appendiculaires transmettent leur irritation par les *rami communicantes* à la moelle et, de là, dans le 12ᵉ nerf intercostal. « Le point de Mac Burney serait une névralgie intercostale réflexe, à point de départ dans les filets sympathiques de l'appendice. »

« Il est donc naturel, conclut Mirande, qu'une pneumonie, irradiant son point de côté le long du 12ᵉ nerf intercostal, puisse simuler le syndrome appendiculaire : *en réalité, elle n'imite pas le point de Mac Burney, elle le produit.* »

Cette pathogénie est très intéressante : elle est corroborée, du reste, par des constatations cliniques connues depuis longtemps. Valleix a montré que les points douloureux ne coïncident pas toujours avec le siège de la lésion. Bassereau avait écrit : « La névralgie intercostale est le plus souvent symptomatique de l'affection de quelque viscère dont la souffrance est transmise aux nerfs intercostaux par les anastomoses que le grand splanchnique a avec eux. »

Mais, c'est à Mirande que revient le mérite d'avoir élucidé cette pathogénie du syndrome pseudo-appendiculaire des affections thoraciques aiguës, en se basant sur les données anciennes de la clinique et sur les hypothèses récentes de la physiologie.

Sa théorie, qui repose sur la distinction, dans l'interprétation pathogénique du point de côté thoracique et du point de Mac Burney, de deux points douloureux, l'un, *profond*, siégeant dans le poumon lui-même ou dans l'appendice, l'autre, *superficiel*, localisé sur l'irradiation du 12ᵉ nerf intercostal et de sa branche perforante antérieure, permet d'expliquer l'existence du même syndrome pseudo-appendiculaire dans la pleurésie et dans la péricardite (cas d'Edwards, cas de Winter).

*
* *

De cette étude se dégagent des *déductions pratiques* qu'on peut grouper sous deux chefs principaux, suivant leur *importance diagnostique* et leur *importance thérapeutique.*

Il est évident que la notion de l'existence du syndrome pseudo-appendiculaire dans les affections thoraciques aiguës comporte la nécessité :

1ᵉ De surveiller l'appendice des pneumoniques et des pleurétiques qui souffrent du ventre.

2ᵉ D'ausculter attentivement le poumon dans tous les cas de syndrome appendiculaire.

3ᵉ De distinguer le syndrome appendiculaire de l'appendicite vraie.

Il n'est pas moins évident que le diagnostic précoce a une importance thérapeutique considérable.

Y a-t-il syndrome pseudo-appendiculaire d'origine thoracique ? l'abstention opératoire s'impose.

Y a-t-il appendicite vraie ? l'intervention doit-être pratiquée, précoce ou tardive suivant les indications du moment.

III

L'ESPACE INTER-SCAPULO-VERTÉBRAL
ENVISAGÉ DU POINT DE VUE DE LA SÉMÉIOTIQUE
PHYSIQUE DE L'APPAREIL RESPIRATOIRE

(Leçon clinique faite à l'hôpital de la Charité en novembre 1913
et publiée dans l'*Hôpital* en janvier 1914).

1ᵒ *Définition et topographie médicales.* — Sous le nom d'espace inter-scapulo-vertébral on désigne la région limitée, en dedans par la crête épineuse, en dehors par le bord interne de l'omoplate, en haut par une ligne fictive horizontale prolongeant l'épine de l'omoplate, en bas par une autre ligne fictive horizontale passant par l'angle inférieur de l'omoplate. Les deux espaces, droit et gauche, se réunissent, en réalité, par leur bord interne de façon à constituer une large zone, limitée en haut et en bas par ces deux lignes horizontales fictives et de chaque côté par le bord interne des omoplates. L'étendue de cette zone varie, d'une façon absolue, avec la taille du sujet, et, d'une façon relative, avec la conformation du thorax et la position des omoplates. Dans l'attitude normale, les bras pendant le long du corps, chaque espace inter-scapulo-vertébral a une largeur moyenne de trois travers de doigt et une hauteur telle que la limite supérieure correspond à la partie moyenne de la 3ᵉ vertèbre dorsale et la limite inférieure à la partie moyenne de la 8ᵉ dorsale.

Cette zone pourrait être donommée *région hilaire*. En effet, elle doit son importance à la projection dans son aire des hiles pulmonaires et des grosses bronches entourées des ganglions péribronchiques et intertrachéo-bronchiques. Le hile du poumon se projette, sur la paroi thoracique antérieure, derrière le bord sternal du 3ᵉ espace intercostal ; mais, en avant, l'exploration stéthacoustique du hile est relativement moins aisée qu'en arrière, en raison de la présence des languettes antérieures du poumon et des gros vaisseaux de la base du cœur. En arrière, au contraire, le hile est beaucoup plus accessible : outre qu'il est plus rapproché de la paroi thoracique postérieure que de l'antérieure, il n'est masqué par la présence d'aucun organe important ; là, il se projette dans l'extrémité interne du 5ᵉ espace intercostal, c'est-à-dire à mi-hauteur de l'espace inter-scapulo-vertébral et dans la partie paravertébrale de cet espace, partie dont la forme n'est pas modifiée par les mouvements de l'omoplate. C'est à cette partie paravertébrale de l'espace inter-scapulo-vértébral qu'il convient de réserver la dénomination de *région hilaire* proprement dite ; c'est là la *zone d'exploration hilaire*, c'est-à-dire, au point de vue qui nous occupe, la partie centrale et la plus importante de la région inter-scapulo-vertébrale.

2° *Séméiologie respiratoire normale.* — L'exploration de la région hilaire, chez un sujet sain, permet de recueillir quelques constatations qu'il est indispensable de connaître, si on veut éviter de considérer comme des signes pathologiques des phét nomènes purement physiologiques.

L'intensité du son de *percussion* est moindre que dans les régions sous-scapulaires et surtout basales, qui correspondent au poumon ; toutefois, la sonorité n'est pas complètement abolie, et, même, si on exerce une percussion forte, on obtient un son assez intense, car, alors, on provoque l'apparition d'une sorte de résonnance de voisinage due à la mise en vibration de la cage thoracique.

Pour des raisons analogues, les *vibrations vocales*, perçues lorsque le sujet parle à voix forte, peuvent être amplifiées par suite de la transmission des vibrations des régions voisines.

L'auscultation donne des renseignements plus précis. Il est nécessaire, ici, de rappeler brièvement quelques notions élémentaires, trop souvent oubliées d'ailleurs. On sait que le bruit respiratoire se décompose en deux temps : un bruit inspiratoire et un bruit expiratoire. Au *bruit inspiratoire* est réservée l'appellation du *murmure vésiculaire* ; ce murmure vésiculaire a pour siège principal de production les lobules et les alvéoles du poumon, si bien que lorsqu'on veut étudier ses caractères, il convient de faire porter l'examen sur les régions du poumon qui sont le plus éloignées des grosses bronches et, par conséquent, du hile, c'est-à-dire sur les bases, les aisselles, les sommets. Le *bruit expiratoire* a pour siège, au contraire, les bronches de gros calibre, les deux grosses bronches, la bifurcation trachéale. C'est dans la région hilaire qu'on devra surtout faire porter l'exploration lorsqu'on voudra étudier les caractères du bruit expiratoire. Or, lorsqu'on ausculte la région hilaire, on entend, chez l'individu sain, un bruit intense, très différent du murmure vésiculaire, doux et moelleux ; ce bruit intense, qui a son maximum pendant l'expiration, a les caractères d'un souffle, souffle léger sans doute, mais souffle ; c'est le souffle respiratoire normal, qu'il faut se garder de confondre avec le souffle bronchique pathologique, qui est beaucoup plus intense ; mais en réalité, la différence se résume en une question de degré qu'on ne peut apprécier qu'avec une habitude et une expérience suffisantes.

D'ailleurs, ce souffle hilaire normal varie dans son intensité avec l'amplitude et la force des mouvements respiratoires d'une part, et, d'autre part, avec le degré d'épaisseur des parties molles qui recouvrent la cage thoracique.

C'est ainsi que, *chez l'enfant*, dont le thorax est étroit, dont les bronches sont relativement larges et rapprochées de la paroi, dont les couches musculaires et cellulo-graisseuses sont peu épaisses, dont la respiration costale est large et ample, le bruit respiratoire est perçu avec une intensité particulière ; cette *respiration puérile* a son maximum dans la région hilaire, où elle est assez accentuée pour faire croire, parfois, à l'existence d'un souffle d'adénopathie trachéo-bronchique.

L'auscultation de la *toux* et de la *voix* décèle des constatations de même ordre.

La toux est un phénomène expiratoire ; il est donc vraisemblable, *a priori*, qu'elle s'accompagnera d'un retentissement particulier si on l'ausculte dans la région de choix pour l'exploration des bruits expiratoires ; c'est précisément ce qu'on peut constater, chez l'individu normal, dont la toux éclate bruyamment sous l'oreille appliquée dans la région hilaire.

De même, la voix est perçue, en cette région, avec un retentissement plus vibrant que partout ailleurs dans la cage thoracique ; d'origine glottique, les vibrations vocales se transmettent le long de la trachée et des bronches ; il est naturel qu'elles soient perçues d'autant plus vivement que la région explorée est plus accessible et plus proche à la fois du point d'origine ; c'est le cas pour la région hilaire. Lorsque le sujet parle, à voix basse (*voix chuchotée*), l'oreille perçoit parfois un murmure indistinct, une sorte de vague susurrement, mais ne distingue pas les mots ni les syllabes prononcés ; encore ce murmure n'est-il perçu que si l'oreille est appliquée directement sur les vertèbres mêmes (2ᵉ à 5ᵉ vertèbre dorsale) et il ne peut être comparé, en aucune façon, au chuchotement nettement articulé qui mérite seul le nom de *pectoriloquie aphone* et qui est un signe sûrement pathologique, que nous retrouvons plus loin.

La recherche de la *transsonnance* ne donne, lorsque l'oreille est appliquée dans la région hilaire, alors que le doigt frappe à petits coups sur la clavicule, aucun renseignement différent de ceux qu'elle décèle lorsque l'oreille est appliquée en toute autre région voisine.

L'*exploration radioscopique* révèle chez l'individu sain l'intégrité de l'espace clair qu'on aperçoit en position oblique entre l'ombre du cœur et des gros vaisseaux de la base d'une part, et celle de la colonne vertébrale d'autre part. J'y reviendrai plus loin.

3° *Séméiologie respiratoire à l'état pathologique.* — Dans tous les états pathologiques qui s'accompagnent de lésions portant sur le hile des poumons et les grosses bronches, les constatations que nous venons de passer rapidement en revue se trouvent modifiées et les différents procédés d'exploration permettent de déceler la présence de tels ou tels signes physiques dont la valeur séméiologique est plus ou moins pathognomonique.

La *percussion* peut fournir d'utiles renseignements. Parfois le son de percussion n'est point modifié ; tel est le cas pour les inflammations bronchiques aiguës, pour les bronchites chroniques, pour les sténoses bronchiques intrinsèques (rétrécissements cicatriciels, syphilome trachéo-bronchique tertiaire sans médiastinite), pour les corps étrangers des grosses bronches. Au contraire, dans toutes les causes de compression bronchique, dans tous les cas qui entraînent autour des bronches, dans le médiastin, le développement d'un tissu inflammatoire dense (médiastinite) ou d'une tuméfaction quelconque (adénopathie trachéo-bronchique simple, tuberculeuse ou cancéreuse, syphilome médiastinal, tumeurs diverses), la percussion décèle, dans la région hilaire, une zone de submatité ou de matité absolue plus ou moins large et étendue. Il en est de même dans les pleurésies abondantes, non seulement du côté où siège l'épanchement, mais aussi de l'autre côté, dont les parties moyenne et inférieure de l'espace inter-scapulo-vertébral correspondent au sommet du triangle de matité paravertébrale de Grocco.

La *percussion plessimétrique* et la *phonendoscopie* donnent des renseignements plus précis.

La *palpation* donne des résultats inconstants. Tantôt, les vibrations vocales sont abolies, tantôt elles sont exagérées ; cela dépend de la densité du tissu néoplasique ou inflammatoire développé autour des bronches et du degré de perméabilité à l'air des grosses bronches. Dans les adénopathies trachéobronchiques les vibrations sont, en général, exagérées dans la région hilaire, surtout chez l'enfant. Dans les bronchites simples, il n'est pas rare que la main ou l'extrémité des doigts, appliquée dans l'espace inter-scapulo-vertébral, perçoive des vibrations fortes dues aux gros ronchus bronchiques.

L'*auscultation* révèle soit la présence de bruits adventices bruyants, soit seulement des modifications du souffle bronchique respiratoire normal, dont nous avons étudié les caractères il y a un instant; elle révèle aussi des modifications de la *toux* et de la *voix* dont la valeur séméiologique doit être discutée.

Les *bruits adventices* qu'on peut entendre sont les râles de grosse bronchite, c'est-à-dire les râles ronflants et les gros râles humides. Les sibilances qui sont, parmi les râles secs, ceux qui appartiennent à la congestion et à l'inflammation des petites bronches ne sont guère perçues en cette région que par transmission à distance ; il en est de même pour les petits râles sous-crépitants fins, et cela pour la même raison.

Les modifications du souffle respiratoire normal sont de plusieurs ordres. La plus commune consiste en un renforcement qui constitue le *souffle bronchique* proprement dit ou *souffle tubaire*. Ce souffle s'entend aux deux temps, mais il est surtout net et intense pendant l'expiration. Il a son maximum au siège de projection du hile et s'étale en éventail sur les fosses sus et sous-épineuses, les parties moyennes et la base du poumon, en diminuant d'intensité à mesure qu'il s'éloigne de la région hilaire. Il est caractéristique des compressions bronchiques peu serrées ou plutôt de la présence autour de la grosse bronche et du hile d'un manchon ganglionnaire ou néoplasique qui, s'enfonçant en coin dans le poumon, provoque une induration parenchymateuse plus ou moins profonde.

Lorsque la sténose bronchique est très accentuée, ce souffle prend un timbre particulier, qui l'a fait comparer au *cornage*. Ce bruit de cornage s'étale, lui aussi, en éventail, en mourant peu à peu. Il appartient aux compressions extrinsèques très serrées (cancer et syphilome médiastinal, tumeurs diverses) et aux sténoses cicatricielles ou néoplasiques de la bronche (syphilome trachéo-bronchique tertiaire). Ce cornage s'entend, d'ailleurs, à distance, sans qu'il soit nécessaire de placer l'oreille sur le thorax du sujet.

Il n'est pas rare de trouver dans la région hilaire un souffle *pleurétique*, voire même un souffle *caverneux*, ou un souffle *amphorique*.

Le *souffle pleurétique*, entendu en cette région, n'est point toujours un signe de pleurésie ; il peut être simplement pseudo-pleurétique et n'emprunter ses caractères qu'à des modifications acoustiques du souffle bronchique ; en pareil cas, ce souffle accompagne presque toujours la congestion pulmonaire et n'est autre chose que la propagation vers le hile du bruit respiratoire modifié par l'état congestif du poumon. Ce souffle pleurétique hilaire est bien souvent cependant l'indice d'un épanchement pleural ; lorsque la quantité de liquide épanché dans la plèvre est très abondante, l'auscultation du poumon dans toute sa hauteur ne permet le plus souvent de « n'entendre que le silence » ; si l'oreille vient se poser sur la partie tout à fait interne du poumon, à hauteur du hile, elle perçoit le souffle respiratoire hilaire, mais modifié et nettement pleurétique ; j'ai, bien des fois, pu faire cette observation, et je crois que, abstraction faite de la constatation des autres signes d'épanchement, cette particularité peut permettre d'affirmer l'existence de la pleurésie. Au reste, il est aisé de contrôler que, dans toute pleurésie *non enkystée*, de moyenne quantité, le souffle pleurétique devient de plus en plus net à mesure qu'on se rapproche du hile. Le souffle pleurétique ne diffère en cela d'aucun souffle ; les souffles ne sont que des altérations du bruit respiratoire normal — et particulièrement du bruit expiratoire, dont le maximum a son siège dans les grosses bronches — par les modifications anatomiques survenues dans l'état du poumon ou de la plèvre. Il n'est point surprenant que le souffle pleurétique, *quand l'épanchement est libre dans la grande cavité pleurale* soit perçu avec ses caractères les plus nets là où se perçoit le plus nettement le souffle respiratoire normal, dont il n'est qu'une modification due à l'interposition d'une couche liquide, c'est-à-dire dans la région hilaire.

Dans des conditions analogues, le souffle bronchique hilaire peut prendre le timbre *caverneux*. Il arrive quelquefois, en effet, qu'un épanchement pleural semble s'accompagner d'une caverne dans la région ganglio-hilaire ; en réalité, il s'agit d'une fausse caverne ou plutôt de signes cavitaires sans caverne. Voici comment on peut interpréter ce fait : un épanchement abondant de la plèvre refoule complètement le poumon sur le hile, à la condition, bien entendu, qu'il n'existe aucune adhérence pleurale antérieure. Ainsi refoulé, le poumon est réduit à l'état d'une sorte de petit moignon, au centre duquel la grosse bronche, moins compressible, reste béante et fait en quelque sorte office de cavité. Pour peu que cette grosse bronche soit encombrée de mucosités, elle devient le siège de gros râles bulleux, qui, s'ajoutant au souffle caverneux, simulent le gargouillement. Mais cette éventualité est exceptionnelle et, le plus souvent, ce souffle caverneux existe seul, sans gargouillement ; cette particularité, jointe au siège insolite pour une caverne, contribue grandement à faciliter le diagnostic.

Bien plus, il peut arriver que, par un processus analogue, ce souffle pseudo-cavitaire, si la bronche est très large, devienne plus grave encore et, par l'adjonction de bruits harmoniques surajoutés, prenne les caractères du souffle *amphorique*.

Des modifications analogues de la *toux* peuvent accompagner celles du bruit respiratoire normal de la région hilaire. C'est ainsi que le souffle bronchique s'accompagne de toux retentissante, le cornage de toux cornée, aboyante, le souffle caverneux de toux caverneuse ou amphorique.

L'auscultation de la *voix* dans la région hilaire peut donner des renseignements fort importants, soit qu'on fasse parler le sujet à haute voix, soit qu'on le fasse parler à voix basse. Lorsqu'on fait parler à voix haute un sujet chez lequel on a constaté le souffle bronchique ou l'une de ses modifications (cornée, pleurétique, caverneuse, amphorique), on constate des modifications homologues de la voix ; ici, c'est la voix bronchique retentissante, la *bronchophonie* ; là, c'est la voix cornée éructante, ou bien la voix *chevrotante*, ou bien la *pectoriloquie*, cette dernière accompagnant le souffle caverneux et donnant l'impression que le sujet parle directement et à voix forte dans l'oreille qui ausculte.

Si le malade parle à voix basse, au lieu d'entendre ce susurrement indistinct qui existe presque constamment à l'état normal dans la région hilaire, on perçoit, nettement articulés, les mots qu'il prononce ; on dirait qu'il les chuchotte à l'oreille ; c'est la *pectoriloquie aphone* ou *voix chuchotée*. On a voulu attacher à la présence de la voie chuchotée une signification diagnostique primordiale. Pour d'Espine, la constatation de la voix chuchotée dans la région hilaire comporterait, chez l'enfant, le diagnostic certain d'adénopathie trachéo-bronchique. Roch attribue la même valeur à ce signe chez l'adulte et en fait un moyen de diagnostic entre le spasme et le cancer de l'œsophage ; dans le cancer de l'œsophage, la présence de l'adénopathie péri-trachéo-bronchique similaire provoquerait l'apparition de la voix chuchotée qui n'existe pas quand il y a simple spasme. En réalité, ainsi que je l'ai fait remarquer dans mon manuel de *Technique clinique et séméiologie élémentaires*, et ainsi que Rist l'a montré de son côté, la voix chuchotée ne saurait, à elle seule, comporter un diagnostic aussi précis. La vérité, c'est que, lorsqu'on la constate, on constate en même temps la bronchophonie et le souffle bronchique, soit avec leurs caractères communs, soit sous l'une des formes pleurétique, caverneuse, cornée, que nous avons passées en revue. Ces trois signes forment une triade, un syndrome, qu'on pourra rencontrer dans toutes les conditions physiques qui substituent au bruit respiratoire normal le souffle bronchique. Il n'est donc point étonnant qu'on les trouve si souvent dans l'espace inter-scapulo-vertébral.

Il est intéressant et utile de contrôler par un *examen radioscopique* les résultats fournis par les moyens d'exploration stéthacoustique. Alors que ces moyens d'exploration, portant sur l'espace inter-scapulo-vertébral, se bornent à recueillir les symptômes physiques qui, nés au niveau de la région hilaire, se projettent en quelque sorte dans cet espace, la radioscopie et la radiograpie permettent d'inspecter directement la région hilaire et de constater si elle est normale ou anormale.

A cet effet, l'examen radioscopique ou radiographique devra être pratiqué en position oblique. Lorsque le malade est placé face à l'écran et tourne lentement, sur ses talons, vers la gauche, il arrive un moment où on aperçoit entre l'ombre du cœur et des gros vaisseaux, qui est en avant, et l'ombre de la colonne vertébrale, qui est en arrière, une bande claire qui correspond à la projection du poumon dans le médiastin. Si le médiastin est le siège d'une tumeur quelconque, d'une adénopathie ganglionnaire suffisamment volumineuse, d'une inflammation scléreuse, scléro-gommeuse, cette bande claire disparaît, en totalité ou en partie, et il est ainsi assez aisé d'apprécier l'étendue et le volume de la lésion médiastinale.

En comparant les résultats de la radioscopie avec ceux de l'exploration stéthacoustique, on pose, de façon assez précise, le diagnostic de localisation. Encore, convient-il, cependant, de confronter l'ensemble de ces signes physiques avec les particularités des symptômes généraux et fonctionnels qui renseignent autant sur la nature de la lésion que sur son siège exact. Qu'il me suffise de rappeler ici l'importance des compressions vasculaires, des compressions nerveuses, des troubles pupillaires et vaso-moteurs, et d'évoquer le souvenir de la toux coqueluchoïde et des accidents imputables à la compression du nerf récurrent.

De cette étude nous retiendrons quelques notions pratiques.
Tout d'abord, il est nécessaire de bien connaître la séméio-

logie respiratoire de cette région à l'état normal, pour éviter de prendre pour des signes d'adénopathie trachéo-bronchique le bruit expiratoire hilaire, le retentissement normal de la voix haute et le léger susurrement de la voix basse.

En second lieu, il faudra se souvenir que c'est dans cet espace qu'on devra chercher l'ensemble des signes qui constituent le syndrome de compression bronchique, représenté par la matité profonde, l'exagération des vibrations vocales, le souffle bronchique, la bronchophonie, la voix chuchotée ; on n'oubliera pas que, en même temps que ce syndrome est constaté dans la région hilaire, on constate au-delà, dans le reste du poumon, — et cela du fait de l'atélectasie relative, consécutive à l'imperméabilité partielle de la bronche — la diminution de sonorité, l'exagération des vibrations vocales, la diminution considérable ou la suppression du mumure vésiculaire.

En troisième lieu, on n'oubliera pas que cette région est le siège fréquent de signes cavitaires sans qu'il y ait cependant caverne. On devra toujours se garder de conclure d'emblée à la présence d'une caverne dans la partie interne de la fosse sous-épineuse; il faudra éliminer la possibilité d'une fausse caverne, par suite de modifications caverneuses du souffle bronchique de compression. A cet égard, on se souviendra de l'importance de l'exploration hilaire dans les grands épanchements pleuraux.

Enfin, il convient de souligner l'importance des zones paravertébrales dans l'exploration de l'appareil respiratoire et, particulièrement dans la recherche des signes de la tuberculose. On sait l'intérêt que j'attache à l'exploration de la partie tout à fait interne de la fosse sus-épineuse, de cette « zone d'alarme » si bien étudiée par mon ancien interne Stephen Chauvet. C'est là qu'on pourra, le plus souvent, découvrir, comme je ne cesse de le rappeler, les premiers signes physiques de la tuberculose de l'adulte, ou plutôt du réveil, chez l'adulte, de la tuberculose endormie depuis l'enfance. Or, c'est au-dessous même de cette zone, que commence, contigu avec elle, l'espace inter-scapulo-vertébral, dont la partie moyenne, dans sa zone juxta-vertébrale, correspond précisément à la projection du hile, centre si commun des réactions ganglionnaires contemporaines de la tuberculisation du poumon.

IV

QUELQUES REMARQUES SUR LES SIGNES DITS « D'ÉPANCHEMENT » DANS LA PLEURÉSIE SÉRO-FIBRINEUSE DE L'ADULTE.

(Conférence faite à la Charité, le 11 mai 1920, recueillie par M. Boulin, interne des Hôpitaux, et publiée dans l'*Hôpital* en juillet 1920).

J'ai l'intention de vous présenter dans cette conférence quelques remarques qui, pour n'être point tout à fait originales, n'en ont pas moins, à mon sens, une importance pratique dans le diagnostic des épanchements pleuraux sérofibrineux chez l'adulte.

Je ne vous décrirai pas les signes classiques des épanchements pleuraux ; vous les connaissez tous. Je me bornerai à vous rappeler qu'ils peuvent être groupés en deux catégories : les uns indiquent la *présence* du liquide, les autres permettent d'en apprécier la *quantité*. A la vérité, les premiers peuvent, dans une certaine mesure, être utilisés à cette double fin, si on admet — c'est là l'opinion classique — que l'étendue du champ thoracique sur laquelle on les constate est en rapport avec la quantité de l'exsudat liquide. Les seconds reposent sur le déplacement des organes voisins (cœur, foie) refoulés par l'épanchement, sur les déviations et déformations de la cage thoracique, sur la disparition de la sonorité de l'espace de Traube et sur la constatation de certaines modifications du son de percussion et du murmure vésiculaire dans les régions du poumon situées au-dessus de l'épanchement.

La valeur accordée à ces deux ordres de signes est généralement considérée comme à peu près absolue. Je me propose de vous montrer qu'il convient de n'accepter cette donnée qu'avec certaines restrictions.

*1° Dans quelle mesure les signes dits « d'épanchement »
sont-ils liés à la présence du liquide?*

Je ne vous rappellerai pas les conditions physiques qui président à la genèse des signes constatés par l'inspection, la palpation et la percussion ; je ne retiendrai que les signes d'auscultation, parce qu'ils sont les seuls qui aient véritablement des caractères nettement différenciés.

Dans la pleurésie séro-fibrineuse on constate, tout d'abord, des *modifications du bruit respiratoire.* Laissez-moi vous rappeler que le bruit respiratoire comprend deux parties, le bruit inspiratoire, ou murmure vésiculaire, qui a son siège dans les alvéoles, et le bruit expiratoire, qui naît dans les bronches et leurs grosses ramifications. Or, pour que ces bruits soient perçus, il faut que le poumon respire, qu'il soit perméable à l'air, et il faut aussi qu'il ne soit pas trop éloigné de l'oreille par l'interposition d'une abondante couche de liquide ou d'une épaisse coque de pachypleurite. Si l'épanchement est assez abondant pour refouler complètement le poumon contre son hile, il n'y a plus ni murmure vésiculaire, ni aucun bruit respiratoire. Si la couche de liquide n'est pas trop épaisse, l'oreille perçoit un souffle à timbre spécial, le souffle pleurétique.

Ici, je suis obligé de m'arrêter un instant pour vous dire comment, à mon sens, se produisent les souffles respiratoires. Le souffle est une modification du bruit respiratoire normal, modification due à la transmission de ce bruit, d'origine bronchique, au travers d'un parenchyme pulmonaire condensé. Lorsque la condensation pulmonaire est peu prononcée, l'oreille ne perçoit pas, à proprement parler, un *souffle,* mais seulement une *respiration soufflante,* caractérisée par l'élévation de la tonalité du bruit expiratoire ; lorsque la condensation est plus accentuée, la tonalité du bruit expiratoire s'élève davantage encore, en même temps que s'élève aussi celle du bruit inspiratoire, si bien que les deux temps de la respiration prennent dans leur ensemble une tonalité plus élevée, et ainsi se trouve constitué le souffle. Plus la condensation du parenchyme est accentuée, plus le souffle est intense ; plus elle est étendue, plus est étalée la surface sur laquelle il est perçu. D'une façon générale, ce souffle n'est qu'une exagération du bruit respiratoire normal, c'est-à-dire du souffle bronchique normal; c'est le *souffle tubaire*. Quand il y a du liquide dans la cavité pleurale, ce souffle bronchique subit, en outre, des modifications de timbre, qui caractérisent le souffle dit *pleurétique*. Vous savez que le souffle pleurétique est identifié par trois caractères essentiels : il est lointain, voilé, aigre. Vous comprenez aisément qu'il soit lointain et voilé, puisque le poumon, dans lequel il se produit, est éloigné de la paroi thoracique par la couche liquide; pour expliquer son timbre spécial, dit « aigre », force nous est d'admettre, sans pouvoir en trouver une explication plus précise, que c'est encore la présence de la couche liquide qui est cause de l'élévation de tonalité et du timbre particulier que prend ce souffle.

Des *modifications des caractères acoustiques de la voix transmise* accompagnent ce souffle. Elles procèdent des mêmes conditions physiques.

Normalement, lorsqu'on ausculte un sujet parlant à *haute voix*, on ne perçoit qu'un bourdonnement indistinct. Lorsque le poumon est condensé, non seulement la transmission de la voix est plus forte — l'augmentation d'intensité étant en rapport avec le degré de la condensation pulmonaire — mais elle devient distincte et l'oreille perçoit clairement les mots prononcés par le malade ; c'est la *bronchophonie*. Un phénomène analogue se produit lorsque le sujet parle à *voix basse ;* à l'état normal, on perçoit une sorte de susurrement indistinct ; lorsque le poumon est condensé, ce susurrement s'intensifie et le médecin a l'illusion que le malade lui parle à ·l'oreille : il distingue nettement tous les mots prononcés : c'est la *voix chuchotée* ou *pectoriloquie aphone*.

Lorsqu'il y a dans la plèvre un épanchement liquide, le retentissement vocal subit une transformation de timbre homologue de celle du souffle, et, de même que le souffle bronchique prend les caractères du souffle dit pleurétique, la bronchophonie prend des caractères dits pleurétiques et devient nasillarde, chevrotante : c'est la voix de polichinelle ou de chèvre, l'*égophonie ;* mais cette égophonie est le terme achevé de cette modification de timbre ; à un degré moins accentué, intermédiaire, elle n'est encore que la *broncho-égophonie.* Quant à la pectoriloquie aphone, elle ne subit aucune modification du fait de l'épanchement et ne se distingue nullement de celle de la condensation pulmonaire.

En résumé, *les signes stéthoscopiques dits « d'épanchement », sont essentiellement des signes de condensation pulmonaire, dont le timbre est modifié par la présence d'une couche de liquide interposée.*

2° Dans quelle mesure ces signes permettent-ils d'évaluer la quantité de l'épanchement?

Supposons un *poumon très congestionné ;* s'il vient à se former dans la cavité pleurale un petit épanchement, le poumon, condensé, étant peu compressible, le niveau du liquide s'élèvera très haut, son épaisseur se réduisant à une lame plus ou moins large; en un mot, il se produira un phénomène analogue à celui qui se produit lorsqu'on plonge une grosse pierre dans un seau. Cette condensation pulmonaire réalise les conditions optima pour la production du souffle, de la bronchophonie et de la pectoriloquie aphone; mais, en même temps, la lame liquide, étendue en surface, imprime à ces signes les modifications de timbre qui traduisent la présence de l'épanchement pleurétique; si bien que, malgré le peu d'abondance du liquide, les signes dits « d'épanchement » sont perceptibles sur toute la hauteur de l'hémithorax, et cela avec un maximum d'intensité, car la lame liquide, si elle est suffisante, par sa présence, pour modifier le timbre des bruits respiratoires, intensifiés par la condensation pulmonaire, n'a pas une épaisseur assez grande pour les éteindre.

Supposons maintenant que *le poumon ne soit pas congestionné* et qu'il se soit laissé refouler par un épanchement très abondant; il est réduit à l'état d'une sorte de moignon, qui ne respire plus ; le murmure vésiculaire et le souffle disparaissent ;

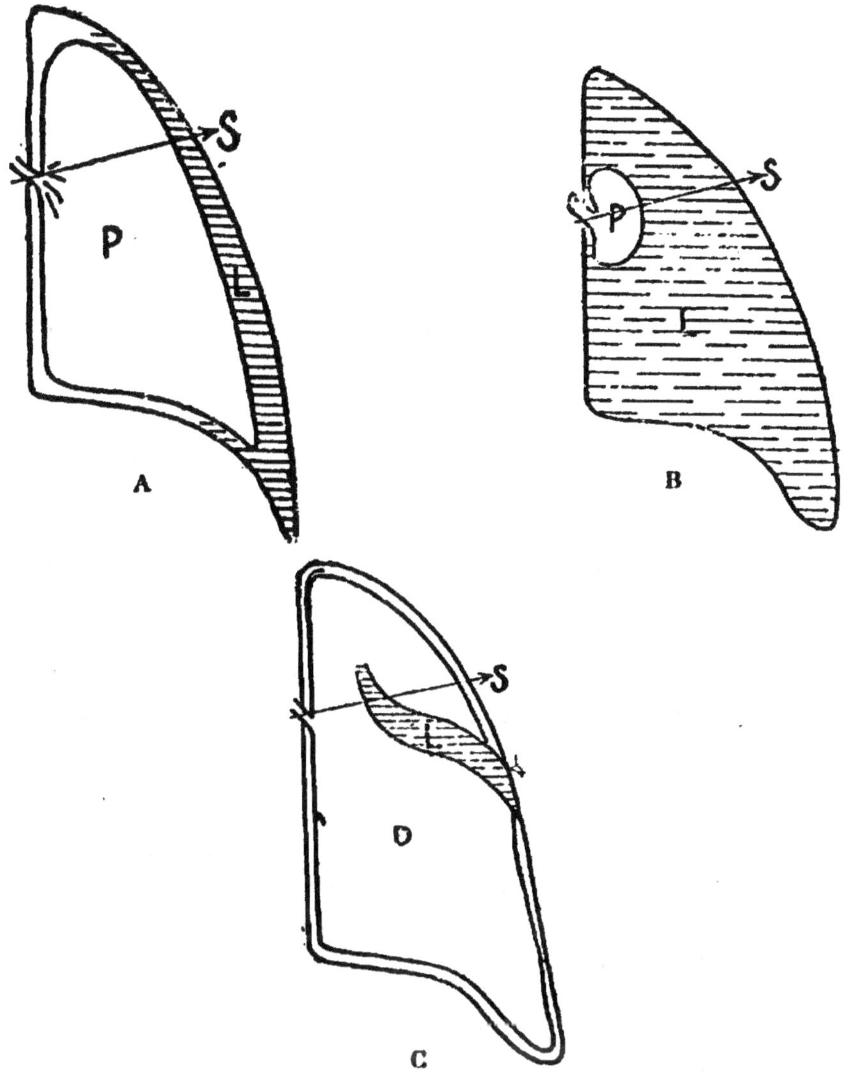

Fig. 1.

A Petit épanchement en lame avec poumon très condensé.

B Grand épanchement avec poumon refoulé sur son hile.

C Lame d'épanchement interlobaire avec poumon condensé au-dessus et au-dessous. Ici, la lame liquide, au lieu de recouvrir le poumon condensé, le segmente et est recouverte aussi par lui. Les mêmes conditions physiques (interposition d'une lame liquide) sont réalisées.

P. Poumon. — L. Épanchement liquide. — S. Trajet du souffle.

la voix n'est plus transmise : on n'entend plus, si j'ose dire, que le silence.

En somme, c'est donc le degré de la congestion, de la condensation pulmonaire, qui joue le rôle capital dans le déterminisme des signes apparents de l'abondance de l'épanchement, ou, plutôt, des signes stéthoscopiques. Il en va tout autrement au contraire, des moyens d'évaluation tirés du déplacement des organes voisins ; un petit épanchement, avec signes stéthoscopiques très intenses, ne déplace ni le cœur, ni le foie, et ne diminue guère la zone de sonorité de l'espace de Traube ; un gros épanchement sans signes stéthoscopiques pleurétiques provoque au maximum des déplacements d'organes.

Dans les très grands épanchements, il convient, en outre, de signaler une cause d'erreur possible. Si on ausculte la région hilaire, le souffle bronchique normal, en raison des conditions de tension de l'air dans le pédicule bronchique fermé dans le moignon pulmonaire imperméable, prend une intensité très forte, une tonalité plus grave et, souvent même, un timbre amphorique ; pour peu que des mucosités soient accumulées dans cette grosse bronche, les remous de l'air, en barbotant, produisent un gargouillement plus ou moins bruyant ; et ainsi se constituent l'ensemble des bruits cavitaires ; si bien que le diagnostic peut se poser de l'existence d'une caverne ; la notion de cette variété de *pseudo-caverne* est classique d'ailleurs.

Supposons maintenant que l'épanchement soit collecté dans la *plèvre interlobaire*. Laissez-moi vous dire en passant que la pleurésie interlobaire séro-fibrineuse n'est point aussi rare que beaucoup d'entre vous le croient. Au-dessus et au-dessous de la scissure, le poumon est plus ou moins congestionné, comme l'est plus ou moins la zone corticale sous-jacente à l'épanchement de la grande cavité. Ainsi se trouvent réalisées des conditions physiques absolument identiques à celles que nous avons étudiées dans le premier schéma : la seule différence est que les bruits transmis à l'oreille traversent la lame de liquide avant la zone sus-jacente de condensation pulmonaire.

Une dernière remarque pour terminer : non seulement les

signes dits « d'épanchement » ne traduisent pas l'abondance réelle de l'épanchement, mais encore ils peuvent être constatés au grand complet alors qu'il n'y a pas la moindre lame de liquide dans la plèvre. Ils n'en restent pas moins des bruits *liquidiens* : en effet, dans certaines hépatisations pulmonaires peu fibrineuses, mais au contraire très œdémateuses, dans certaines congestions œdémateuses, le souffle tubaire et la bronchophonie prennent les caractères et le timbre pleurétiques ; c'est que, là encore, nous retrouvons les mêmes conditions physiques qui sont à la base des modifications de timbre des bruits respiratoires provoqués par la condensation pulmonaire, à savoir la présence de couches liquides ; mais, ici, au lieu d'une lame liquide collectée dans le sac pleural, nous avons des nappes d'infiltration dans le parenchyme pulmonaire.

De ces remarques se dégage, à mon avis, une conclusion dont l'importance pratique ne saurait vous échapper et qui peut être énoncée en cette formule d'apparence paradoxale : *plus les signes stéthoscopiques d'épanchement pleural sont étalés et complets, moins le liquide est abondant;* cette formule prend toute sa valeur si on la complète par la suivante : *les seuls signes qui permettent d'évaluer la quantité de l'épanchement pleural sont ceux qui sont représentés par la déviation thoracique, par le déplacement des organes voisins et par la disparition de la sonorité de l'espace de Traube.*

V

LE SYNDROME D'INSUFFISANCE RESPIRATOIRE DES SOMMETS ET LE DIAGNOSTIC DE LA TUBERCULOSE PULMONAIRE CHEZ L'ADULTE

(Communication faite à l'*Académie de Médecine* le 11 mai 1920
et publiée *in extenso* dans le *Bulletin médical* le 22 mai 1920).

Parmi les milliers de sujets qui ont été soumis à mon examen, comme suspects de tuberculose, durant les années de guerre, et parmi ceux que je vois encore, à titre de réformés demandant une pension, j'ai observé un très grand nombre d'hommes chez lesquels le diagnostic de tuberculose avait été porté sur la constatation de certains signes physiques qui ont trop souvent, pour beaucoup de médecins, une valeur quasi pathognomonique, alors qu'un examen méthodique et complet permet de les rattacher à une autre cause. De ce nombre il est une catégorie sur laquelle il m'a paru intéressant d'appeler l'attention des cliniciens ; c'est celle des *insuffisants respiratoires*. Je n'entends point parler ici de ce syndrome bien connu de la *grande insuffisance respiratoire totale*, mais seulement d'un syndrome qui n'est point encore vulgarisé, celui de l'*insuffisance respiratoire limitée aux sommets*. Ce syndrome a été étudié déjà par le Dr Gioacchino Breccia (de Gênes), dans un article très documenté, publié par la *Presse médicale* (9 décembre 1918) sous le titre « Hypocapacité respiratoire des sommets sans manifestation de localisation tuberculeuse ». Au moment où cet article a paru, je projetais le travail que j'ai l'honneur de présenter aujourd'hui à l'Académie ; mon opinion était faite dès ce moment, mais je tenais à la confirmer par un nombre plus considérable d'observations. Sur bien des points, mes constatations viennent à l'appui de celles du Dr Breccia ; sur quelques autres, elles les précisent et les complètent ; et, surtout, elles tendent à fournir une notion pathogénique dont la portée pratique n'est pas, à mon sens, sans avoir une réelle importance.

Voyons quels sont les caractères cliniques de ce syndrome d'insuffisance respiratoire fonctionnelle des sommets.

I. — CARACTÈRES GÉNÉRAUX

Tout d'abord, ainsi que l'indique la dénomination que je lui donne, il s'agit d'un *état purement fonctionnel*. Ce caractère distinctif essentiel sépare ce syndrome de tous les types d'hypocapacité respiratoire des sommets qui sont liés à une cause anatomique locale (condensations diverses, tuberculose, pleurite apicale, scléroses cicatricielles d'origine traumatique, etc.), types lésionnels qui ne sont à envisager que du point de vue du diagnostic différentiel.

Contrairement à l'insuffisance respiratoire totale, qui appartient en propre à l'enfant, l'insuffisance respiratoire des sommets s'observe chez *l'adulte*.

Contrairement à l'insuffisance respiratoire lésionnelle bien étudiée dans ces derniers temps par Bezançon, qui est le plus souvent unilatérale, l'insuffisance respiratoire fonctionnelle est *bilatérale*. Elle est quelquefois *associée à l'insuffisance respiratoire totale*, qui vient la compliquer et en marque secondairement une étape plus avancée ; cette notion aura, comme je le montrerai, une part importante dans l'interprétation du processus pathogénique.

Les sujets chez lesquels on l'observe ont presque toujours un *habitus somatique* qui lui est étroitement uni, soit qu'il la précède, soit qu'il la suive, et qui est à son maximum lorsque l'insuffisance respiratoire totale complique la situation ; parmi ces attributs somatiques, je signalerai seulement pour le moment les *malformations* et *déformations du squelette thoracique*.

II. — Syndrome clinique

Le syndrome clinique de l'insuffisance respiratoire des sommets est constitué principalement par un ensemble de *signes physiques*, auxquels il convient de joindre quelques symptômes fonctionnels et généraux.

A. **Syndrome physique.** — Ainsi que je l'ai dit dès le début, les caractères essentiels et distinctifs de ces signes physiques sont d'être *bilatéraux*. D'autre part, dans ce cas particulier, comme d'ailleurs dans tout diagnostic d'une affection quelconque des voies respiratoires, ce n'est que par la confrontation et le contrôle réciproque des résultats fournis par les divers moyens et procédés d'exploration que le médecin pourra être autorisé à poser le diagnostic. La radioscopie trouvera, ici, la meilleure occasion de montrer son importance, en révélant certaines particularités qui ne sont point pour nous surprendre, puisque nous avons à rechercher comment et avec quelle amplitude se font les mouvements respiratoires. Mais, à elle seule, elle ne saurait suffire.

a) L'*inspection*, méthodiquement conduite, du thorax mis à nu et placé dans une attitude convenable, décèlera, dans la respiration normale, une *dépression plus ou moins profonde du creux sus-claviculaire,* due autant à la faiblesse de la musculature qu'à l'*affaissement des sommets ;* elle montrera, dans les plus grands mouvements respiratoires exigibles du sujet, la *diminution d'expansion des sommets,* comparativement à celle qu'on peut observer chez les sujets normaux. Confrontée avec les résultats de la percussion du creux sus-claviculaire, cette constatation se trouvera confirmée par le rétrécissement de l'espacement entre les lignes obliques de projection du sommet (lignes de Kronig). Elle pourra être vérifiée également par la pneumographie, qui donnera des tracés très nets.

Enfin, et j'insiste dès maintenant sur cette notion, l'inspection, alors même qu'il n'est pas question d'insuffisance respiratoire totale, dénotera presque toujours une *faible amplitude des mouvements du diaphragme,* que l'examen radioscopique confirmera nettement.

b) La *palpation* permet de reconnaître la même faiblesse d'expansion des sommets ; la manœuvre de Ruault ne donne aucune différence appréciable entre l'expansion des deux sommets, mais montre leur égale insuffisance.

Les *vibrations locales* sont normales ou diminuées; elles ne sont *jamais augmentées.*

c) La *percussion,* en outre des renseignements qu'elle peut donner dans certains cas très accentués par la notation des lignes de projection de l'apex dans la région sus-claviculaire, dénote presque toujours de la *diminution de l'intensité du son* avec, parfois, une élévation assez nette de la tonalité ; jamais elle ne donne une matité franche, même dans la région de la

« zone d'alarme ». Lorsqu'elle est pratiquée en inspiration soutenue et aussi forte que le sujet puisse la donner, elle peut
prendre les caractères du tympanisme.

d) L'*auscultation* révèle une *diminution considérable du
murmure vésiculaire*, qui va quelquefois jusqu'au silence
absolu ; la durée de l'*expiration est prolongée*. Cette modification du bruit respiratoire normal peut disparaître transitoi-
rement ou, tout au moins, *s'atténuer très manifestement pendant les deux ou trois mouvements respiratoires qui suivent
la toux* ; à ce moment, en effet, du fait de cette expiration forcée qu'est la toux, le sujet a dû reprendre haleine et, momentanément, il ventile moins mal son sommet. Il arrive quelquefois que, au moment de l'inspiration qui suit la toux, on
perçoive *quelques petits râles de déplissement*, provenant de
la distension des vésicules normalement affaissées, et qui peuvent induire en erreur en simulant de fins craquements. Mais
cette constatation est exceptionnelle, à l'encontre de ce qui se
passe quand le sommet est en état de collapsus ou d'atélectasie, ce qui n'est pas le cas dans l'insuffisance respiratoire fonctionnelle pure des sommets. Ce qu'il importe de souligner,
c'est que, *jamais*, le *murmure vésiculaire* n'est *rude* et que
jamais on n'entend de *souffles* ni de *bruits adventices*.

e) L'*examen radiologique* apporte de très précieuses données. La *radioscopie* traduit l'amoindrissement de la ventilation apicale par la *diminution uniforme de la transparence
des sommets et de leur expansion*. Ce n'est pas une opacité ;
ce n'est même pas une ombre, c'est une sorte d'aspect embué ;
mais le contour des sommets est net, précis, régulier, nullement flou ni encoché, comme c'est le cas dans les pleurites et
cortico-pleurites apicales. D'autre part, ces sommets, moins
transparents que les sommets normaux, mais non touchés,
conservent la possibilité de s'illuminer et de développer leur
expansion par la toux ; bien plus, ils restent un peu plus
transparents pendant les trois ou quatre mouvements respiratoires suivants. Ainsi, la radioscopie vient confirmer ce que
la percussion et l'auscultation avaient constaté : la possibilité

pour ces sommets, en état d'insuffisance respiratoire fonctionnelle, de devenir momentanément suffisants, et cela, précisément, parce qu'aucune lésion ne s'oppose à leur ventilation ni
à leur expansion. Cette notion de séméiologie physique est
capitale à mon avis, dans ce syndrome d'hypocapacité respiratoire essentielle, dynamique, des sommets. Mais là ne se borne
pas le rôle précieux de l'examen radioscopique dans la définition de ce syndrome ; en effet — et je n'envisage nullement
ici les cas dans lesquels l'insuffisance respiratoire totale s'ajoute
à l'insuffisance simple des sommets — toujours, l'observateur
peut s'assurer, en suivant sur l'écran les *mouvements respiratoires*, que ceux-ci *ont une amplitude très diminuée* et que
cette diminution d'amplitude porte surtout sur le *jeu du diaphragme*. Il a l'impression que le sujet ne respire pas, que son
thorax est à peu près immobile ; et, de fait, il suffit d'insister
pour que le sujet respire plus largement, pour voir son diaphragme se mobiliser davantage ; il suffit également de le faire
tousser pour constater qu'après cet effort ses mouvements respiratoires redeviennent momentanément plus amples, attestant
ainsi qu'aucune cause mécanique, aucune lésion, aucune adhérence, ne les bride. Chez la plupart des sujets que j'ai vus, la
respiration était surtout costale et l'insuffisance des mouvements
respiratoires surtout diaphragmatique. J'ai déjà dit tout le parti
que je tirerai de cette notion dans l'interprétation pathogénique.

La *radiographie* est loin d'avoir la même importance pour
le diagnostic de ce syndrome ; elle ne doit pas être négligée
cependant ; si elle n'apporte aucun renseignement sur le jeu
des mouvements respiratoires ni sur la capacité de ventilation
des sommets, elle confirme, du moins, l'uniformité de la diminution de transparence de ceux-ci et l'absence de taches, de
nodules, de pommelures, de moucheture ou d'arborisations
scléro-bronchiques, telles celles qui ne manquent jamais dans
la tuberculose.

B. Syndrome fonctionnel. — La capacité respiratoire,
sans être aussi abaissée que dans l'insuffisance respiratoire to-

tale, se tient toujours assez notablement au-dessous de la normale, à des degrés variables, ainsi qu'on peut s'en assurer par les diverses méthodes qui permettent de fixer *l'indice respiratoire et la valeur fonctionnelle de l'acte respiratoire* (mensurations plessimétriques et cyrtométriques, spirométrie, pneumographie, pneumatométrie). Je n'y insiste pas.

C. Syndrome général. — Les sujets qui ont de l'insuffisance respiratoire des sommets ont, assez rarement, un aspect somatique normal. Le plus souvent ils présentent, à l'état d'ébauche, l'habitus commun aux grandes insuffisances respiratoires.

En général, ils sont *grands* et *maigres;* la *cage thoracique* est *étroite,* la *poitrine plate* ou *creuse,* le *dos rond* ou *voûté,* les *épaules saillantes,* la *musculature peu développée,* et cette faiblesse musculaire est particulièrement accentuée sur les *muscles thoraciques et respiratoires;* le *poids est au-dessous de la normale.* Chez de tels sujets, lorsqu'ils sont examinés du point de vue militaire, le *coefficient de robusticité* ou *indice de Pignet* est toujours faible. On sait que ce coefficient est mesuré par la différence entre la somme du poids et du périmètre thoracique retranchée de la taille ; le coefficient de robusticité est d'autant meilleur que cette différence est plus proche de 0 ; tant qu'elle ne dépasse pas 10 à 12, l'indice est favorable ; or, les insuffisants respiratoires des sommets dépassent en général 15 à 16.

En outre de ces attributs somatiques, ces sujets présentent un degré plus ou moins accentué d'*anémie,* d'*hypotonie générale,* allant parfois jusqu'aux crises d'*asthénie;* ils sont inaptes à fournir un effort soutenu et enclins à la paresse. Ce sont là des effets de cette anhématose, qui n'est ici qu'à son degré le plus faible et qui atteint son maximum chez les insuffisants totaux (Pescher). L'ensemble de ces signes généraux ne va pas sans accréditer la suspicion de tuberculose ; cependant l'*absence de fièvre* est un signe négatif de la plus grande valeur pour le diagnostic différentiel.

Forme compliquée d'insuffisance respiratoire totale. — Ainsi que nous l'avons vu, l'insuffisance des sommets est parfois compliquée d'insuffisance respiratoire totale. D'ailleurs, comme je l'ai laissé prévoir incidemment et comme je le préciserai en discutant la pathogénie, ce n'est qu'une question de degré : on peut dire que l'insuffisance respiratoire totale est toujours là, mais que, lorsqu'elle est peu prononcée, elle ne se traduit visi-blement que par les signes de sa localisation apicale ; lors-qu'au contraire elle est très accentuée, elle ajoute au tableau précédent des notes plus colorées ; le syndrome physique, avec ses mêmes caractères, s'étend à la totalité des poumons, le déficit de la valeur fonctionnelle respiratoire s'accroît, les signes généraux de l'anhématose profonde s'accentuent et revêtent les caractères que lui ont assignés les descriptions de Maurel, puis de Pescher.

III. — ÉTIOLOGIE

Quels sont les sujets chez lesquels on observe le syndrome d'insuffisance respiratoire des sommets ?

Le *sexe* est indifférent ; cependant il semble que la propor-tion des femmes soit plus grande, ce qui peut tenir à certains troubles circulatoires d'origine ovarienne ou à la gêne méca-nique acquise du fait du port d'un corset trop serré, entravant les mouvements respiratoires et surtout ceux du diaphragme.

L'*âge* le plus fréquemment relevé est le voisinage de la vingtième année, mais on peut observer le syndrome des adultes, autour de la quarantaine.

La plupart du temps il s'agit de sujets chez lesquels la puberté est retardée ou bien qui sont particulièrement émo-tifs et enclins aux troubles vaso-moteurs et circulatoires. On ne saurait faire rentrer dans l'étiologie la notion d'hypotonie, d'asthénie, d'étroitesse de la cage thoracique, d'insuffisance musculaire et pondérale, car rien n'autorise à affirmer que ces caractères somatiques, que j'ai soulignés plus haut, sont la cause de l'insuffisance respiratoire et n'en sont pas plutôt l'effet.

Il est une constatation qui, vraisemblablement, a la valeur d'un facteur de causalité et sur laquelle il convient d'insister ; le plus grand nombre de ces sujets sont d'anciens porteurs de *végétations adénoïdes* plus ou moins lointainement opérés, ou d'une *imperméabilité nasale* de cause quelconque ; l'une et l'autre de ces deux conditions, dont Lermoyez, Rosenthal, puis Lemoine et Sieur ont bien montré le rôle, ont créé et entretenu une habitude de mal respirer qui persiste aussi longtemps que n'intervient pas la rééducation respiratoire précédée du traitement de l'obstruction naso-pharyngée si elle persiste encore.

IV. — PATHOGÉNIE

Comment peut-on expliquer la genèse du syndrome de l'insuffisance respiratoire des sommets ?

Avec Breccia on doit reconnaître que le syndrome physique d'insuffisance respiratoire des sommets procède de trois facteurs principaux : 1° l'amoindrissement de la quantité d'air contenue dans le sommet ; 2° la diminution de la ventilation (air mobile) du sommet ; 3° la diminution de l'énergie respiratoire de cause musculaire. Dans ce syndrome, ces trois facteurs ne résultent pas d'une cause anatomique ; ils sont plutôt dus aux *conditions morphologiques structurales et dynamiques* (forme de la cage thoracique, insuffisance des muscles respiratoires, diminution d'élasticité et de contractilité du poumon, diminution de l'expansion des espaces intercostaux dans l'effort, diminution du réflexe d'Abrams, c'est-à-dire réflexe d'excitation cutanée moins marqué au sommet que normalement).

Mais ce n'est pas là une explication originelle ; en effet, ces conditions morphologiques sont étroitement liées à l'état anémique, asthénique, angioneurotique, que j'ai montré dans le cortège des signes généraux, et on peut se demander, ainsi que je l'ai déjà fait remarquer, s'ils n'en sont pas l'effet plutôt que la cause.

Je crois, pour ma part, que la *cause première du syndrome physique d'insuffisance respiratoire des sommets doit être cherchée dans une insuffisance du jeu du diaphragme.* J'ai montré que cette insuffisance diaphragmatique était mise en évidence par l'inspection des mouvements respiratoires, surtout derrière l'écran radioscopique. Cette insuffisance diaphragmatique est à l'origine de l'insuffisance totale ; si elle ne la provoque pas toujours, avec ses grands attributs et si, fort souvent, elle ne provoque, en apparence du moins, que l'insuffisance fonctionnelle des sommets, c'est que, anatomo-physiologiquement, les sommets des poumons sont les régions de l'appareil respiratoire dans lesquelles la ventilation est la moins active et qu'ils sont, par conséquent, désignés pour être les premiers frappés d'insuffisance fonctionnelle.

On s'explique ainsi pourquoi, lorsque l'insuffisance diaphragmatique est portée à l'extrême, l'insuffisance respiratoire totale vient compliquer l'insuffisance limitée aux sommets, qui passe, dès lors, au second plan et s'efface, en tant que localisation, devant l'importance et la généralisation du déficit fonctionnel. Une preuve peut être apportée à l'appui de ce mécanisme pathogénique par la fréquence du syndrome physique d'insuffisance respiratoire du sommet homologue chez les blessés de poitrine de la région diaphragmatique, qui ont, momentanément, une inertie complète de leur hémidiaphragme ; la même preuve est fournie par ces mêmes blessés de poitrine lorsque, sans aucune lésion suspecte possible du sommet, ils conservent des adhérences profondes de la base, bridant le libre jeu du diaphragme. Ramond et François ont, d'ailleurs, fait appel à ce mécanisme pour interpréter le signe d'hyposonorité normale du sommet droit, sur lequel je reviendrai plus loin à propos de diagnostic différentiel.

Si on admet ce mécanisme, on saisit aisément l'enchaînement des causes qui favorisent la production du syndrome d'insuffisance respiratoire des sommets. A l'origine se trouve presque toujours l'obstacle naso-pharyngé (végétations, imperméabilité de cause quelconque) ; cette obstruction fait naître l'habitude de mal respirer et entraîne l'insuffisance progressive du jeu diaphragmatique avec les conséquences que je viens de passer en revue. S'il s'agit, non pas d'un sujet au naso-pharynx obstrué, mais de cette autre catégorie si fréquente d'insuffisants respiratoires des sommets, à savoir les émotifs nerveux, on conçoit aisément le même mécanisme, par inertie réflexe du diaphragme.

V. — DIAGNOSTIC

Il convient tout d'abord de ne pas faire erreur sur la constatation du syndrome physique qui caractérise l'insuffisance respiratoire des sommets. Ici intervient, comme toujours, la nécessité d'une technique sûre et d'une méthode d'examen bien réglée : s'assurer que le sujet est placé en bonne attitude, que ses masses musculaires ne sont pas contractées par une élévation maladroite des épaules, qu'elles ne sont pas normalement très épaisses, toutes causes qui provoquent la diminution de sonorité, la diminution du murmure vésiculaire, la diminution de transparence à l'écran radioscopique. Je n'insiste pas.

Le *diagnostic différentiel*, toutes les causes d'erreur relevant d'une mauvaise technique étant écartées, est assez simple si on est bien instruit des caractères symptomatiques très précis du syndrome physique que j'ai minitieusement décrit au début de cet exposé.

Lorsque le syndrome est *unilatéral*, il reconnaît une cause locale, à distance, telle la lésion diaphragmatique de la base, dont je viens de parler, chez les blessés de poitrine ; ou bien il est en rapport avec une lésion locale du sommet lui-même (lésions pleuro-pulmonaires diverses, y compris la tuberculose). Par le fait même que le syndrome est unilatéral, le diagnostic ne souffre aucune difficulté, et point n'est besoin d'insister sur les caractères différentiels propres à chacune des lésions apicales. Cependant, il est un syndrome normal sur lequel il me paraît opportun de m'arrêter un instant, c'est celui que Ramond et François assignent à l'examen physique du sommet droit [1] et qui est constitué par les trois éléments

1. Ramond et François. La submatité du sommet droit (*Soc. méd. des hôp. de Paris*, 16 nov. 1917).

suivants : 1° diminution normale du murmure vésiculaire de ce sommet ; 2° diminution normale de la sonorité à la pression de ce sommet ; 3° exagération des vibrations vocales de ce sommet. Ramond et François expliquent cette triade physique par le moindre jeu normal du diaphragme à droite, du fait de la présence du foie ; ils signalent — et on peut, en effet, contrôler le fait par la radioscopie — que l'hémidiaphragme droit a des mouvements moins amples que le gauche ; de ce jeu moins large de l'hémidiaphragme droit résulte la ventilation moindre du sommet correspondant et, par conséquent, la diminution de la sonorité et du murmure vésiculaire, en même temps que l'augmentation des vibrations vocales. Ils donnent à l'appui de leur interprétation l'observation d'un cas de symphyse pleuro-diaphragmatique droite à la suite d'une blessure par éclat d'obus ; chez ce blessé, sans qu'il y eût aucune lésion du sommet, celui-ci présentait les caractères physiques que je viens de rappeler. Et ils concluent : « Le diaphragme droit fonctionnant physiologiquement moins que le diaphragme gauche, le murmure vésiculaire doit être moindre au sommet droit qu'au sommet gauche. C'est ce que vérifie l'observation de Bezançon. »

Lorsque le syndrome physique est *bilatéral*, le diagnostic peut être plus délicat et c'est surtout avec la *tuberculose* qu'il se posera. Encore, l'hésitation ne sera-t-elle pas de longue durée. Lorsque la tuberculose est en évolution, il y a d'autres signes physiques que ceux qui caractérisent l'insuffisance de la respiration : il y a des bruits adventices, inégalement conglomérés des deux côtés, et il y a des différences radiologiques caractéristiques ; enfin, il y a des symptômes généraux et, notamment, de la fièvre, et il est bien exceptionnel que l'examen des crachats ne soit pas positif. Si la tuberculose est éteinte, s'il s'agit de sclérose, de tuberculose abortive, on n'aura ni bruits adventices, ni expectoration bacillifère ; mais, là encore, on aura des signes radiologiques différents : les sommets seront opaques, inégaux, pointus, déformés (Ribadeau-Dumas) ; ils ne s'illumineront pas par la toux ; la matité sera nette ; l'expansion des sommets nulle après la toux. L'erreur ne pourra résulter que d'un examen superficiel, incomplet, mal fait, et d'une idée préconçue sur la signification des caractères somatiques et des symptômes généraux qui accompagnent l'insuffisance respiratoire et peuvent *à priori* faire songer à la tuberculose.

VI. — Pronostic

Le pronostic est lié aux conséquences que peut entraîner l'hypocapacité respiratoire des sommets, si elle n'est pas combattue par les moyens appropriés et si on lui laisse le temps de se compliquer d'insuffisance respiratoire totale avec tout le cortège des effets de son retentissement sur l'état général.

Il faut savoir cependant qu'il est des sujets chez lesquels l'insuffisance respiratoire reste indéfiniment limitée aux sommets et ne constitue qu'une hypocapacité fonctionnelle très restreinte.

VII. — Traitement

L'indication formelle et urgente est de parer aux éventualités fâcheuses précédentes en cherchant à faire cesser l'habitude de mal respirer. Pour ce faire, on aura recours au traitement de la cause de l'obstruction nasale, puis à la *gymnastique* respiratoire et aux exercices de rééducation respiratoire, réglés et dosés progressivement et avec méthode. Le plus souvent on pourra, assez rapidement, constater, par les divers procédés de mensuration de la capacité fonctionnelle, une augmentation progressive de sa valeur. Les exercices spirométriques seront, à cet égard, l'un des meilleurs moyens à employer [1].

---

1. Lire : Poscher. Posologie et graduation de l'exercice dans l'entraînement respiratoire par la méthode spiroscopique (*Presse méd.*, 21 sept. 1917).

Consulter également : d'Heucqueville, art. Insuffisance et rééducation respiratoires du Traité de Pathologie Médicale et de Thérapeutique appliquée de Sergent, Ribadeau-Dumas et Babonneix (Maloine édit.).

CHAPITRE II

ÉTUDES SUR LA SYPHILIS
DE L'APPAREIL RESPIRATOIRE

J'ai rédigé pour le *Précis de Syphiligraphie* de mon maître le professeur Gaucher (Doin, édit.), l'article sur la *Syphilis de l'appareil respiratoire sous-laryngé*. Dans cet article j'ai donné une description didactique, mais j'ai pu introduire les résultats principaux des constatations personnelles que j'avais été amené à faire depuis quelques années en poursuivant l'étude de l'*association de la syphilis et de la tuberculose* et celle des *analogies* et des *dissemblances cliniques* de ces deux maladies. J'ai réuni les résultats de cette étude dans ma monographie *Syphilis et Tuberculose*, (Masson, édit.).

Il est impossible de séparer l'étude clinique de la syphilis de l'appareil respiratoire de celle de la tuberculose ; non seulement les deux affections se réunissent souvent de façon à réaliser des hybridités de lésion ou de terrain qu'il est fort intéressant et utile de connaître ; mais, et c'est ce point de vue surtout qui doit être pris en considération ici, les deux affections, alors même qu'elles ne sont pas associées chez le même malade, peuvent se manifester sous la forme de lésions et d'accidents qui présentent la plus grande analogie et sont très souvent confondus. Aussi bien, tout en n'envisageant que le diagnostic différentiel, syphilis ou tuberculose, l'étude de la syphilis de l'appareil respiratoire et celle de la tuberculose sont-elles inséparables. C'est pourquoi le lecteur retrouvera dans ce recueil quelques publications qui figurent déjà dans mes *Études cliniques sur la tuberculose*, auxquelles il devra se reporter pour une documentation plus complète et, surtout, pour tout ce qui concerne le point de vue de l'*association syphilis et tuberculose.* Si j'ai fait figurer ici l'observation d'un cas d'*oblitération de la veine cave supérieure* constatée chez un tuberculeux non syphilitique, c'est précisément parce que l'origine tuberculeuse de cette affection est exceptionnelle, tandis que son origine syphilitique est la règle et c'est aussi parce que cette observation complète les études qui la précèdent sur la *médiastinite syphilitique.*

A la liste des mémoires et articles contenus dans ce chapitre il conviendra d'ajouter la note présentée à l'Académie sur l'*Inégalité pupillaire par pleurite du sommet chez les syphilitiques*, note que je n'ai pas voulu distraire de l'ensemble de mes recherches cliniques sur l'*Inégalité pupillaire dans les maladies de l'appareil respiratoire* réunies dans le chapitre précédent.

———

I

A PROPOS D'UN CAS DE PNEUMOPATHIE SYPHILITIQUE

(Publié par le Journal des Praticiens, 22 décembre 1906.)

« On ordonna un électuaire pour un phtisique qui était dans une situation désespérée ; par une méprise d'apothicaire, l'électuaire fut donné à un malade vénérien pour s'en frotter et le phtisique reçut l'onguent mercuriel, au lieu de l'électuaire, pour le prendre à l'intérieur. Celui-ci, ne se doutant pas de la méprise, prit de cet onguent environ la grosseur d'une noix muscade, deux à trois fois par jour, et il fut radicalement guéri de sa maladie, au grand étonnement du médecin qui apprit ensuite, par hasard, de l'apothicaire, comment la chose s'était faite [1] ».

Cet exemple fameux, reproduit dans tous les Traités, résume, à lui seul, sous une forme saisissante, tout l'enseignemen pratique que comporte une étude clinique de la syphilis pulmonaire. Il évoque les ressemblances étroites qui la rapprochent de la tuberculose et justifient la dénomination de *phti-*

---

1. Brambilla : *Traité du phlegmon*, 1877.

sie vérolique, proposée par Astruc et demeurée classique. Il montre que la syphilis pulmonaire, au moins dans ses modalités les plus communes et les plus fréquentes, aboutit presque fatalement à la consomption et à la mort, si elle est méconnue, tandis qu'elle est susceptible d'une guérison, parfois inespérée, lorsqu'elle reçoit le traitement qui lui convient. Il invite enfin le médecin à chercher dans un examen clinique rigoureux les éléments d'un diagnostic dont dépend la vie du malade. Qu'il ne laisse pas échapper une occasion, trop rare hélas, d'exercer son rôle de guérisseur ! Qu'il sache reconnaître la vérole si elle se manifeste ouvertement ; qu'il songe à la démasquer si elle se dissimule et se cache ! Qu'il ne méconnaisse ni la valeur ni la signification d'aucun des stigmates de la syphilis acquise ou héréditaire ! Qu'il n'ignore aucun des indices révélateurs qui peuvent éveiller ou confirmer ses soupçons ! Qu'il pense à la syphilis si le soi-disant phtisique qui se présente à lui n'a pas les allures habituelles du parfait tuberculeux, si la localisation des lésions est anormale, si leur profondeur et leur étendue sont en désaccord avec le peu d'importance de l'altération générale de la santé ! Qu'il se souvienne qu'un phtisique en apparence bien portant (Bazin) est parfois, sinon souvent, un syphilitique ! Qu'il sache enfin que la syphilis pulmonaire est capable de simuler toutes les formes de la tuberculose, ainsi que nous l'ont appris les travaux de Lagneau, Lancereaux, Landrieux, Fournier, Jullien, Mauriac, Dieulafoy... pour ne citer que les principaux.

Ici, plus peut-être que dans aucune autre manifestation viscérale de la syphilis, le diagnostic n'est possible qu'au prix d'une enquête minutieuse. Jamais, dit Mauriac, il n'est aussi nécessaire « de rechercher les antécédents, de fixer la chronologie, de fouiller dans tous les sens le passé pathologique des malades, d'analyser scrupuleusement les signes physiques, de mesurer la portée des troubles fonctionnels et des symptômes généraux, de passer en revue tous les tissus et tous les organes pour y découvrir les déterminations actuelles ou le vestige de celles qui ont précédé l'affection pulmonaire. »

La syphilis pulmonaire, bien souvent, réalise le tableau complet de la phtisie tuberculeuse ; non seulement le siège des lésions locales, mais même l'ensemble des troubles fonctionnels et généraux, ne se distinguent en rien des signes habituels de la tuberculose : la fièvre, l'amaigrissement, les sueurs, la toux, les hémoptysies, achèvent la confusion. En pareil cas, si aucun stigmate objectif n'éveille immédiatement l'attention, la vie du malade est suspendue, si j'ose dire, à une circonstance fortuite, telle que l'apparition intercurrente d'une autre manifestation syphilitique, à moins que la rigueur de l'interrogatoire ou de l'examen pratiqué par le médecin ne révèle dans le passé ou le présent un élément de présomption suffisant pour justifier l'épreuve du traitement spécifique.

C'est grâce à un examen méthodique et complet que le diagnostic put être établi ou soupçonné dans la plupart des observations publiées. Là, c'est une gomme de l'œil (Panas), ici c'est un ulcère phagédénique du pied (Fournier), qui éveillent l'attention ; ailleurs, c'est une syphilide cutanée ou osseuse, une cicatrice d'aspect caractéristique, une destruction partielle du voile du palais, qui font naître le soupçon. Il est vraisemblable que, si l'existence et la nature de ces indices révélateurs avaient été méconnues, la pneumopathie syphilitique aurait poursuivi son évolution et achevé son œuvre consomptive.

C'est ainsi que s'acheminait peu à peu vers la cachexie et la mort une jeune femme dont l'histoire mérite à tous égards d'être racontée. Elle ne dut la guérison qu'à une série de coïncidences heureuses [1], alors que le début de sa maladie fut pourtant marqué par une localisation gommeuse sternale qui aurait dû permettre d'éviter l'erreur.

Voici cette très instructive observation :

1. Lorsque cette malade vint me consulter, je poursuivais la rédaction de ma monographie « Syphilis et tuberculose » qui fut éditée peu après par la maison Masson. Cette étude m'incitait tout naturellement à songer à la possibilité d'une syphilis pulmonaire, alors que, dans toute autre circonstance, je n'aurais peut-être point attaché la même importance aux quelques vagues indices qui me mirent sur la voie du diagnostic.

Le 4 avril 1906, Mme X..., âgée de 32 ans, vient me consulter, amenée par son mari, *parce qu'elle tousse depuis cinq ans*. Elle sait qu'elle est tuberculeuse ou, tout au moins, elle le croit et me le dit.

Elle est très maigre et un peu pâle, et a les apparences d'une phtisique.

Ses parents sont très bien portants ; ses grands-parents sont morts très âgés (82 et 80 ans) ; elle a trois frères très robustes et n'a perdu ni frère ni sœur.

Elle-même n'a jamais été malade, mais elle a toujours été chétive et maigre.

Le début de sa maladie actuelle remonte à six années. *Il y a six ans*, elle fut atteinte d'une ostéite sternale, considérée comme tuberculeuse, opérée chirurgicalement et aujourd'hui parfaitement guérie ; une cicatrice non pigmentée, un peu irrégulière, avec saillie du rebord osseux ruginé, en indique le siège. Un an après (*il y a cinq ans*), apparurent les premiers symptômes pulmonaires ; la malade commença à tousser, puis à cracher. Elle consulta alors plusieurs médecins, et non des moindres, qui tous déclarèrent un début de tuberculose du sommet gauche, en avant.

Sur les conseils de l'un d'eux, elle fit une cure à la Bourboule, où elle inaugura une suralimentation qui, depuis lors, ne cessa plus.

L'hiver suivant, elle se rendit à Leysin, où elle séjourna toute une année sans engraisser, malgré la suralimentation, et sans aucun profit apparent. Depuis, elle habite constamment la campagne aux environs de Paris. Elle n'a pas cessé de tousser.

L'an dernier, la voix devint rauque ; cette laryngite est encore en traitement.

Enfin, *le mois dernier*, pour la première fois, elle eut une hémoptysie.

Elle est mariée depuis cinq ans ; elle n'a pas d'enfants, n'a pas fait de fausses couches et n'est pas enceinte.

Elle est facilement oppressée et ne peut courir ni monter un escalier, sans éprouver un pénible essoufflement.

Elle n'a jamais eu de fièvre, sauf exceptions très courtes, et n'a que très rarement des sueurs nocturnes.

Elle digère très difficilement, et est obligée de faire un grand effort de volonté pour manger, car elle n'a aucun appétit ; toutefois, elle parvient à continuer la suralimentation, à force d'énergie ; elle se plaint d'une saveur acide constante dans la bouche ; elle n'est pas constipée et n'a pas de diarrhée. L'estomac est très dilaté et un peu douloureux.

Le foie ne paraît pas augmenté de volume. Le pouls est très rapide (120) ; le cœur est régulier, mais éréthique ; il ne présente, d'ailleurs, aucun signe de lésion.

L'examen de la poitrine montre les signes suivants :

Poumon gauche : en avant, matité sous la clavicule, frottements pleuraux superficiels, souffle cavitaire et gargouillement sur une surface large comme la paume de la main.

En arrière, submatité dans la fosse sus-épineuse, frottements pleuraux, propagation des bruits perçus en avant ; au niveau du hile, souffle bronchique à timbre râpeux, rappelant le cornage ; ronchus dans tout le poumon.

Poumon droit : au sommet, on ne constate pas actuellement de signes d'infiltration, mais on y aurait trouvé des signes congestifs intermittents ; dans toute la hauteur du poumon, on trouve de gros râles ronflants et sibilants, et la respiration a un timbre soufflant et râpeux, moins accentué cependant que du côté gauche.

En raison du mode de début de la maladie, de sa durée, des caractères des symptômes actuels, je partage l'opinion des médecins qui ont examiné antérieurement la malade et dont l'autorité contribue à m'influencer. Je fais le diagnostic de tuberculose pulmonaire torpide, avec excavation du sommet gauche, tendance à la sclérose généralisée et adénopathie trachéo-bronchique.

Je conseille le traitement de recalcification de Ferrier, comportant la suppression de la suralimentation ; je prescris des inhalations à l'eucalyptol et au benjoin, des badigeonnages à la teinture d'iode gaïacolée au cinquième.

Le 14 mai (six semaines après), la malade revient ; elle se réjouit de l'amélioration des fonctions digestives ; depuis qu'elle ne se suralimente plus et qu'elle suit son régime, l'appétit est revenu ; l'estomac est beaucoup moins dilaté et n'est plus douloureux, mais la malade s'inquiète parce qu'elle tousse toujours, et qu'elle est de plus en plus gênée pour respirer ; elle entend une sorte de ronflement strident dans ses bronches. Les lésions pulmonaires n'ont pas bougé.

Le 22 juin, les fonctions digestives sont tout à fait parfaites ; la

malade ne souffre plus de l'estomac ; elle a retrouvé la sensation
de faim, mange avec appétit et digère parfaitement. Elle se senti-
rait très bien, si la persistance de la toux et de l'expectoration ne
l'inquiétait. La toux est même devenue plus déchirante, plus quinteuse. L'oppression est plus forte. Les signes d'auscultation sont
les mêmes.

Le 3 août, aucune modification nouvelle. Concevant, ce jour-là,
un vague soupçon, je demande une analyse des crachats qui, faite
par le D' Hallion, est absolument négative quant aux bacilles de
Koch.

Le 31 août, le mari vient seul pour me donner des nouvelles
de la malade, qui est très fatiguée. Il me dit que la toux et l'expectoration n'ont jamais été si abondantes, mais que les fonctions
digestives continuent de rester très améliorées ; que, d'autre part,
pour la première fois, il y a quelques jours, sa femme a éprouvé
de *vives douleurs dans les os, le long des crêtes tibiales, surtout
le soir et la nuit.* Ce fait, s'ajoutant à mes soupçons précédents,
venant après le résultat négatif de l'analyse des crachats, éveillant
l'idée de *douleurs ostéocopes*, m'incite à profiter de l'occasion qui
s'offre à moi d'interroger librement le mari, en dehors de la présence de la malade.

Or, cet interrogatoire confirme mes soupçons, et c'est de ce jour
qu'éclate la probabilité d'un diagnostic que les résultats du traitement d'épreuve devaient confirmer.

Voici ce que mon enquête me révéla :

Le mari n'a jamais eu la syphilis : il n'en présente aucun stigmate.

Tous les parents de la malade sont robustes et bien portants ;
mais, alors que ses trois frères ont été nourris par la mère, *elle
a été confiée à une nourrice ;* cette circonstance est importante, car,
la malade ne présentant aucun stigmate d'hérédo-syphilis, il est
possible qu'elle ait été contaminée dès le premier âge. En effet, il
est impossible d'invoquer chez elle une autre origine, car à aucun
moment, depuis qu'elle est revenue de nourrice, elle n'a été malade. D'autre part, le mariage n'a eu lieu qu'après la guérison opératoire de l'ostéite sternale. Les circonstances qui ont entouré le
début de cette ostéite, méritaient d'être précisées, elles aussi. Or,
voici que les renseignements que m'apporte cette enquête viennent
donner plus de corps encore à mes soupçons. En effet, la lésion

initiale consista en une tumeur rouge-violacée, qui grossit peu à
peu, sans s'accompagner d'aucune douleur. Un médecin, consulté
à ce moment, diagnostiqua une manifestation spécifique et fit une
injection de calomel. La malade en éprouva une telle douleur, que,
bien malheureusement, elle ne voulut plus revoir ce médecin.

Elle consulta successivement plusieurs chirurgiens en renom,
qui déclarèrent tous qu'il s'agissait, sans aucun doute, d'une ostéite
tuberculeuse du sternum qu'il fallait opérer.

L'opération fut pratiquée, *avec succès*, par l'un d'eux. La cicatrisation ne se fit que lentement ; six mois après, au pourtour de la
cicatrice apparut un bourrelet violacé, non douloureux, qui s'affaissa
spontanément après quelques semaines. Mais bientôt apparaissait
la bronchite, qui ne devait plus cesser, et qui conduisit la patiente,
non plus chez les chirurgiens, mais chez les médecins.

Tous, et certains étaient des maîtres éminents, influencés par le
récit précédent et confirmés dans leur idée première par les résultats de leur examen, conclurent à la tuberculose, bien que cinq
analyses des crachats fussent successivement négatives. Je fis tout
d'abord comme les confrères qui m'avaient précédé. Il fallut qu'un
hasard vînt transformer en quasi-certitude les doutes qui commen-
çaient à ébranler ma conviction du début. L'absence de bacilles de
Koch dans les crachats, alors que la toux et l'expectoration deve-
naient de plus en plus abondantes et qu'il y avait des signes physiques non douteux de caverne, m'avait fortement impressionné
déjà. L'apparition de douleurs ayant les caractères des douleurs
ostéocopes me troubla davantage. Enfin, les résultats de mon enquête auprès du mari achevèrent de me décider. Je résolus de soumettre la malade au traitement d'épreuve. Ne pouvant, vu son éloignement de Paris, recourir aux injections mercurielles solubles, ne
voulant lui donner le mercure par ingestion, dans la crainte de
réveiller les troubles gastriques, je *prescrivis les frictions mercurielles* (5 grammes d'onguent napolitain par jour, dont une friction
tous les quatre jours, sous la clavicule gauche, au niveau de
l'excavation pulmonaire), tout en continuant le traitement général
précédent.

Le *5 octobre*, la malade a fait *trente frictions* ; elle va beaucoup
mieux ; pour la première fois, elle a cessé de maigrir ; même, elle
a augmenté de poids (1 livre), malgré des métrorrhagies abondantes ; l'estomac reste très bon. La toux et l'expectoration persistent

encore, mais un peu diminuées. L'examen des poumons permet de
constater *l'atténuation considérable des signes cavitaires* qui existaient sous la clavicule gauche : mais les signes de trachéo-bronchite persistent et le cornage fait craindre une sténose définitive
de la bronche gauche.

Devant ce résultat le diagnostic devient certain, et il est évident
que le traitement spécifique doit être poursuivi. Mais, la malade
se refusant à faire de nouvelles frictions, je conseille l'Elixir Déret,
à la dose de 2 cuillerées à soupe par jour (soit 2 centig. de biio-
dure Hg).

Le *23 novembre*, changement extraordinaire d'aspect ; facies
coloré, teint frais. La voix, qui était rauque depuis un an, est rede-
venue claire, et la malade a pu recommencer à chanter ; elle a
augmenté à nouveau de 800 grammes.

Et, surtout, *elle ne tousse plus du tout*, sauf le matin pour expec-
torer quelques crachats. Les signes stéthoscopiques sont de plus
en plus atténués ; *il n'y a plus trace d'excavation sous la clavicule
gauche*, mais le cornage et les râles de trachéo-bronchite persistent encore, quoique notablement affaiblis.

En somme, la pneumopathie syphilitique de forme scléro-gommeuse, à marche chronique, est enrayée dans son évolution. Mais,
en raison de la longue période (cinq ans), pendant laquelle elle a
couvé, il est à craindre qu'elle laisse derrière elle un certain degré
de sclérose définitive, vestige d'un double processus de cicatrisation, l'un spontané, lent et exubérant, l'autre, plus rapide, provoqué par le traitement.

En tout cas, il importe de faire continuer le traitement spécifique pendant assez longtemps encore, car, outre que la guérison de
la caverne gommeuse doit être consolidée, il est permis d'espérer
que les signes actuels de sténose peuvent encore, en partie tout au
moins, être la conséquence de lésions scléro-gommeuses en activité de la trachée et des bronches, influençables par le mercure.

L'enseignement pratique que contient cette observation est
des plus importants. Elle affirme une fois de plus les difficultés du diagnostic différentiel entre la syphilis pulmonaire et
la tuberculose, surtout lorsque la pneumopathie revêt la forme
scléro-gommeuse, excavante, à marche chronique, calquée sur
l'évolution de la phtisie bacillaire commune. Elle montre que,

si quelquefois la constatation d'un indice révélateur préexistant ou intercurrent, telles les douleurs ostéocopes de ma malade, fait naître un soupçon jusque-là ignoré, en règle générale les éléments du diagnostic doivent être cherchés dans une enquête approfondie, d'où pourra jaillir un faisceau de présomptions.

La pneumopathie syphilitique demande à être cherchée. Elle ne possède pas de symptômes qui lui soient propres ; elle se dissimule et se cache sous le masque de la phtisie. Or, abandonnée à elle-même, elle conduit le plus souvent le malade à la cachexie et à la mort ; traitée par les moyens appropriés, au contraire, elle guérit complètement dans la majorité des cas. Si bien que, dans la pratique, il est permis de dire qu'en face d'une pneumopathie chronique, alors même qu'elle paraît notoirement déterminée par la tuberculose, le médecin a le devoir de rechercher toujours la syphilis ; il ne doit pas oublier qu'une enquête rigoureuse, méthodique et complète a parfois réussi à la dépister, alors qu'elle se cachait.

« A coup sûr, écrit le professeur Fournier, cette enquête n'aura pas de résultats utiles dans la grande majorité des cas, étant donné l'énorme supériorité de fréquence de la phtisie tuberculeuse, par rapport à la phtisie syphilitique. Mais tenez pour certain qu'à un jour donné, le jour peut-être où vous vous y attendrez le moins, elle aboutira à redresser une erreur diagnostique, à convertir en une phtisie spécifique une phtisie jusqu'alors imputée à la tuberculose, c'est-à-dire, au total, à sauver la vie de votre malade ».

C'est parce que l'observation que j'apporte aujourd'hui, confirme d'une manière éclatante le bien fondé de ce conseil donné par un maître autorisé, qu'il m'a paru utile de la publier. Sans doute, il ne faut rien exagérer, et ce serait une erreur que de chercher toujours et en toutes circonstances la syphilis ; mais, il est nécessaire de n'ignorer aucun des signes de présomption qui sont de nature à la faire soupçonner et à motiver une investigation dont dépendent à la fois le diagnostic et le pronostic. D'une façon générale, chaque fois que la phtisie se présente avec des allures sortant quelque peu de la banalité, il faut songer à la possibilité d'une pneumopathie syphilitique, ne fût-ce que pour éliminer ce diagnostic après enquête, voire même après épreuve du traitement spécifique.

II

LES PLEURÉSIES DANS LA SYPHILIS

A) LES ÉPANCHEMENTS PLEURAUX DANS LA SYPHILIS TERTIAIRE

(Extrait des *Bulletins et Mémoires de la Société médicale des Hopitaux de Paris*.) (Séance du 11 février 1910.)

La très intéressante communication de MM. Roger et Sabaréanu [1], en appelant l'attention sur les manifestations pleurales de la syphilis tertiaire, évoque en même temps les difficultés du diagnostic différentiel de bon nombre de localisations de la syphilis et de la tuberculose, surtout lorsque ces deux maladies évoluent chez le même sujet.

La question de l'association morbide « syphilis et tuberculose [2] », à l'étude clinique de laquelle je me suis personnellement attaché, comporte des considérations pratiques très importantes, qui trouvent leur application dans le cas particulier et doivent fixer un instant notre attention.

On sait quel puissant facteur de prédisposition à la tuberculose est la syphilis : c'est dire combien souvent le médecin rencontrera l'association des deux maladies chez le même sujet. Or, rien n'est plus difficile que de faire la part qui re-

---

1. Sur la déviation du complément dans les sérosités des syphilitiques. *Soc. méd. des Hôp.*, 21 janvier 1910.

2. Émile Sergent. *Syphilis et tuberculose*. Masson, édit.

vient à chacune dans le déterminisme des accidents morbides en évolution.

La première condition du diagnostic est la notion précise des accidents que chacune des deux maladies, prise isolément, peut provoquer. A cet égard, l'histoire des pleurésies chez les syphilitiques est du plus haut intérêt. « Si on oppose l'extrême fréquence de la tuberculose pleurale à l'extrême rareté des pleurésies syphilitiques, on conçoit aisément, ainsi que je l'ai écrit ailleurs [1], que l'hésitation entre la nature syphilitique ou tuberculeuse d'une pleurésie ne sera possible que dans des circonstances tout à fait particulières. Ce ne sera guère que lorsque le sujet sera manifestement syphilitique que le doute devra s'imposer. Il faut savoir, en effet, que certaines déterminations pleurales existent dans la syphilis et que, par conséquent, toute pleurésie qui survient chez un syphilitique, même s'il est en même temps suspect de tuberculose, n'est pas fatalement tuberculeuse. »

Or, pour ne parler ici que des manifestations tertiaires, nous ne connaissions pas, jusqu'à ce jour, de lésions syphilitiques localisées *uniquement* à la plèvre. « On ne saurait affirmer, dit Fournier, qu'il en existe d'essentielles, de primitives, d'indépendantes de toute affection. En tout cas, *je n'en rencontre pas une seule* dans le relevé des autopsies de syphilis faites dans mon service depuis nombre d'années. C'est là, au reste, un sujet qui a été peu exploré et sur lequel de nouvelles recherches sont nécessaires. » (*Traité de la syphilis*, t. II, fascicule II, article : « Pleurésie syphilitique ».)

Jusqu'ici on ne décrivait (voir également mon article du Précis de syphiligraphie de Gaucher) au cours de la syphilis tertiaire que deux variétés de pleurésies : l'une, associée à une pneumopathie syphilitique, l'autre, consécutive à une lésion de voisinage siégeant sur le squelette thoracique, les organes du médiastin, etc.

Dans la première variété, la pleurésie peut rester *sèche* et

---

1. Emile Sergent. (*Loc. cit.*).

se borner à la production de simples adhérences (Wirchow, Lancereaux) ou bien elle peut être *exsudative* (cas de Dieulafoy, de Gaucher, de Balzer et Jacquin) ; dans ce cas, l'épanchement est sanguinolent ou séro-sanguinolent.

Dans la deuxième variété, la pleurésie n'est en somme qu'une complication indirecte, dont la nature n'est nullement syphilitique, à moins qu'il ne s'agisse de la forme décrite par Nikouline sous le nom de *péri-pleurésie syphilitique*, dans laquelle l'épanchement, consécutif à une périostite costale spécifique, reste peu abondant, simule l'abcès froid pleural et est curable par le traitement mercuriel.

Ces deux variétés de pleurésies syphilitiques tertiaires ont leurs homologues dans la tuberculose pleurale. Vu la rareté de ces manifestations de la vérole comparée à la fréquence des lésions tuberculeuses de même allure, le médecin ne songera pas à la syphilis si son attention n'est pas attirée par la constatation de stigmates caractéristiques ou par l'aveu du malade.

Or, voici que la notion des épanchements pleuraux séro-fibrineux en quelque sorte primitifs, c'est-à-dire indépendants de manifestations syphilitiques pulmonaires, osseuses ou autres, introduite par MM. Roger et Sabaréanu, vient encore élargir le cadre de la syphilis pleurale tertiaire.

Il importe que ces faits ne soient pas ignorés des médecins.

Il convient toutefois de remarquer que la nature syphilitique d'un épanchement pleural tertiaire ne peut être admise qu'avec les plus grandes réserves, même lorsque cet épanchement survient chez un sujet notoirement syphilitique, pour cette raison même que le *terrain syphilitique est éminemment favorable à la germination de la tuberculose*. A cet égard, il convient de rappeler l'opinion du professeur Landouzy, à propos des pleurésies du stade roséolique, étudiées par Chantemesse, Widal, Prétorius, Talamon..... et qui, pour lui, sont de *support syphilitique et de nature bacillaire*.

Aussi bien ne saurait-on trop discuter la valeur des éléments du diagnostic différentiel. Ces éléments sont :

D'une part, *la notion de l'existence de la syphilis ou de la tuberculose chez le sujet et l'influence du traitement mercuriel.*

D'autre part, *les résultats des constatations histologiques, chimiques et bactériologiques.*

I. — La notion de l'existence de la syphilis dans le passé d'un malade repose sur *l'interrogatoire et la recherche de stigmates, de cicatrices ou de manifestations spécifiques en évolution.* Mais, abstraction faite des réponses mensongères, il faut tenir compte des syphilis ignorées et méconnues et reconnaître que nombre d'anciens syphilitiques ne présentent aucun stigmate révélateur. Aussi bien a-t-on cherché la démonstration de l'existence de la syphilis dans l'efficacité du traitement d'épreuve et, plus récemment, dans l'emploi de la réaction de Wassermann.

Or, ces deux procédés n'ont pas une valeur absolue au point de vue du diagnostic de la nature de telle ou telle manifestation syphilitique et particulièrement de la pleurésie.

Le *traitement d'épreuve*, en effet, exerce très souvent une influence favorable sur les localisations tuberculeuses greffées sur le terrain syphilitique, ainsi que Potain l'avait remarqué et que je me suis attaché à en fournir de nombreux exemples dans mon livre. On ne saurait donc conclure rigoureusement qu'une pleurésie survenue chez un syphilitique et guérie par le traitement mercuriel est nécessairement syphilitique.

Quant à la *réaction de Wassermann*, elle prouve simplement que le sujet est syphilitique, mais ne permet nullement d'affirmer que telle ou telle affection dont il est porteur, et particulièrement une pleurésie, est de nature syphilitique, ainsi que le reconnaissent eux-mêmes MM. Roger et Sabaréanu, ce qui ne diminue en rien l'intérêt de leurs recherches sur la déviation du complément par les sérosités des syphilitiques.

Au point de vue du diagnostic, la réaction de Wassermann est l'homologue de la *tuberculino-réaction* ; si tant est que cette dernière soit toujours spécifique et permette d'affirmer l'existence de la tuberculisation du sujet, elle ne saurait permettre de conclure que telle ou telle lésion dont il est porteur est de nature tuberculeuse.

Ces réflexions méritent d'être retenues tout particulièrement dans le cas qui m'occupe ; elles montrent combien il peut être difficile, sinon impossible, d'établir par des procédés d'examen d'ordre général et indirect la nature syphilitique ou tuberculeuse d'une localisation morbide évoluant chez un sujet qui peut être à la fois syphilitique et tuberculeux.

Les constatations tirées de l'examen direct sont-elles plus démonstratives ? C'est ce que nous allons voir. Mais, auparavant, et en manière de transition, il me faut signaler les résultats que peut donner l'examen de l'expectoration.

La *recherche du bacille de Koch*, si elle est positive, permettra de conclure à l'existence de la tuberculose pulmonaire ; si elle est négative, elle n'aura sur ce point qu'une valeur restreinte ; en aucun cas, elle n'autorisera une conclusion sur la nature de l'épanchement pleural.

J'en dirai autant de l'*albumino-réaction des crachats* indiquée par M. Roger comme un signe qui ne manque jamais dans l'expectoration des tuberculeux. L'absence d'albumino-réaction prouvera que le poumon est indemne, mais sera parfaitement compatible avec la tuberculose pleurale ; elle ne saurait être invoquée comme un argument en faveur de la nature syphilitique et non tuberculeuse d'un épanchement pleural.

II. — L'examen direct du liquide épanché ne saurait être négligé.

La *lymphocytose* appartient aussi bien aux exsudats syphilitiques que tuberculeux et ne saurait ici avoir une bien grande portée.

Les différences chimiques n'ont point été étudiées encore.

Restent les caractères bactériologiques. Or, l'*inoculation du liquide pleural au cobaye* peut être démonstrative si elle est positive ; négative, elle n'a qu'une valeur de présomption insuffisante. Quant à la *recherche du tréponème*, on sait qu'elle est, en général, stérile dans les exsudats tertiaires ; positive, elle entraînerait la conviction.

La réaction de Wassermann, obtenue avec le liquide pleural, de l'avis même de MM. Roger et Sabaréanu, atteste simplement l'état de syphilisation du sujet, mais nullement la nature syphilitique de l'épanchement ; elle a pu être obtenue avec la sérosité de vésicatoires appliqués sur des syphilitiques.

De ces considérations et de ces critiques il résulte, à mon avis, *qu'on ne sera fondé à admettre l'existence des pleurésies séro-fibrineuses de nature syphilitique que lorsque des autopsies auront établi la réalité de lésions syphilitiques de la plèvre dans ces cas ou lorsque l'examen bactériologique aura démontré la présence du tréponème dans l'exsudat.*

Actuellement, la pleurésie séro-fibrineuse syphilitique n'a pas fait sa preuve, et j'estime, pour ma part, qu'il est encore permis de penser que les pleurésies séro-fibrineuses qui surviennent chez les syphilitiques ne sont que des manifestations tuberculeuses atténuées et curables par le traitement mercuriel.

B) LES PLEURÉSIES DES SYPHILITIQUES

(Conférence faite à l'hôpital de la Charité le 4 février 1913 et publiée par le *Journal de Médecine et de chirurgie pratiques* le 10 mars 1913.)

C'est à dessein que j'ai donné ce titre à cette conférence ; il contient implicitement la conclusion que nous tirerons des faits que nous allons passer en revue et qui vous montreront, je pense, que, s'il est assez fréquent d'observer une pleurésie chez un syphilitique, il est relativement rare de pouvoir affirmer que cette pleurésie est de nature syphilitique.

L'existence de la pleurésie syphilitique est très discutée, et, en réalité, elle est fort discutable. Ecoutez ce que pense le professeur Fournier des pleurésies syphilitiques *tertiaires* : « On ne saurait affirmer, écrit-il [1], qu'il en existe d'essentielles,

1. *Traité de la syphilis*, t. II, fascicule II, article : *Pleurésie syphilitique.*

de primitives, d'indépendantes de toute affection. En tout cas, je n'en rencontre pas une seule dans le relevé des autopsies de syphilis faites dans mon service depuis nombres d'années. » L'opinion d'un autre syphiligraphe, dont la compétence est également reconnue de tous, Darier, n'est pas moins radicale à l'égard des pleurésies *secondaires,* ainsi qu'il n'hésita pas à la formuler à propos de l'intéressante observation qu'apportèrent Bezançon et Gastinel à la Société d'Etudes scientifiques sur la tuberculose, le 11 juillet 1912 : « Il est remarquable, dit-il, que, dans les services spéciaux, où les syphilitiques abondent, on ne rencontre pas de syphilis secondaires de la plèvre ; je n'en ai pas observé un seul cas. »

Le fréquence relative des pleurésies chez les syphilitiques trouve peut-être son explication dans la fréquence de la tuberculose chez les syphilitiques. Nombre d'observateurs, Potain, Landouzy et son élève Jacquinet, Barthélemy, ont insisté sur la prédisposition que la syphilis semble créer vis-à-vis de la tuberculose ; je me suis attaché personnellement à l'étude de cette intéressante question dans mes recherches sur les causes, les variétés cliniques et le traitement de l'association de la syphilis et de la tuberculose [1].

Dans cette conférence je m'efforcerai de faire la critique des observations et des travaux qui ont été publiés sur la question des pleurésies syphilitiques. Je tenterai d'établir s'il existe réellement des pleurésies de nature syphilitique ou s'il faut admettre que la nature syphilitique des pleurésies qui évoluent chez les syphilitiques est loin d'être suffisamment démontrée.

Toutefois, avant d'aborder cette discussion pathogénique, il me paraît indispensable de vous rappeler quelles sont les variétés cliniques des pleurésies qu'on peut observer au cours de la syphilis.

---

1. Emile Sergent. *Syphilis et tuberculose* (Masson, édit.).

I. — LES DIFFÉRENTES VARIÉTÉS CLINIQUES DES PLEURÉSIES QU'ON PEUT OBSERVER CHEZ LES SYPHILITIQUES

Il convient de distinguer, tout d'abord, deux catégories principales, suivant l'âge de la syphilis : *les pleurésies de la période secondaire* et les *pleurésies de la période tertiaire.*

1° *Pleurésies de la période secondaire.* — Dès longtemps les cliniciens ont constaté la coïncidence d'une pleurésie avec les accidents cutanéo-muqueux de la période secondaire. C'est de cette coïncidence que ces pleurésies tirent le nom qui leur a souvent été donné de *pleurésies du stade réséolique.*

Bazin croyait à la nature syphilitique de ces pleurésies et expliquait leur pathogénie par la prédilection toute spéciale que la syphilis affecte, à cette période, pour le système lymphatique.

Plus près de nous, en 1890, dans un intéressant mémoire publié à la Société médicale des Hôpitaux de Paris, Chantemesse et Widal, se basant sur la coïncidence de ces pleurésies avec d'autres accidents cutanéo-muqueux, sur l'absence de signes évidents de tuberculose et sur l'efficacité du traitement mercuriel, concluent à leur nature syphilitique. Talamon[1], Prétorius[2], Rochon[3], Carra[4], Montserret[5], arrivent à des conclusions analogues. Mais, déjà, les preuves paraissent plus convaincantes, car le laboratoire apporte à l'observation clinique le précieux appoint de ses constatations. Spillmann et Etienne, en 1896, *inoculent* des cobayes avec le liquide pleural et l'inoculation reste négative ; la tuberculose peut être écartée. Œttinger et Malloizel[6], appliquant les re-

<hr>

1. Talamon. *Médecine Moderne*, 1891.
2. Prétorius. *Annales et Bulletin de la Soc. de Méd. d'Anvers*, 1891.
3. Rochon. Th. Paris, 1893.
4. Carra. Th. Paris, 1894.
5. Montserret. Th. Montpellier, 1894.
6. Œttinger et Malloizel. *Ann. des mal. vénér.*, sept. 1906.

cherches cytologiques nouvelles et fort en honneur à l'époque (1906), soutiennent que, si on cherche systématiquement les réactions pleurales chez tous les syphilitiques en période d'accidents secondaires, on les trouve dans les 2/3 des cas, soit sous la forme de pleurésie sèche, soit sous la forme d'un petit épanchement ; ils indiquent une formule cytologique, dont nous discuterons plus tard la valeur. Presque en même temps paraît la thèse de Lépine [1], qui conclut à la nécessité de distinguer deux variétés de pleurésies du stade roséolique : les unes, qui sont latentes, qu'il faut chercher, comme le disent Œttinger et Malloizel ; les autres, qui, au contraire, occupent le premier rang de la scène morbide par la prédominance de leurs symptômes, par l'importance de l'épanchement ; les premières seraient de nature syphilitique ; les secondes seraient de nature tuberculeuse et conditionnées par un réveil d'une tuberculose latente sous l'influence de la syphilisation débutante ; dans le premier cas, le malade est soigné pour sa syphilis, dans le second cas, il est soigné pour sa pleurésie et c'est accidentellement, par hasard, qu'on constate chez lui la présence plus ou moins nette d'accidents secondaires.

Tout dernièrement enfin, l'observation si pleine d'enseignements que Bezançon et Gastinel [2] ont apportée à la Société d'Études scientifiques sur la tuberculose est venue jeter dans le débat des arguments d'une importance considérable, en montrant que, malgré une réaction de Wassermann positive avec le liquide pleural comme avec le sérum sanguin, la pleurésie du stade roséolique peut être tuberculeuse, puisque le liquide inoculé au cobaye le tuberculise.

Cette observation, qui confirme ce que j'ai toujours pensé, contribue à montrer une fois de plus la nécessité de ne pas

---

1. Lépine. *Accidents syphilit., pleuro-pulmon. de la période secondaire.* Th. Paris, 1906.

2. Bezançon et Castinel. Réaction de Wassermann dans un liquide pleural de nature tuberculeuse, au cours d'une syphilis secondaire. (Société d'Et. scient. sur la tub., 11 juillet 1912.)

perdre de vue la fréquence de l'association tuberculeuse et syphilitique. Elle retrouvera sa place dans l'argumentation de notre seconde partie.

Tels sont les principaux documents que nous possédons.

Ne retenant pour l'instant que les données cliniques qui s'en dégagent, nous pouvons assigner à la pleurésie du stade roséolique les caractères suivants :

La pleurésie peut être sèche ou exsudative. L'épanchement est, en général, très peu abondant et souvent bilatéral ; c'est du moins ce qui se passe pour les pleurésies latentes d'OEttinger et Malloizel, de Lépine, qui se signalent par l'atténuation habituelle de tous les signes et par leur bénignité ordinaire. Lorsque, au contraire, l'épanchement est abondant et domine la scène, il est, en général, unilatéral : c'est alors qu'on doit redouter la tuberculose, si tant est qu'elle ne soit pas présente aussi dans le premier cas.

La coïncidence de la pleurésie avec les autres manifestations cutanéo-muqueuses de la période secondaire, sa disparition en même temps que celle de ces autres manifestations, sous l'influence du traitement spécifique, achèvent de la définir, d'après les auteurs qui se sont attachés à démontrer et à affirmer son existence, en tant qu'accident de nature syphilitique. Je vous dirai, dans un instant, que j'ai vu, dans un cas, l'épanchement persister alors que le traitement n'effaçait que la roséole concomitante.

2° *Pleurésies de la période tertiaire.* — On en décrit trois grandes variétés :

a) Celles qui accompagnent une pneumopathie syphilitique ;

b) Celles qui sont associées à des lésions syphilitiques de voisinage ;

c) Celles qui apparaissent primitivement.

Etudions successivement ces trois variétés :

a) *Pleurésies associées à une pneumopathie tertiaire.* — Virchow et Lancereaux insistent sur la fréquence des adhérences pleurales constatées à l'autopsie des sujets atteints de pneumopathie syphilitique. « Une pleurésie membraneuse, chronique et sèche, écrit Lancereaux, est, pour ainsi dire, l'acolyte obligé des lésions syphilitiques circonscrites ou diffuses du parenchyme pulmonaire. »

Mais là n'est pas la seule manifestation de ces réactions pleurales des pneumopathies tertiaires ; on peut constater, en effet, un épanchement abondant, le plus souvent sanguinolent, ainsi que l'établissent notamment les observations classiques de Dieulafoy [1], de Gaucher [2]. de Balzer et Jacquin [3].

Cette dernière observation mérite d'autant plus d'être retenue que le malade succomba et que l'autopsie put être faite. Un homme de 32 ans fut admis à l'hôpital avec tous les signes d'une pneumonie caséeuse : amaigrissement, fièvre, toux, hémoptysie, dyspnée, matité, souffle bronchique, râles sous-crépitants en foyers ; un mois après, apparut un épanchement pleural abondant ; on porta le diagnostic de pleurésie tuberculeuse. La mort survint et l'autopsie montra un foie syphilitique et un poumon farci de gommes dont la plus superficielle effleurait la plèvre. Celle-ci, très épaissie, contenait environ deux litres de liquide louche et sanguinolent ; la recherche du bacille de Koch dans ces lésions fut négative.

Dans cette première variété l'épanchement peut être concomitant avec les accidents pulmonaires (cas de Dieulafoy, de Gaucher), ou bien il est consécutif (cas de Balzer, et Jacquin) et son apparition est précédée par une période plus ou moins longue d'accidents broncho-pulmonaires.

b) Pleurésies associées à des lésions tertiaires de voisinage (osseuses, médiastinales). Nikouline, de Moscou [4], a décrit sous le nom de *péri-pleurésie syphilitique* une lésion consécutive à une périostite costale spécifique, se caractérisant par des signes de petit épanchement, simulant l'abcès froid pleural d'origine costale et curable par le traitement mercuriel.

1. Dieulafoy. Cliniques, 1897-98.
2. Gaucher. Congrès de Vienne, 1892.
3. Jacquin. Thèse de Paris, 1881.
4. Nikouline. Sur les pleurésies syphilitiques, *Semaine médicale*, 1891, p. 116.

Dans notre salle Cruveilhier, vous pouvez voir actuellement
une femme dont je vous ai raconté l'histoire l'an dernier, dans
une de ces conférences [1], et qui, atteinte d'anévrysme de
l'aorte avec médiastinite syphilitique guérie par le traitement
mercuriel, vient de faire une récidive de médiastinite avec propagation de voisinage à la plèvre gauche ; elle a fait, sous notre
oreille, une réaction sèche de toute la plèvre, qui tend en ce
moment à se résoudre sous l'influence d'une nouvelle série de
piqûres hydrargyre.

c) *Pleurésies tertiaires primitives.* — Dans cette variété la
pleurésie est la première et même la seule manifestation de
la syphilis sur l'appareil respiratoire. Nikouline a décrit une
forme *sèche.* Ce n'est que tout récemment qu'on a envisagé la
possibilité d'une forme exsudative, constituée par un *épanchement séro-fibrineux* et évoluant sous les apparences classiques
de la pleurésie séreuse dite *a frigore.*

C'est à Roger et Sabaréanu [2] qu'on doit les premières observations de pleurésie syphilitique tertiaire séro-fibrineuse.

Ces auteurs s'appuient sur le résultat négatif de l'inoculation au cobaye et sur le fait du résultat positif de la réaction
de Wassermann, recherchée dans le liquide d'épanchement.
Nous discuterons plus loin leur augmentation. Actuellement,
bornons-nous à résumer leurs observations cliniques.

Dans la première il s'agit d'une malade, âgée de 38 ans, qui,
à l'âge de 17 ans, avait été soignée par Féréol, dans cet hôpital, comme tuberculeuse pulmonaire ; à 21 ans, elle contracta
la syphilis ; à 22 ans, elle fit une pleurésie droite. Cette fois,
16 ans après, c'est à gauche que siège la pleurésie. Il faut
reconnaître que le passé de cette malade est plus que suspect
et paraît fortement entaché de bacillose. Mais, passons : nous
y reviendrons. Roger et Sabaréanu obtiennent un Wassermann
positif avec le sérum sanguin et avec le liquide pleural ; ils ne
trouvent pas de bacilles de Koch dans les crachats, qui ne

---

1. Sergent. La médiastinite syphilitique considérée dans ses rapports avec
l'anévrysme de l'aorte, (*Presse Médicale*, 13 juillet 1912.)
2. Roger et Sabaréanu. Soc. méd, des Hôp. de Paris, 21 janvier 1910.

contiennent pas non plus d'albumine ; l'inoculation du liquide pleural au cobaye reste négative. Enfin, les auteurs instituent le traitement mercuriel et voient l'épanchement disparaître.

Dans leur deuxième observation, il s'agit d'un malade âgé de 32 ans, sans aucun antécédent tuberculeux, qui a eu la syphilis à 15 ans et présente (17 ans après) un épanchement pleural gauche, dont le début remonte à cinq semaines. Les mêmes épreuves sont pratiquées et donnent les mêmes résultats : Wassermann pleural et sanguin positif, inoculation négative, efficacité apparente du traitement mercuriel.

Peu de temps après, Roque et Garin, de Lyon [1], apportent une observation confirmative des recherches de Roger et Sabaréanu.

Chez un homme de 46 ans, qui a eu la syphilis à 24 ans, et qui n'a aucun antécédent tuberculeux, ils constatent un abondant épanchement pleural (3 litres), accompagné de forte dyspnée et de fièvre élevée (40°) ; ils retirent 1.500 grammes par ponction et ne trouvent aucun signe stéthoscopique aux sommets. L'examen du liquide donne une lymphocytose pure, sans bacilles de Koch ; on ne peut y colorer de tréponèmes ; le Wassermann est positif avec le liquide pleural et le sérum ; l'inoculation au cobaye reste négative. Le traitement spécifique est suivi d'une guérison rapide et complète.

Tels sont les principaux documents que nous possédons pour entreprendre l'histoire des pleurésies syphilitiques.

Voyons s'ils suffisent à établir l'existence réelle de pleurésies de nature syphilitique.

II. — Discussion sur la nature de ces différentes variétés cliniques

La critique rigoureuse des faits conduit à distinguer deux catégories de pleurésies chez les syphilitiques :

1° Les pleurésies dont la nature syphilitique est incontestable ;

1. Roque et Garin. Société médicale de Lyon, 15 avril 1910.

2° Les pleurésies dont la nature syphilitique est discutable.

Les premières appartiennent au tertiarisme et sont constituées par des *lésions scléro-gommeuses de la plèvre*, en évolution ou cicatricielles.

Elles sont associées à la pneumopathie syphilitique (cas de Dieulafoy, de Gaucher, de Balzer et Jacquin), ou à des lésions de voisinage portant sur le squelette, le médiastin (Nikouline).

Les secondes sont les épanchements séro-fibrineux de la période secondaire ou du tertiarisme.

Or, si on veut bien se souvenir, d'une part, de la fréquence de la tuberculose chez les syphilitiques, d'autre part, de la fréquence de la nature tuberculeuse de la pleurésie séreuse, on est tout naturellement porté à soupçonner et à rechercher la tuberculose sous le masque de la syphilis. Si bien que, en définitive, la question revient à discuter si une pleurésie séro-fibrineuse qui survient chez un syphilitique est syphilitique ou tuberculeuse. Dans cette discussion interviennent deux ordres d'arguments : des arguments cliniques et des arguments de laboratoire. Examinons-les.

1° *Arguments tirés de la clinique*. — Ce n'est pas moi qui nierai la haute valeur des arguments tirés de la clinique. J'estime que les faits cliniques rigoureusement observés ont une valeur aussi probante que les autres faits d'ordre expérimental. Les résultats thérapeutiques sont trop souvent tenus pour moins probants que ceux que fournissent certaines expériences de laboratoire, d'une interprétation au moins aussi délicate et suspecte. En matière de syphilis, par exemple, il est bien évident que l'efficacité du traitement spécifique constitue un élément de diagnostic d'une haute portée, à tel point qu'on a accoutumé, dans les cas douteux, d'instituer ce qu'on a si justement appelé le *traitement d'épreuve*.

Toutefois, il faut se garder de tirer des conclusions trop systématiques et de construire sur les bases fragiles de quelques cas particuliers des conceptions générales.

La clinique ne doit tirer ses conclusions que d'un ensemble

de probabilités qui, en se réunissant, constituent un faisceau assez solide pour prendre figure de preuve.

Or, dans la question qui nous occupe, l'argumentation clinique repose sur les éléments suivants : la notion de manifestations syphilitiques ou tuberculeuses concomitantes, l'action du traitement spécifique, les résultats des réactions humorales de la tuberculose et de la syphilis.

Le groupement de ces éléments représente l'ensemble des *procédés d'examen d'ordre général et indirect* qui permettent de dépister la syphilis ou la tuberculose chez un sujet, alors que les éléments de diagnostic tirés des recherches faites au laboratoire représentent l'ensemble des *procédés d'examen direct.*

Discutons la valeur des arguments tirés de la clinique.

a) *Notion de l'existence chez le sujet de la syphilis ou de la tuberculose.*

La coexistence d'accidents syphilitiques ou tuberculeux n'a qu'une simple valeur de présomption. Ce n'est pas parce qu'un sujet est syphilitique que tous les accidents, toutes les lésions locales ou viscérales qu'il présente, sont de nature syphilitique ; de même pour la tuberculose. Bien plus, l'association des deux maladies est des plus fréquentes et je n'ai pas craint d'écrire ni de répéter que la constatation de la syphilis doit inciter le médecin à rechercher la tuberculose, son associée coutumière.

L'argument qui s'appuie sur la coexistence d'accidents cutanéo-muqueux pour décrire la pleurésie syphilitique du stade roséolique est loin d'être probant. Dans l'observation toute récente de Bezançon et Gastinel, la tuberculose est prouvée par la présence du bacille de Koch dans les crachats et par le résultat positif de l'inoculation au cobaye et, cela, en dépit du résultat positif de la réaction de Wassermann avec le liquide pleural.

La coexistence d'accidents tertiaires n'est pas plus valable ; pas davantage n'est valable la notion de la syphilis dans le passé. Dans l'une des deux observations de Roger et Sabaréanu, la malade est notoirement entachée de tuberculose ; elle a été soignée 17 ans auparavant pour des accidents de tuberculose pulmonaire et a déjà eu une première pleurésie, un an après sa syphilisation. Ici, la tuberculose et la syphilis sont présentes et peuvent être incriminées au même titre dans l'interprétation de la pathogénie de la pleurésie actuelle.

b) Action du traitement spécifique. — Le fait qu'une pleurésie secondaire ou tertiaire paraît influencée par le traitement spécifique ne saurait emporter la conviction absolue. Il est nombre d'accidents syphilitiques qui disparaissent spontanément ; combien de roséoles sont ignorées du sujet lui-même ! D'ailleurs, j'ai observé, il y a dix ans, un malade chez lequel une pleurésie séro-fibrineuse, contemporaine de la roséole et de l'efflorescence des plaques muqueuses, persista longtemps après la disparition de ces accidents cutanéo-muqueux, résista au traitement mercuriel et dut être ponctionnée deux fois ; dans la suite, ce malade présenta des signes évidents de tuberculose pulmonaire.

D'autre part, on connaît l'influence favorable du traitement mercuriel sur la tuberculose des syphilitiques. Potain, Barthélemy, d'autres observateurs et moi-même en avons rapporté des exemples probants.

c) Résultat des réactions humorales générales (tuberculino-réaction et Wassermann).

Les réactions humorales du sérum sanguin n'ont aucune signification dans l'interprétation de la nature d'une lésion locale. Un Wassermann positif prouve simplement — si tant est que la valeur du Wassermann soit absolue, ce qui est bien probable — que le sujet est entaché de syphilis ; une tuberculino-réaction positive atteste qu'il est tuberculeux ; un séro-diagnostic d'Arloing à la même signification ; ni l'une ni l'autre de ces méthodes ne saurait permettre d'affirmer que telle lésion locale est de nature syphilitique ou tuberculeuse. Ceci ne veut pas dire cependant que la tuberculino-réation n'a aucune valeur diagnostique chez les syphilitiques, ainsi que l'a prétendu Nicolas, de Lyon[1] ; j'ai montré [2] que, si on fait l'épreuve chez les jeunes enfants syphilitiques et non chez l'adulte, on constate que la syphilis n'entraîne nullement, *ipso facto*, une réaction positive à la tuberculine. Cela signifie simplement que si les adultes syphilitiques réagissent à la tuberculine beaucoup plus souvent que les adultes non syphilitiques, comme l'a vu Nicolas, c'est parce que la syphilis crée une prédisposition toute spéciale à la tuberculose.

De ce rapide aperçu il découle que les arguments tirés de l'observation clinique et des procédés d'examen indirect sont loin d'être assez probants pour nous autoriser à admettre la nature syphilitique des pleurésies séro-fibrineuses observées pendant le stade roséolique ou au cours du tertiarisme.

Les arguments tirés des procédés d'examen direct employés dans les laboratoires sont-ils plus convaincants ? C'est ce que nous allons voir.

2° Arguments tirés des procédés d'examen direct employés au laboratoire.

On peut les diviser en deux groupes : les uns sont tirés de l'examen des crachats, les autres de l'examen du liquide pleural.

a) L'examen des crachats, pratiqué en vue d'établir ou de rejeter l'existence de la tuberculose, doit porter, d'une part sur la recherche du bacille de Koch, d'autre part sur la recherche de l'albumino-réaction.

La recherche du bacille de Koch, pour être valable, doit tout au moins s'entourer de toutes les garanties de technique qui sont le plus capables d'écarter les causes d'erreur. Les examens devront être multiples et répétés et il importera de recourir à la méthode de l'*homogénéisation*, préconisée par Bezançon et ses élèves. Encore conviendra-t-il d'observer une

---

1. Nicolas, Favre, Augagneur et Charlet. — Soc. méd. des Hôp. de Lyon, 11 mars 1910 et 21 janvier 1911.

2. Émile Sergent. — Valeur de la réaction à la tuberculine chez les syphilitiques (Soc. d'Études scientif. sur la tuberculose, 11 nov. 1911).

prudente réserve : si la recherche est négative, on ne saura conclure, d'une façon ferme, que la tuberculose n'existe pas, mais simplement qu'on n'a pas trouvé de bacilles ; d'ailleurs, la plèvre peut être tuberculisée sans que le poumon soit le siège de lésions tuberculeuses ouvertes ; — si la recherche est positive, il n'y aura pas de doute sur l'existence de la tuberculose pulmonaire ; mais cela ne permettra pas d'exclure la possibilité d'une syphilis associée.

L'*albumino-réaction*, conseillée par Roger et Valensi, qui ont montré sa valeur diagnostique dans la tuberculose pulmonaire, prête exactement aux mêmes réserves d'interprétation.

b) L'examen du liquide pleural comporte trois opérations :

La recherche de la formule cytologique, la recherche du bacille de Koch, la réaction de Wassermann.

La *formule cytologique* diffère peu dans la syphilis et dans la tuberculose ; c'est surtout la lymphocytose qui la caractérise.

Toutefois, après avoir rappelé une observation de la thèse de Ravaut, Œttinger et Malloizel (*loc. citat.*), en se basant sur un certain nombre d'observations, croient pouvoir assigner à la pleurésie syphilitique la formule suivante : abondance considérable d'éléments lympho-conjonctifs, de macrophages dérivés des éléments endothéliaux ou des cellules conjonctives du tissu pleural, pendand la période d'état ; abondance d'éosinophiles au déclin. Il faut bien avouer qu'il n'y a là que des nuances bien ténues et que l'examen cytologique ne peut suffire à établir avec certitude l'existence de la pleurésie syphilitique.

La *recherche du bacille de Koch* par l'examen direct du liquide (inoscopie) est bien peu sûre. C'est surtout par l'inoculation au cobaye qu'on la tentera. Si le résultat est positif, on pourra affirmer à coup sûr l'existence de la tuberculose ; on ne sera pas autorisé aussi sûrement à nier la syphilis, qui peut être associée. S'il est négatif, il a une valeur relative ; c'est sur des inoculations négatives qu'ont été publiés les premiers faits de pleurésies syphilitiques du stade roséolique (Spillmann et Etienne), et que se sont appuyés également Roger et Sabaréanu, Roque et Garin ; mais, en réalité, un résultat négatif ne saurait avoir une valeur rigoureusement probante ; il laisse planer un doute.

La *réaction de Wassermann avec le liquide pleural* peut-elle apporter une conclusion plus ferme ? Roger et Sabaréanu les premiers, ont eu recours à ce procédé. Dans leurs deux cas, le liquide pleural donnait un Wassermann positif. Il est vrai qu'eux-mêmes ont reconnu que la sérosité d'un vésicatoire appliqué chez un syphilitique dont le Wasserman sanguin est positif donne également un résultat positif. Dès lors, la réaction de Wassermann faite avec le liquide pleural n'a pas plus de valeur que faite avec le sérum sanguin ; elle atteste la syphilisation du sujet, mais non point la nature syphilitique de la lésion locale. Toutefois, il convient de reconnaître que Garin et Laurent [1] ont constaté que le Wassermann n'est pas toujours positif avec le liquide pleural quand il l'est avec le sérum, d'où ils concluent que si le Wassermann pleural est positif aussi, c'est qu'il y a un processus pleural en évolution.

Tels sont les faits actuellement connus et telle est la critique générale qu'on peut en présenter.

Quelle conclusion doit-on en tirer ?

Il est bien certain que les observations de Roger et Sabaréanu, de Roque et Garin, ont apporté un appoint impressionnant à l'histoire des pleurésies séro-fibrineuses de nature syphilitique.

Il n'est pas moins évident que des observations comme celle de Besançon et Gastinel, en démontrant, par l'emploi des mêmes procédés d'exploration, l'association de la tuberculose et de la syphilis, s'ajoutent aux réserves inspirées par l'argumentation purement clinique et jettent un nouveau

1. Garin et Laurent. La réaction de Wassermann dans le sérum et les différents liquides de l'organisme. (*Journal de physiologie et de pathologie générales,* 1910).

doute sur la réalité de la pleurésie séro-fibrineuse de nature syphilitique.

A mon avis, celle-ci n'a pas fait sa preuve ; elle ne l'aura faite que le jour où nous pourrons déceler le tréponème dans le liquide pleural.

Encore, cette constatation ne permettra-t-elle pas d'exclure la possibilité d'une pleurésie hybride, à la fois syphilitique et tuberculeuse, à moins que de nombreuses inoculations au cobaye ne demeurent pas en même temps négatives.

Avec Lancereaux, qui s'est toujours refusé à admettre la pleurésie syphilitique du stade roséolique, avec Landouzy qui la considère comme « de support syphilitique et de nature bacillaire », je persiste encore, et je crois que c'est également l'opinion de Besançon et de Gastinel, à considérer les pleurésies séro-fibrineuses qui surviennent chez les syphilitiques beaucoup plutôt comme des manifestations de la tuberculose associée que comme des localisations de la syphilis.

III

LES TRACHÉO-BRONCHITES
DE LA SYPHILIS SECONDAIRE ET LEUR DIAGNOSTIC
AVEC LA TUBERCULOSE

(Conférence faite à l'hôpital de la Charité, le 18 février 1913, recueillie par M. H. Philippon, interne du service, et publiée par le *Journal des Praticiens* le 19 avril 1913).

Les trachéo-bronchites de la syphilis secondaire sont loin d'être classiques. On les ignore généralement et, pourtant, elles sont plus fréquentes qu'on ne le croit. Mais elles demandent à être cherchées.

Il m'a paru qu'il pourrait être utile et intéressant de les étudier avec vous.

Dans une première partie nous chercherons à établir leur

existence et à préciser les caractères de leurs variétés cliniques. Dans une deuxième partie, nous discuterons leurs relations avec la tuberculose.

I. — EXISTENCE ET VARIÉTÉS CLINIQUES
DE LA TRACHÉO-BRONCHITE SYPHILITIQUE SECONDAIRE

L'existence de la trachéo-bronchite syphilitique secondaire est niée par certains syphiligraphes et considérée comme assez fréquente par d'autres. En réalité, l'observation attentive permet de constater que, dans tous les cas où il existe des signes de laryngite syphilitique secondaire, la trachéo-bronchite, si légère soit-elle, est presque la règle ; mais elle passe inaperçue, parce que les symptômes laryngés attirent surtout l'attention et l'inscrivent au compte de la laryngite. La fréquence de la trachéo-bronchite secondaire doit donc être calculée d'après celle de la laryngite secondaire ; or, d'après les statistiques les plus autorisées, on peut admettre, avec le Professeur Fournier, que 3 à 4 °/. seulement des syphilitiques font de la laryngite secondaire, ce qui revient à dire que la trachéo-bronchite est plutôt rare puisqu'elle n'accompagne pas fatalement tous les cas de laryngite.

Pour établir son existence de façon absolument certaine, il faudrait pouvoir déceler la présence du tréponème dans l'expectoration, comme on colore le bacille de Koch dans les crachats des phtisiques. On pourrait objecter, il est vrai, que le tréponème proviendrait seulement de la gorge ou de la bouche ; mais cette objection n'aurait pas grande valeur si des signes d'auscultation indiquaient nettement la trachéo-bronchite et si la recherche du bacille de Koch demeurait négative à plusieurs reprises. Ce qui complique, en effet, l'étude de la trachéo-bronchite syphilitique, c'est la notion bien établie de la fréquence de la tuberculose chez les syphilitiques ; je vous ai déjà entretenus de cette intéressante question, dans les conférences précédentes ; nous la discuterons dans la seconde

partie et nous verrons que, dans bien des cas, il faudra reconnaître que les manifestations trachéo-bronchiques ne sont que
la conséquence d'un réveil d'une tuberculose latente par la
syphilis.

L'étude des variétés cliniques de la trachéo-bronchite secondaire nous permettra à cet égard d'établir des distinctions nécessaires.

FORMES CLINIQUES. — Du point de vue de *la forme des lésions* on peut distinguer deux types principaux : la *plaque
muqueuse trachéale* et *l'hyperémie simple de toute la muqueuse.*

Les *plaques muqueuses trachéales* accompagnent, en général, celles du larynx ; elles ont été constatées par Seidel et
par Mackenzie à l'aide du laryngoscope.

L'hyperémie simple de la muqueuse trachéo-bronchique, décrite par Lancereaux, consiste en une agglomération de taches
rouges ou violacées, plus ou moins confluentes, qui s'accompagnent d'un exsudat légèrement saillant et disparaissent plus
ou moins rapidement sans laisser de traces. Elle est comparable à l'angine érythémateuse du début de la syphilis.

Du point de vue de *l'évolution clinique* il convient de décrire deux formes principales : une *forme initiale, précoce,
aiguë,* qui survient dès le début de la période secondaire et
évolue en quelques jours, et une *forme tardive, subaiguë* ou
chronique, qui n'apparaît que quelques mois après la contamination et procède par poussées successives et récidivantes
qui prolongent parfois sa durée indéfiniment.

1° *Forme initiale.* — On sait combien sont fréquentes,
dans la *syphilis héréditaire précoce,* les localisations portant
sur les voies respiratoires supérieures ; le coryza avec jetage
est un signe pour ainsi dire constant ; or, le plus grand nombre des nouveau-nés syphilitiques meurent par le poumon,
après avoir présenté, dès le début, des signes de bronchite
disséminée ; il est plus que probable que la syphilis s'accom-

pagne ici d'un énanthème particulièrement confluent sur la muqueuse des voies respiratoires. Voilà donc un argument clinique qui ne saurait être négligé dans l'histoire de la trachéo-bronchite secondaire. Mais je n'y insisterai pas davantage, n'ayant en vue, dans cette conférence, que la trachéo-bronchite secondaire de l'adulte.

Or, chez l'adulte, la forme initiale est l'ébauche en quelque sorte de la rhino-trachéo-bronchite du nouveau-né syphilitique. Moins violente, elle peut être comparée à l'énanthème de la rougeole, pour cette raison qu'elle précède, annonce ou accompagne la roséole. C'est là un caractère essentiel qui a été bien mis en évidence par les médecins anglais, qui les premiers la décrivirent.

Pour Stokes [1] elle survient peu de temps après le chancre, précède la roséole de quelques jours et s'accompagne de fièvre et de malaise général ; il ne l'a observée que dans des cas de syphilis secondaire particulièrement intense.

Byrne confirme les observations de Stokes et ajoute que la gêne respiratoire peut être assez forte pour rendre la saignée nécessaire.

Graves [2] fait les mêmes constatations et Lancereaux [3], qui cite ces auteurs tout en faisant quelques réserves, rapporte qu'il a vu « survenir et se développer tous les signes d'une inflammation subaiguë des bronches, y compris la dyspnée, chez un jeune homme qui, quelques jours plus tard, fut atteint d'une éruption manifestement syphilitique ».

Potain admet l'existence de la trachéo-bronchite secondaire, et attire l'attention sur la prédisposition qu'elle crée à la phtisie Moi-même [4] dans mon livre *Syphilis et Tuberculose* et dans mon article du *Précis de syphiligraphie* de mon maître, le

1. Stokes. *Diseases of the chest* p. 93, London.
2. Graves. *Clinical medicine*, Dublin, 1843, p. 216.
3. Lancereaux. *Traité historique et pratique de la syphilis*, 1866, p. 161.
4. Émile Sergent. *Syphilis et Tuberculose*. Masson, éditeur, p. 37 et suivantes. *Précis de syphiligraphie* de Gaucher. Article : appareil respiratoire, p. 220 et suivantes.

Professeur Gaucher, j'ai tenté une description de la trachéo-bronchite secondaire et en ai rapporté une observation personnelle, qui, à elle seule contient les éléments principaux de cette localisation précoce du tréponème et mérite, à cet égard, d'être rappelée ici. La voici en quelques lignes : Une femme de 48 ans entre à l'hôpital Necker, le 4 novembre 1905, pour une bronchite. Elle n'a jamais été malade et ne présente aucune trace de tuberculose antérieure ni actuelle. Or, au mois d'août précédant, elle avait eu la blennorrhagie, et, au mois de septembre, un chancre syphilitique vulvaire. Vers la mi-octobre, sans refroidissement, sans cause apparente, elle se mit à tousser et à cracher et eut un peu de fièvre pendant quelques jours. Ne pouvant se débarrasser de ce rhume elle entra à l'hôpital. Au moment de son entrée, la toux était assez quinteuse, les crachats abondants et muco-purulents et l'auscultation révélait des signes de bronchite simple. Quelques jours après apparut, disséminée sur tout le corps, une roséole typique, particulièrement confluente et intense, constituée surtout par de gros éléments papuleux ; en même temps se manifesta une vive efflorescence de plaques muqueuses, à la fois dans la gorge, sur les lèvres, la vulve, l'anus, et même sur la conjonctive dont la vive hypérémie masqua pendant quelques jours une iritis concomitante.

La recherche du bacille de Koch, faite à plusieurs reprises, demeura constamment négative. En présence de ces manifestations syphilitiques non douteuses, j'instituai, sans retard, le traitement spécifique ; je fis faire des injections de benzoate Hg à la dose de 2 centigrammes par jour, *sans aucune autre médication, pas même du sirop de Tolu.* Or, rapidement, les accidents s'amendèrent ; le 15 novembre, après la 10° injection, la bronchite avait complètement disparu en même temps que s'effaçaient peu à peu les accidents cutanés muqueux et oculaires.

Cette observation est tout à fait typique ; elle contient, à elle seule, tous les éléments qui caractérisent l'évolution clinique de la trachéo-bronchite secondaire précoce.

Dans sa thèse Lépine [1] rapporte une observation prise dans le service du professeur Gaucher. Ici aussi la trachéo-bronchite précéda l'éruption ; mais la malade était très amaigrie ; elle présenta, quelque temps après la guérison de la bronchite, une écrouelle cervicale suspecte et conserva de la submatité sous la clavicule droite ; si bien qu'on peut se demander avec Lépine, s'il ne s'est pas agi plutôt d'un réveil d'une tuberculose latente par la syphilis intercurrente, ainsi que nous le verrons plus loin.

Des données qui précèdent on peut extraire un résumé général des caractères cliniques de la trachéo-bronchite secondaire initiale aiguë. Deux variétés peuvent être distinguées : une *trachéale* et une *bronchique*.

La *variété trachéale* consiste en une trachéite associée à la laryngite ; ses symptômes disparaissent devant la *prépondérance des symptômes laryngés* ; aussi risque-t-elle, le plus souvent, de passer inaperçue. Elle se traduit par une raucité plus ou moins grande de la voix, accompagnée d'une sensation constante de chatouillement trachéal occasionnant une toux fréquente et quinteuse, parfois coqueluchoïde, et d'une expectoration muco-purulente souvent très abondante. Elle *disparaît dès que le traitement spécifique est institué*.

Dans la *variété bronchique*, dont l'observation personnelle que j'ai résumée offre un type complet, les signes de bronchite attirent tout d'abord l'attention ; ils *précèdent l'apparition de la roséole* qui, seule, permet de les rattacher à leur véritable origine. Elle *appartient surtout aux formes confluentes de la syphilis secondaire*, à celles qui se traduisent par l'exubérance de l'éruption cutanée et muqueuse ; elle est exceptionnelle dans les formes discrètes ; elle nécessite la mise en œuvre hâtive du traitement spécifique, car, par les lésions qu'elle entretient sur les voies respiratoires, *elle ouvre la porte à la tuberculisation*. Aussi bien, l'importance d'un diagnostic précoce apparaît-elle

---

1. Lépine. Accidents syphilitiques pleuro-pulmonaires de la période secondaire (*Thèse Paris*, 1907).

avec évidence, d'autant que cette trachéo-bronchite *cède rapidement au mercure*, et cela sans qu'il soit nécessaire de recourir à aucune autre médication, ni révulsive, ni balsamique, ni antispasmodique.

2° *Forme tardive.* — Elle apparaît dans les quelques mois qui suivent le début de la syphilisation. Son étude est d'un grand intérêt, tant au point de vue doctrinal qu'au point de vue pratique.

Stokes l'a signalée à côté de la forme initiale.

Mais c'est surtout Barthélemy qui, dans une communication au *Congrès de la Tuberculose* (Paris, 1905) en fit une description complète, peut-être un peu trop complaisante d'ailleurs.

Il la compare, au point de vue de la morphologie des lésions, à ces glossites syphilitiques secondaires, qui, par la récidive constante *in situ* des plaques muqueuses, donnent à la langue cet aspect classique de *prairie fauchée.* Comme ces glossites, la trachéo-bronchite secondaire tardive aurait une tendance toute spéciale à récidiver et à durer. Sa durée moyenne varierait de cinq mois à trois ans, avec des accalmies plus ou moins longues et des récidives plus ou moins fréquentes. Elle serait constituée par la présence de plaques fissuraires entraînant la persistance de l'inflammation bronchique. Elle serait très rare, puisque Barthélemy n'en observa que 8 cas en vingt-cinq ans.

D'après deux cas qu'il m'a été donné d'observer, elle est entretenue par le tabac ; on sait, d'ailleurs, combien, chez les fumeurs non syphilitiques, est fréquente la trachéite subaiguë ou chronique.

Barthélemy insiste sur le *mauvais état général* des malades qui en sont atteints, état tel qu'il fait songer à la tuberculose ; dans toutes les observations, il s'agit en effet, de sujets maigres, anémiques, plus ou moins asthéniques, qui souffrent de points de côté et d'oppression, ont de la fièvre, toussent et expectorent des crachats muco-purulents ou sanguinolents et même ont parfois de véritables hémoptysies. L'auscultation fait entendre des râles de bronchite plus abondants aux sommets et surtout du côté droit, constatation qui vient encore accentuer le doute qu'on peut avoir sur la nature vraiment syphilitique d'un tel ensemble de symptômes. Il est vrai que Barthélemy insiste, d'une part, sur l'échec des médications ordinaires de la bronchite et sur l'efficacité du traitement mercuriel, qui, après quelques accalmies et récidives successives, arrive à amener la guérison définitive, et, d'autre part, sur l'absence de bacilles de Koch dans les crachats examinés à plusieurs reprises.

En dépit de ces arguments, dont la valeur est certainement impressionnante, il faut avouer que, du point de vue doctrinal, la nature syphilitique de cette variété de trachéo-bronchite du secondarisme ne peut être admise sans de grandes réserves et que, en tous cas, si, du point de vue pratique, le diagnostic avec la tuberculose est des plus délicats et des plus hésitants, il n'en reste pas moins vrai que l'efficacité du traitement mercuriel est incontestable.

Aussi bien, est-il indispensable, quelle que soit l'opinion qu'on ait sur leur véritable nature, — qu'on les considère comme manifestations de la syphilis ou de la tuberculose, ou même comme inflammations banales surajoutées à la syphilis, — de leur opposer le traitement mercuriel, seul capable de les amender en agissant sur l'élément syphilitique qui a été le point d'appel de l'infection surajoutée. Je dis traitement *mercuriel*, car il est évident que l'iodure de potassium ne ferait qu'aggraver l'inflammation trachéo-bronchique.

Bien plus, si ces trachéo-bronchites tenaces ouvrent la porte à la tuberculose et sont susceptibles de laisser derrière elles l'emphysème pulmonaire et le catarrhe chronique, elles peuvent également servir de prélude aux accidents redoutables de la sténose trachéo-bronchique tertiaire.

Je suis convaincu, ainsi que j'y ai insisté dans mes publications antérieures (*loc. cital.*), que, si on scrute rigoureusement les antécédents des syphilitiques chez lesquels on constate la sténose trachéale tertiaire, on retrouve presque toujours, dans un passé plus ou moins lointain ou récent, des signes évidents de trachéite tenace, durant toute la période intermédiaire au secondarisme et au tertiarisme. Mais je ne veux pas insister sur cette redoutable conséquence de la trachéo-bronchite secondaire tardive et récidivante, qui, ainsi considérée, établit une sorte de transition entre les accidents aigus rapides, que nous avons décrits il y a un instant, et l'évolution progressive, sténosante, du syphilome trachéal tertiaire, que nous étudierons dans la prochaine conférence.

Je reviens à mon sujet en vous racontant l'observation d'un malade que quelques-uns d'entre vous ont pu voir dans le service et dont l'histoire nous conduira à la seconde partie de cette leçon, à savoir la discussion des relations de la trachéo-bronchite de la syphilis secondaire avec la tuberculose.

Cet homme, âgé de 42 ans, était entré à l'hôpital parce qu'il toussait et crachait abondamment. Il avait de la fièvre ; sa température se maintenait aux environs de 38° ; il était pâle, maigre ; sa voix était complètement éteinte et rauque par instants ; il avait tout à fait l'allure générale d'un phtisique et me fut présenté comme tel par l'externe qui avait pris l'observation. Mais, celui-ci avait omis de regarder la langue ; or, elle était couverte de plaques muqueuses. Ayant fait cette importante constatation, je complétai mon examen et je découvris des plaques muqueuses dans la gorge, sur les organes génitaux et à l'anus. Je trouvai, derrière le sterno-cléido-mastoïdien, un amas ganglionnaire et je n'eus pas de peine à faire avouer au sujet que, six mois auparavant, il avait eu un chancre de la verge et, peu après, une roséole papulo-croûteuse dont on pouvait encore constater les traces sous la forme de quelques macules pigmentées. Bien plus, nous pûmes mettre en évidence l'existence d'une néphrite secondaire des plus nettes (12 grammes d'albumine par 24 heures). J'insiste sur l'importance de cette complication, car elle est une preuve de l'intensité de l'infection syphilitique chez notre malade et je vous ai dit que la trachéo-bronchite secondaire s'observait surtout dans les syphilis secondaires sévères. Donc, ce soi-disant tuberculeux était un syphilitique et cela est si vrai que, malgré sa néphrite — je dirais presque : à cause de sa néphrite — je le soumis au traitement mercuriel (injections de benzoate de Hg), et je vis les accidents laryngés et bronchiques, en même temps que la néphrite, disparaître en trois semaines.

Cependant, le passé de cet homme n'était pas exempt de suspicion bacillaire : il avait eu une pleurésie à 18 ans. Or, six mois après sa sortie de l'hôpital, il revint nous voir un matin : il toussait de nouveau, avait maigri et, en outre, était atteint d'une orchite droite. Nous le fîmes entrer dans notre salle. Cette fois encore il présentait des signes de trachéo-bronchite et des ganglions cervicaux ; l'orchi-épididymite rappelait les caractères de la tuberculose testiculaire. Nous instituâmes encore une fois le traitement mercuriel ; l'effet fut beaucoup moins rapide que la première fois ; la bronchite finit cependant par disparaître en même temps que l'orchite ; mais, aussitôt après, le testicule de l'autre côté se prit. Au bout de deux mois, le malade put quitter le service, guéri de sa seconde orchite comme de la première, mais conservant au sommet gauche, en arrière, des signes d'induration évidente.

Retenons de cette observation, que le malade était un ancien tuberculeux latent, qu'il a réagi devant la syphilis en tuberculeux qu'il était, c'est-à-dire que la syphylis a revêtu chez lui la forme scrofuloïde sur laquelle j'ai attiré antérieurement l'attention et qu'il est parfois presque impossible de distinguer du scrofulate de vérole de Ricord. Nous approfondirons cette question dans une prochaine conférence.

II. — Relations de la trachéo-bronchite syphilitique secondaire avec la tuberculose

Toutes les trachéo-bronchites qu'on peut observer au cours de la syphilis secondaire ne sont pas fatalement des accidents syphilitiques ; elles peuvent être banales ou avoir avec la tuberculose des relations plus ou moins étroites. Leurs relations avec la tuberculose se présentent sous deux aspects ; soit qu'elles ouvrent la porte à la tuberculisation par les lésions durables qu'elles entretiennent sur la muqueuse trachéo-bronchique, soit qu'elles ne soient elles-mêmes que la conséquence d'un réveil d'une tuberculose latente à l'occasion du « grand branle-bas » imposé à l'organisme par la syphilisation débutante.

A cet égard, il convient de discuter isolément le rôle des trachéo-bronchites secondaires aiguës, initiales, et celui des trachéo-bronchites subaiguës, récidivantes, tardives.

Dans *la forme initiale aiguë*, il ne paraît point douteux que la nature syphilitique ne puisse être mise en doute. Rappelez-vous, en particulier, l'histoire de la malade que j'ai vue à Necker : elle est typique et démonstrative. Ici, la trachéo-bronchite apparaît bien comme la conséquence de l'efflorescence particulièrement confluente et généralisée de l'éruption ; il y a, à la fois, exanthème et énanthème ; l'un et l'autre sont concomitants et cèdent simultanément au traitement mercuriel. Mais, la précocité du diagnostic est indispensable, non seulement pour la guérison de la trachéo bronchite, mais pour protéger l'individu contre les risques d'une tuberculisation par inoculation à la faveur des lésions de la muqueuse respiratoire.

Dans *la forme tardive, récidivante*, dont Barthélemy s'est attaché à démontrer la nature syphilitique, le rôle de la tuberculose est peut-être moins négligeable que ne l'a pensé cet auteur. Ici la localisation trachéo-bronchique ne peut plus être considérée comme un simple énanthème contemporain de l'efflorescence secondaire initiale généralisée ; elle apparaît plus tard, une fois la roséole éteinte ; qu'elle soit la conséquence de poussées de plaques muqueuses récidivantes, la chose est possible ; mais il n'en est pas moins vrai que, par cette raison même, elle a les plus grandes chances de favoriser la greffe tuberculeuse ; d'autre part, chez les malades de cette catégorie, l'état général est particulièrement mauvais, le passé est suspect ; que le mercure les améliore, cela ne saurait être une preuve, car nous savons que la tuberculose des syphilitiques, est presque constamment, sinon toujours, améliorée par le traitement mercuriel ; au reste, ces malades deviennent bientôt des emphysémateux avec catarrhe, au dire même de Barthélemy ; or, nous connaissons la tendance toute spéciale de la tuberculose chez les syphilitiques à évoluer vers les formes fibreuses ; enfin l'analyse attentive des observations publiées démontre que, dans la presque totalité des cas, il y avait, dans le passé, des accidents suspects (bronchites répétées, pleurésies, hémoptysie) et que, en conséquence, l'interprétation la plus plausible paraît celle qui considère ces trachéo-bronchites tardives et durables du milieu et de la fin du secondarisme comme la conséquence d'un réveil d'une tuberculose latente. Telle est l'opinion soutenue par Lépine, dans sa thèse ; telle est la conclusion qui se dégage pour moi des faits que j'ai observés et de la critique de ceux qui ont été publiés.

L'histoire du malade à la double orchite, que je viens de vous résumer, me paraît démonstrative à cet égard ; ancien pleurétique, il contracte une syphilis des plus graves puisqu'elle se manifeste par une éruption exubérante et par une néphrite secondaire intense ; il fait de la trachéo-bronchite récidivante ; il est amélioré par le traitement mercuriel ; mais il reste aujourd'hui un tuberculeux torpide.

Telles sont les données qu'il m'a paru utile de vous exposer sur la question peu classique des trachéo-bronchites de la syphilis secondaire.

Vous en conserverez, présentes à l'esprit, les conclusions suivantes :

Tout d'abord, vous vous souviendrez que, chez un syphilitique secondaire, si vous constatez des signes de trachéo-bronchite, ceux-ci peuvent être dus à une localisation de l'éruption secondaire sur la muqueuse de la trachée et des bronches. Vous ne vous laisserez pas troubler par la présence de certains symptômes, tels que la fièvre, l'anémie, l'amaigrissement, la laryngite, qui pourront, *à priori* faire songer à la tuberculose.

Votre diagnostic sera, dans certains cas, très délicat, si les accidents cutanéo-muqueux n'ont pas encore fait leur apparition ou s'ils ont déjà disparu. Dans le premier cas, ils ne tarderont pas à survenir ; dans le second cas, il vous faudra connaître la valeur séméilogique de tel ou tel stigmate d'une syphilis récente (collier de Vénus, pigmentations maculeuses...) qui vous mettra sur la voie.

Il est d'autant plus nécessaire que vous sachiez dépister la syphilis que l'avenir de votre malade dépend de la rapidité de votre diagnostic. Non traitée, la trachéo-bronchite secondaire peut ouvrir la porte à la tuberculose, conduire à l'emphysème et au catarrhe ou laisser, par ses récidives successives, une prédisposition aux accidents sténosants qui sont l'aboutissant du syphilome trachéal tertiaire, dont elle peut être le prélude.

IV

LA MÉDIASTINITE CHRONIQUE

A) LA MÉDIASTINITE SYPHILITIQUE CONSIDÉRÉE DANS SES RAPPORTS AVEC L'ANÉVRYSME DE L'AORTE IMPORTANCE DIAGNOSTIQUE DES EXPLORATIONS RADIOSCOPIQUES RÉPÉTÉES.

(Conférence faite à l'hôpital de la Charité le 20 février 1912
et publiée par la *Presse médicale* le 3 juillet 1912).

Messieurs,

Vous pourrez voir dans le service une femme, qui a fait de très nombreux séjours dans nos salles depuis un an et dont l'histoire présente une série de considérations fort intéressantes au point de vue de l'étude des rapports de la médiastinite syphilitique avec l'anévrysme de l'aorte.

Avant d'aborder l'exposé de ce cas particulier, je crois bon
de vous rappeler en quelques mots ce que c'est que la médiastinite, abstraction faite des médiastinites aiguës, c'est-à-dire
des inflammations aiguës et suppuratives du médiastin, lesquelles sont surtout chirurgicales : je n'ai en vue ici que les
inflammations chroniques du médiastin.

Or, il y a longtemps que l'on a décrit un type assez particulier sous le nom de médiastinite calleuse. Cette médiastinite calleuse se trouve associée, en général, à des lésions portant sur la plèvre, et quelquefois aussi sur le péricarde
(médiastino-péricardite calleuse), et donne lieu à un syndrome
complexe avec asystolie qui s'observe surtout dans la tuberculose, et quelquefois dans la syphilis, et que j'étudierai dans
la prochaine leçon.

A côté de cette forme spéciale prennent place toutes les
inflammations chroniques, plus ou moins localisées ou diffuses,
du médiastin, dont l'origine reconnaît deux causes principales : la syphilis et la tuberculose.

Les rapports qui existent entre la syphilis et la médiastinite
sont aujourd'hui bien connus : la médiastinite syphilitique a
pris sa place dans la classification nosographique et je n'ai
pas l'intention de vous en faire l'histoire complète.

Je vous dirai, simplement, qu'à cette histoire se trouvent
attachés, en France, les noms de Barth, de Comby, de Dieulafoy, et que j'ai eu, pour ma part, l'occasion de l'étudier
dans mon livre *Syphilis et tuberculose*, et dans un article que
j'ai écrit dans le *Précis de syphiligraphie* de mon maître, M. le
professeur Gaucher.

Cette médiastinite syphilitique peut se présenter isolément :
c'est alors le *syphilome diffus scléro-gommeux du médiastin*.

Elle peut se présenter associée à des manifestations tertiaires portant sur les ganglions du médiastin, sur le poumon ou
sur la plèvre.

Elle peut se montrer, également, associée au syphilome de
la trachée et des bronches, ainsi que j'en ai observé un exemple chez un homme qui entra dans le service de mon regretté

maître Gingeot, alors que j'étais son interne, et qui présentait, en même temps qu'une dyspnée profonde avec tirage sus et sous-sternal, en même temps que de la cyanose avec dilatation des veines du cou et de la face, de violents accès de suffocation que nous attribuâmes à un syphilome sténosant de la trachée, en raison des stigmates dont il était porteur ; nous fîmes d'urgence la trachéotomie, et nous ne fûmes guère étonnés de constater que cette opération resta sans effet ; cet homme mourut dans les quelques heures qui suivirent et, à l'autopsie, nous trouvâmes, en outre d'un syphilome trachéal ancien, un syphilom diffus médiastinal extrêmement volumineux qui portait ses effets compressifs sur tous les organes du médiastin.

Enfin, la médiastinite syphilitique peut accompagner l'anévrysme de l'aorte ; ce type anatomo-clinique particulier est moins connu ; c'est pourquoi il m'a paru intéressant de l'étudier devant vous.

Quelle que soit la forme de la médiastinite syphilitique, elle peut affecter, suivant ses localisations prédominantes, des types cliniques très différents, selon qu'elle comprime les vaisseaux, l'œsophage, la trachée, les bronches, les nerfs, etc. ; il vous est facile, du reste, d'après l'anatomie du médiastin, que vous connaissez aussi bien que moi, d'imaginer les troubles qui peuvent être observés suivant que la lés'on existe ou prédomine en telle ou telle région.

Passons maintenant à l'étude de l'association de la médiastinite avec l'anévrysme de l'aorte.

Comme je vous l'ai dit, ce qui m'a donné l'idée d'étudier avec vous ce type clinique spécial, c'est la présence dans nos salles d'une malade qui en est atteinte et dont voici l'histoire.

Quand j'ai pris le service, il y a un an, j'y ai trouvé une femme qui présentait un ensemble de symptômes que vous pourrez encore constater aujourd'hui, mais qui étaient beaucoup plus accentués à cette époque. Cette, femme âgée de 48 ans, n'accusait aucun antécédent morbide, aucune tare spéciale.

Elle avait été victime d'une tentative criminelle quelques
années auparavant : elle avait reçu deux balles dans le dos,
et l'une n'avait pu être extraite. On en voit la cicatrice au-
dessus de l'épine de l'omoplate à droite. Je souligne, en passant, ce détail. Un an avant d'entrer à l'hôpital, quatre ans
après l'accident, un matin, elle avait perçu une sorte de sifflement respiratoire, en même temps qu'elle avait éprouvé une
grande oppression ; dès le lendemain sa voix s'était éteinte,
enrouée ; elle consulta un spécialiste, qui diagnostiqua une
paralysie récurrentielle gauche. Puis, à la suite de cet
incident, qui marqua le début de sa maladie, apparurent peu
à peu une grande fatigue et des accès de toux répétés. Ce fut
tout pendant près d'un an.

Quand elle fut admise dans le service, on constata, en outre
de cette voix bitonale et rauque, une certaine tendance à la
dyspnée et un état de lassitude profonde. Son facies avait une
expression anxieuse, ses yeux étaient un peu saillants, ses
lèvres et ses pommettes légèrement cyanosées.

On ne remarquait aucune déformation appréciable du thorax,
aucun centre anormal de battements thoraciques ; mais on
distinguait sous la clavicule gauche une circulation veineuse
collatérale assez développée. Il y avait synchronisme des deux
pouls radiaux, mais le pouls radial gauche était plus petit
que le droit et à peine perceptible.

L'examen du cœur ne montrait rien de particulier. On ne découvrait aucun foyer de bruits anormaux. Mais l'examen des
poumons révélait l'existence d'un syndrome physique dont je
tiens à vous indiquer l'importance : la percussion ne dénotait
rien de très remarquable, en ce sens que la sonorité du poumon paraissait normale, quoique un peu diminuée du côté gauche ; de même, les vibrations vocales ; mais, à l'auscultation
de l'hémithorax gauche, c'était à peine si on entendait le murmure respiratoire : lorsqu'on s'approchait de l'espace inter-
scapulo-vertébral on constatait, à l'expiration surtout, l'existence d'un souffle bronchique très caractéristique.

En outre, il était aisé de mettre en évidence le signe d'Argyll-Robertson accompagné d'inégalité pupillaire ; les réflexes rotuliens et achilléens étaient normaux.

Il n'y avait aucun autre symptôme de lésion viscérale et pas de fièvre.

En présence de ces symptômes, le diagnostic d'anévrysme de l'aorte, comprimant le nerf récurrent et la bronche gauche, et siégeant par conséquent dans la concavité de la crosse, paraissait plus que probable et ce fut à ce diagnostic que je m'arrêtai.

Or, les élèves me firent remarquer que ce diagnostic avait été posé également par le collègue qui m'avait précédé, mais qu'il avait été reconnu inexact par l'examen radioscopique, lequel avait démontré que tout le médiastin était opaque et qu'il n'existait aucun foyer d'expansion anormale. Aussi bien avait-on admis l'hypothèse d'une tumeur du médiastin ou d'une médiastinite chronique consécutive peut-être à l'inflammation du tissu cellulo-fibreux provoquée par la présence de la balle restée dans le thorax.

Je répondis que cette objection n'était pas suffisante, vu que la poche anévrysmale pouvait être entourée d'un épais manchon fibreux qui en masquât les pulsations, et qu'en tous cas, étant donné qu'il n'y avait aucun doute sur le passé syphilitique de la malade, vu le signe d'Argyll-Robertson, il y avait nécessité d'appliquer un traitement spécifique, à la fois hydrargyrique et ioduré. Au surplus, je fis pratiquer la réaction de Wassermann, qui fut nettement positive.

Or, peu à peu, se produisit une atténuation manifeste des symptômes qu'avait présentés cette malade en même temps qu'une amélioration notable de son état général. Et lorsque, quelques semaines après, nous fîmes un nouvel examen radioscopique, nous pûmes constater la présence d'un foyer de mouvements expansifs, très visibles, incontestables, dans la concavité de la crosse aortique, alors que tout autour le médiastin apparaissait clair.

Vous verrez, dans la radiographie que je fais passer sous vos yeux, cette ectasie aortique.

Cette femme avait donc bien été atteinte de médiastinite, mais ceci ne l'empêchait pas de porter en même temps un anévrysme de l'aorte. Si elle a été améliorée, elle n'est pas guérie complètement ; elle conserve encore aujourd'hui sa paralysie récurrentielle et sa voix bitonale rauque ; elle conserve également ses signes de compression de la bronche gauche et la petitesse de son pouls radial gauche ; mais son oppression est moindre et son facies n'exprime plus la même anxiété. Comment interpréter cette évolution, sinon en reconnaissant, ainsi que l'établissent les examens radioscopiques successifs, que l'anévrysme de l'aorte persiste, tandis qu'a disparu l'inflammation du tissu médiastinal qui l'entourait ?

Cette observation apporte, à mon avis, une importante contribution à l'histoire de la médiastinite syphilitique autant qu'à celle de l'anévrysme de l'aorte ; elle montre que la médiastinite syphilitique et l'anévrysme de l'aorte peuvent exister simultanément et que de cette association découlent quelques déductions pratiques, qui intéressent le diagnostic, le pronostic et le traitement, et que je crois utile de discuter devant vous.

Le diagnostic d'un état analogue comporte deux étapes : tout d'abord, il faut établir la nature syphilitique des accidents ; en second lieu, il convient de rechercher s'ils sont imputables à la médiastinite, à l'anévrysme de l'aorte ou aux deux réunis.

1° Il importe de rechercher si les accidents sont ou ne sont pas de nature syphilitique. La question est d'ordre général et ne présente aucune particularité dans le cas spécial. C'est la même enquête que celle qui s'impose dans tous les cas où il s'agit de reconnaître la nature de lésions qu'on suppose être syphilitiques. Quand il y a des stigmates, la chose est évidente, soit que le sujet présente, par exemple, d'autres lésions spécifiques, cutanées, muqueuses, osseuses, viscérales, en évolution, soit qu'il montre des cicatrices dont l'aspect est tel qu'elles représentent en quelque sorte la signature laissée par la vérole. Certains indices symptomatiques ont une importance tout aussi considérable : tel est le signe d'Argyll-Robertson ; il est incontestable que, lorsque vous constaterez le signe d'Argyll-Robertson, c'est-à-dire la disparition du réflexe d'accommodation à la lumière avec conservation du réflexe d'accommodation à la distance, vous pourrez être à peu près certains que le sujet est entaché de syphilis. La valeur séméiologique de l'aortite, et particulièrement de l'anévrysme de l'aorte, est aussi considérable, et vous n'ignorez pas que, dans ces dernières années, Babinski et nombre d'autres observateurs se sont attachés à démontrer l'importance de l'association du signe d'Argyll-Robertson et de lésions aortiques dans le diagnostic de la syphilis.

Il est une autre recherche que vous ne devez jamais négliger, c'est celle de la leucoplasie linguale, buccale ou commissurale, dont la valeur séméiologique n'est pas moindre, ainsi que nous l'avons montré dans un mémoire déjà ancien, mon maître le professeur Gaucher et moi, et que l'enseignent également le professeur Fournier et le professeur Landouzy.

Lorsque vous ne trouvez pas de stigmates apparents, lorsque l'interrogatoire demeure négatif, vous devez toujours vous demander si le sujet n'a pas été syphilisé sans s'en apercevoir : le problème serait insoluble si nous ne possédions un procédé d'investigation connu depuis peu : je veux parler de la réaction de Wassermann ; elle vous permettra d'affirmer, si elle est positive, que le syndrome auquel vous assistez a son origine dans une syphilis plus ou moins ancienne ou récente ; mais, si elle est négative, elle n'aura pas une valeur absolue et, parfois, ce sera seulement le résultat du traitement d'épreuve qui jugera la question. Si la syphilis doit être écartée, vous serez réduits à rechercher quelle est la variété de tumeur ou d'inflammation du médiastin (tuberculose ganglionnaire, etc.) qui peut déterminer le syndrome de compression.

2° Ceci dit sur la nécessité de faire d'abord le diagnostic de la nature syphilitique des accidents, — puisque c'est de cette première étape que découlent en réalité les principales indications thérapeutiques, — il convient de discuter ensuite le diagnostic différentiel de l'anévrysme de l'aorte et de la médiastinite. Cette seconde étape du diagnostic, si elle n'a pas une importance capitale au point de vue du traitement, en présente une considérable au point de vue du pronostic, ainsi que nous allons le voir. Cherchons donc à en préciser les éléments.

Or, ce diagnostic différentiel est très délicat, par la raison précisément que la médiastinite syphilitique et l'anévrysme de l'aorte — abstraction faite des cas où d'ailleurs ils coexistent — puisent leurs éléments symptomatiques principaux dans le même syndrome de compressions médiastinales.

Si vous connaissez, vous ai-je dit déjà, l'anatomie du médiastin, vous vous rendez compte aisément que toute tuméfaction suffisamment volumineuse de cette région gêne le fonctionnement des organes qui la traversent et détermine des troubles dont la modalité varie avec le siège et l'étendue de la lésion et, par conséquent, avec le nombre et la qualité des organes comprimés.

Il est évident que ces troubles sont indépendants de la nature de la lésion et que, en particulier, l'anévrysme de l'aorte et la médiastinite peuvent les engendrer également. Toutefois, il convient de reconnaître, d'une façon générale, qu'en raison même de leurs caractères anatomiques, ces deux affections présentent des tendances différentes : alors que l'anévrysme aortique siège dans une partie plus ou moins limitée et circonscrite du médiastin, la médiastinite se manifeste le plus souvent sous la forme d'une inflammation plus diffuse, plus totale. C'est pourquoi les symptômes de l'anévrysme de l'aorte affectent de préférence une dissociation plus étroite, tandis que ceux de la médiastinite réunissent l'ensemble plus ou moins complet de tous les éléments du syndrome médiastinal.

Il ne faudrait pas croire cependant que cette distinction soit absolue ; en effet, la médiastinite peut être partielle et, d'autre part, l'anévrysme, par ses dimensions ou les réactions inflammatoires de voisinage qu'il provoque, peut mettre en jeu toutes les conséquences d'une lésion diffuse du médiastin ; tel est le cas, notamment, lorsque la médiastinite et l'anévrysme évoluent en même temps.

Quoi qu'il en soit, au point de vue schématique, on peut admettre que les signes d'anévrysme sont plus limités, plus dissociés, et que certains groupements symptomatiques appartiennent plutôt à l'anévrysme qu'à la médiastinite.

C'est ainsi que la paralysie récurrentielle gauche associée à des signes de compression de la bronche du même côté traduit, de façon à peu près certaine, la présence d'un anévrysme développé dans la concavité de la crosse aortique.

Ce syndrome broncho-récurrentiel existe chez la femme dont je viens de vous conter l'histoire ; joint à l'inégalité d'amplitude des deux pouls radiaux, il nous a permis d'affirmer le diagnostic.

Mais chacun des éléments de ce syndrome, pris isolément, n'a pas une valeur diagnostique absolue. En effet, dans une de ses dernières cliniques, Dieulafoy[1] a rapporté l'observation d'une femme, chez laquelle une médiastinite syphilitique avait provoqué l'apparition du syndrome broncho-récurrentiel ; mais les deux pouls radiaux étaient synchrones et d'égale amplitude.

D'autre part, Babonneix et Baron[2] ont montré que l'inégalité des deux pouls radiaux pouvait s'expliquer par l'œdème unilatéral provoqué par la compression du tronc veineux brachio-céphalique par la médiastinite.

Cette considération m'amène à attirer votre attention sur un autre syndrome fréquemment observé dans l'anévrysme de l'aorte et que la médiastinite peut également provoquer : c'est le syndrome d'oblitération de la veine cave supérieure et des gros troncs veineux qui en émanent.

En 1863, Oulmont en montra l'importance, et, déjà, il eut soin de remarquer que cette oblitération n'était pas toujours la conséquence directe d'une compression exercée par la poche anévrysmale, mais qu'elle pouvait aussi résulter des réactions inflammatoires développées autour d'elle dans le tissu du médiastin ; il rappelait à cet égard une observation très dé-

---

1. Dieulafoy. « Etude sur la médiastinite syphilitique. » *La Presse Médicale*, 30 novembre 1910.

2. Babonneix et Baron. *Gazette des hôpitaux*, 30 janvier 1912.

monstrative de Martin-Solon publiée en 1838 dans les *Archives générales de Médecine*. Mais, à cette époque on ignorait encore les relations de l'anévrysme aortique et de la médiastinite avec la syphilis.

Dans ces dernières années, Comby, puis Barth, apportèrent, à la Société médicale des hôpitaux (février 1906) des faits établissant nettement les relations de cette oblitération avec la médiastinite syphilitique, indépendamment de tout anévrysme. Tout récemment, Dovies (*Lancet*, 1911, n° 20) a rapporté une observation analogue, suivie de mort. Pour ma part, j'ai montré avec mon élève Combier (Société médicale des hôpitaux, 10 février 1906), que l'oblitération de la veine cave supérieure pouvait être également le fait de la médiastinite tuberculeuse. De ces faits, il résulte que le syndrome d'oblitération de la veine cave supérieure, même lorsque l'origine syphilitique est nettement établie, ne peut être utilisé à coup sûr dans le diagnostic différentiel de la médiastinite et de l'anévrysme. J'en dirai autant des signes de compression du tronc veineux brachio-céphalique, dont j'observe en ce moment en ville une observation curieuse et dont l'observation de Babonneix et Baron offre un exemple démonstratif de l'opinion que je soutiens ici, puisque ces auteurs les virent disparaître à la suite du traitement mercuriel tandis que persistèrent les autres signes d'anévrysme, ce qui leur permit de conclure que la compression veineuse était le fait de la médiastinite associée à l'anévrysme.

De ce rapide aperçu sur les principaux éléments du syndrome médiastinal, il résulte qu'aucun d'eux n'est absolument pathognomonique de l'existence de l'ectasie et que le diagnostic différentiel avec la médiastinite est d'autant plus difficile que l'une et l'autre sont très fréquemment associées.

Et, cependant, j'estime que le diagnostic est possible, mais qu'il ne doit pas être demandé exclusivement à l'interprétation des signes subjectifs, fonctionnels et physiques, et qu'il convient de l'établir par l'exploration radioscopique, qui rend, en pareil cas, le plus grand service. Encore devrez-vous vous souvenir que la valeur diagnostique de la radioscopie n'est pas absolue et qu'elle doit être discutée. Chez la malade qui fait l'objet de cette leçon, le diagnostic d'anévrysme de l'aorte avait été rejeté et remplacé par celui de médiastinite, à la suite d'un examen radioscopique, parce que, à l'endroit où devait se trouver la poche, il fut impossible d'apercevoir le moindre mouvement expansif et parce que, au contraire, tout le médiastin apparut uniformément opaque et immobile. Or, un second examen, pratiqué ultérieurement, à la suite du traitement spécifique, mit en évidence la présence de l'anévrysme, libéré de la gangue scléro-gommeuse médiastinale qui l'englobait jusque-là.

Donc, la radioscopie peut servir au diagnostic de l'anévrysme et de la médiastinite, mais à la condition que ses résultats soient soumis a un rigoureux contrôle.

Tout d'abord, il convient de distinguer deux circonstances : ou bien l'exploration radioscopique permet de constater la présence d'une ombre animée de mouvements expansifs, ou bien elle ne révèle qu'une ombre immobile.

Dans le premier cas, l'épreuve est positive et le diagnostic d'anévrysme ou de grosse dilatation aortique peut être posé d'emblée.

Dans le second cas, l'épreuve est négative et le diagnostic reste en suspens, car la valeur de cette épreuve négative est relative : les observations d'Oulmont, de Martin-Solon, de Babonneix et Baron, celle que je viens de vous conter, établissent, de manière incontestable, que l'anévrysme et la médiastinite sont souvent associés. Aussi, une première épreuve négative imposera-t-elle l'obligation de recourir à de nouvelles épreuves, dont les résultats comparés auront seuls une valeur diagnostique. Par des examens successifs, en effet, vous pourrez voir le médiastin s'éclaircir peu à peu et l'opacité diminuer d'étendue, en même temps que la zone d'ombre anormale qui persistera s'animera de mouvements expansifs traduisant l'existence de la poche aortique.

Pour bien apprécier la signification de ces épreuves successives, il importe que vous soyez familiarisés avec la technique de l'examen radioscopique du médiastin. Or, pour examiner à l'écran un médiastin, il est indispensable de placer le sujet en position oblique et de le faire tourner lentement sur lui-même ; à un moment donné, on aperçoit derrière l'ombre du cœur, entre cette ombre et celle de la colonne vertébrale, un espace clair longitudinal. A ce moment, aucun organe, aucun tissu opaque interposé n'intercepte dans le médiastin le passage des rayons et la clarté du poumon s'y inscrit sous la

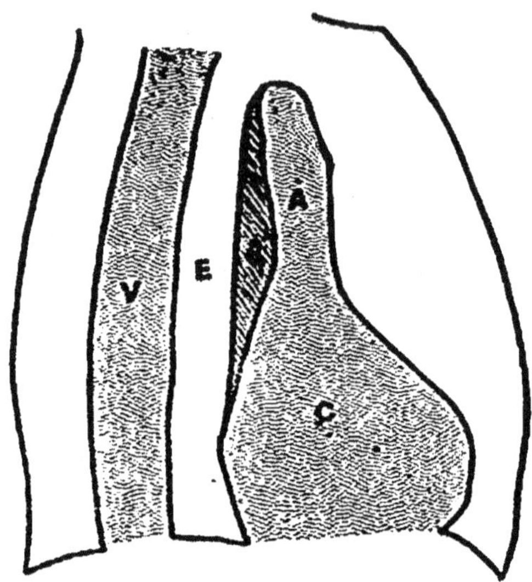

Fig. 2. — Position oblique antérieure droite à 60°.
C. cœur.—A. aorte ascendante. — A' aorte descendante. -- V. colonne vertébrale.
E. espace clair rétro-cardiaque.

forme d'une bandelette allongée. Telles sont les conditions normales [1]. Mais lorsque cette région du médiastin est envahie par une tumeur, par des ganglions, par une gangue fibreuse, l'espace clair disparaît et est remplacé par une ombre qui se confond avec celle des régions voisines.

C'est sur la présence ou l'absence de cet espace clair, d'une

1. Consulter : 2ᵉ partie, *Diagnostic radiologique*. Chapitre II, *Médiastin*.

part, et sur l'existence ou la non-existence d'une ombre anormale animée de mouvements expansifs, d'autre part, qu'est fondé essentiellement le diagnostic différentiel de l'anévrysme aortique et de la médiastinite syphilitique. C'est sur la réapparition de cet espace clair primitivement supprimé et sur l'apparition simultanée de ce foyer expansif, après le traitement, qu'est basé le diagnostic de l'association de la médiastinite avec l'anévrysme. Il y a là, à mon avis, une notion fort intéressante au double point de vue nosographique et pratique ; et c'est pourquoi j'ai cru utile de vous la signaler.

Si la répétition des explorations radioscopiques est seule capable de vous conduire au diagnostic de cette association, elle seule aussi peut vous permettre d'apprécier les éléments du pronostic et de juger les effets du traitement.

Si vous avez affaire à une médiastinite simple, scléro-gommeuse, que va-t-il se passer ? Sous l'influence du traitement spécifique, vous allez voir peu à peu, en même temps que les symptômes de compression disparaîtront, le médiastin redevenir clair.

Si votre sujet a non seulement une médiastinite syphilitique, mais en même temps un anévrysme de l'aorte, vous ne constaterez pas la disparition complète des symptômes ; votre examen radioscopique lui-même ne fera que vous montrer une guérison partielle ; vous verrez fondre la médiastinite, mais bientôt vous apercevrez les battements de l'anévrysme ; votre sujet ne guérira pas complètement ; il conservera des symptômes imputables à la présence de cet anévrysme. Tel est le cas de ma malade ; tel fut le cas du malade de Babonneix et Baron.

Il y aura lieu, dans l'un et l'autre cas, de faire le traitement spécifique ; mais, si vous avez affaire à des lésions anciennes, la thérapeutique sera impuissante ; elle n'agira que sur les lésions gommeuses en évolution, en activité ; elle sera sans action sur les parties déjà sclérosées.

L'efficacité du traitement, dans la médiastinite, dépend surtout de sa précocité ; il faut, par conséquent, que vous soyez à même de faire le diagnostic le plus tôt possible et c'est ici qu'intervient avec évidence l'importance des notions et des stigmates qui peuvent vous permettre de dépister la nature de la maladie : votre traitement n'agira que s'il est précoce. Dans le cas de Dovies, que j'ai cité plus haut, la mort par oblitération de la veine cave ne put être évitée ; dans le cas de Comby, on vit persister des signes d'oblitération de cette veine.

Dans l'anévrysme de l'aorte, les résultats seront moins encourageants. On a coutume, cependant, d'instituer le traitement spécifique quand on a affaire à un anévrysme de l'aorte ; cette coutume est sage parce que, dans certains cas, dans lesquels l'anévrysme était de date récente et provoqué par des lésions franchement gommeuses, elle a donné d'excellents résultats. Aussi, comme vous ne savez jamais à quelle période de son évolution se trouve un anévrysme, comme il est possible que des lésions récentes évoluent à côté des lésions cicatricielles, est-ce un devoir pour vous de prescrire le traitement antisyphilitique d'épreuve. Il vous arrivera parfois d'assister ainsi à une guérison ou à une amélioration telle qu'elle constituera une guérison apparente ; j'en ai vu, pour ma part, un exemple.

B) LA MÉDIASTINITE CHRONIQUE CONSIDÉRÉE DANS SES RAPPORTS AVEC LA TUBERCULOSE

(Conférence faite à l'hôpital de la Charité le 27 février 1912 et publiée par la *France Médicale* le 3 août 1912).

Nous allons continuer aujourd'hui l'étude de la médiastinite chronique par celle de ses rapports avec la tuberculose.

Je ne reviendrai pas sur ce que je vous ai déjà dit dans la conférence précédente ; je vous rappellerai simplement que j'ai passé rapidement en revue devant vous les principales formes de la médiastinite chronique, ses grands syndromes, les différentes variétés de compressions auxquelles elle donne lieu suivant le siège des lésions ; je vous ai dit aussi que la médiastinite chronique, abstraction faite des cas dans lesquels elle est provoquée par la présence d'une tumeur quelconque du médiastin, est si fréquemment d'origine syphilitique que, chaque fois que vous en constaterez l'existence, vous devrez songer à la possibilité de la syphilis.

Il ne faudrait pas croire, cependant, qu'elle reconnaît toujours cette origine, et il faut, notamment, que vous sachiez qu'elle est souvent liée à la tuberculose. Ceci ne signifie pas, d'ailleurs, que la médiastinite chronique que vous pouvez observer chez les tuberculeux est elle-même fatalement de nature tuberculeuse, car vous pouvez vous trouver en présence de cas douteux, chez des sujets entachés à la fois de syphilis et de tuberculose.

On observe, chez les tuberculeux, la médiastinite chronique sous trois types cliniques principaux :

la médiastinite tuberculeuse proprement dite, accompagnant ou non l'adénopathie trachéo-bronchique ;

la médiastinite des sujets syphilitiques et tuberculeux ;

enfin, une forme particulière, la médiastino-péricardite calleuse avec asystolie hépatique, qui s'observe surtout chez les enfants, mais qu'on rencontre aussi quelquefois chez l'adulte.

1° *Médiastinite tuberculeuse proprement dite.* — J'ai publié, il y a quelques années, à la Société médicale des Hôpitaux, avec mon interne Combier [1], une observation qui est, à cet égard, tout à fait démonstrative.

La voici, rapidement résumée :

Une homme d'une cinquantaine d'années entre à l'hôpital avec un syndrome d'oblitération de la veine cave supérieure, accompagné simplement d'oppression légère, et sans aucun autre symptôme apparent de compression.

L'oblitération veineuse était telle que la circulation collatérale était développée à un point extrême et qu'on observait

1. Emile Sergent et Combier. « Oblitération de la veine cave supérieure ». *Soc. méd. des Hôp.*, 10 février 1906.

— particularité signalée déjà comme symptôme des oblitérations totales de la veine cave supérieure — la présence sur la partie inférieure du thorax d'une sorte de ceinture de veines variqueuses, ressemblant presque à de petites sangsues appendues à la paroi.

Cet homme, qui n'avait jamais eu la syphilis, qui n'en présentait aucun stigmate, toussait depuis quelques années et expectorait en abondance des crachats dans lesquels on trouvait des bacilles de Koch. L'examen de la poitrine permettait de constater la présence d'une vaste excavation dans la partie moyenne du poumon droit. C'est là une localisation extrémement rare dans la tuberculose; c'est, au contraire, le siège le plus habituel des lésions pulmonaires de la syphilis, s'il faut en croire, du moins, Grandidier.

En présence de ces constatations, il y avait lieu de se demander si cet homme n'était pas syphilitique sans le savoir, s'il n'était pas atteint d'une pneumopathie syphilitique ancienne sur laquelle serait venue se greffer la tuberculose, et si la compression de la veine cave supérieure n'était pas le fait d'une médiastinite syphilitique.

Cet homme mourut après quelques jours de séjour à l'hôpital, emporté par une poussée de tuberculose aiguë.

L'autopsie nous permit de constater l'existence d'une compression de la veine cave supérieure, telle qu'il était absolument impossible d'isoler le tronc veineux; il fallut sculpter la gangue scléreuse qui l'englobait pour le découvrir sous la forme d'un mince cordon fibreux complètement oblitéré.

Le médiastin antérieur était rempli par une masse fibreuse énorme, dure, dans laquelle le couteau rencontrait des noyaux calcaires et des conglomérations caséeuses; il s'agissait, en somme, d'une tuberculose ganglionnaire du médiastin, autour de laquelle s'était peu à peu développée une réaction inflammatoire du tissu cellulaire.

Nous vérifiâmes l'existence de l'excavation du lobe moyen du poumon droit et nous vîmes, tout autour, la poussée de granulie terminale secondaire que nous avions diagnostiquée.

La nature tuberculeuse de cette médiastinite fut prouvée par les constatations cliniques, par les résultats de l'autopsie et aussi par les vérifications faites au laboratoire : le bacille de Koch put être retrouvé dans les ganglions et dans le poumon.

Cette observation est extrêmement importante à deux points de vue : d'abord au point de vue du diagnostic, ensuite au point de vue nosographique.

En ce qui concerne le diagnostic, nous avions le devoir de considérer tout d'abord cette homme, qui disait n'être pas syphilitique, comme l'étant peut-être, en raison même des particularités symptomatiques qu'il présentait. Aujourd'hui, nous aurions recours à la réaction de Wassermann. A cette époque, nous ne possédions pas ce précieux moyen de diagnostic.

Si jamais je me retrouvais en présence d'un cas analogue, je n'hésiterais pas à recourir au traitement d'épreuve, parce que, lorsqu'on constate une caverne dans la partie moyenne du poumon, le droit surtout, il faut toujours songer à la syphilis.

Et, pourtant, cette observation établit de façon incontestable l'existence de la médiastinite tuberculeuse. Elle suffit à montrer que la tuberculose ne se borne pas à engendrer dans le médiastin la production des adénopathies trachéo-bronchiques que nous connaissons bien, mais qu'elle peut aussi s'y manifester sous la forme de réactions inflammatoires chroniques du tissu cellulaire.

2' Médiastinite chez les sujets syphilitiques et tuberculeux. — Si la médiastinite tuberculeuse doit avoir, dans nos descriptions nosographiques, sa place marquée à côté de celle de la médiastinite syphilitique, il faut que vous sachiez que l'une et l'autre se confondent étroitement, et cela d'autant plus que la syphilis et la tuberculose peuvent se trouver réunies chez le même sujet, soit qu'il s'agisse de lésions locales hybrides, soit qu'il s'agisse simplement de sujets qui sont à la fois syphili-

tiques et tuberculeux et chez lesquels la lésion locale est sous
la dépendance d'une des deux affections dont ils sont simultanément tarés.

Vous verrez dans notre salle de femmes une malade qui est
entrée dans le service il y a quelques mois ; elle est âgée de
57 ans ; son mari est mort *subitement* à 57 ans (je note, en
passant, cette mort subite).

Elle n'a jamais eu ni enfant ni fausse couche ; elle a eu, en
1892, une pleurésie gauche — notez encore cet antécédent —;
en 1906, elle a eu une éruption généralisée sur tout le corps
et accompagnée de chute des cheveux ; nous ne pouvons pas
rétrospectivement affirmer la nature de cette éruption, mais
nous devons tenir compte de son existence.

En janvier 1911, cette femme contracta une bronchite, à la
suite de laquelle elle conserva de l'oppression ; une dyspnée
assez considérable se manifesta progressivement, s'exagérant
si la malade se couchait, et particulièrement si elle se couchait
sur le côté gauche.

Sur cette oppression constante, progressive, se greffèrent peu
à peu de véritables crises de suffocation ; la malade emploie
cette image : elle dit qu'elle ressent « comme si cela se bou-
chait » ; il lui semble que l'air ne peut plus pénétrer par suite
d'une obstruction des voies aériennes.

En même temps, cette femme présenta peu à peu une expectoration muco-purulente, rappelant les crachats nummulaires
des phtisiques et contenant de temps en temps des filets de
sang ; elle avait également une légère élévation de température, des sueurs nocturnes et ne tarda pas à maigrir.

Lorsqu'elle entra dans le service, nous constatâmes que la
dyspnée était considérable, présentait les caractères de l'orthop-
née, et s'accompagnait d'un bruit de cornage strident, indiquant certainement l'existence d'une compression portant sur
les voies respiratoires supérieures, compression qu'affirmait
encore la constatation d'un tirage sus et sous-sternal.

En même temps que ce syndrome, dont vous ne pouvez
ignorer la valeur séméiologique, elle présentait une toux spé-

ciale, coqueluchoïde, de caractère un peu aboyant, qu'on rencontre si souvent également dans les cas de compression bronchique et qui fait partie du syndrome médiastinal. On constatait aussi un développement plus marqué que normalement des veines présternales, indiquant un léger degré de gêne dans la circulation veineuse intra-thoracique.

Le pouls et le cœur ne présentaient aucun caractère anormal. Mais les poumons étaient le siège de signes physiques très particulièrement intéressants. D'une part, aux deux sommets, et surtout à gauche, la percussion, l'auscultation et la palpation révélaient des signes d'infiltration tuberculeuse à forme fibro-caséeuse. Si on portait l'examen dans les espaces interscapulaires, à hauteur du hile des poumons, on percevait une zone de matité et un souffle bronchique bi-latéral, surtout intense à gauche, et affectant un timbre spécial rappelant le cornage que l'on entendait à distance lorsqu'on se trouvait près de la malade.

En poussant l'examen plus loin, on constatait que cette femme ne présentait pas de modifications des réflexes achilléens ni rotuliens ; le signe d'Argyll-Robertson n'existait pas ; mais les deux pupilles étaient inégales, la gauche étant plus grande que la droite ; en passant, j'insiste sur cette particularité : dans une prochaine leçon[1], je vous entretiendrai de la valeur séméiologique de cette inégalité pupillaire qu'on observe très fréquemment au cours des affections pleuro-pulmonaires et médiastinales, aiguës ou chroniques, et qui consiste dans l'inégalité pupillaire simple avec conservation des différents réflexes d'accommodation à la lumière et à la distance.

Enfin, nous fîmes une constatation qui, avant tout contrôle de laboratoire, nous permit de reconnaître que cette femme était syphilitique : sur le bord antérieur de la jambe gauche, dans la région tibiale antérieure, elle présentait une ulcération qu'on ne pouvait rattacher à autre chose qu'à la syphilis.

---

1. Emile Sergent. « L'inégalité pupillaire dans les affections pleuro-pulmonaires ». *Progrès médical*, 11 mai 1911.

Aucun doute n'était possible ; d'ailleurs, la réaction de Wassermann fut nettement positive.

Donc, nous avions affaire à un terrain entaché de syphilis et de syphilis active puisqu'il y avait sur la jambe une lésion tertiaire en pleine évolution. Mais la malade était, en même temps, une tuberculeuse ; la constatation de nombreux bacilles de Koch dans les crachats ne laissait sur ce point aucun doute.

Enfin, nous avons poussé l'examen plus à fond et nous avons fait une exploration radioscopique qui a permis de constater que le syndrome de compression bronchique était bien dû à l'existence d'une opacité du médiastin et qu'il n'y avait pas de centre de mouvements expansifs pouvant révéler la présence d'un anévrysme de l'aorte.

L'espace clair dont je vous ai parlé dans la précédente conférence et qu'on aperçoit chez l'individu normal, placé obliquement contre l'écran, était chez cette femme occupé par une ombre ; par conséquent, tout le médiastin était bouché.

Or, sous l'influence du traitement, cet espace est redevenu clair, ainsi que nous avons pu nous en assurer par des explorations radioscopiques successives, ce qui est la preuve que la lésion a fondu.

J'avais soumis, en effet, la malade au traitement spécifique ; car, si elle était tuberculeuse, elle était en même temps syphilitique. La syphilis était prouvée par le résultat de la réaction de Wassermann et par les caractères de la plaie de la jambe, qui ne tarda pas, d'ailleurs à se cicatriser. La tuberculose était attestée par la constatation du bacille de Koch dans les crachats et par le résultat positif d'une intra-dermo-réaction à la tuberculine.

J'instituai le traitement spécifique parce que je me demandais dans quelle mesure la médiastinite était liée à la syphilis ou à la tuberculose. Je crois, en raison des phénomènes régressifs qui sont survenus, qu'elle était surtout syphilitique. mais je n'oserais affirmer qu'elle n'était que syphilitique.

En effet, la médiastinite a considérablement diminué d'étendue, puisque l'espace clair supprimé au début est aujourd'hui nettement visible. Mais, si la malade a été améliorée, si le cornage a diminué peu à peu, on constate encore chez elle le souffle bronchique bilatéral et un certain degré d'oppression. Je crois donc qu'elle a présenté une association syphilo-tuberculeuse sur l'importance de laquelle je reviendrai dans un instant.

Cette observation montre qu'il y a des médiastinites qui évoluent chez des sujets à la fois syphilitiques et tuberculeux et qu'en pareil cas il est extrêmement difficile d'affirmer si la médiastinite appartient à l'une ou à l'autre de ces deux maladies ou aux deux simultanément.

3° *Médiastino-péricardite calleuse avec asystolie hépatique.* — Je voudrais maintenant vous dire quelques mots de la dernière forme : la médiastino-péricardite calleuse avec asystolie hépatique.

On l'observe aussi bien, d'ailleurs, chez les syphilitiques que chez les tuberculeux ; et, bien qu'elle se rencontre parfois chez l'adulte, elle est surtout l'apanage de l'enfant.

Elle se caractérise essentiellement par un syndrome anatomo-clinique fort important à connaître, qui a été étudié surtout chez l'enfant par le professeur Hutinel, et dont vous trouverez une excellente description dans la thèse déjà ancienne (1897) de mon ami Venot, sur la cirrhose cardio-tuberculeuse avec symphyse péricardiaque.

Les travaux plus récents de Nobécourt et Paisseau, la thèse de Lambour (1911) et un article de Comby dans les *Archives de médecine des enfants,* viennent de préciser l'histoire de la médiastinite chronique chez l'enfant et de montrer qu'elle peut affecter les mêmes allures cliniques que chez l'adulte. Quoi qu'il en soit, le type que j'envisage actuellement appartient plus en propre à l'enfant et se présente avec des caractères assez particuliers pour constituer une forme spéciale.

Les accidents commencent, en général, par un syndrome hépato-abdominal, caractérisé par une augmentation de volume du foie, un peu d'ascite et de circulation veineuse collatérale et, finalement, par l'asystolie.

Il semble qu'au début la médiastinite succède à la péri-hépatite et se localise surtout autour de la veine.cave inférieure ; le plus souvent, en effet, on constate d'abord le syndrome de compression de la veine cave inférieure et ensuite seulement le développement de l'asystolie avec symphyse cardiaque.

Si cette forme s'observe surtout chez l'enfant, on la rencontre aussi, vous ai-je déjà dit, chez l'adulte ; tout récemment Hirtz et Delbet en ont rapporté une curieuse observation à l'Académie de médecine. J'y reviendrai dans un instant, lorsque je vous dirai ce qu'on peut attendre du traitement chirurgical dans les médiastinites chroniques avec symphyse péricardiaque.

De ce qui précède, et de ce que je vous ai dit dans la conférence précédente, il résulte que la médiastinite chonique reconnaît deux causes principales : la syphilis et la tuberculose, et que ces deux maladies existent assez souvent en même temps chez le même sujet ; aussi, est-il fort important de discuter la valeur des arguments qui vous permettront, dans un cas particulier, de rattacher la médiastinite à sa véritable origine.

*
* *

Comment pouvez-vous faire le diagnostic ? Sur quels éléments vous appuierez-vous pour distinguer la syphilis de la tuberculose ou pour présumer qu'elles sont associées ?

Je n'insisterai pas à nouveau sur l'importance de la constatation de stigmates ou de lésions spécifiques en activité ou cicatricielles. Je vous rappellerai que vous ne devrez pas vous fier aveuglément à l'interrogatoire.

Il y a des malades qui vous disent de très bonne foi qu'ils ne sont pas syphilitiques et qui, cependant, ont eu la syphilis et n'en ont conservé aucun stigmate. Or, vous avez aujourd'hui un moyen de le savoir : c'est la réaction de Wassermann.

Je considère qu'elle a une valeur à peu près absolue ; elle vous prouvera, si elle est positive, que vous avez affaire à un syphilitique ; mais elle ne vous permettra en aucune façon d'affirmer que telle ou telle localisation morbide dont le malade est actuellement atteint est inévitablement provoquée par la syphilis.

N'accordez à ce procédé qu'une valeur relative ; demandez-lui ce qu'il peut vous donner, rien de plus ; j'en dis autant de l'intra-dermo-réaction et des autres procédés de réaction à la tuberculine.

Ces moyens ne peuvent prétendre qu'à révéler des qualités humorales de terrains et non point la nature intime de toutes les localisations morbides développées sur ces terrains.

Chez la femme dont je vous parle la réaction de Wassermann a été positive, la réaction à la tuberculine l'a été également : cela prouve simplement qu'elle était à la fois syphilitique et tuberculeuse, mais cela ne contribue guère à élucider l'étiologie véritable de sa médiastinite.

J'estime, pour ma part, qu'on ne peut affirmer la nature d'une lésion tuberculeuse ou syphilitique que si l'on constate la présence du germe qui la détermine ; en dehors de cette condition, ce qui confirme le plus sûrement l'opinion que l'on peut avoir, c'est le résultat du traitement.

J'ai cru utile et opportun de m'arrêter sur cette discussion relative à la valeur diagnostique de ces procédés de réactions humorales, car vous avez une tendance à vous figurer que, pour faire de la médecine, il suffit d'avoir une seringue à la main et un laboratoire. J'estime, pour ma part, que la clinique aujourd'hui est mieux armée qu'elle n'était autrefois, que nous possédons des armes nouvelles, que ces armes ont leur valeur, mais que les anciennes n'ont pas perdu la leur pour cela.

Aussi bien, si vous vous tenez seulement au courant des découvertes nouvelles et si vous négligez de vous familiariser avec les notions anciennes et classiques, vous serez aussi ignorants que certains médecins, d'esprit sceptique ou paresseux, qui s'en tiennent aux vérités qu'ils ont apprises dans leur jeunesse et qui se vantent de ne point connaître les acquisitions du progrès scientifique.

La conclusion pratique de ces réflexions est que, d'abord, il est très difficile de faire un diagnostic, et que, pour y parvenir, il faut être muni de bonnes armes et savoir s'en servir : un procédé d'exploration a une valeur, mais il ne suffit pas de savoir l'employer, il faut aussi être capable de comprendre et d'interpréter les résultats qu'il apporte. C'est en confrontant les résultats de tous les procédés d'exploration dont il dispose que le médecin arrive à une interprétation qui peut se rapprocher de la vérité. Je dis : qui peut se rapprocher de la vérité, car il me paraît impossible d'affirmer d'une façon absolue que tel ou tel malade présente, à coup sûr, telle ou telle lésion sur tel ou tel point ; nous avons des présomptions, des probabilités, mais pas de certitudes.

Poser un diagnostic, c'est tenir compte de constatations cliniques qui conduisent à une interprétation dont peut être tiré le pronostic et dont peuvent, dans une certaine mesure, dépendre la santé et la vie du malade.

Or, quand vous vous trouvez en présence d'un sujet qui est tuberculeux, cela ne veut pas dire que tous les accidents qu'il présente sont tuberculeux ; de même s'il est syphilitique. Sachez faire la part de ce qui est lié, dans chaque cas, à la nature du terrain présenté par le malade, et de ce qui est indépendant. Bien plus, une affection comme la tuberculose est extrêmement fréquente chez les syphilitiques ; je mets en fait que, si on faisait une statistique prise sur des gens recueillis au hasard et syphilitiques et si on regardait combien sont tuberculeux, on en trouverait plus de la moitié. Si on fait une intra-dermo-réaction à la tuberculine chez un syphilitique, elle est presque constamment positive ; sur ce point, je suis d'accord avec M. Nicolas (de Lyon) ; mais, ainsi que je l'ai dit il y a quelque temps à la *Société d'Etudes scientifiques sur la tuberculose*, je ne puis admettre avec lui que, s'il en est ainsi, c'est parce que la syphilis, *ipso facto*, suffit à provoquer cette réaction positive, qui, dès lors, cesse d'avoir une valeur diagnostique ; je dis que, si la réaction à la tuberculine chez les syphilitiques est beaucoup plus souvent positive que chez les non syphilitiques, c'est que les syphilitiques sont beaucoup plus facilement tuberculisables que les non syphilitiques, ainsi que je l'ai écrit dans mes publications antérieures, et notamment dans mon livre *Syphilis et tuberculose*. Et la preuve, c'est que si vous faites cette recherche chez les petits syphilitiques, chez les enfants tout jeunes, qui n'ont pas encore eu le temps de se tuberculiser, la réaction est négative, ainsi que je l'ai établi.

Retenez donc que la syphilis et la tuberculose sont très souvent associées chez le même sujet, et cela précisément parce que la syphilis, comme je l'ai souvent répété, « prépare le terrain pour la graine de la tuberculose ».

Il y a des cas où la tuberculose et la syphilis, associées l'une à l'autre sur place, réalisent ce que Ricord a appelé le scrofulate de vérole ; on a affaire alors à une lésion complexe, hybride ; il n'y a pas fusion, au sens vrai du mot, mais simple juxtaposition. Leloir (de Lille), Longin, ont fait d'intéressantes recherches sur les lésions hybrides cutanées et ont montré que, lorsqu'on avait affaire à ces faux lupus, si on soumettait le sujet au traitement syphilitique et si on faisait une biopsie avant le traitement et une autre après, on constatait que certaines régions avaient été modifiées et que d'autres n'avaient subi aucun changement ; tout ce qui appartenait à la tuberculose persistait, tandis que tout ce qui appartenait à la syphilis avait fondu.

Cela est important : il faut savoir cependant qu'il y a bien des lésions tuberculeuses localisées, évoluant sur des terrains syphilitiques, qui sont, dans une certaine mesure, améliorées par un traitement antisyphilitique, pour cette raison que, s'étant développées à la faveur du terrain syphilitique, elles ne trouvent plus les conditions propices à leur germination lorsque le traitement spécifique a modifié ce terrain.

Aussi bien, lorsque vous vous trouverez en face d'un sujet

tuberculeux et syphilitique, vous n'aurez pas peur de le saturer de mercure ou, tout au moins, de lui donner du mercure. On a dit que le mercure était dangereux pour les tuberculeux ; c'est une erreur grossière : à moins, bien entendu, que le malade soit déjà arrivé à la période de cachexie ou à une phase très avancée de la tuberculose.

Si vous donnez du mercure à un tuberculeux syphilitique encore résistant, vous verrez les accidents fondre pour une grande part, parce que beaucoup d'entre eux sont imputables à la syphilis. Vous verrez, d'autre part, persister des lésions qui sont purement et simplement des lésions tuberculeuses, ainsi que vous pouvez le constater chez la malade dont je vous ai raconté l'histoire.

Donnerez-vous à cette catégorie de malades d'autres médicaments ? Vous pourriez répondre : l'iodure. Cela serait dangereux. Ne donnez jamais d'iodure à un syphilitique qui est en même temps tuberculeux, parce que ce médicament pourrait déterminer des poussées congestives.

Aurez-vous recours au Salvarsan ? Tout dernièrement, M. Jacquet a communiqué à la Société médicale des Hôpitaux l'observation d'un malade arrivé à un état voisin de la cachexie et qui était à la fois syphilitique et tuberculeux. Le 606 produisit un effet merveilleux. Il n'y a là rien d'étonnant, car nous savons que la syphilis et la tuberculose, chacune pour leur compte, sont favorablement influencées par l'arsenic.

Telles sont les conclusions pratiques qui doivent se dégager de cette leçon. Je désire, cependant, ne pas la terminer sans vous dire que des observations récentes nous ont montré tout le bénéfice que l'on peut tirer d'une intervention chirurgicale dans le traitement de la médiastinite chronique.

Le traitement chirurgical doit être réservé surtout à la médiastino-péricardite calleuse, tuberculeuse ou syphilitique. Il consiste à enlever un volet costal et à détacher les adhérences qui réunissent entre eux et aux tissus voisins les deux feuillets du péricarde. C'est là une opération délicate et hardie, mais qui, dans certains cas, lorsque les sujets sont exposés à des accidents mortels, peut être une planche de salut et ne doit pas être négligée.

Décrite sous le nom de cardiolyse par Brauer et von Beck, elle a été pratiquée en France par Lejars, Lecène, Roux-Berger, Hirtz et Delbet [1], et par Leriche et Cotte [2], qui en ont rapporté plus de vingt observations.

Dans l'observation de Hirtz et Delbet, il s'agissait d'un malade atteint d'asystolie et chez lequel le diagnostic de symphyse s'imposait; on n'hésita pas à lui donner le bénéfice d'une opération chirurgicale; le résultat fut merveilleux. Quelques semaines après, il montait facilement les escaliers.

Si, le plus souvent, la médiastinite chronique impose la nécessité d'un traitement antisyphilitique d'épreuve, il arrive parfois que, même si elle est de nature syphilitique, elle est arrivée à un degré tel qu'elle est, en quelque sorte, cicatricielle, et que le tissu fibreux n'est plus influençable par le mercure; seules les lésions en évolution pourront encore disparaître; dès lors, il pourra être indiqué de compléter le traitement par une intervention chirurgicale ou, tout au moins, d'en discuter l'opportunité; vous voyez donc que la cardiolyse ne trouve pas seulement son indication dans la médiastino-péricardite tuberculeuse, mais qu'elle peut devenir utile aussi dans la médiastinite syphilitique.

---

1. Hirtz et Delbet. Communication à l'Académie de médecine, 5 juillet 1910.

2. Leriche et Cotte. « A propos du traitement chirurgical de la symphyse du péricarde et de la médiastino-péricardite ». *Lyon chirurgical*, 1ᵉʳ janvier 1911. « — Traitement chirurgical de la symphyse du péricarde et de la médiastino-péricardite ». *Lyon chirurgical*, 1ᵉʳ octobre 1909.

C) OBLITÉRATION DE LA VEINE CAVE SUPÉRIEURE

(en collaboration avec COMBIER).

Soc. méd. des Hôpitaux, 16 février 1906.

Ainsi que l'a fait remarquer M. Comby dans la dernière séance, les cas d'oblitération de la veine cave supérieure sont d'une telle rareté qu'il n'est pas sans intérêt de relater avec quelques détails ceux que les circonstances nous permettent d'observer.

Le mémoire d'Oulmont (*Soc. Médic. d'observations*, t. III, 1856, p. 463) a ouvert, en quelque sorte, l'histoire des oblitérations de la veine cave supérieure ; il en définit les principales causes et les symptômes ; il en montre l'extrême gravité.

Or, les observations communiquées par M. Comby et par M. Barth montrent que cette oblitération peut être la conséquence de véritables syphilomes diffus du médiastin, accessibles au traitement spécifique, et que, par là même, le pronostic n'est pas aussi constamment fatal que le pensait Oulmont et que l'enseignèrent, depuis, tous les classiques.

Voici donc une cause d'oblitération de la veine cave supérieure qui n'était guère soupçonnée et que de récentes observations ont permis de mettre en lumière.

Il nous paraît intéressant, bien que les conséquences pratiques soient loin d'être aussi importantes, d'attirer l'attention sur le rôle de l'adénopathie trachéo-bronchique tuberculeuse avec médiastinite chronique dans la pathogénie de cette redoutable affection. Les pièces que nous apportons et qui proviennent de l'autopsie d'un sujet mort de granulie, à l'âge de 51 ans, après avoir présenté, durant les derniers mois de sa vie, les signes classiques de l'oblitération de la veine cave supérieure, ne laissent guère de doute à cet égard. Il est exceptionnel de constater une masse fibro-caséeuse aussi volumineuse et, surtout, formant un bloc aussi massif.

A ce titre, cette observation doit, à notre avis, contribuer, dans une certaine mesure, à l'étude étiologique des oblitération de la veine cave supérieure.

Observation. — H..., 54 ans, entre à l'hôpital Necker, le 5 septembre 1905.

On est frappé tout d'abord par la bouffissure du visage, qui est cyanosé ; les pommettes sont sillonnées de grosses télangiectasies ; les paupières sont œdématiées, les globes oculaires saillants ; les lèvres sont tuméfiées et bleuâtres.

Le cou est gonflé, surtout latéralement, et, sous la peau, les veines jugulaires externes se dessinent, turgides et volumineuses.

La partie supérieure du thorax est, elle-même, œdématiée et sillonnée de nombreuses veinules, dont quelques-unes sont assez volumineuses.

En découvrant complètement le malade, on aperçoit immédiatement deux grosses veines sinueuses remontant tout le long de la paroi abdominale et allant se perdre dans la profondeur, au niveau de l'appendice xiphoïde ; ces veines ont le calibre d'un gros crayon ; en outre, des veines moins volumineuses forment sur l'abdomen des arborisations nombreuses ; dans les hypocondres, suivant en quelque sorte les insertions du diaphragme sur les dernières côtes, se voient quelques grosses veines, affectant une disposition d'ensemble en ceinture et ressemblant à de véritables sangsues appendues étroitement à la peau.

Les membres supérieurs sont œdématiés ; de gros lacis veineux encerclent les épaules ; les mains, très gonflées, sont cyanosées, *surtout la droite.*

Cet œdème du thorax, des membres supérieurs, du cou et de la face, contraste avec la maigreur relative de l'abdomen et des membres inférieurs.

Toutefois, le malade est loin d'être émacié ; il est très grand, d'aspect robuste et fort.

Il parle un patois allemand et ne peut être interrogé qu'avec peine.

Il se plaint d'oppression, de toux et de mal de tête. Il a eu quelques jours auparavant des crachements de sang. Il dit n'avoir jamais eu de maladie grave, mais tousser depuis de longues années. Il nie la syphilis et ne présente d'ailleurs aucun stigmate de cette affection, pas même une plaque de leucoplasie.

Les constatations faites dès le premier examen orientent immédiatement le diagnostic dans le sens d'une tumeur du médiastin, dont il convient de rechercher la nature.

Les deux pouls radiaux sont égaux et synchrones; il n'y a aucune modification des pupilles.

La région sternale est le siège d'une matité étendue recouvrant toute la région cardiaque et s'étendant en hauteur jusqu'à la fourchette sternale. La main, appliquée à plat dans cette région, ne perçoit aucun battement; il est impossible de sentir la pointe du cœur. L'auscultation révèle le silence absolu; les bruits du cœur ne peuvent être entendus.

Dans ces conditions, il ne paraît guère possible de songer à un anévrysme de l'aorte.

Par contre, l'existence d'une péricardite à gros épanchement ou d'une symphyse cardiaque paraît probable.

L'examen des poumons révèle les signes suivants :

A gauche : matité au sommet en arrière, avec signes d'infiltration peu étendus.

A droite : mêmes signes au sommet, mais surtout matité, abolition des vibrations thoraciques, silence respiratoire de toute la moitié inférieure du poumon en arrière ; après la toux, il est possible d'entendre, dans cette même région, un bruit de gargouillement lointain ; une ponction exploratrice permet d'acquérir la certitude qu'il n'y a pas d'épanchement pleural.

Les organes abdominaux ne paraissent pas lésés d'une façon appréciable ; pas d'ascite, pas d'hypertrophie du foie ni de la rate.

Les urines ne sont pas albumineuses.

La température est peu élevée (38°2).

Nous basant sur l'absence des signes d'anévrysme aortique, sur l'existence incontestable d'une oblitération de la veine cave supérieure, nous nous demandons un instant s'il s'agit d'oblitération par compression ou par thrombose.

Quoi qu'il en soit, nous admettons que la cause de l'oblitération veineuse doit être cherchée dans une médiastino-péricardite avec symphyse pleurale, chez un sujet tuberculeux. L'absence de tout signe de compression, autre que le trouble apporté à la circulation du sang dans la veine cave supérieure, nous fait incliner de préférence en faveur d'une trombo-phlébite, consécutive à la péricardite chronique ; il est difficile, en effet, d'admettre qu'une médiastinite assez intense pour oblitérer à ce point la veine cave, ne produise pas en même temps des troubles de compression sur les autres organes du médiastin.

Nous faisons appliquer des pointes de feu sur la région précordiale.

Le lendemain matin, l'oppression est un peu moins forte ; la seule modification consiste dans un déplacement de l'œdème ; prépondérant la veille sur le côté droit, il prédomine ce jour *sur le côté gauche.*

Or, le malade est couché sur le côté gauche ; nous pensons que la déclivité a suffi à produire cette légère variation, et nous invitons le malade à se coucher sur le côté droit ; une heure après, l'œdème s'est déplacé, tout au moins dans sa prépondérance.

Dans la journée, obsédé par la crainte de mourir à l'hôpital, H... se fait reconduire chez lui, malgré les conseils de l'interne et de la surveillante.

Trois semaines après, le 24 septembre, nous trouvons, parmi les entrants de la veille, un homme qui a été amené dans le coma et présente tous les signes d'une méningite tuberculeuse. En le découvrant, nous sommes frappés par l'apparition d'une circulation veineuse considérable sur l'abdomen et nous évoquons le souvenir de H..., nous demandant si les circonstances allaient nous offrir une nouvelle observation analogue. Or, la région sternale montre les cicatrices de pointes de feu récentes ; serait-ce H...? Nous nous refusons à reconnaître dans ce corps émacié et cachectique le solide et robuste gaillard qui a quitté notre salle trois semaines plus tôt. Cependant, renseignements pris au bureau des admissions, c'est bien lui.

Nous constatons toujours la même circulation collatérale, la même matité sterno-costale, le même silence cardiaque, les mêmes signes de symphyse pleurale ; mais l'œdème est à peine marqué.

La température est élevée (40°), le coma, complet. H... meurt dans l'après-midi.

Autopsie. — *Thorax.* Le *péricarde* adhère intimement à la paroi et sa base se confond étroitement avec une énorme masse fibreuse qui remplit tout le médiastin antérieur, englobant les gros vaisseaux et les bronches, et se continue avec les plèvres épaissies, surtout la droite. Le péricarde est très épais, fibreux, et adhère à la base du cœur par sa face interne ; il renferme quelques cuillerées de liquide séro-hématique.

Le *cœur* est petit; le ventricule droit et l'oreillette droite sont comme ratatinés, la cavité ventriculaire est très petite, l'oreillette est remplie de caillots adhérents à l'orifice auriculo-ventriculaire; un caillot très adhérent se montre dans l'orifice de la veine cave supérieure, prolongée en tronc de cône effilé.

L'orifice de la veine cave inférieure est notablement élargi.

Le cœur gauche ne présente aucune altération appréciable.

Pour contrôler l'état de la veine cave supérieure, il est nécessaire d'introduire un stylet dans l'orifice conique par lequel elle s'abouche dans l'oreillette.

Ce stylet ne pénètre pas au delà du point où la séreuse péricardique se réfléchit; il est arrêté par un obstacle infranchissable. Ce n'est qu'en sculptant, en quelque sorte, à petit coups de sonde le paquet fibro-ganglionnaire au milieu duquel elle chemine, qu'on peut parvenir à la retrouver et à la suivre dans tout son trajet. Elle est oblitérée sur toute sa longueur et transformée en un véritable cordon fibreux, à parois épaisses intimement confondues avec les tissus environnants. C'est à peine si un pertuis imperceptible persiste au centre de ce cordon; en amont du rétrécissement se trouve un caillot adhérent dont la queue se prolonge vers le tronc brachio-céphalique.

La masse qui entoure la veine cave est constituée par une gangue fibreuse renfermant un paquet congloméré de ganglions caséeux et fibro-calcaires volumineux. Elle n'exerce aucune compression sur l'aorte, ni sur les bronches, dont la lumière n'est nullement rétrécie.

L'aorte est athéromateuse.

Le poumon droit, sous la symphyse pleurale adhérente, présente dans son lobe inférieur une grosse caverne du volume d'une pomme, entourée de sclérose et de foyers caséeux.

Le sommet est le siège de tubercules fibreux et calcaires.

Dans le poumon gauche se voit, au sommet, une petite caverne.

Les deux poumons présentent un grand nombre de granulations grises, disséminées dans toute leur étendue.

Des granulations analogues se voient sur les méninges, dans la rate, les reins et le foie; ces derniers organes ne présentent aucune autre altération.

Telle est, dans tous les détails que nous avons pu contrôler, cette observation d'oblitération de la veine cave supérieure.

Il est incontestable que le rôle pathogénique de la médiastinite ne saurait être nié. Mais cette médiastinite est complexe dans son origine et dans sa nature, car elle est inséparable de l'adénopathie trachéo-bronchique tuberculeuse qui l'accompagne, et c'est là le point particulier que nous voulons mettre en relief.

La syphilis ne paraît pas en cause ici ; aucun stigmate n'a pu être relevé dans les antécédents du malade ; aucune cicatrice, aucune lésion, même ayant des rapports plus ou moins éloignés avec la syphilis, telles l'aortite et la leucoplasie buccale, n'ont pu être constatées ; l'athérome, d'ailleurs peu marqué, de l'aorte ne saurait être invoqué, car il n'a pas, à lui seul, un caractère de spécificité probant.

L'histoire de cette oblitération de la veine cave nous paraît pouvoir être ainsi établie. Le malade est un vieux tuberculeux, ayant localisé en un siège anormal, la base du poumon droit, son premier foyer bacillaire. Autour de ce foyer, l'infection bacillaire, cheminant le long des voies lymphatiques, gagne de proche en proche la plèvre et les ganglions du médiastin ; une réaction de défense s'organise, aboutissant à la sclérose pulmonaire, à la symphyse pleurale et à la médiastinite fibreuse. L'inflammation par contiguïté se propage aux parois de la veine cave ; la périphlébite, puis la thrombo-phlébite surviennent, favorisées par l'entrave qu'apporte à la circulation la compression exercée par les masses ganglionnaires tuberculeuses ; ainsi, progressivement et par un double mécanisme, inflammatoire et mécanique, s'est trouvée réalisée, à notre sens, l'oblitération de la veine cave avec toutes ses conséquences symptomatiques.

La nature tuberculeuse des lésions est incontestable ; elle est prouvée par les résultats de l'examen histologique et par la poussée granulique qui termina les accidents. A ce propos, il est intéressant de remarquer que, à en juger tout au moins par l'aspect des lésions, l'oblitération de la veine cave fut compatible avec une survie assez longue, ce qu'il faut attribuer, sans doute, à l'importance du développement de la circulation veineuse collatérale ; cette oblitération ne semble avoir entraîné la mort qu'indirectement, en favorisant par l'entrave à la circulation veineuse la généralisation terminale de la tuberculose ; c'est là, du moins, une hypothèse que les faits autorisent.

CHAPITRE III

ETUDES SUR LES SÉQUELLES MÉDICALES ET MÉDICO-CHIRURGICALES DES PLAIES DE POITRINE ET DES INTOXICATIONS PAR LES GAZ ASPHYXIANTS

Les fonctions que j'ai eu à remplir pendant la guerre comme médecin-chef de l'hôpital militaire du Vésinet et comme médecin consultant d'un centre de triage de suspects de tuberculose, celles que je remplis depuis l'armistice comme médecin expert, m'ont permis de recueillir une riche documentation sur les *Séquelles secondaires et tardives des blessures de poitrine et des intoxications par les gaz* et sur les erreurs de diagnostic auxquelles elles exposent par les analogies qu'elles présentent avec les manifestations les plus habituelles de la tuberculose pulmonaire. Tous les médecins sont appelés à voir des malades porteurs de ces séquelles et il est vraisemblable qu'ils en verront pendant un certain nombre d'années encore. Aussi bien m'a-t-il paru qu'il pourrait être utile de réunir les divers mémoires et articles que j'ai publiés sur ce sujet et qui contiennent l'ensemble des notions que de très nombreuses observations m'ont conduit à dégager. Dans le cours de ces diverses publications le lecteur trouvera l'indication bibliographique des travaux publiés par d'autres auteurs et pourra constater que l'accord est parfait entre tous.

Mes recherches personnelles peuvent être divisées en deux catégories : celles qui étudient particulièrement les *Séquelles des plaies de poitrine* et celles qui étudient les *Séquelles des intoxications par les gaz.* Chacune de ces deux catégories envisage parallèlement les *accidents purement traumatiques ou toxiques* et les *acci-*

dents tuberculeux consécutifs au traumatisme ou à l'intoxication.
Ces derniers ont fourni la matière de mes premières recherches,
qui ont été réunies dans mon mémoire « *La tuberculose chez les
soldats à la suite des traumatismes du thorax* ». Dans ce mémoire,
reproduit dans mes *Études cliniques sur la tuberculose*, j'ai montré que la tuberculose post-traumatique était tout à fait exceptionnelle et que la plus grande partie des observations publiées
n'étaient, en réalité, que des accidents d'origine exclusivement traumatique, prenant le masque de la tuberculose. Cette conclusion a
été adoptée par les auteurs qui ont écrit ensuite sur le même sujet.

Les *Séquelles purement traumatiques* doivent être connues de
tous les médecins. Le mémoire qui contient mes premières observations est le résultat d'une étroite collaboration avec mon regretté adjoint Lechevallier, chirurgien des plus distingués, détaché
pendant quelques mois à l'hôpital du Vésinet entre deux affecta-
tions aux ambulances de l'avant, où il est mort en opérant, ter-
rassé par la broncho-pneumonie. Dans une série de mémoires consécutifs j'ai complété les notions déjà recueillies avec Lechevallier.
Je signale particulièrement le mémoire sur *Les troubles fonctionnels imputables à la lésion du plexus cardiaque et des nerfs du
médiastin chez les blessés de poitrine* en collaboration avec Pierre
Pruvost et P. Labro, le rapport sur les *Séquelles tardives des plaies
de poitrine*, en collaboration avec P. Pruvost, présenté à la Conférence chirurgicale interalliée.

L'ensemble de ces recherches est résumé dans l'article écrit en
collaboration avec P. Pruvost pour mon *Traité de pathologie médicale et de thérapeutique appliquée* (t. III, sous presse, A. Maloine et Fils, édit.).

Pour ce qui est des *Séquelles des intoxications par les gaz*, déjà
étudiées incidemment dans la dernière publication de la catégorie ci-dessus, je me suis attaché surtout à signaler un syndrome
adéno-médiastinal, que j'ai plusieurs fois constaté, et à montrer les
erreurs de diagnostic auxquelles elles donnent si souvent naissance en revêtant les allures apparentes de la tuberculose ; en
réalité, la tuberculose pulmonaire est très rare chez les anciens
gazés ; lorsqu'elle est incontestable, il semble que l'intoxication
par les gaz a agi indirectement en réveillant une tuberculose
latente et non pas en provoquant directement la tuberculisation.

I

SEQUELLES MÉDICALES ET MÉDICO-CHIRURGICALES DES PLAIES DE POITRINE

A) PLAIE PÉNÉTRANTE DE POITRINE PAR BALLE. PNEUMOTHORAX ET EMPHYSÈME PARTIEL SOUS-CUTANÉ TARDIFS. SUTURES DU POUMON. GUÉRISON

(en collaboration avec MAURICE BEAUSSENAT.)

(Société Médicale des Hôpitaux (séance de 18 juin 1915.)

Dans le service de la Place de Paris, auquel nous avons été attachés l'un et l'autre pendant dix mois, nous avons vu défiler un nombre considérable de convalescents de plaies de poitrine. C'est par centaines que nous pouvons compter les soldats qui ont eu la poitrine traversée par une balle. Parmi eux, beaucoup n'avaient eu d'autre accident qu'une hémoptysie, parfois même unique ; d'autres avaient été atteints d'hémothorax ; quelques-uns de pneumothorax ; chez plusieurs, l'épanchement pleural s'était compliqué de suppuration.

D'une façon générale, abstraction faite de cette dernière complication, nous avons été frappés par la bénignité de ces blessures thoraciques. Une autre constatation se dégage des faits que nous avons observés, à savoir la fréquence relative des séquelles tardives et la nécessité de les rechercher chez des blessés qui paraissent complètement guéris. A cet égard, l'observation que nous apportons aujourd'hui offre un intérêt tout particulier, autant par les constatations cliniques qu'elle contient que par les conclusions pratiques qu'elle comporte. Elle est un exemple très complet des résultats heureux qu'une collaboration étroite de la médecine et de la chirurgie peut assurer dans le traitement de blessés qu'un examen insuffisant ou défectueux risquerait de classer parmi les guéris.

Observation. — Le soldat Dup... se présente, le 9 novembre 1914, à la Place, venant d'un grand hôpital parisien, où il a été soigné pendant deux mois pour une plaie de poitrine.

Le 8 septembre, il a eu la poitrine traversée par une balle qui est entrée à deux travers de doigt au-dessus du mamelon gauche et est sortie à deux travers de doigt au-dessous de l'angle inférieur de l'omoplate gauche. Il est tombé, a craché du sang en abondance, a pu être relevé sans retard et, trois jours après, arrivait à Paris ; à l'hôpital, on lui fit, quelques jours après, une ponction ; on retira du sang noir et il fut très soulagé pendant quelques jours. Mais, bientôt, une gêne douloureuse se montra qui ne le quitta plus et qui s'accentuait avec la toux ; on fit une nouvelle ponction qui ne donna rien et, comme il n'avait pas de fièvre, ne crachait pas et paraissait en bon état général, on l'évacua comme guéri, avec un bulletin d'hôpital portant la mention : *Plaie de poitrine. Hémothorax gauche.*

En se présentant à nous, à la Place, ce soldat nous dit qu'il n'était pas guéri, qu'il souffrait toujours et qu'il ne pouvait pas rejoindre le dépôt de son corps. L'un de nous l'examina et constata à la base gauche en arrière, au niveau de l'orifice de sortie de la balle, une zone sonore dans laquelle soufflait un souffle amphorique, sans gargouillement ; il constata des signes identiques en avant, à hauteur de l'orifice d'entrée de la balle. Il pensa à deux poches de pneumothorax enkysté et fit entrer le soldat dans son service de la Charité. Là, il contrôla, par un examen radioscopique, l'exactitude de son diagnostic. Il soumit le malade au repos complet, le mit en observation et constata les faits suivants.

11 *novembre.* Il existe une gêne douloureuse, localisée sur la ligne axillaire et diffusant un peu en avant et en arrière vers les orifices cicatrisés de la blessure. Cette douleur, que le malade compare à un violent tiraillement, s'exaspère dans le décubitus latéral gauche, dans la marche, dans la station debout, par la toux ou la respiration profonde. Elle s'accompagne d'une oppression légère ; il semble au malade qu'il ne peut pas respirer avec son côté gauche.

Un examen méthodique du poumon donne les résultats suivants :

Inspection. — Hémithorax gauche à peine mobile dans les mouvements respiratoires.

Palpation. — Abolition des vibrations tout à fait à la base en arrière.

Percussion. — En avant et en haut, tympanisme à tonalité élevée pouvant faire croire à de la submatité. En arrière, même tympanisme à la base.

Auscultation. — En avant et en haut, respiration faible avec tintement métallique intermittent au-dessus du mamelon.

En arrière, dans la moitié inférieure, mêmes signes avec, en outre, souffle amphorique.

Radioscopie : Immobilisation du diaphragme à gauche avec effacement du sinus costo-diaphragmatique ; toute la partie supérieure du poumon est voilée comme par un épaississement pleural : à la base, on distingue nettement, dans la région correspondant aux signes d'auscultation, la présence d'une poche claire, des dimensions d'une grosse orange.

Le poumon droit et les autres organes et appareils sont sains.

La température est normale, 37°

Jusqu'au 20 décembre, l'état reste à peu près stationnaire. A ce moment, la gêne respiratoire devient plus grande et le malade accuse une douleur plus vive.

Peu à peu, les signes de pneumothorax enkysté se sont transformés en signes de pneumothorax généralisé, sans doute bridé en quelques endroits par des adhérences lâches.

Un examen radioscopique confirme nettement cette transformation et montre que le cœur est notablement refoulé à droite.

Le 11 *janvier*, l'oppression devenant plus grande, on fait, à l'aide d'une simple aiguille capillaire, une ponction, après s'être assuré, à l'aide du dispositif manométrique de Béclère, que la pression intra-pleurale est supérieure à la pression atmosphérique. Il est évident que la plaie pleuro-pulmonaire reste perméable.

Le 22 *janvier*, on voit apparaître sous la clavicule, une tuméfaction ayant pour centre la cicatrice antérieure ; cette tuméfaction, qui donne une sensation rénitente, peut être réduite par un taxis patient et sa réduction s'accompagne d'une sorte de petit bruit de clapet qu'on entend nettement en auscultant en même temps le malade. Cette tuméfaction se reproduit rapidement, elle est hâtée par la toux ; avant qu'elle soit complètement tendue, on peut s'assurer qu'elle donne la sensation de la crépitation neigeuse de l'emphysème.

Il est donc certain qn'il s'agit d'une poche enkystée, partielle, d'emphysème sous-cutané en communication étroite avec l'air contenu dans la cavité pleurale et venant du poumon.

On admet, en conséquence, l'existence d'une sorte de canal fistuleux suivant le trajet de la balle, de la peau au poumon, et percé, sur sa traversée pleurale, d'un orifice analogue à un trou de flûte.

Un nouvel examen radioscopique, pratiqué après évacuation d'air par ponction, montre trois poches gazeuses : deux à la base, disposées en sablier et communiquant vraisemblablement entre elles ; l'autre, au sommet, au siège de l'emphysème sous-cutané. Cet examen, rapproché des précédents, permet de conclure que le pneumothorax total, consécutif, est limité par des cloisons qui laissent, après évacuation, persister ces poches circonscrites à la base.

Le 8 *février*, la poche d'emphysème cesse d'être réductible ; elle gagne peu à peu en étendue et en volume ; elle a les dimensions d'une grosse pomme ; sa tension est extrême ; le malade souffre et accuse une grande gêne respiratoire. Nous décidons d'intervenir chirurgicalement dans la crainte d'accidents brusques.

Auparavant, nous pratiquons un nouvel examen radioscopique qui montre en outre de la déviation du cœur à droite — moindre, d'ailleurs, que précédemment — et de la présence d'air dans toute la plèvre, des taches et des bandes obscures dans la partie moyenne et externe et tout à fait à la base ; il n'y a pas apparence d'épanchement liquide.

Le 9 *février*, le transfert d'hôpital est décidé. Dès qu'il arrive dans la clinique chirurgicale, le malade, en proie à une gêne dyspnéique notable, est ponctionné dans la poche d'emphysème, qui s'affaisse et disparaît. Une amélioration, comparable à celle qui suivit les ponctions faites antérieurement dans la cavité pleurale en arrière, survient aussitôt et se maintient, à tel point que, parfaitement convaincus de la gravité de l'opération que nous avons en vue, nous décidons d'attendre. Mais le surlendemain, la dyspnée revient et notre décision est définitive.

L'opération est fixée au matin du 12 *février*.

Opération pratiquée le 12 février 1915 par le Dr Beaussenat, en présence du Dr Sergent. Anesthésie chloroformique par le Dr Hochart. Assistants : médecin-major Laurens et Dr Lalanne.

En voici les divers temps opératoires :

1° *Thoracotomie large.* — Taille d'un lambeau musculo-cutané en forme d'U, à charnière externe, dont la branche horizontale supérieure répond au 2° espace intercostal gauche, la branche horizontale inférieure au bord supérieur de la 6° côte, et la branche verticale à l'extrémité antérieure des 3°, 4° et 5° côtes gauches. Le lambeau musculo-cutané disséqué et relevé, le gril costal est mis à nu. Résection sous-périostée des 4° et 5° côtes et section sous-périostée de la 3° côte vers la charnière du lambeau.

Taille d'un deuxième lambeau profond musculo-costo-pleural en incisant au bistouri, le long des bords supérieurs de la 3° et de la 6° côtes, les muscles intercostaux correspondants, y compris la plèvre, et en libérant le bord antérieur de ce volet par la section à ce niveau des cartilages, des muscles intercostaux et de la plèvre, avec ligature des intercostales.

Ce deuxième lambeau, relevé en dehors, donne un large accès dans la cavité thoracique.

Nous n'avions pas ici de pneumothorax à redouter, puisqu'au contraire la cavité pleurale était déjà le siège d'un grand épanchement d'air. A noter, d'ailleurs, que, pendant la dissection du premier lambeau, nous avions perçu la sortie de cet air intra-pleural par un trajet répondant à la partie moyenne du 4° espace intercostal au niveau de la 4° côte ; celle-ci, fracturée par le projectile, formait une sorte d'esquille en broche pénétrant dans la cavité pleurale et maintenant ouverte la plèvre pariétale.

2° *Exploration de la cavité pleurale et du poumon.* — Pas de traces de liquide dans la plèvre. Le feuillet pariétal ne présente aucune particularité. Quant au feuillet viscéral, il est très épaissi, comme cartonné, intimement fusionné avec le sac péricardique et maintenant le poumon rétracté sur son hile et accolé contre le médiastin. De l'extrémité inférieure de l'organe, se détache une grosse bride pleurale, fibreuse, véritable ligament épais de 3 millimètres, long de 5 centimètres, large de 4 centimètres qui vient se fixer sur la plèvre du sinus costo-diaphragmatique. Cette bride est triangulaire, son bord postérieur se continue avec le poumon et le péricarde, l'inférieur s'insère sur la plèvre diaphragmatique, l'extérieur est libre. Elle a une face interne regardant le médiastin et une face externe limitant en dedans la grande cavité pleurale.

Si on essaie de tirer sur elle avec une pince, elle résiste et soulève le diaphragme.

A la partie inféro-externe du poumon et sur la face externe de cette grande membrane pleurale, on trouve un amas de sang coagulé, s'effritant facilement et qu'on enlève aisément, par simple frottement avec les doigts coiffés d'une compresse. Pendant cette manœuvre, apparaît un bruit anormal, sorte de sifflement ou de piaulement, qui se renouvelle à chaque mouvement respiratoire : c'est l'air inspiré qui sort par la face externe du poumon, au niveau d'une plaie qu'oblitérait le caillot qu'on vient d'enlever.

3° *Traitement de la plaie pleuro-pulmonaire*. — Le doigt sent nettement l'orifice ainsi découvert, mais l'œil ne le distingue pas, en raison de l'impossibilité où l'on se trouve d'extérioriser le poumon rétracté et immobilisé dans sa gangue pleurale. Prolongeant alors de quelques centimètres la résection sous-périostée de la 5ᵉ côte, on peut voir assez nettement l'orifice de la fistule et en repérer les bords. Ceux-ci sont avivés assez profondément au bistouri et deux plans de suture au catgut vont assurer la fermeture de la plaie. Un premier plan est constitué par trois anses de catgut fort qui chargent la plèvre et une assez notable épaisseur de parenchyme pulmonaire. Un deuxième plan superficiel en bourse n'intéresse que la plèvre.

4° *Traitement de la plèvre*. — On procède à la toilette de la cavité pleurale où les manœuvres précédentes ont fait couler un peu de sang. On constate alors que la plaie pulmonaire est bien étanche. D'ailleurs, depuis la suture, le piaulement qu'on entendait a disparu.

La question se pose un instant d'une décortication partielle du poumon, mais nous l'écartons.

Par contre, il semble utile de sectionner la grande bride fibreuse qui relie le poumon au diaphragme. La manœuvre est difficile, car il faut l'exécuter à bout d'instruments, et, malheureusement, la section est suivie d'une hémorragie en nappe, peu importante assurément, mais dont l'hémostase directe est impossible, ce qui va peut-être nécessiter un drainage.

Mais au bout de quelques instants de compression, le suintement s'arrête et on ferme la cavité thoracique sans la drainer, en suturant au catgut le lambeau profond, et au crin de Florence le volet musculo-cutané.

SUITES OPÉRATOIRES. — Le 13 *février*, la température s'élève à 38°8, mais le malade n'accuse aucune gêne.

Le 14, le 15, le 16 *février*, la température oscille autour de 39°. Pansement : la plaie est en parfait état. Un peu de matité à la base du poumon gauche donne à penser qu'il y a de l'hémothorax. De fait, une ponction exploratrice, pratiquée le 17, ramène quelques grammes de sang d'aspect normal.

Le 18 *février*, chute de température à 37°8. Mais le soir, le thermomètre marque 40°, en même temps qu'on note une toux quinteuse et un point de côté.

Le 19 *février*, nous découvrons un foyer de broncho-pneumonie dans l'aisselle droite. Le malade a une expectoration rouillée, de la gêne respiratoire et de la toux. A noter un peu de matité dans l'hémothorax gauche.

Du 20 *au* 25 *février*, évolution de la broncho-pneumonie et oscillations thermiques entre 38 et 39°5.

Le 26 *février*, comme la fièvre persiste et aussi la matité à gauche, nouvelle ponction exploratrice. Elle est blanche à la partie inférieure du thorax. A la partie moyenne, la seringue ramène du sang, et avec l'appareil Potain on en obtient environ 200 grammes. Cette ponction évacuatrice suffit pour faire tomber la température à la normale du 28 février au 5 mars.

Du 5 *au* 10 *mars*, la température évolue entre 38 et 39°, en même temps que le malade tousse et expectore beaucoup.

Du 11 *au* 17 *mars*, même état fébrile, mais les ponctions exploratrices, faites dans la région postérieure du thorax droit, restent blanches. Cependant, le malade a beaucoup maigri ; le facies s'altère ; il ne s'alimente pas.

Le 17 *mars*, radioscopie. Elle décèle la présence d'une collection enkystée, peu volumineuse, sur la ligne axillaire. La thoracotomie faite aussitôt permet d'évacuer cette collection de 250 grammes environ qui est constituée non par du pus, mais par du sang peu altéré en apparence, mais fétide.

Dès le lendemain, la température diminuait. Au bout de trois jours, elle était normale et l'est restée depuis.

L'état général s'est progressivement amélioré, en même temps que disparaissaient successivement les derniers vestiges des troubles respiratoires.

Actuellement (fin mai 1915), le malade est complètement guéri; il a repris son embonpoint et ses forces; il respire librement et ne conserve de sa blessure, de sa maladie et de son opération que les cicatrices et la perte d'une petite partie de son gril costal antérieur.

L'examen radioscopique confirme la perméabilité parfaite de son poumon gauche et le retour en situation normale de l'ombre cardiaque. Le sinus costo-diaphragmatique s'éclaire normalement et profondément dans les mouvements respiratoires ; la mobilité de l'hémithorax gauche est complète; seule, une ombre linéaire assez ténue marque le siège de l'épaississement pleural de la région fistulaire suturée.

Telle est l'histoire complète de cette blessure de poitrine par balle. Les étapes peuvent être ainsi résumées : la balle, en traversant le gril costal antérieur, a heurté le bord inférieur de la 4e côte sur la ligne mamelonnaire et l'a fracturée ; l'épine osseuse ainsi entraînée est restée adhérente par sa base et s'est fixée par un cal solide, prête à embrocher le poumon ; d'autre part, en traversant le poumon, la balle a provoqué une hémoptysie et un hémothorax ; ce dernier, ponctionné, a paru guéri ; en réalité, il s'accompagnait d'un pneumothorax enkysté d'abord dans le coagulum, puis ensuite dans les adhérences pleurales, et entretenu par la persistance de la fistule pulmonaire postérieure; ultérieurement, ce pneumothorax partiel s'est généralisé, sous l'influence vraisemblablement d'une quinte de toux, en rompant des adhérences molles sur un point; puis, sous la pression de l'air constamment introduit par la fistule pleuro-pulmonaire, le pneumothorax s'est, à son tour, fait jour sous la paroi cutanée en se frayant passage le long du pertuis ouvert dans la plèvre pariétale par l'épine costale antérieure. Les ponctions faites dans la cavité pleurale ou dans la poche d'emphysème amenaient un soulagement momentané, mais la menace d'un emphysème sous-pleural et médiastinal n'en demeurait pas moins angoissante. Et c'est pourquoi nous avons eu recours à l'intervention chirurgicale, qui devait nous donner un si remarquable résultat.

Ce cas particulier comporte un enseignement clinique que nombre d'autres observations permettent déjà de considérer comme acquis et qui fournira la matière d'une étude d'ensemble.

Les blessures de poitrine, et notamment les blessures par balle, sont, dans la majorité des cas, *aseptiques ;* les accidents qu'elles provoquent sont surtout *mécaniques et apyrétiques* (hémoptysies, hémothorax, pneumothorax) ; ces accidents se groupent en deux catégories : les uns sont immédiats, les autres tardifs ; les premiers sont aisément dépistés parce qu'ils sont tout naturellement recherchés et facilement constatables ; les seconds sont souvent inconnus, parce qu'ils sont mis sur le compte de séquelles banales des premiers ou parce qu'ils revêtent une allure insolite que la pathologie médico-chirurgicale de guerre pouvait seule nous révéler. La notion de ces accidents tardifs doit être familière, à l'heure actuelle, aux médecins et aux chirurgiens.

B) LES PLAIES PÉNÉTRANTES DE POITRINE
ET PARTICULIÈREMENT
LEURS PHASES SECONDAIRES ET LOINTAINES

Notes cliniques et thérapeutiques sur cent cas observés à l'hôpital complémentaire de l'Asile national du Vésinet.

(en collaboration avec le regretté E. LECHEVALLIER).

(Journal de Méd. et de Chir. pratiques, 25 janvier 1917.)

Nous avons pu suivre, en une collaboration médico-chirurgicale constante, une centaine de cas de plaies de poitrine. Avant de déduire de ces observations les conclusions séméiologiques et thérapeutiques qu'entraîne leur étude, il nous semble utile de préciser d'abord quelles catégories de blessés nous avons reçus dans notre formation, puis quels procédés d'examen nous avons suivis et quelle est la valeur relative de chacun d'eux.

Nos blessés peuvent être répartis en quatre catégories.

1° Plaies récentes, fermées, sans infection pleurale, arrivées au Vésinet du 4° au 20° jour.

2° Plèvres infectées et ouvertes, drainées soit par le trajet, soit par une thoracotomie, toutes avec résection costale.

3° Séquelles lointaines de plaies de poitrine, du 3° au 10° mois.

Il s'agit d'anciens blessés de poitrine envoyés par la Place de Paris, soit à la consultation de la Charité pour expertise, soit directement au Vésinet pour examen et observation.

4° Anciens blessés de poitrine envoyés au Sanatorium du Vésinet avec le diagnostic : tuberculose traumatique.

LES PROCÉDÉS D'EXAMEN. LEUR VALEUR SÉMÉIOLOGIQUE

L'étude et le traitement des blessés de poitrine nécessitent la collaboration intime du médecin et du chirurgien ; nous y ajouterons celle, indispensable, d'un radiologue exercé et entraîné aux examens radiologiques du thorax.

Valeur des renseignements donnés par l'examen médical.

a) *Examen clinique local ; signes sthétacoustiques.* — Cet examen est facile et concluant, aussi bien à la portée du chirurgien que du médecin, quand il s'agit de grosses lésions : pneumonie, volumineux épanchement ; mais quelles difficultés ne rencontre-t-on pas dans le diagnostic des lésions profondes ou minimes : petits abcès du poumon, pleurésies enkystées, pleuro-pneumonies corticales limitées, adénopathies trachéo-bronchiques. C'est dans ces cas que l'avis d'un médecin autorisé s'impose. L'existence de la douleur, ses localisations, ses irradiations, le type de la gêne respiratoire et de la dyspnée, les caractères de la toux, de l'expectoration, de la voix, les modifications du rythme cardiaque, de la stabilité du pouls, sont autant d'indications séméiologiques dont la valeur sera toujours notée par un médecin entraîné aux difficultés d'un diagnostic clinique précis.

b) *La température.* — Les frissons, l'élévation thermique aux hautes altitudes, qui accompagnent les grandes infections ne sauraient passer inaperçus. Mais il est de toute nécessité de prendre matin et soir la température de ces blessés déjà anciens de quelques semaines, qui se lèvent, sortent et semblent des convalescents.

C'est la seule façon de dépister les minimes élévations vespérales à 37°8-38°, survenant après de longues périodes d'apyrexie, à la suite d'une fatigue, d'un refroidissement, et qui trahissent la persistance ou le réveil d'une infection locale.

Des suppurations abondantes peuvent se collecter ainsi sans fracas. Nous avons vu évoluer en particulier des pleurésies interlobaires (un litre de pus dans une de nos observations) sans que la température atteignît 38°5.

c) *Le Poids.* — Dans ces suppurations subaiguës, le poids a, à notre avis, une valeur diagnostique beaucoup plus importante que la température. Tant que les blessés restent en traitement, il est nécessaire d'établir la courbe évolutive de leur poids par pesées hebdomadaires : le fléchissement de cette courbe, avec une altération même légère de l'état général (anorexie, pâleur, asthénie), doit faire penser à une suppuration profonde méconnue. La chute du poids a, dans ces cas, la même valeur diagnostique que dans les suppurations latentes de l'oreille moyenne et du cerveau.

Valeur des renseignements donnés par la radiologie.

Les rayons X sont indispensables, non seulement pour voir et repérer les corps étrangers, mais pour suivre toute l'évolution des plaies de poitrine. Eux seuls permettent de préciser les lésions pariétales, les réactions pleurales, surtout les réactions profondes (médiastine, diaphragmatique ou interlobaire),

d'y déceler des épanchements, les abcès du poumon, les foyers
de pneumonie chronique autour des corps étrangers, les troubles mécaniques de la respiration par symphyse ou épanchement (aspiration, déformation, immobilisation du diaphragme,
modifications statiques du foie, du cœur, de l'estomac...)

A propos de ce dernier organe, nous signalerons deux cas
dans lesquels l'examen sthétacoustique nous donna tous les
signes d'une cavité hydro-aérique de la base gauche coïncidant
avec une plaie de poitrine du même côté et remontant en arrière jusqu'à la pointe de l'omoplate : l'examen radioscopique
démontra qu'il s'agissait d'une immobilisation très haute du
diaphragme gauche et du dôme gastrique.

Cet examen est nécessaire, non seulement à l'arrivée du
blessé, mais presque aussi souvent qu'un examen clinique
complet, en moyenne tous les quinze jours et chaque fois que
l'on a constaté de l'hyperthermie, même légère, ou de l'amaigrissement.

La radiologie, toutefois, ne saurait donner un diagnostic
complet : la symphyse pleurale épaisse, surtout si elle s'accompagne de fibrose corticale, donne la même image qu'un
épanchement pleural fermé, enclos dans une plèvre adhérente ;
l'inclinaison du malade ne modifie pas l'opacité comme dans
les épanchements en plèvre libre. La ponction et la thoracotomie exploratrice reprennent ici leurs droits.

Tous les corps étrangers (23 observations) ont été localisés.
Nous avons utilisé le vieux procédé des deux axes : le corps
étranger est placé sur le trajet du rayon normal, l'entrée et
la sortie du rayon sont marqués sur la peau du blessé au crayon
dermographique. Sans bouger l'ampoule, on fait tourner le
blessé sur ses talons et on fait de nouveau coïncider le corps
étranger avec le rayon normal. Les quatre points marqués sont
reportés sur un cyrtomètre en plomb moulé sur le thorax et
dont le bord supérieur affleure les traits rouges du crayon ; le
cyrtomètre avec ses points de repère sert à établir un calque.
Comme contrôle, nous avons pris le plus souvent trois rayons
au lieu de deux.

Valeur de l'exploration chirurgicale.

a) *La ponction exploratrice.* — Elle a évidemment une va
leur de tout premier ordre..., quand elle est positive ; mais elle
peut être, et elle a été assez souvent, négative, même faite
méthodiquement, progressivement, avec un gros trocart, faite
après localisation exacte des lésions aux rayons X. Nous avons
eu cinq blessés chez lesquels la clinique et la radiologie ont eu
raison en dépit de la ponction négative. Aussi, en cas d'insuc-
cès de celle-ci, n'avons-nous jamais hésité à faire une thoracotomie exploratrice sur les indications données par les autres
procédés d'investigation.

b) *La thoracotomie exploratrice.* — Pour les cas de pleurésies purulentes enkystées, d'abcès du poumon, dans lesquels
nous avons eu à intervenir, nous n'avons jamais eu de décep-
tion : toujours nous avons trouvé la collection à l'endroit précis indiqué par la clinique et la radiologie, même dans les cas
signalés plus haut dans lesquels la ponction était négative.

Si la plèvre est adhérente, ce qui est la règle, il n'y a aucun incident à craindre ; l'hémorragie, déterminée par l'incision du parenchyme pulmonaire nécessaire pour atteindre la
collection, a toujours été minime et a cédé au simple tamponnement.

Deux fois nous sommes intervenus en plèvre libre de toute
adhérence. Chez le premier malade, le pneumothorax établi
lentement, suivant les règles, a été bien toléré. Chez l'autre,
il a déterminé une syncope asphyxique qui n'a cédé qu'à cinq
minutes de respiration artificielle. De plus, malgré le harpon-
nage immédiat du poumon, la rétraction a été telle qu'elle a
complètement modifié les rapports antérieurement précisés des
lésions avec la paroi, et il nous a été impossible d'amener au
niveau de la plaie autre chose qu'un cône minuscule de tissu
pulmonaire, insuffisant pour apprécier par le palper l'étendue
des lésions.

Nous donnerons donc dans nos thoracotomies ultérieures la

préférence au procédé de Marion, avec fixation du poumon à la paroi, préalablement à l'incision de la plèvre.

*
**

L'un de nous ayant suivi l'évolution des plaies de poitrine dans toutes les étapes, de leur évacuation à l'avant, depuis le poste de secours de bataillon, jusqu'à l'hôpital, nous consigne-rons ici brièvement ses impressions.

Le blessé de poitrine, surtout le blessé frais, craint deux choses :

Le déplacement, cause d'hémorragie.

Le refroidissement, cause de broncho-pneumonie.

Dans les postes de secours abrités, il y a tout intérêt, quand le fait est possible, à conserver un ou deux jours, au repos absolu, en position demi-assise, et en usant largement de la morphine, les blessés à hémothorax abondant ou à hémopty-sies impressionnantes et à les évacuer ensuite dans une voiture bien fermée allant à toute petite allure.

Sur quelles formations doivent être évacués ces blessés ?

Ce ne sont pas des blessés d'ambulance ; ils doivent être menés directement dans un hôpital, en arrière du front, où ils trouveront le repos physique et moral, conditions pre-mières et trop souvent oubliées du traitement. La tente, la baraque, même du meilleur modèle, les tuent de pneumonie ou de broncho-pneumonie à cause de l'écart considérable — atteignant parfois dans l'est 20°, — entre les températures diurne et nocturne.

Sur huit blessés de poitrine évacués, parce qu'en bon état, des hôpitaux de V... sur l'ambulance de L..., quatre sont morts de broncho-pneumonie quelques jours après leur ar-rivée.

Les mêmes principes doivent servir de guide au moment de l'évacuation de l'hôpital du front sur l'intérieur. Sauf ur-gence, ces blessés ne doivent être évacués que s'ils sont apyrétiques, dans des conditions de transport confortables (wagons chauffés) et ne pas voyager longtemps.

Nous avons vu, en effet, au Vésinet, survenir, chez nos entrants, toute une série de complications : un œdème aigu du poumon, une pneumonie massive, deux pleurésies interlobaires, des broncho-pneumonies ou des pneumonies subaiguës.

Nous n'insisterons pas davantage sur la phase initiale, traumatique, des plaies de poitrine : celle-ci, dans toutes nos observations, s'est passée à l'avant et nous n'avons en vue ici que l'étude de l'évolution ultérieure : stade secondaire et séquelles.

Les séquelles lointaines des plaies de poitrine constituent presque une entité clinique commune à tous ces blessés, qu'ils aient eu ou non de l'infection pleurale.

Au stade secondaire, par contre, les complications sont fort différentes suivant qu'il y a eu ou qu'il n'y a pas eu de pleurésie purulente. S'il n'y a pas eu de pleurésie purulente, les complications sont rares, bénignes et habituellement immédiates (hémothorax récidivant, pleurésie séro-fibrineuse) ; les complications secondaires tardives, en particulier la transformation purulente de l'épanchement, sont exceptionnelles : nous avons eu une seule fois à intervenir pour un empyème primitif. Nous avons, par contre, observé toutes les complications infectieuses pour lesquelles nous avons dû intervenir, chez des blessés dont l'état avait nécessité à l'avant l'ouverture de la plèvre.

1. — Stade secondaire de l'évolution des plaies de poitrine.

A. — COMPLICATIONS NON SUPPURÉES.

Complications pleurales.

Hémothorax. — Nous trouvons dans nos observations 18 cas d'hémothorax.

Les signes cliniques et radiologiques ont été classiques. Ces derniers, en particulier, sont caractérisés par l'apparition d'une bande opaque, à base inférieure, limitée en dehors par la paroi, en dedans par une ligne estompée oblique de bas en haut et de dedans en dehors ; l'hémithorax, vu de face ou de dos, présente ainsi deux triangles, l'inféro-externe obscur, le supéro-interne de translucidité normale.

Cinq fois nous avons dû procéder à des ponctions successives à quinze jours ou un mois d'intervalle. Un de ces blessés avait subi une extraction de projectile intra-pulmonaire ; il a gardé un hémothorax récidivant pendant deux mois. (Obs. plus loin.)

Nous avons toujours, et surtout dans les volumineux épanchements, pratiqué des thoracentèses peu abondantes quitte à les renouveler en cas de non résorption du reliquat.

Assez souvent nous avons constaté toute la symptomatologie clinique et radiologique d'un volumineux épanchement (dans cinq cas exactement) et cependant la ponction ne nous a rien donné (2 cas) ou a ramené à peine quelques centimètres cubes de sang épais, sirupeux.

Obs. I. — Vid. Fernand, sergent, ° rég. d'inf.

Blessé le 11 avril 1916, à la Côte-du-Poivre ; entré le 19 avril avec le diagnostic : plaie pénétrante de poitrine par shrapnell. Orifice d'entrée au niveau du sein gauche ; le projectile a été extrait dans une ambulance de l'avant au-dessous de l'omoplate, sous la peau.

Blessé pâle et fatigué, signes classiques d'un volumineux épanchement de la base gauche remontant jusqu'à l'épine de l'omoplate.

Rayons X : opacité de toute la base gauche sans zone de nivellement, ne se modifiant pas par l'inclinaison.

A ce moment la température oscille entre 37°5 et 38°9. L'état général est précaire, le blessé est pâle, mal en train.

Ponctions exploratrices en série dans trois espaces intercostaux différents, négatives.

Ces symptômes ont persisté à peu près semblables à eux-mêmes jusqu'au mois de juillet. On note, en effet, aux examens successifs :

Le 9 mai, obscurité des deux tiers inférieurs du poumon g. Épanchement probable : de nouvelles ponctions ont encore été négatives.

Le 22 mai, l'ombre pleurale du côté g. a un peu diminué ; espace clair médian bouché ; médiastinite probable.

Le 21 juin : aspect voilé du poumon g. à sa base.

Evacué le 15 juillet. Il présente :

De l'obscurité respiratoire de la base g. avec diminution du murmure vésiculaire, des douleurs diffuses de l'hémithorax, de la dyspnée d'effort ; aux rayons, opacité de la base avec symphyse costo-diaphragmatique.

Vraisemblablement il s'agit dans ces cas, de pleuro-pneumonies subaiguës ou chroniques avec épanchement en lame, épaississement pleural et corticalite pulmonaire. Ces signes locaux se sont toujours accompagnés du même syndrome clinique : signes classiques d'épanchement, résorption très lente (de deux à quatre mois), pâleur, léger amaigrissement, état général précaire, température vespérale atteignant ou dépassant légèrement 38°.

Nous avons eu l'occasion de constater une fois le bien-fondé de notre supposition :

Obs. II. — Vid... Jean, sergent-fourrier au ° bataillon de chasseurs alpins, blessé le 20 juillet à Curlu, entré le 9 août 1916.

Plaie de l'hémithorax droit : entrée à la base du cou, sortie à l'angle inférieur de l'omoplate.

A l'arrivée, état général assez bon, température 38°, signes cliniques d'un épanchement de la base droite, diagnostic confirmé par la radioscopie.

Les jours suivants la température monte et atteint 39° 4 le soir du 13 août.

Une ponction en pleine matité est blanche.

La température redescend les jours suivants et se maintient au-dessous de 38° jusqu'au 20. Puis elle remonte peu à peu et est à 39° 5 le 22.

Le blessé est anhélant, pâle, souffre de son côté. Le Dr Renon, qui remplace l'un de nous, pense à une pleurésie purulente et pose les indications d'un empyème.

Le 25, thoracotomie postérieure basse avec résection costale : le Dr Renon trouve quelques centimètres cubes de sang noir et sirupeux au milieu de masses fibrineuses compactes. Il évacue cette petite poche pleurale, siphonne la plèvre après suture et laisse un tout petit drain dans l'angle inférieur.

Le lendemain, la fièvre est tombée, le drain est immédiatement enlevé. La plaie se réunit par première intention.

Suites entièrement apyrétiques.

Le blessé est évacué le 25 septembre sur la 18ᵉ région.

Examen à la sortie : quelques minuscules adhérences de la base. Pas de troubles fonctionnels appréciables.

En présence du très heureux résultat de la thoracotomie dans cette observation, où elle a de beaucoup diminué la longueur de l'évolution, durée qui se chiffre ordinairement par des mois, on peut se demander s'il n'y aurait pas lieu d'appliquer le même traitement à ces formes pleuro-pulmonaires dont la ponction est insuffisante à assurer l'évacuation.

Tous les blessés ayant eu de l'hémothorax ont conservé pendant longtemps des adhérences pleurales, se caractérisant cliniquement par de la matité et de la diminution du murmure vésiculaire à la base, et, aux rayons X, par une opacité en forme de coin.

Pleurésies séro-fibrineuses. — Elles ont été particulièrement rares, car nous n'en avons que deux observations. Elles n'ont, d'ailleurs, présenté aucune particularité et, tout comme l'hémothorax, elles ont abouti, en fin de compte, à des adhérences pleurales plus ou moins étendues, mais beaucoup moins, nous a-t-il semblé, que dans les hémothorax de même abondance.

Complications pulmonaires.

Hémoptysies secondaires. — Nous rappelons que l'hémoptysie n'est pas pathognomonique de la pénétration pulmonaire. Nous avons dû éliminer de nos observations un nombre assez

considérable de blessés arrivés à l'hôpital portant sur leur
billet ou leur fiche : hémoptysie, plaie pénétrante de poitrine,
et chez lesquels le projectile n'avait pas dépassé la paroi, mais
il y avait contusion thoracique violente, ou le plus souvent,
fracture de côte.

Les hémoptysies secondaires que nous avons constatées ont
toutes été très minimes : quelques filets de sang plus ou moins
rouge dans les crachats ; jamais elles ne se sont présentées
avec l'abondance des hémoptysies bacillaires, même de la première période.

Nous les avons observées :

Une fois au début de l'évolution d'une pleurésie interlobaire ; deux fois chez d'anciens blessés de poitrine sans corps
étranger ; une fois chez un ancien blessé à qui l'on avait enlevé
son corps étranger ; trois fois chez des blessés ayant un projectile intra-pulmonaire ; une fois, enfin, et vraiment abondante, chez un ancien blessé de poitrine sans corps étranger,
elles étaient dues a une tumeur solide du hile du poumon du
côté opposé à la blessure, et sans rapport avec cette dernière.

Bronchites. — Il n'est pas étonnant, pour qui connaît la fragilité de ces blessés et leur faible résistance au refroidissement, que nous ayons noté de fréquentes poussées inflammatoires sur les voies respiratoires : accidents sans importance
et tôt enrayés.

Mais, parfois, (deux cas de notre statistique) la toux persiste
indéfiniment et sans modifications pendant plusieurs semaines,
s'accompagnant de crachats purulents ou muco-purulents, peu
abondants, sans odeur, dans lesquels on retrouve la flore habituelle des voies respiratoires, de quelques râles, parfois disséminés, parfois localisés, d'un état général médiocre, bien que
la température soit normale. Dans ces deux cas, qui ont, du
reste, fini par guérir, nous n'avons pas trouvé d'autre cause
à ces troubles que la présence du corps étranger dans le parenchyme pulmonaire : à la radioscopie, le corps étranger était
entouré d'une zone obscure de condensation pulmonaire.

C'est avec des observations de ce genre que l'on a présenté, trop souvent, des statistiques de tuberculose pulmonaire d'origine traumatique.

Broncho-pneumonies. — Un de nos blessés nous est arrivé du front, qu'il avait quitté apyrétique, au quinzième jour après sa blessure, avec une pneumonie massive de tout le poumon droit ; souffle intense et généralisé, à caractère presque amphorique au niveau du sommet. La résolution a été très lente, la température n'est revenue à la normale qu'au bout de trois semaines, laissant le malade très affaibli, pâle, presque cachectique, à ce point que nous avons cru à la possibilité d'une pneumonie caséeuse. Dans les crachats, nous avons trouvé du streptocoque.

Deux mois après, il commençait à peine à reprendre des forces et la radioscopie montrait un poumon droit voilé dans toute son étendue uniformément.

Nous n'avons pas observé une seule pneumonie franche classique. Par contre, nous avons vu quatre fois, à la suite d'un refroidissement, d'une fatigue, d'une permission, apparaître un point de côté, de la fièvre modérée (38°-39°) en même temps que l'oreille découvrait un souffle tubaire ou un foyer de râles fins.

Tous ces blessés ont guéri rapidement, en quelques jours, sans avoir présenté de crachats rouillés. Un seul avait un corps étranger intra-pulmonaire.

OEdème du poumon. — Un de nos blessés de poitrine (corps étranger inclus), a eu, à son arrivée dans le service, une poussée très aiguë de bronchite œdémateuse causée par le transport : expectoration spumeuse très abondante, dyspnée intense, soudaine, avec teinte asphyxique, râles fins dans les poumons et du haut en bas. Ce malade avait eu une fièvre typhoïde quelques années avant, et, à ce moment, il avait eu de l'albumine : il en avait encore au moment des accidents (2 grammes par litre). Le caractère œdémateux de cette bronchite paraît devoir être rattaché beaucoup plus à cette albuminurie qu'à la présence du corps étranger.

B. — COMPLICATIONS SUPPURATIVES

Complications pleurales.

Pleurésies purulentes de la grande cavité. — Nous n'avons eu qu'une fois à intervenir primitivement pour un empyème de la grande cavité. Vingt et un de nos blessés sont arrivés avec leur plèvre ouverte chirurgicalement et drainée.

Dans un tiers des cas, le drainage était fait en même temps que le drainage du trajet pulmonaire, par l'orifice d'entrée ou de sortie du projectile, par résection, soit d'une côte saine, soit d'une ou de plusieurs côtes fracturées.

Ceci explique le siège anormal de ces thoracotomies (3ᵉ côte en avant)5ᵉ, 6ᵉ côte dans l'aisselle, 6ᵉ côte dans l'espace inter-scapulo-vertébral) et explique aussi la grandeur de certaines résections, atteignant 8 et 10 centimètres. Dans un de ces cas, la plèvre était béante à ce point que l'on pouvait voir, au laryngoscope introduit dans la plaie, toute la partie postérieure de la cavité, du sommet au sinus costo-diaphragmati-et de la colonne vertébrale à l'aisselle.

Chez quatre de ces blessés, nous avons dû réintervenir pour drainer efficacement, par une thoracotomie classique, le cul-de-sac pleural sous-jacent au premier drainage.

Il y a donc intérêt à ne pas se borner à un débridement avec drainage du trajet et de la plèvre quand celle-ci est infectée, mais à compléter l'intervention par une thoracotomie avec résection costale faite au point déclive.

Sur la verticale passant par la pointe de l'omoplate, on réséquera la côte sous-jacente au dernier espace intercostal dans lequel la ponction aura donné du pus. Deux gros drains seront placés dans l'incision pleurale, gros, mais courts : juste la longueur suffisante pour atteindre la plèvre sans plonger dans sa cavité ; c'est l'une des précautions à prendre pour éviter les fistules ultérieures.

Soins consécutifs. — Ils sont les mêmes pour toutes les pleurésies purulentes, qu'elles aient été généralisées ou localisées.

Pas de lavages, sauf pour les pleurésies fétides ou gangréneuses.

On commence immédiatement la gymnastique respiratoire ; dès le lendemain, au moment du pansement, on apprend au blessé à faire quelques profondes inspirations et expirations qui facilitent l'expansion pulmonaire et l'issue du pus ; puis, dès qu'il se lève, on le met au « mur », les talons, le dos et la tête touchant la paroi ; l'infirmier appuie doucement sur les épaules jusqu'à ce qu'il les amène au contact du mur, puis, ce premier point acquis, et sans quitter cette position, le malade commence lentement les mouvements initiaux de la gymnastique respiratoire.

Ces séances sont, au début, très fatigantes ; aussi, les premières doivent-elles être très courtes et surveillées par le médecin. Après quelques jours, on ajoute aux mouvements respiratoires proprement dits des mouvements de flexion, d'extension, de torsion et d'inclinaison latérale du tronc.

La spirométrie est un excellent moyen de contrôle, mais elle devient rapidement fastidieuse pour les blessés.

La plèvre est maintenue largement drainée : la brièveté du drain empêche la formation du moule scléreux, ébauche des fistules.

On peut essayer de compléter l'action de la gymnastique par l'aspiration (ventouse de Bier) ou en plaçant très simplement une lamelle de baudruche sur l'extrémité externe du drain, lamelle qui fonctionne comme soupape. Mais la gymnastique, à condition qu'on l'emploie dès le début, méthodiquement, progressivement, suffit, dans les pleurésies récentes, à assurer l'accollement pleural ; aucun des blessés opérés dans le service pour pleurésie purulente, généralisée ou localisée, n'a quitté l'hôpital sans que sa plèvre ne fût entièrement fermée.

Pleurésies purulentes interlobaires. — Il est assez fréquent
de trouver, au cours des examens radiologiques des blessés de
poitrine, une bande opaque traversant le poumon de dedans
en dehors, caractéristique d'une réaction inflammatoire de la
plèvre interlobaire. Nous trouvons trois fois ce fait dans nos
observations, sans que la pleurésie interlobaire ait dépassé le
stade plastique ou inflammatoire.

Nous avons, par contre, diagnostiqué, opéré et guéri cinq
pleurésies interlobaires survenues à la suite de plaies de poitrine, avec des épanchements purulents d'abondance variable
de 100 centimètres cubes à un litre et demi. Ces cinq observations, avec quatre de pleurésies interlobaires de causes diverses mais non traumatiques, également suivies et opérées au
Vésinet, serant publiées *in extenso* dans une thèse prochaine [1].

La pleurésie interbolaire semble donc être une complication
fréquente des plaies de poitrine (5 %) et relativement très fréquente des pleurésies purulentes de la grande cavité (5/21).

Dans quatre cas la localisation était à gauche. Cette prédilection n'est évidemment qu'apparente.

Il ne semble pas y avoir de rapport entre la fréquence de
la pleurésie interlobaire et la présence d'un corps étranger ;
en effet, chez trois de nos blessés, la plaie était un séton par
balle, chez un autre la radioscopie a permis de localiser un
shrapnell dans le foie, chez la cinquième, enfin, le corps étranger inclus n'a pu être retrouvé.

De même, il n'y a pas de relation avec la lésion de l'interlobe par le corps étranger.

Dans trois cas, l'interlobe n'avait certainement pas été intéressé (un sommet, deux bases); dans un, où le corps étranger
n'a pas été retrouvé, il a pu l'être ; dans le dernier, il l'a certainement été.

En fait, la pleurésie interlobaire s'est comportée comme une
diverticulite pleurale, réagissant à l'infection en même temps

---

1. F. KAMEL. — La pleurésie purulente interlobaire ; notes cliniques et
thérapeutiques sur 9 observations inédites. *Thèse Paris*, 1917.

que la plèvre de la grande cavité ou après elle. Dans nos cinq observations, elle s'est manifestée cliniquement à la suite de l'empyème, après un temps variant de quinze jours à trois mois et demi.

Le début peut se faire différemment :

Dans deux observations, après l'amélioration locale et générale qui succède à l'ouverture de l'empyème, on assiste à une recrudescence de tous les symptômes, du quinzième au vingtième jour.

Dans deux cas, le début a été lent, marqué surtout par des troubles de l'état général (asthénie, amaigrissement, très légère ascension thermique vespérale) troubles qui ont éveillé un moment l'idée de tuberculose.

Dans le dernier cas, début dramatique ; trois mois après l'empyème, par des signes de rhumatisme articulaire aigu franc, y compris l'endo-péricardite.

Le diagnostic clinique est fait grâce à la disposition si spéciale des signes physiques de l'épanchement, signes localisés entre deux zones pulmonaires normales sus et sous-jacentes ; mais cette disposition suspendue n'est pas constante.

Dans l'une de nos observations, l'épanchement était localisé à la scissure interlobaire inférieure (ou oblique) droite : en avant, les signes occupaient la base et la matité se confondait avec celle du foie, dans l'aisselle, la moitié supérieure était mate, la moitié inférieure sonore ; toute la partie postérieure de l'hémitorax droit était sonore.

Dans deux observations, la disposition en « sandwich » n'existait qu'en avant ; dans l'aisselle, les signes d'épanchement occupaient la moitié supérieure ; en arrière, ils se localisaient au voisinage du sommet.

Le diagnostic radiologique est ordinairement facile quand la collection est dans la scissure supérieure : ombre opaque étendue transversalement du médiastin à la paroi ; mais il a été difficile dans le cas unique où elle se trouvait dans la scissure inférieure droite ; l'ombre dans ce cas eût été typique si l'on avait pu faire une radioscopie transversale ; mais, l'opacité vertébrale et cardio-médiastine rendait cet examen à peu près impossible. En position dorsale ou ventrale, on ne constatait qu'une ombre diffuse plus épaisse à la base.

Aussi, dans cette observation, le diagnostic exact de la localisation à l'interlobe et non à la grande cavité n'a été fait qu'à l'intervention.

Le traitement est celui de toute pleurésie purulente : thora-cotomie avec résection costale au point déclive, ordinairement dans la région sous-axillaire et drainage large et court.

La technique ne présente pas de particularités. Il est cependant préférable, après l'incision des plans superficiels, de mettre la côte à nu par dissociation à la sonde cannelée des digitations du grand dentelé, de façon à éviter la section des nerfs cutanés que les perforants latéraux envoient à la face interne du bras, et surtout, celle des filets du nerf du grand dentelé.

Autres pleurésies purulentes enkystées. — Nous avons eu à intervenir dans trois cas de pleurésies purulentes enkystées ; mais il s'agissait de trois blessés ayant eu une pleurésie purulente généralisée antérieure, et on peut considérer ces cas comme des récidives de cette infection, presque comme de simples rétentions.

Ces trois pleurésies, en effet, étaient situées tout à côté de l'ancienne incision d'empyème et leur histoire se confond avec celle des fistules pleurales intermittentes.

Une pleurésie médiastinale ou plutôt costo-vertébrale, et une pleurésie diaphragmatique droite, toutes deux secondaires à des pleurésies de la grande cavité, terminent la série de nos pleurésies enkystées.

La dernière, en particulier, n'a pas donné lieu à des signes spéciaux ni comme intensité douloureuse, ni comme localisation de cette douleur.

Tous nos opérés de pleurésie purulente, enkystée ou généralisée, ont quitté l'hôpital du Vésinet ou l'hôpital auxiliaire rattaché au service, avec leur plaie fermée : nous attribuons ce résultat à la précocité de l'intervention, au drainage par drain court et à la gymnastique respiratoire.

Nous n'avons pas la prétention de croire que cette fermeture est définitive pour tous : l'infection latente existe dans les plèvres tout comme, et sans doute plus encore que dans les autres cicatrices des plaies de guerre. Comme la plupart des blessés de poitrine, ces pleurétiques gardent les séquelles du traumatisme, avec, en plus, un syndrome douloureux à peu près constant. En effet, quand on précise la localisation de la douleur accusée par ces blessés, longtemps après la cicatrisation, on constate qu'elle suit le trajet du nerf intercostal de la côte réséquée avec deux maxima aux points d'émergence des nerfs perforants antérieur et latéral.

La constance, la fixité, la tenacité de cette névralgie intercostale sont telles que nous nous demandons s'il n'y aurait pas intérêt à réséquer ce nerf au moment de l'intervention. Il semble y avoir une vraie névrite, due soit à l'infection directe par le pus, soit à une compression au niveau des néo-formations osseuses des résections costales.

L'infection des hémothorax est donc le facteur unique de toutes ces graves complications. Peut-être pourrait-on diminuer la fréquence des pleurésies purulentes en ponctionnant à temps les hémothorax, en les évacuant, du moins, par des ponctions peu abondantes mais répétées, dès que l'hémorragie paraît enrayée.

Complications pulmonaires.

Abcès du poumon. — Nous avons observé et opéré un cas d'abcès du poumon particulièrement intéressant parce qu'il est survenu chez un blessé ayant eu une plaie transfixiante du sommet droit, parce que la symptomatologie clinique et radiologique a longtemps fait penser à une tuberculose et parce que cet abcès était situé profondément à la base, par conséquent loin du trajet du projectile.

Obs. III. — Le N... Alexandre, • rég. Inf. Blessé le 8 octobre 1915 à Saint-Hilaire.

Entré le 19 janvier 1916, au Vésinet, après avoir été soigné trois mois à Châlons.

Les seuls renseignements que nous ayons sur cette période sont : le diagnoctic (plaie pénétrante de la région dorso-scapulaire gauche avec grosse perte de substance, lésions de la plèvre et du poumon avec hémoptysies) et les feuilles de température.

Celles-ci nous apprennent que, pendant ces trois mois, Le N... a eu une température oscillant entre 38° et 39° avec des poussées à 40°, que, le 5 novembre on lui a fait un empyème.

A son arrivée, nous trouvons un blessé très amaigri, presque cachectique, ayant de l'œdème des deux jambes et de la région dorso-lombaire, et qui présente deux plaies : l'une, antérieure, au niveau du mamelon droit, qui mène sur un trajet oblique en haut, en arrière et en dedans, long de 12 centimètres et drainé par un drain de cette longueur ; elle donne un pus peu abondant et très épais. L'autre plaie est dorsale et en voie de cicatrisation, elle siège au niveau de la troisième apophyse épineuse dorsale.

Petite zone de matité avec vibrations abolies dans la région sous-axillaire droite postérieure.

La respiration s'entend dans toute la hauteur poumon droit.

Le malade remplit trois crachoirs de pus épais et fétide.

Le 21 et le 26 janvier, l'examen radiologique donne les résultats suivants :

Aspect cavitaire du sommet droit (probablement trajet intra-pulmonaire du projectile).

Masses ganglionnaires médiastinales et hilaires.

Obscurité de la base.

Le 7 février, la température est revenue à la normale, elle y reste huit jours, puis la fièvre recommence ses oscillations. A ce moment le blessé pèse 45 kilogr.

Devant la persistance de la température, les signes du sommet, des antécédents personnels et héréditaires de tuberculose, le fait que le blessé a, en ce moment, un enfant mourant de tuberculose ostéo-articulaire fistulisée, nous pensons à la possibilité de cette affection.

L'examen des crachats est négatif à ce point de vue.

Une ponction pratiquée dans la zone de matité sous-axillaire signalée plus haut ne ramène rien.

Le 22 février, la radio montre « une petite collection du côté droit dont le centre se projette en dedans et au-dessous de la pointe de l'omoplate et qui a, à peu près, le volume d'une mandarine ».

La ponction pratiquée le soir même, ramène environ 30 centimètres cubes de pus contenant du pneumocoque pur.

Immédiatement la température tombe à 37°, mais elle remonte les jours suivants.

Le 25 février, après localisation radiologique précise, intervention.

Après anesthésie générale, ponction dans le sixième espace en arrière, l'omoplate étant basculée en avant. A 8 centimètres elle donne du pus.

Le trocart est laissé en place ; la septième côte est réséquée immédiatement au-dessous, la plèvre adhérente est incisée et, à la profondeur indiquée, nous trouvons une cavité du volume d'une mandarine asséchée par la ponction. Nous y plaçons un gros drain.

A partir de ce moment, la température oscille entre 37° et 38° pendant huit jours et le 13 mars elle est à la normale et s'y est maintenue depuis.

Sous l'influence du drainage de l'abcès, de la gymnastique respiratoire et de la suralimentation, le malade reprend immédiatement dn poids. Il est à 57 kilogr. le 20 mars, 60 kilogr. le 29, et à 64 kilogr. le 15 avril.

Il est évacué en pleine convalescence, le 23 mai, sur un hôpital auxiliaire.

Gangrènes. — Nous avons eu à intervenir trois fois, avec trois succès, pour des gangrènes du poumon ; mais il s'agissait de gangrènes médicales. Nous n'avons pas observé une seule fois cette complication chez nos blessés.

II. — Séquelles tardives des plaies de poitrine.

Toutes les plaies de poitrine laissent après elles des séquelles dont l'intensité et la variété sont généralement en fonction des lésions anatomiques déterminées par le projectile ou de leurs reliquats.

Multiples sont, en effet, les lésions anatomiques qui expliquent ces troubles.

Lésions pariétales.

Des *brides cicatricielles* peuvent gêner les mouvements du bras (incision par l'aisselle des pleurésies interlobaires), de l'omoplate (thoracotomie interscapulo-vertébrale), les mouvements respiratoires.

Ces cicatrices sont assouplies par le massage, la gymnastique, l'ionisation ; si elles résistent, on peut les exciser.

La *névralgie intercostale* est une suite à peu près constante des plaies pénétrantes du thorax. Elle relève de diverses causes : contusion par le projectile, compression par une esquille ou par le cal d'une fracture de côte avec ou sans hyperostose, névrite due à une résection costale, à une pleurite avec adhérences.

La *pleurodynie*, plus diffuse, avec maximum au niveau du rebord costal antérieur, nous a paru coïncider avec les adhérences de la base et l'immobilisation haute du diaphragme.

Nous n'avons trouvé de localisations douloureuses précises aux points de Guéneau de Mussy que dans quelques cas très particuliers dont nous parlerons plus loin.

L'*ostéite costale* donne lieu à des fistules parfois tenaces, soit au niveau du foyer de fracture, soit après résection ; nous avons eu deux fois à intervenir dans des cas de ce genre avec succès.

L'*ostéite sternale* est encore plus tenace à cause de la spongiosité de cet os : elle exige la mise à nu très large du foyer.

L'observation d'*emphysème sous-cutané tardif* avec pneumothorax, rapportée par l'un de nous en collaboration avec Beaussenat, est unique [1].

Les *déformations thoraciques* sont dues rarement au traumatisme, quelquefois à l'intervention chirurgicale (large résec-

---

1. *Société médicale des hôp. de Paris*, 18 juin 1915. Plaie pénétrante de poitrine par balle. Pneumothorax et emphysème sous-cutané partiel tardif. Suture du poumon. Guérison.

tion) ; le plus souvent, elles sont la conséquence des rétractions plastiques consécutives à l'immobilisation de l'hémithorax, par la douleur d'abord, puis, par les adhérences.

Elles sont classiques, ne diffèrent nullement de celles que laissent les pleurésies banales, et, comme elles, s'accompagnent de scoliose avec courbures de compensation. On peut les éviter ou, tout au moins, les atténuer, par l'évacuation précoce des épanchements et la gymnastique méthodique. Grâce à celle-ci, des blessés ayant eu des suppurations pleurales récidivantes et prolongées ont quitté le service avec une ampliation thoracique égale des deux côtés.

Lésions pleurales.

Les *adhérences pleurales* sont dues au traumatisme même ou à l'épanchement consécutif.

Le traumatisme peut ne pas avoir été pénétrant : une contusion, une fracture de côte donnent également des adhérences localisées. Elles se traduisent par une diminution locale du murmure vésiculaire avec submatité et diminution des vibrations vocales et par une ombre plus ou moins épaisse aux rayons X formant plaque arrondie ou ovalaire sur la paroi thoracique.

Les adhérences qui sont le reliquat d'un épanchement pleural, vues de face ou de dos aux rayons X, se présentent sous l'aspect d'une opacité de la base à forme triangulaire, à base externe et à pointe médiastine ou inversement ; elles immobilisent le diaphragme et effacent le sinus costo-diaphragmatique.

Nous avons déjà signalé que, trois fois, chez des blessés n'ayant pas eu de pleurésie interlobaire suppurée, nous avons vu une bande opaque dessiner nettement le trajet de l'interlobe.

La localisation essentiellement phrénique de ces adhérences explique la fréquence des *déviations et déformations diaphragmatiques, gastriques et cardiaques.*

Nous avons mentionné plus haut deux observations de faux épanchements hydro-aériques de la base gauche dus à la position élevée de l'estomac entraîné par le diaphragme.

Ce muscle subit les modifications les plus diverses. Souvent sa forme normale est conservée et il est simplement attiré en masse et fixé dans la moitié correspondante de la cage thoracique ; quelquefois l'attraction s'effectue irrégulièrement et lui donne la forme cônique ou angulaire, ou encore accole sa partie périphérique à la paroi et supprime l'espace clair normal du sinus costo-diaphragmatique qui cesse de jouer dans les mouvements respiratoires.

Les *fistules pleurales* sont dues à un drainage insuffisant (incision trop haute), ou trop prolongé, ou, surtout, assuré par un drain trop long. La plèvre, en effet, réagit autour du drain comme toutes les séreuses, comme le péritoine ; au bout de vingt-quatre-heures, autour d'un drain introduit dans la cavité pleurale, existe déjà un moule de bourgeons charnus qui, ultérieurement, s'organisent, se sclérosent, si bien que, en quelques jours, un canal fibreux est constitué qu'il sera dès lors très difficile de supprimer.

Dans un cas, la fistule pleurale était entretenue par deux drains longs de huit centimètres égarés dans la cavité séreuse parce que l'on avait oublié de les fixer.

Lésions pulmonaires.

Nous avons eu un cas de fistule pulmonaire simple sans lésions pleurales appréciables, qui n'a guéri que par le débridement et l'extraction — très simple du reste — du corps étranger (éclat d'obus.)

Nous retrouvons mention, de temps à autre, dans nos observations, de bandes de sclérose pulmonaire habituellement orientées dans le sens des grosses bronches, et, dans deux cas, d'un halo gris autour de corps étrangers.

Médiastin et ganglions trachéo-bronchiques.

Il est très fréquent de constater chez des blessés de poitrine la disparition plus ou moins complète de l'espace clair médiastinal et la présence d'adénopathie trachéo-bronchique, tantôt sous forme de grosses masses hilaires à contours imprécis, tantôt de petits nodules très opaques et très nets qui donnent l'illusion de corps étrangers.

Dans ce cas, il est vraisemblable qu'il s'agit de ganglions calcifiés anciens n'ayant aucune relation avec la blessure.

Par contre, il est rare que cette adénopathie s'accompagne de la symptomatologie clinique habituelle ; seuls, deux de nos blessés ont présenté de la toux quinteuse.

Chez un ancien blessé de poitrine, envoyé à la Charité comme tuberculeux, il existait une médiastinite diffuse, siégeant surtout dans le médiastin antérieur, se traduisant par quelques signes de compression veineuse, de la douleur phrénique et de la dyspnée constante exagérée par le moindre effort, et apparaissant à l'écran sous la forme d'une ombre diffuse, étalée, en plastron, débordant largement de chaque côté le sternum.

Cœur et plexus cardiaque.

Les adhérences de la base peuvent modifier la situation normale du cœur, attirer sa pointe en haut ou en dehors. Ces déviations légères ne s'accompagnaient chez nos blessés d'aucun trouble fonctionnel.

Dans quelques cas on peut observer des troubles cardiaques s'associant à une dyspnée plus ou moins accentuée. L'un de nous a réuni quelques observations, qui sont encore à l'étude et qui permettent d'envisager l'existence d'un syndrome imputable à une lésion du plexus cardiaque par le projectile. Tantôt le projectile est encore inclus dans le médiastin, tantôt il n'a fait que le traverser. Dans le premier cas, sa présence entretient une cause d'irritation constante, soit par contact direct, soit par l'intermédiaire d'une réaction inflammatoire du médiastin autour de lui; dans le second cas, le trouble fonctionnel persistant est dû à la lésion produite lors de la traversée thoracique par le projectile. Il s'agit, alors, de troubles comparables à ceux produits par une section complète ou incomplète des nerfs et, partant, susceptibles de réparation lente. L'étude de ce syndrome formera la matière d'un mémoire spécial, qui sera publié ultérieurement (voir p. 230).

Nous nous bornerons ici à en tracer les lignes essentielles et à noter que les caractères varient suivant le nerf atteint. Les trois symptômes cardinaux sont : la douleur, la dyspnée et l'arythmie cardiaque.

La *douleur* consiste en une sensation de gêne profonde, sans irradiations précises, accentuée par les grands mouvements respiratoires, par la toux, par l'effort. Dans deux cas, cette sensation se complétait des signes propres à la névralgie phrénique, dont on retrouvait les points scaléniens et diaphragmatiques; dans ces deux cas, l'examen radioscopique montrait l'immobilisation à peu près absolue de l'hémi-diaphragme du côté lésé, alors qu'il n'existait aucune adhérence pleurale de la base.

La *dyspnée* consiste en une oppression constante que le moindre effort augmente ; elle affecte la forme d'une polypnée à rythme précipité, constituée par de très courtes respirations superficielles et assez bruyantes. Les mouvements respiratoires, observés à l'écran radioscopique, sont à peine perceptibles. Le nombre des mouvements respiratoires, toujours élevé, est doublé et même triplé par l'effort.

L'*arythmie cardiaque* consiste en une instabilité remarquable du nombre de battements cardiaques et des pulsations. Nous n'avons pas noté d'extra-systoles. La tachycardie est l'état le plus habituel. Dans un cas cependant, nous avons noté la bradycardie. Le moindre mouvement modifie le rythme en l'accélérant notablement. Tel sujet, dont le pouls bat 90 au repos, donne 120 pulsations après s'être simplement assis dans son lit, en même temps que le nombre de ses mouvements respiratoires augmente du simple au double.

Enfin, certains symptômes s'associent parfois aux trois signes cardinaux précédents, tels l'inégalité pupillaire (quatre cas), l'hypertrophie thyroïdienne avec syndrome de Bassedow (un cas).

*
* *

De tout ce qui précède on peut dégager deux notions principales :

1° Les lésions anatomiques créées par le passage ou l'arrêt d'un projectile dans le thorax (poumon, plèvre ou médiastin) sont multiples et expliquent les troubles ressentis à longue échéance par les blessés.

2° Le syndrome fonctionnel des anciennes plaies de poitrine peut exister aussi chez des individus qui ne présentent plus aucune lésion appréciable cliniquement ni radiologiquement et qui n'ont plus de corps étranger inclus : toux intermittente, douleur, dyspnée et instabilité du pouls, tels sont les éléments de ce syndrome exclusivement fonctionnel.

Faut-il conclure de l'absence totale de substratum physique appréciable à l'origine purement psychique de ces troubles ?

Il est probable que la suggestion, consciente ou non, entre pour une grosse part dans leur étiologie, mais nous ne croyons pas qu'elle la résume : des blessés réformés ou versés dans le service auxillaire se plaignent toujours des mêmes troubles et présentent, de temps à autre, quelque symptôme (hémoptysie, poussée de bronchite sous l'influence du refroidissement) qui témoigne, tout au moins, de la fragilité de leurs voies respiratoires ; d'autres présentent des troubles fonctionnels, cardiaques ou respiratoires, qu'on peut attribuer aux suites d'une lésion des nerfs médiastinaux (phrénique, pneumogastrique, sympathique).

III. — Tuberculose et plaies de poitrine.

Parmi les cent observations que nous étudions, il en est treize dans lesquelles le diagnostic de tuberculose a été posé, ou, tout au moins, envisagé comme une probabilité, à un moment de l'évolution. Mais, dans un seul cas, ce diagnostic a été exact. Cette observation a été publiée par l'un de nous dans un travail antérieur sur le même sujet[1].

Dans les douze autres cas il ne s'agissait pas de tuberculose. L'un des malades avait une pleuro-pneumonie à évolution subaiguë simulant la pneumonie caséeuse.

Un autre avait de petites hémoptysies, un état général précaire, dus à la présence d'un corps étranger intra-pulmonaire.

Six avaient des séquelles banales de plaies de poitrine.

Deux, des signes cavitaires du sommet ou de la partie moyenne du poumon, avec grave altération de l'état général.

Un, des signes physiques et radiologiques de condensation du sommet dus à une contusion.

Le dernier, enfin, une tumeur du hile du poumon sans relation topographique ni étiologique avec le traumatisme.

Ces erreurs s'expliquent par la fréquence très réelle de la tuberculose dans l'armée et aussi par la hantise de ce diagnostic, pour beaucoup de médecins, dès qu'un malade ou un blessé présente quelques-uns des signes capitaux de cette affection.

Or, il existe, chez les blessés de poitrine, toute une série d'états morbides — infections latentes ou séquelles fonctionnelles, — qui donnent lieu au mêmes phénomènes fonctionnels, cliniques ou radiologiques et aux mêmes troubles graves de l'état général que la tuberculose, et qui peuvent en revêtir toutes les formes, depuis la pneumonie caséeuse ou la phtisie galopante jusqu'à la forme chronique banale.

1. La tuberculeuse chez les soldats à la suite des traumatismes du thorax. (*Soc. méd. des hôp. de Paris*, *30 juin 1916*, *Journal de Méd. et de Chir. pratiques*, *25 juillet 1916*).

Similitude des phénomènes locaux

1° *Phénomènes subjectifs.*

a) Les *douleurs thoraciques* spontanées ou à la pression au niveau des fosses sus et sous-épineuses, sus et sous claviculaires, si fréquentes dans la tuberculose, se rencontrent souvent chez nos blessés et sont dues suivant les cas :

à la présence d'un corps étranger pariétal, sous ou intramusculaires (elles ont, alors assez fréquemment, des irradiations au membre supérieur) ; à une névralgie intercostale supérieure par compression du nerf (esquilles ou cal de fracture de côte) ; à une névrite infectieuse ; à une pleurite apicale traumatique.

b) La *dyspnée d'effort*, dans les plaies de poitrine, est due :
à la limitation de l'effort par la douleur ;
à la diminution du champ respiratoire par l'immobilisation symphysaire, la sclérose pulmonaire corticale et leurs conséquences : aplatissement latéral du thorax, scoliose, arrêt du diaphragme en position élevée.

c) La *toux*. Sèche et quinteuse, elle semble être le plus souvent d'origine pleurale ; mais, quelquefois, elle prend un caractère coqueluchoïde. La fréquence de l'adénopathie trachéo-bronchique suffit à expliquer ce phénomène.

La toux avec expectoration muqueuse ou muco-purulente est due quelquefois à la présence d'un corps étranger intrapulmonaire avec réaction inflammatoire. Mais elle existe fréquemment chez des blessés ayant eu une transfixion complète. Comme nous l'avons déjà dit, ces blessés sont sujets à des bronchites banales, parfois très tenaces, auxquelles les prédisposent une fragilité et une sensibilité exagérée de leurs voies respiratoires.

d) L'*hémoptysie*. — Nous n'envisagerons que les hémoptysies tardives, survenues de un mois à un an après le traumatisme. Sur cinq hémoptysies constatées dans le service, une seule a été vraiment une hémoptysie pouvant rappeler celles de la tuberculose ; elle les rappelait à ce point que ce blessé est arrivé au Vésinet avec un diagnostic ferme de tuberculose en évolution. Il s'agissait d'un ancien blessé de poitrine (transfixion du sommet gauche) chez qui l'examen clinique, radiologique et l'intervention permirent de constater une tumeur pseudo-kystique du côté droit.

Les autres hémoptysies étaient absolument insignifiantes : quelques menus filets sanguins dans des crachats muqueux. Trois de ces blessés avaient des corps étrangers intra-pulmonaires. Ce sont les seules hémoptysies que nous ayons constatées, mais nous les retrouverons encore signalées au cours de l'évolution antérieure ou postérieure au séjour de nos blessés au Vésinet et en particulier :

deux fois chez des blessés sans corps étranger ;

une fois chez un blessé dont le corps étranger avait été extrait.

2° *Signes objectifs.*

L'examen clinique local peut prêter à confusion dans deux cas :

a) Il y a des signes de condensation ou d'excavation pulmonaire au sommet.

Ce sont les cas dans lesquels l'erreur est courante : presque toujours le traumatisme a porté dans cette région et il s'agit :

de pleurite apicale par contusion avec fracture de côte ; cette pleurite apicale s'accompagne fréquemment de l'adénite susclaviculaire et de l'inégalité pupillaire signalée par l'un de nous [1] ;

de dilatation, avec infection, du trajet intra-pulmonaire ;

de réactions inflammatoires de l'interlobe.

b) Les signes cavitaires ou de condensation siègent à la partie moyenne ou à la base.

---

1. Les signes de la pleurite du sommet et leur valeur dans le diagnostic de la tuberculose de l'adulte. L'adénite et la lymphangite nodulaire sus-claviculaires (*Presse médicale*, 21 août 1916).

On pense à une tuberculose à forme pneumonique : il s'agit de pleurésies enkystées ou localisées, d'abcès du poumon ou de pneumonie bâtarde à évolotion prolongée.

3° *Signes radiologiques.*

Il faut que l'examen radiologique soit fait par un médecin entraîné et ayant une grande habitude de l'interprétation des images.

Les séquelles d'une blessure du sommet et même d'une simple contusion donnent des images singulièrement semblables à celles de la tuberculose. La diminution de l'illumination dans l'inspiration et la toux peut être due simplement à l'immobilisation relative de l'hémithorax correspondant. Les inégalités, les marbrures, les mouchetures peuvent être données par le trajet du projectile, les réactions pulmonaires inflammatoires ou scléreuses autour du trajet.

Le voile du sommet, plus ou moins uniforme, se voit même dans de simples contusions, avec ou sans fractures de côtes, mais surtout dans le premier cas.

Deux fois, nous avons trouvé une image cavitaire au sommet. Dans le premier cas, dont l'observation a été donnée entièrement plus haut, il s'agissait d'une transfixion par balle et cet aspect était dû au trajet dilaté et infecté ; dans le second cas, l'aspect cavitaire n'a pu recevoir d'explication satisfaisante ; il avait disparu quinze jours après, au troisième examen radiologique.

SIMILITUDE DES TROUBLES DE L'ÉTAT GÉNÉRAL.

C'est surtout la présence des troubles généraux associés à quelques-uns des signes locaux précédents qui fait habituellement commettre l'erreur de diagnostic entre les séquelles de plaies de poitrine et la tuberculose.

Tantôt l'état général est grave : hautes températures vespérales, frissons, sueurs nocturnes, amaigrissement, voire même cachexie ; et, il s'agit de complications infectieuses : pleurésies interlobaires, enkystées, abcès du poumon.

Tantôt (et le plus souvent), ce sont les petits troubles de l'état général qui existent au début de toute tuberculose : un ancien blessé, à la fin de sa convalescence ou au dépôt, se plaint de toux et de douleurs ; il maigrit, a, de temps à autre, un peu de fièvre ; il suffit qu'il présente, en outre, une modification respiratoire quelconque à un sommet pour qu'on l'étiquette « bronchite suspecte ou des sommets », ou, nettement, tuberculose, et qu'on l'envoie au service de triage.

Nous avons eu sept blessés de cette catégorie :

un avait un corps étranger (balle de Mauser) ; un avait un corps étranger minuscule et une ostéite costale consécutive à un empyème ; cinq n'avaient aucun corps étranger, mais uniquement le syndrome clinique des séquelles lointaines des plaies de poitrine.

De nos observations se dégagent les conclusions suivantes :

Nous n'avons pas observé, sur cent cas de plaies de poitrine, un seul cas de tuberculose traumatique. Une seule fois, nous avons vu, chez un jeune soldat, grièvement blessé à la cuisse et au thorax, la longue suppuration entraîner un état d'affaiblissement profond qui favorisa l'éclosion d'une tuberculose pulmonaire tardive ; la plaie thoracique s'était accompagnée, dès le début, de pneumothorax enkysté dû aux fractures costales et il avait fallu faire un empyème. Lorsque la tuberculose se déclara, nous vîmes la plaie thoracique se tuberculiser secondairement.

Ainsi que l'un de nous l'a fait remarquer antérieurement, (*loco citato*) cette observation est calquée sur un bon nombre d'autres qui, abstraction faite de l'absence de plaie thoracique concomitante, fourniraient des exemples de tuberculose pulmonaire développée chez de grands blessés des membres. Dans ces cas, le rôle du traumatisme thoracique ne peut être discuté puisqu'il n'existe pas ; resterait donc à discuter le rôle à distance, tout à fait indirect, du traumatisme en général sur le développement de la tuberculisation pulmonaire. Or, (pour qui a suivi l'argumentation du mémoire cité) il apparaît avec évidence que, si le rôle du traumatisme direct, local, est réduit à une influence si minime qu'elle peut être considérée comme nulle, il n'est pas possible d'accorder au traumatisme indirect, à distance, une influence plus grande ».

Ce qui agit dans la pathogénie de ces tuberculoses soi-disant traumatiques, ce n'est pas le traumatisme, ce sont ses conséquences ; c'est-à-dire la longue suppuration, le séjour prolongé dans une atmosphère confinée, sur un lit d'hôpital ; la perte d'appétit, l'alimentation insuffisante.

Quoi qu'il en soit de ces considérations pathogéniques sur la tuberculose traumatique, il n'en reste pas moins vrai que, au point de vue pratique, elle hante nombre de médecins et que, étant données les ressemblances que présentent avec la tuberculose pulmonaire certains accidents de l'évolution des plaies de poitrine, il est indispensable que le diagnostic ne soit admis qu'après un examen confié à un service spécial. Ce diagnostic demande, en effet, des examens répétés ; il exige la mise en œuvre de tous les moyens d'explorations actuellement connus : exploration stéthacoustique et radiologique, examen des crachats, des courbes de poids et de température, etc. Ce diagnostic ne saurait être négligé ; l'erreur est possible et elle est grosse des plus graves conséquences. Elle fait réformer un blessé qu'une intervention chirurgicale bien conduite guérirait ; elle fait diriger sur un sanatorium, où il pourra se contaminer d'autant plus aisément qu'il est plus affaibli, un simple convalescent, que quelques semaines de repos achèveraient de rétablir et qui pourrait ensuite être récupéré, tout au moins pour le service auxiliaire, sinon même pour le service armé.

IV. — Corps étrangers intra-pulmonaires.

Vingt-trois blessés sont entrés dans le service ayant encore un ou plusieurs projectiles dans le poumon, le plus souvent des éclats d'obus.

Trois nous ont été envoyés comme convalescents après extraction de leur projectile.

Tous nos autres blessés avaient eu des plaies transfixiantes, ou bien le corps étranger, ayant traversé le parenchyme pulmonaire, était venu se localiser dans la paroi, dans le diaphragme ou dans le foie.

Sur les 23 blessés de la première série, nous avons constaté les complications suivantes :

Quatre fois, un épanchement séro-hématique ;

deux fois, une pleuro-pneumonie à évolution lente, localisée à la base et au côté externe de l'hémithorax correspondant, sans continuité, ni contiguité avec le corps étranger, qui, aux rayons X, se détachait nettement sur la partie du poumon restée perméable ;

trois fois un hémothorax qui a suppuré et nécessité un empyème ;

deux fois de la bronchite tenace avec expectoration muco-purulente ;

une fois, une poussée de bronchite œdémateuse chez un albuminurique.

Nous retrouvons presque exactement la même proportion de complications hemorragiques et infectieuses chez les blessés n'ayant pas de corps étranger intra-pulmonaire ; le nombre de complications infectieuses y est même plus élevé.

Jusqu'à la fin de 1915, moment où parurent à la Société de Chirurgie les communications si intéressantes de Mauclaire, P. Duval, Marion, il était classique et admis, non seulement *a priori* mais par l'expérience de toutes les guerres antérieures, qu'il est préférable de respecter les corps étrangers intra-pulmonaires. Ils étaient admirablement tolérés, en général, et, quand par hasard, ils donnaient lieu à un abcès local où à de la gangrène, l'ouverture de la collection permettait, en même temps, l'extraction du corps étranger. Ces idées classiques avaient été considérées comme définitives dans des séances antérieures de la société de Chirurgie, et l'on jugeait téméraire, ou, tout au moins, d'une audace irréfléchie, d'aller créer de grosses lésions pleuro-pulmonaires pour extraire des projectiles ordinairement si bien tolérés, lésions même plus graves et plus dangereuses que celles dues à la présence du corps étranger.

Dans la pratique civile des grandes villes, nous avions vu, assez souvent, des balles de revolver conservées impunément dans le poumon pendant des années, et l'idée n'était venue à personne d'aller les chercher.

Depuis les communications précitées, d'autres sont venues, avec des techniques nouvelles et d'une originalité parfois un peu déconcertante ; les indications de l'extraction se sont, non pas précisées, mais généralisées, et on formule actuellement ces indications en impératifs catégoriques : « Il faut enlever tous les corps étrangers ».

D'où est venu ce changement radical et brutal d'opinion ? De deux raisons :

1° *D'abord, les perfectionnements techniques.* — Les appareils de localisation radiographique (compas de Hirtz, Marion-Danitz. etc.), ont permis d'atteindre directement, d'une façon presque mathématique et sûre, le corps étranger. La technique opératoire elle-même s'est précisée, et il est devenu très tentant pour le chirurgien de l'intérieur, qui, depuis que le Service de Santé fonctionne presque rationnellement, est cantonné dans la chirurgie secondaire, de retoucher, de procéder avec une certitude presque absolue à l'extraction de ces éclats et de ces balles.

2° *La mentalité du blessé.* — Nos soldats sont courageux et braves ; mais ce sont des hommes. Ils ont vu la mort de près, ont connu les dangers et les misères avant les douceurs de l'hôpital. Leurs plaintes sont, du reste, généralement fondées ; nous avons vu, antérieurement, la fréquence des séquelles fonctionnelles chez des blessés de poitrine, même chez ceux pour lesquels il est impossible, ou du moins illogique, d'invoquer la simulation ou l'exagération (soldats versés dans le service auxiliaire, réformés n° 1). S'ils n'ont pas de corps étranger, leurs plaintes n'ayant pas de substratum physique, ont peu de chance d'être écoutées ; mais, s'ils en ont un, ils s'en servent ; tous les troubles sont rapportés par eux, à la présence du corps étranger : « J'ai mal à mon éclat » disait l'un d'eux en donnant à sa douleur une localisation très lointaine de la localisation réelle. On leur propose une intervention ; ils l'acceptent. Entre deux dangers ils choisissent le moindre et n'hésitent pas entre la table d'opération et la tranchée, quittes à se plaindre ultérieurement des mêmes malaises, et peutêtre avec raison.

Sans faire de l'extraction des corps étrangers intra-pulmonaires un principe définitif de notre conduite chirurgicale, nous allions extraire deux éclats, causes de bronchites tenaces, quand le hasard amena dans notre service trois blessés que l'on venait de débarrasser de leur corps étranger. L'examen attentif de ces blessés, et surtout de deux d'entre eux que nous avons suivis pendant sept et neuf mois, a un peu modifié notre opinion.

Obs. IV. — J..., soldat à la 22ᵉ section de C. O. A.
Opéré le 2 novembre 1915. Il est arrivé dans le service le 4 décembre, un mois après l'extraction d'une balle de revolver. A ce moment, il présentait des signes d'épanchement à la base et un état général précaire. Il a été les jours suivants, sur sa demande, transféré dans un hôpital de sa région et nous n'en avons plus eu de nouvelles.

La seule chose certaine, c'est qu'en novembre 1916, — par conséquent un an après l'opération — il n'était pas encore revenu à son dépôt.

Obs. V. — Joseph Lo..., soldat de 2ᵉ classe.
Blessé le 6 octobre 1915, a subi l'extraction à l'hôpital Dominique Larrey, à Versailles, le 25 novembre et est entré au Vésinet le 15 décembre.
Avant l'opération, il se plaignait surtout d'une douleur assez vive dans l'hémithorax gauche, la nuit, étant couché ; cette douleur disparaissait dans la station debout.
A son arrivée au Vésinet (18 jours après l'extraction), il présente une résection de 4 centimètres de la 4ᵉ côte gauche en avant, menant sur un trajet intra-pulmonaire de quelques centimètres, bourré

d'une mèche. Le trajet suppure abondamment. Température vespérale : 38°5, la mèche est enlevée et remplacée par un drain.

Suites normales, la plaie est cicatrisée le 1er février 1916. Le blessé quitte l'hôpital le 28 février et continue à nous donner de ses nouvelles.

Le 15 avril, il quitte le dépôt de Clignancourtavec une convalescence de quarante-cinq jours. A ce moment, il se plaint de la persistance de la douleur dans le sein gauche, « aussi forte que quand il a quitté l'hôpital ». Il obtient une prolongation de quinze jours.

Le 15 juin, il a une lipothymie et « vomit » du sang.

Le 19 juin, il est à l'hôpital de Calais, qu'il quitte bientôt avec une nouvelle convalescence de quinze jours. Il est enfin versé dans le service auxiliaire.

Actuellement (26 octobre), il souffre toujours de sa base gauche et « au niveau de la côte coupée » ; il ne peut ni marcher vite, ni courir ; il est de suite essoufflé ; il est maigre et n'a jamais repris son poids normal… il conclut : « si c'était à refaire je ne me laisserais pas opérer, car j'étais mieux avant l'opération qu'à présent ».

Obs. VI. — Jo…, soldat de 2e classe.

Blessé par balle aux Dardanelles, le 5 juin 1915. Il a eu quelques hémoptysies tardives étant de retour en France. Le 4 décembre 1915, extraction de la balle à l'hôpital Dominique Larrey. Le 15 décembre, il entre au Vésinet. A ce moment, il présente une longue incision entre le bord spinal de l'omoplate et l'épine, non suturée et suppurant un peu. Assez bon état général, inappétence, douleurs thoraciques ; la température oscille entre 38° et 39°.

Cliniquement et radiologiquement : épanchement de la base gauche. Une ponction faite le 19 décembre donne 350 centimètres cubes de liquide séro-sanguinolent. La température continue les mêmes oscillations entre 38° et 39°. Deuxième ponction, le 28 décembre, 250 centimètres cubes de liquide de même aspect. La température se maintient aux alentours de 38° ; elle ne revient à la normale qu'au début de février.

Le 7 février 1916, le blessé présente encore de l'obscurité respiratoire à la base gauche, tousse, crache et se plaint de douleurs thoraciques gauches, de gêne des mouvements du bras à cause de la cicatrice que tiraillent les mouvements de l'omoplate.

Évacué le 1er mars.

Le 1er août, retour de convalescence, il est versé dans l'auxiliaire. Il souffre toujours de son côté, ne peut respirer à fond, mais son état général est meilleur.

Le 19 septembre, il accuse le même point de côté, mais plus violent, le réveillant la nuit et lui « coupant la respiration ». Il se dit plus souffrant et plus inapte qu'avant son opération.

Le 2 novembre, il écrit que la toux sèche et quinteuse est revenue et que, depuis quelques jours, il a, surtout le matin, du sang dans les crachats ; les douleurs ne font que s'accentuer.

Ces deux faits nous amenèrent à serrer d'un peu plus près la question de l'indication de l'extraction en la posant dans les termes suivants :

1° Parmi les troubles présentés par les blessés conservant un corps étranger intra-pulmonaire, quels sont ceux dus à la présence de ce corps étranger ?

2° L'intervention est-elle vraiment simple, bénigne, sans danger, ou du moins, de danger moindre que la présence du corps étranger ?

3° L'intervention est-elle efficace ?

I. — TROUBLES DUS A LA PRÉSENCE DU CORPS ÉTRANGER

Le corps étranger peut entretenir une fistule pulmonaire. Comme pour toutes les fistules, il y a, dans ce cas, indication à l'extraction.

Trois catégories de troubles, nous ont paru plus fréquentes quand le corps étranger est encore inclus.

1° *Les hémoptysies tardives.*

Elles sont certainement plus fréquentes quand il y a un projectile inclus : celles que nous avons vues étaient insignifiantes ; mais nos blessés étaient à l'hôpital. Peut-être une vie plus active détermine-t-elle des poussées congestives avec hémoptysies abondantes ?

Les hémoptysies ne sont pas dues uniquement à la présence d'un corps étranger, car deux blessés en ont présenté qui avaient eu des plaies transfixiantes, et l'un des opérés, dont nous avons donné plus haut l'observation, en a eu une un an après l'extraction de son projectile.

Nous ne trouverons donc d'indication formelle à l'extraction qu'en cas d'hémoptysies graves, soit par leur abondanc, soit par leur répétition.

2° *Réactions inflammatoires autour du corps étranger.*

La réation inflammatoire, d'abord congestive, se traduit aux rayons X, sous la forme d'une opacité qui estompe les bords du corps étranger ; il peut se constituer un abcès surtout net quand il se vide en partie par les bronches.

Cliniquement, le blessé présente les signes d'une bronchite tenace avec expectoration muco-purulente, parfois fétide et un peu d'amaigrissement. C'est dans deux cas de ce genre que nous avions pensé à la nécessité d'une intervention ; ils ont guéri complètement, sinon définitivement, en un mois à six semaines.

Si un abcès est nettement constitué, il y a indication à l'extraction. Le seul abcès du poumon que nous ayons eu à ouvrir était survenu chez un blessé n'ayant plus de corps étranger et était éloigné du trajet du projectile (V. Obs. plus haut).

S'il y a simple réaction inflammatoire, nous croyons préférable d'attendre quelque temps et de n'intervenir qu'en cas de ténacité, d'aggravation des troubles locaux ou de l'état général.

3° *Troubles neuro-cardiaques.*

Les troubles qui constituent le syndrome médiastinal assez particulier que nous avons décrit précédemment et qui est formé essentiellement par la réunion de la douleur, de la dypsnée, de l'instabilité du pouls, ne sont pas fatalement liés à la présence du corps étranger. Lorsque celui-ci est resté inclus, il n'y a guère à espérer les voir cesser et sa présence peut devenir la cause d'accidents graves, sinon subits, s'il siège au voisinage du pneumogastrique ou du sympathique (accidents possibles, mais non encore constatés). En pareil cas, on peut

se demander si le risque couru du fait d'une intervention délicate et difficile, présentant par elle-même une gravité incontestable, n'est pas moins grand que celui qui résulte de l'abstention.

II. — L'EXTRACTION EST-ELLE SIMPLE, BÉNIGNE ?
SANS DANGER ?

Absolument, si nous en croyons les statistiques données.

Le pneumothorax n'est plus l'épouvantail de la chirurgie
thoracique quand on le fait lentement (P. Duval) ou que l'on
a eu soin de suturer les deux feuillets pleuraux avant l'incision (Marion) ; il y a quelquefois des hémorragies pulmonaires, mais un simple tamponnement les arrête ; il n'y a, il ne
doit jamais y avoir de pleurésies purulentes, et quand survient
un décès, c'est que le blessé était en outre un tuberculeux
avancé (Desgouttes).

Mais, toutes les observations d'extraction ou de tentatives
d'extraction sont loin d'avoir été publiées : non seulement il
y a eu des suppurations de la plaie pulmonaire, des hémothorax graves ou simplement récidivants, comme dans les deux
observations précitées ; il y a eu aussi des hémorragies pulmonaires, des pleurésies purulentes qu'explique facilement
l'ouverture dans la plèvre libre d'un foyer infecté ; il y a eu
des morts qui n'ont pas eu les honneurs de la publicité.

L'extraction d'un projectile intra-pulmonaire ou médiastinal reste donc une intervention sérieuse, dont les indications
doivent être formelles, qui ne doit être tentée qu'avec toutes
les certitudes de localisation et par un chirurgien entraîné.
Le gros danger est l'infection pleurale, toujours possible quand
on intervient à travers une plèvre libre d'adhérences.

III. — L'INTERVENTION EST-ELLE EFFICACE ?

Toutes les tentatives d'extraction actuellement publiées
ont été couronnées de succès ; mais il est un nombre respec-
table de cas que l'on pourrait collationner dans les centres de

réforme, les hôpitaux-dépôts, cas dans lesquels l'extraction fut impossible.

L'extraction, faite dans de bonnes conditions, avec des suites sans complications infectieuses graves, supprime-t-elle les troubles pour lesquels elle a été décidée ?

Nos deux observations, si formelle qu'en soit la conclusion donnée par les intéressés eux-mêmes, ne prouvent rien devant les 200 actuellement publiées. Il est possible que nous soyons tombés sur deux cas malheureux et exceptionnels. Mais, pour entraîner notre conviction, il faudrait que les suites post-opératoires de ces 200 observations soient indiquées d'une façon un peu plus complète que par la formule banale et presque fatidique : « le blessé sort au 8ᵉ ou au 15ᵉ jour complètement guéri ». Guéri opératoirement, oui, mais que sont devenus les troubles pour lesquels on l'a opéré ? Que sont devenus ces blessés, tant au point de vue médical qu'au point de vue militaire ? Combien ont été versés dans le service auxiliaire, dans le service armé ou réformés ? Question intéressante, puisque l'un des buts de cette intervention, qu'on ne peut considérer comme urgente et imposer comme telle, est précisément de récupérer des soldats.

Le service actif est compatible avec la présence d'un corps étranger. De nos vingt-trois blessés quelques-uns sont encore trop récents pour que nous puissions fournir une statistique exacte. Au 1ᵉʳ novembre 1916, six étaient maintenus dans le service armé, après passage devant des commissions de réforme. Du reste, nous avons reçu dans le service trois blessés des membres qui, six mois, huit mois et un an avant, avaient eu des plaies de poitrine et gardaient, l'un un, les autres deux éclats d'obus dans le poumon. Un de nos infirmiers, du service auxiliaire parce que borgne, a une balle de révolver de 9 millimètres dans le poumon depuis douze ans et n'a jamais ressenti le plus léger malaise.

En résumé, les indications à l'extraction des corps étrangers du poumon sont, à notre avis, rares, presque exceptionnelles.

Les fistules pulmonaires, les hémoplysies graves par leur abondance ou leur répétition, les abcès du poumon nous semblent les seules indications formelles. Le syndrome neuro-cardiaque, quand il existe un projectile médiastinal ou hilaire, peut être atténué ou même supprimé par l'extraction de ce corps étranger. Ce n'est qu'une possibilité, et, en regard de l'amélioration ou de la guérison simplement possible, il y a lieu d'envisager les risques très sérieux courus du fait d'une intervention sur le hile ou le médiastin.

Nous sommes convaincus que la vogue actuelle des extractions de projectiles intra-pulmonaires, vogue contre laquelle on commence à réagir (Mouchet, Mauclaire) passera, parce que la nécessité de ces extractions est loin d'être démontrée et que les indications actuelles sont surtout des indications de circonstances, de temps de guerre, qui disparaîtront avec la paix. Quand le blessé n'aura plus la perspective d'un nouveau séjour à l'hôpital et d'une nouvelle convalescence, il refusera, le plus souvent, une intervention qui comporte plus que le seul risque anesthésique : les amputés atteints en même temps de plaies de poitrine, les réformés la refusent déjà ; il en sera vraisemblament de même des autres, plus tard.

C) LÉSIONS DU PLEXUS CARDIAQUE ET DES NERFS DU MÉDIASTIN

a) TROUBLES FONCTIONNELS CARDIO-PULMONAIRES IMPUTABLES A LA LÉSION DU PLEXUS CARDIAQUE ET DES NERFS DU MÉDIASTIN CHEZ LES BLESSÉS DE POITRINE

(*Acad. de Médecine*, 12 juin 1917.)

Nombreux sont les blessés de poitrine qui, plus ou moins longtemps après la guérison de leur blessure, se plaignent encore de gêne respiratoire, de palpitations, de douleurs thoraciques, alors que l'examen physique le plus complet, tant stéthacoustique que radioscopique, permet de constater l'intégrité absolue du cœur et du péricarde, des poumons, des plèvres et du médiastin, sauf, parfois, la présence d'un projectile dont l'ombre se projette sur les confins de celle des gros vaisseaux de la base, dans la zone du plexus cardiaque ; souvent, le projectile fait même défaut, ayant seulement traversé le thorax sans y demeurer.

Abstraction faite des exagérateurs et des nerveux, il est quelques-uns de ces blessés chez lesquels un examen approfondi et averti permet de constater la réalité des troubles fonctionnels qu'ils accusent.

Mon attention a été attirée sur cette catégorie de blessés de poitrine par une très remarquable observation que voici, résumée en quelques mots :

Au début de la guerre, en août 1914, le nommé B..., reçoit une balle de fusil en pleine poitrine ; la balle le traverse de part en part, d'avant en arrière, pénétrant à 4 centimètres au-dessus du mamelon gauche et se logeant dans les masses musculaires paravertébrales gauches, où je la découvris quelques semaines plus tard. Après les accidents initiaux (perte de connaissance, hémoptysie), considéré comme guéri, il est envoyé en convalescence, Cependant, il continue de se plaindre d'une oppression constante, exagérée par le moindre effort, de palpitations, de douleurs thoraciques. Je le vois, en novembre 1914, et je constate une névralgie phrénique gauche typique, avec immobilisation de l'hémidiaphragme gauche, de l'instabilité du pouls, qui s'accélère par le moindre mouvement, de l'inégalité pupillaire (pupille gauche en mydriase) avec conservation des réflexes d'accommodation. L'examen radioscopique démontre l'intégrité absolue des poumons, des culs-de-sacs pleuraux, du médiastin et des mouvements du cœur ; il contrôle l'immobilisation de l'hémidiaphragme gauche.

Peu à peu apparaît une hypertrophie thyroïdienne qui s'accompagne de signes d'hyperthyroïdie (tachycardie permanente, tremblement, saillie des globes oculaires). Traité par les courants de haute fréquence et l'hémato-éthyroïdine, ce syndrome de Basedow s'atténue peu à peu, en même temps que s'amendent progressivement les autres symptômes.

Il m'a paru que les troubles constatés dans cette observation pouvaient être interprétés comme la conséquence de lésions des nerfs du plexus cardiaque et du phrénique par le passage de la balle ; il m'a paru aussi que l'apparition du syndrome de Basedow dans de telles conditions venait à l'appui de la théorie pathogénétique qui rattache certains cas de ce syndrome à une irritation du sympathique.

Cette hypothèse semble trouver sa vérification dans la réunion de neuf autres observations qui, pour n'être pas toutes aussi complètes, n'en sont pas moins de même ordre. Le fond commun de ces observations est constitué par l'instabilité du pouls et du rythme respiratoire, avec dyspnée constante exagérée par le moindre effort ; à ces signes cardinaux du syndrome s'ajoutent tantôt la névralgie phrénique (3 cas), tantôt l'inégalité pupillaire (4 cas), tantôt le syndrome de Basedow (5 cas).

L'hypothèse s'appuie sur des considérations anatomiques et physiologiques.

Tout d'abord, la presque totalité de ces observations montrent que le projectile a lésé la région du plexus cardiaque, soit qu'on puisse encore constater sa présence sur l'écran radioscopique, soit que son trajet, décrit par les deux orifices d'entrée et de sortie, n'ait pu suivre une autre voie.

Or, que le projectile soit encore inclus ou qu'il n'ait fait que passer, les conséquences peuvent être les mêmes, soit qu'il ait détruit telle ou telle zone du plexus cardiaque, soit qu'il continue, par sa présence ou par des réactions inflammatoires périnévritiques, d'exciter ces mêmes zones.

Les lésions des nerfs des membres par les projectiles sont bien connues, et chacun sait que les désordres qu'elles provoquent sont définitifs ou réparables, suivant qu'il y a section complète ou incomplète, et sont très graves ou seulement gênants, suivant qu'elles portent sur un tronc principal ou sur une branche secondaire.

Il est rationnel d'admettre que les nerfs du médiastin obéissent aux lois générales et ainsi s'expliquent, lorsque les gros troncs ne sont pas touchés (ce qui, ici, serait mortel), les troubles fonctionnels sur lesquels j'ai cru utile d'attirer l'attention et qui constituent dans leur ensemble une sorte de syndrome général dont les modalités symptomatiques varient avec le siège précis de la lésion. Il doit être admis, tout d'abord, que la zone principalement intéressée est la zone confinant à l'émergence des gros vaisseaux de la base, zone que M. le médecin inspecteur général Delorme a récemment étudiée du point de vue anatomique.

Quoi qu'il en soit, chez de tels blessés, on devra toujours rechercher les troubles cardio-pulmonaires et les symptômes qui peuvent permettre d'apprécier le trouble du sympathique ou du pneumogastrique (épreuve du rythme respiratoire, épreuve de la résistance cardiaque de Lian, réflexe oculo-cardiaque, état des pupilles, signes d'hyperthyroïdie) ; on devra, de même, s'assurer de l'état du nerf phrénique.

Avant d'admettre le diagnostic d'un syndrome de cet ordre, on devra contrôler, tout d'abord, l'intégrité du cœur et du péricarde, des poumons et des plèvres.

Quand le diagnostic sera établi, il conviendra de discuter, au cas où le projectile serait resté inclus, s'il est indiqué d'en tenter l'extraction. D'une façon générale, on devra se demander si les risques courus du fait d'une intervention portée sur une telle région ne sont pas plus grands que ceux qui résulteraient ds l'abstention.

Du point de vue militaire, il était intéressant de signaler ces observations : elles établissent qu'il ne faut pas se hâter de conclure à l'exagération ou à la simulation chez certains blessés de poitrine qui ne présentent, ni à l'auscultation ni à l'écran radioscopique, aucun signe physique permettant d'expliquer les troubles fonctionnels et subjectifs qu'ils disent éprouver.

b) TROUBLES FONCTIONNELS IMPUTABLES A LA LÉSION DU PLEXUS CARDIAQUE ET DES NERFS DU MÉDIASTIN CHEZ LES BLESSÉS DE POITRINE

(en collaboration avec PIERRE PRUVOST et PIERRE LABRO)

(Ce mémoire est le développement de la note précédente lue à l'Académie de Médecine par l'un de nous, le 12 juin 1917. Il a été publié par les *Annales de Médecine*. Septembre-Octobre 1917.)

Il n'est pas rare de rencontrer des blessés de poitrine qui, plus ou moins longtemps après la guérison de leur blessure, se plaignent encore de gêne respiratoire, de palpitations, de douleurs thoraciques, alors que l'examen physique le plus complet, tant stéthoscopique que radioscopique, permet de constater l'intégrité absolue du cœur et du péricarde, des poumons et des plèvres. Il ne faut point se hâter, cependant, de considérer ces hommes comme des névropathes, sinon comme des exagérateurs ou des simulateurs. Il faut se souvenir que le médiastin livre passage aux pneumogastriques, aux sympatiques, aux phréniques, et que les deux premiers réunissent certaines de leurs ramifications pour former le plexus cardiaque. Point n'est besoin d'être un grand physiologiste pour comprendre qu'un projectile qui aura lésé l'un quelconque de ces nerfs importants aura, par là même, provoqué des désordres dont la gravité et la durée varieront avec le siège et l'étendue de la lésion.

C'est à dépister et à interpréter — en se basant sur les notions anatomiques et physiologiques — les troubles fonctionnels et subjectifs signalés par le blessé, que le clinicien devra s'appliquer. Un examen approfondi et averti lui permettra de mettre en évidence la réalité de ces troubles, en recourant à certraines épreuves : épreuve des modifications du rythme respiratoire par l'effort, épreuve de la résistance cardiaque de Lian. Il complètera son investigation par la recherche du réflexe oculo-cardiaque et de certains symptômes particuliers, telles l'inégalité et l'instabilité pupillaires, telle la névralgie phrénique, qui achèveront de le convaincre ; dans quelques cas, la constatation d'une hypertrophie thyroïdienne avec signes d'hyperthyroïdie apportera un complément d'information dont nous préciserons l'intérêt.

Or, la pathogénie de ces accidents et troubles divers se trouve expliquée par le trajet qu'a suivi le projectile en traversant le thorax ; bien plus, la preuve se trouve faite, de façon non discutable, lorsque le projectile est resté dans la cavité thoracique, auquel cas, chez de tels blessés, on constate sa présence dans le médiastin, au voisinage des gros vaisseaux de la base du cœur, dans la zone même du plexus cardiaque ou des gros troncs nerveux qui le composent, zone que M. le médecin-inspecteur général Delorme a étudiée récemment, du point de vue anatomique, devant l'Académie de médecine.

Que le projectile soit encore inclus ou qu'il n'ait fait que traverser le thorax, les conséquences sont les mêmes, soit qu'il ait détruit telle ou telle branche du plexus cardiaque ou des grands nerfs médiastinaux, soit qu'il continue, par sa présence ou par des réactions inflammatoires périnévritiques, d'exciter ou de paralyser ces mêmes branches.

Il est ici une notion de physiologie pathologique qu'il convient de rappeler, c'est celle de la réparation des nerfs lésés. Les lésions des nerfs des membres par les projectiles sont bien connues et il est établi que les désordres qu'elles provoquent sont définitifs ou réparables, suivant qu'il y a section complète ou incomplète, et sont très graves ou seulement gênantes, suivant qu'elles portent sur un tronc principal ou sur une branche secondaire. Il est rational d'admettre que les nerfs du médiastin obéissent aux lois générales ; et ainsi s'expliquent, lorsque les troncs principaux, bien entendu, ne sont pas détruits (ce qui, ici, serait mortel), les troubles fonctionnels que nous étudions dans ce travail et qui, dans leur ensemble, constituent une sorte de syndrome général, dont les modalités symptomatiques doivent varier avec le siège précis de la lésion.

Nous ne saurions rappeler dans tous leurs détails les notions anatomiques, qu'il conviendra de posséder, sur la constitution du plexus cardiaque, les origines et le trajet de ses principales branches afférentes et efférentes. C'est en se reportant à ces notions qu'on pourra trouver l'interprétation des troubles fonctionnels que nous étudions.

Dans un travail antérieur, l'un de nous, en collaboration avec E. Lechevallier [1], a ébauché l'étude de ce syndrome fonctionnel, dont les trois symptômes cardinaux, la douleur, la dyspnée et l'arythmie cardiaque, présentent certains caractères généraux qu'il est bon de rappeler.

La *douleur* consiste en une sensation de gêne profonde, sans irradiations précises, accentuée par les grands mouvements respiratoires, par la toux, par l'effort. Dans quelques cas cette sensation se complète des signes propres à la névralgie phrénique et, dans ces cas, l'examen radioscopique montre l'immobilisation à peu près absolue de l'hémi-diaphragme du côté lésé alors qu'il n'existe aucune adhérence pleurale de la base.

La *dyspnée* consiste en une oppression constante que le moindre effort augmente ; elle affecte la forme d'une polypnée à rythme précipité constituée par de très courtes respirations superficielles et assez bruyantes. Les mouvements respiratoires, observés à l'écran radioscopique, sont à peine perceptibles. Le nombre des mouvements respiratoires, toujours élevé, est doublé et même triplé par l'effort.

L'*arythmie cardiaque* consiste en une instabilité remarquable du nombre des battements cardiaques et des pulsations. Nous n'avons noté qu'exceptionnellement des extra-systoles. La tachycardie est l'état le plus habituel ; dans un cas, cependant, nous avons noté la bradycardie. Le moindre mouvement modifie le rythme en l'accélérant notablement. Tel sujet, dont le pouls bat 90 au repos, donne 120 pulsations après s'être simplement assis dans son lit, en même temps que le nombre de ses mouvements respiratoires augmente du simple au double.

1. Emile Sergent et E. Lechevallier. Les plaies pénétrantes de poitrine et particulièrement leurs phases secondaires et lointaines. Notes cliniques sur 100 cas observés à l'hôpital militaire de l'asile du Vésinet. *Journal de Médecine et de Chirurgie pratique,* 25 janvier 1917.

La recherche du réflexe oculo-cardiaque peut donner de très grands écarts entre le nombre des pulsations comptées avant et pendant la compression ; elle peut donner un résultat nul ou même paradoxal (Obs VI).

Chemin faisant, à propos des observations que nous allons analyser, nous étudierons les différents autres symptômes observés.

*
* *

Le point de départ de nos recherches fut une observation que l'un de nous recueillit dans son service de la Charité, au début de la guerre, et qui, à elle seule, contient et résume, en quelque sorte, cette étude clinique.

Observation I

B... J.-l-s, 29 ans.

Blessé fin août, 1914 par une balle ayant pénétré à 4 travers de doigt au-dessus du mamelon gauche. Au sortir de l'évanouissement qui survint au moment de la blessure, le malade ressentit une douleur intense au niveau de la région pectorale et de la région scapulaire du côté gauche. Hémorragie externe, rythmée par la respiration. Hémoptysie le 1er jour et crachats hémoptoïques les jours suivants. Dyspnée : respiration courte, haletante, coupée de quintes de toux. Palpitations.

Entré à la Charité le *14 novembre 1914*.

Dyspnée très marquée. On constate 40 respirations à la minute (assis et couché) ; le malade se tient de préférence dans le décubitus latéral droit, le tronc et la tête légèrement relevés. Cette dyspnée ne s'explique par aucun signe de lésion pulmonaire, l'inspection, la palpation, la percussion et l'auscultation des poumons ne donnant rien. Elle s'accompagne d'une *douleur thoracique profonde* à gauche, réveillée par le bâillement, la toux, l'éternuement. Au repos la douleur est sourde, vague, dans la région thoracique gauche, surtout à la partie antérieure, et limitée en arrière suivant une ligne passant par le bord spinal de l'omoplate. Ce blessé a aussi toute une zone douloureuse sur la ligne d'insertion du diaphragme.

Le *pouls est régulier et instable* : 80 pulsations par minute en position couchée, 96 en position assise.

18 novembre. — Quarante respirations à la minute. Pouls : 80, couché, 96, assis.

19 novembre. — Après cinq jours de repos complet; respirations 28. Pouls 72. Jugulaires normales. Pas de signes de compression veineuse.

20 novembre. — Pouls 68, irrégulier. Tension 12. 5 — 8, 5. Auscultation du cœur ; arythmie. Douleur sur le trajet du phrénique (scalène antérieur, 2° et 10° côtes).

Pupilles normales quant aux réflexes et *égales.*

Examen radioscopique : Image absolument normale, si ce n'est l'immobilisation de l'hémidiaphragme du côté gauche (due à la névragie phrénique).

La balle se projette dans l'ombre de la région paracardiaque gauche, derrière la 7° côte environ, à 5 centimètres de la ligne médiane, à 2 centimètres environ de la paroi postérieure du thorax. En position ventrale elle est légèrement oblique en bas et en dehors.

23 novembre. — Pouls : 70, couché ; 96, assis. Tension (Pachon) 15 — 6, 5.

25 novembre. — Pouls : 72, couché ; 102, assis. Au niveau de l'angle inférieur de l'omoplate gauche, on arrive à sentir la balle, logée dans les téguments.

28 novembre. — *Extraction de la balle.* Dyspnée très marquée toute la journée. Pouls 79, régulier, avant l'extraction ; — 120 (sous l'influence de la peur et de la douleur) au moment de l'intervention chirugicale. Points douloureux phréniques plus aigus.

3 décembre. — Pouls 75. Tension (Pachon) 14, 5 — 7, 5.

4 décembre. — Pouls 68.

Inégalité pupillaire constatée pour la 1re fois ; la pupille gauche est plus grande que la droite.

5 décembre. — Bruits du cœur sourds et mal frappés. Pouls 75 couché, 85 assis,

Radioscopie : le diaphragme, antérieurement tétanisé à gauche, à repris quelque mobilité.

19 janvier. — *Radioscopie :* les mouvements du diaphragme gauche sont encore faibles.

En *février, mars et avril* 1915. — Mêmes symptômes mais amélioration notable, bien que lente, de la dyspnée en particulier.

Vers la *fin de mai,* au dire de ses camarades, le malade est plus triste, plus abattu. C'est vers cette époque qu'est notée pour la premiè·   ·is une *hypertrophie nette du corps thyroïde*, qui est de consist....o demi-molle, élastique, non pulsatile, mais dont le volume est certainement plus grand que d'habitude et dont les contours se dessinent nettement à la vue. Parallélisme entre les mouvements de l'œil et ceux de la paupière supérieure. Regard brillant avec *exophtalmie peu marquée. Tremblement* et *moiteur* des membres et du tronc. *Émotivité* très grande. La *pupille gauche reste dilatée*, Tension artérielle 10 — 5 (18 et 19 juin).

21 juin. — Pouls : 102. Tension : 10 — 6,5. Point douloureux scalénique gauche. Moiteur des membres supérieurs et du tronc ; le malade est devenu fortement émotif.

24 juin. — Pouls : 104. Tension : 10 — 6.

1er juillet. — Pouls : 74. Tension : 10 — 7.

2 juillet. — Pouls : 81. Tension : 11 — 6,5. Mensuration du cou : 37,5.

3 juillet. — Pouls : 80. Tension : 9 — 6.

9 juillet. — Pouls : 92. Tension : 9,5 — 6,5. Mensuration du cou : 37,5.

10 juillet. — On commence alors les séances d'électrisation. Pouls : avant, 100 ; pendant, 100 ; après, 92.

12 juillet. — Pouls : 65. Tension : 9,7 — 5. Mensuration du cou : 39,5.

15 juillet. — Pouls : 75. Tension : 9,5 — 5.

24 juillet. — Pouls : 76. Tension : 10 — 7.

8 août. — Pouls : 85.

De septembre à novembre. — État stationnaire ; rien à signaler,

7 novembre. — On instille quelques gouttes d'atropine dans l'œil gauche. Dilatation pupillaire extrême au bout de trois quarts d'heure.

25 novembre. — La *dilatation pupillaire extrême*, provoquée, commence seulement à disparaître.

14 décembre. — On instille de l'atropine dans les deux yeux. Dilatation maxima des deux côtés au bout d'une demie-heure.

Réflexe oculo-cardiaque. . . Pouls droit : 88-68.

17 décembre. — La dilatation qui était totale pour les deux yeux diminue à droite, persiste à gauche.

22 décembre. — Diminution de la mydriase des deux côtés, dilatation pourtant plus marquée à gauche.

27 décembre. — Même état.

Février 1916. — *Examen radioscopique :* les mouvements de l'hémi-diaphragme gauche sont encore assez limités et le malade respire mal avec le côté gauche.

La dyspnée est beaucoup moins marquée, l'instabilité du pouls moins accentuée ; l'hypertrophie thyroïdienne a diminué ; dans l'ensemble, l'amélioration, quoique lente, est manifeste. B... réformé, quitte l'hôpital et peut se livrer à un travail sédentaire.

Voici donc un sujet qui est traversé, de part en part, par une balle de fusil qui entre dans le thorax à 4 centimètres au-dessus du mamelon gauche et va se cacher, à la même hauteur, dans les masses musculaires paravertébrales gauches. Après les accidents initiaux (perte de connaissance, hémoptysies), il est bientôt considéré comme guéri et envoyé en convalescence. Cependant, il continue de se plaindre d'une oppression constante, exagérée par le moindre effort, de palpitations, de douleurs thoraciques. Quand il entre à la Charité, deux mois et demi après sa blessure, on constate tous les signes d'une névralgie phrénique gauche, de l'instabilité du pouls, que le moindre mouvement accélère et rend irrégulier. L'examen radioscopique montre l'intégrité absolue des poumons, des plèvres, du péricarde, et l'immobilisation à peu près complète de l'hémi-diaphragme gauche (due à la névralgie phrénique). Bientôt apparaît une inégalité pupillaire (mydriase de la pupille gauche), que l'épreuve des collyres permet d'attribuer à une excitation du sympathique. Peu après se développe une hypertrophie du corps thyroïde qui s'accompagne de signes d'hyperthyroïdisme (saillie des globes oculaires, tremblement, émotivité). Sous l'influence de l'électrisation et du temps tous ces signes s'amendent progressivement et le malade peut se livrer à quelques occupations sédentaires. Nous l'avons revu dernièrement : les troubles fonctionnels se sont atténués de plus en plus.

Il paraît rationnel d'admettre que les divers troubles constatés dans cette observation peuvent être interprétés comme des conséquences des lésions produites par le passage de la balle sur le phrénique et les origines du plexus cardiaque, notamment le symphatique ; l'instabilité du pouls, l'inégalité pupillaire, l'apparition du syndrome de Basedow, s'accordent pour donner corps à cette hypothèse ; il est même intéressant de remarquer que la constatation d'un syndrome dé Basedow, développé dans de telles conditions, vient à l'appui de la théorie pathogénétique qui rattache certains cas de ce syndrome à une irritation du sympathique. Anatomiquement cette interprétation trouve d'ailleurs son fondement dans l'existence d'anastomoses entre les branches symphatiques du plexus cardiaque et les branches du plexus de l'artère thyroïdienne inférieure.

L'hypothèse à laquelle nous a conduits cette première observation trouve sa vérification dans l'analyse de neuf autres observations, que nous avons pu réunir depuis et qui, pour n'être pas toutes aussi complètes, n'en sont pas moins comparables. Leur fond symptomatique commun est constitué par la douleur, par l'instabilité du pouls et du rythme respiratoire avec dyspnée constante, exagérée par le moindre effort ; a ces signes cardinaux du syndrome s'ajoutent : tantôt la névralgie phrénique (3 cas), tantôt l'inégalité et l'instabilité [1] pupillaires (4 cas), tantôt le syndrome de Basedow (5 cas), ou encore des troubles vaso-moteurs et sudoraux de la face et des bras (2 cas).

Voyons d'abord les quatre autres cas dans lesquels le syndrome de Basedow s'est plus ou moins complètement développé.

OBSERVATION II

Martin..., 22 ans. Mobilisé en août 1914. Évacué du front le 14 octobre 1916 *pour plaie pénétrante de poitrine par éclat d'obus* Ce dernier, entré sous l'omoplate droite, n'a pas été extrait.

---

1. Dans un cas (Obs. VI) l'instabilité pupillaire, sans inégalité, est tout à fait remarquable. Ce cas d'hippus mérite d'être souligné, étant donné que la pathogénie de ce symptôme reste imprécise pour tous les ophtalmologistes.

Hémoptysie assez abondante pendant douze heures. Envoyé à l'hôpital militaire du Vésinet un mois après.

Fin de 1916. — Le blessé se plaint d'un point de côté droit qui traverse la poitrine par crises aussitôt qu'il se lève, douleur irradiant vers l'épaule droite et le bras, qui aurait été paralysé dès sa blessure jusqu'à son arrivée ici.

Etat général médiocre. Amaigrissement. Oppression exagérée par les mouvements.

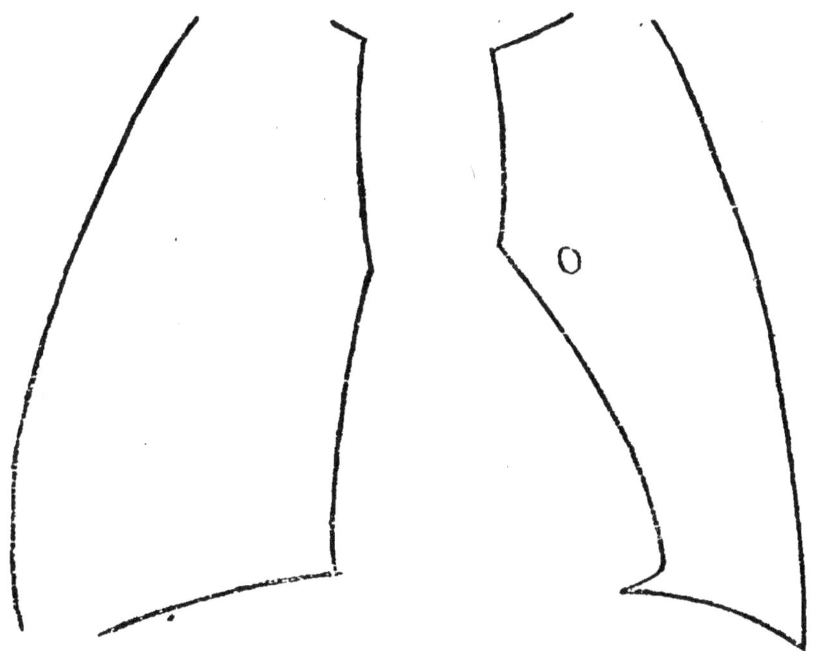

Fig. 3. — Orthodiagramme. — Projectile contre la base du cœur à gauche.

Examen. — Pouls : 120 au repos. Réflexe oculo-cardiaque 80. Épreuve de l'aptitude à l'effort (après 1 minute de pas gymnastique sur place), 124-124-120-120.

18 *janvier* 1917. — Pouls 112. Respiration 24. Réflexe oculo-cardiaque 88. Epreuve de l'aptitude à l'effort, 120 avant l'exercice et après, par minute, 164-160-140-140-140-120. Corps thyroïde un peu gros (cette constatation n'avait point encore été notée). Petit tremblement. Traitement électrothérapique.

Examen radioscopique. — Image thoracique normale, si ce n'est que, dans la projection du 3° espace et à gauche, à 2 centimètres environ de l'ombre médiane, on aperçoit un corps opaque, de la grosseur d'un pois, qui est situé à 11 centimètres de la paroi antérieure (fig. 3).

2 *mars* 1917. — Respiration 20. Pouls 80. Réflexe oculo-cardiaque 76. Épreuve de l'aptitude à l'effort 84 avant ; après 100, 80 dès la 2ᵉ minute. Pupilles égales. Tour de cou 0.40. Persistance de l'hypertrophie thyroïdienne et du petit tremblement.

Dans cette observation, la présence du corps étranger, qui a traversé le médiastin de droite à gauche et d'arrière en avant et qui est resté inclus dans le voisinage du bord gauche du cœur, alors qu'il n'existe aucun signe de lésion des poumons, des plèvres, ni du cœur, explique, par l'action exercée directement sur le plexus cardiaque, les troubles respiratoires et l'instabilité du pouls, mis en évidence par l'épreuve de la résistance à l'effort. L'hypertrophie thyroïdienne avec les signes d'hyperthyroïdation (tremblement), n'a fait son apparition que trois mois après la blessure ; elle s'ajoute aux signes précédents pour faire admettre une irritation du sympathique.

Observation III

Mich..., 32 ans. Mobilisé en août 1914, évacué du front le 7 *septembre* 1914 *pour plaie pénétrante de poitrine par balle.* Celle-ci, après avoir pénétré au niveau de l'omoplate droite, est restée dans le thorax, logée dans le médiastin.

Après avoir été hospitalisé un mois, le blessé a obtenu trois mois de convalescence.

Le 15 avril 1915, il a *été réformé temporairement* (2ᵉ catégorie), par la Commission du Mans, maintenu trois mois après par la Commission du Val-de-Grâce, puis hospitalisé à Clignancourt (centre de réforme) le 1ᵉʳ septembre 1916.

Le 16 décembre 1916, il est renvoyé par ce centre de réforme à notre consultation de la Charité pour diagnostic et pronostic.

Il tousse un peu mais ne crache pas, se plaint d'un point douloureux au cœur et à la base du poumon droit, ainsi que de gêne respiratoire marquée, en particulier au moment d'un effort. On le renvoie avec la réponse :

« Blessé par balle le 7 septembre 1914, non extraite et qui serait encore dans le médiastin. Pas de signes stéthoscopiques actuels de lésions des voies respiratoires ni du cœur. Circulation veineuse collatérale, bilatérale, à la partie supérieure du thorax, surtout à gauche. Corps thyroïde volumineux ; cœur rapide et irritable. Dyspnée d'effort.

Examen radioscopique. — Image normale. On repère facilement la balle de shrapnell dans le médiastin postérieur, juste a hauteur de l'origine des vaisseaux de la base du cœur. »

Le 17 décembre 1916. — *Entre à la Charité pour complément d'observation.*

Examen du cœur et de l'appareil respiratoire.

Au repos : Pouls : 96. Respiration : 24.

Après exercice (pas gymnastique durant une minute) on note :

$$1^{re}\ minute : = P.\ 136 \qquad R = 32$$
$$2^e \quad — \quad : = P.\ 116 \qquad R = 28$$
$$3^e \quad — \quad : = P.\ 104 \qquad R = 28$$
$$4^e \quad — \quad : = P.\ 100 \qquad R = 24$$
$$5^e \quad — \quad : = P.\ \ 92 \qquad R = 24$$

Circulation veineuse collatérale. *Papille droite en mydriase* (à gauche, taie cornéenne.). *Gros corps thyroïde. Tremblement.*

Traitement. — Courants de haute fréquence et hémato-éthyroïdine.

1er *mars.* — Diminution des signes de Basedowisme. Persistance de tachycardie, de dilatation de la pupille droite, de circulation veineuse collatérale de la partie antérieure et supérieure du thorax.

Quitte l'hôpital, *réformé définitivement,* avec le diagnostic de syndrome médiastinal consécutif à une blessure pénétrante du thorax (projectile inclus dans le médiastin).

Ici, le syndrome médiastinal que nous étudions est nettement dessiné et se complète de troubles circulatoires veineux collatéraux, imputables vraisemblablement à une compression partielle de la veine cave supérieure, due soit à une médiastinite localisée, soit à une périphlébite causée directement par le projectile. Dans cette observation, outre le syndrome de

Basedow et les troubles fonctionnels cardio-pulmonaires, nous constatons la mydriase de la pupille droite, c'est-à-dire de la pupille correspondant à l'hémithorax blessé ; et nous voyons le projectile, qui avait pénétré entre le bord spinal de l'omoplate droite et le rachis [1], inclus dans le médiastin postérieur, juste à hauteur de l'émergence des vaisseaux de la base du cœur ; on peut admettre qu'il a rencontré sur son passage le sympathique et qu'il continue d'irriter le plexus cardiaque.

OBSERVATION IV

Gir..., 26 ans. Entré au Vésinet le 23 août 1916.

Mobilisé dès le début de la guerre. Évacué le *8 juin 1916 pour plaies pénétrantes de la poitrine par éclats d'obus* (partie inférieure droite du dos). Les projectiles n'ont pas été extraits. Complications consécutives : *Pleurésie purulenre* droite opérée à Revigny, puis récidive et nouvelle opération dès l'arrivée au Vésinet.

26 octobre 1916. — La cicatrisation se faisant rapidement, la suppuration étant beaucoup moins abondante, le malade est passé au service de médecine pour des *palpitations* assez violentes.

EXAMEN. — *Tachycardie* 120, pouls régulier, bien frappé. Éréthisme cardiaque. Tension artérielle (Pachon) 17-8.

Séquelles de pleurite droite avec dilatation de la pupille homologue et névralgie phrénique (rebord costal et 3ᵉ espace). Au repos *dyspnée* légère (24) ne gênant pas le malade, mais devenant très pénible s'il se met à courir.

Comme autres phénomènes :

Développement marqué du corps thyroïde, en particulier de son *lobe droit* (tour du cou 0 m. 365).

Tremblement assez accusé, à oscillations petites et fréquentes, des membres supérieurs et surtout du bras droit. Il est parfois assez accentué pour empêcher le malade d'écrire.

Troubles vaso-moteurs au niveau de la face, de la poitrine et des mains. Rougeur diffuse et transitoire avec sensation de chaleur.

---

1. Il est intéressant de noter que, dans quelques-unes de nos observations, le projectile a pénétré ou est sorti dans cette région interscapulo-rachidienne ; cette porte d'entrée ou de sortie peut expliquer la fréquence des lésions du sympathique.

Les mains sont violacées d'une façon presque permanente ; elles ne l'étaient pas auparavant.

Troubles sudoraux très marqués au niveau du thorax et des bras, très gênants. Traitement électrique (haute fréquence).

Examen radioscopique. — Séquelles de pleurite à droite ; le diaphragme droit est flou, irrégulier, horizontal dans son ensemble

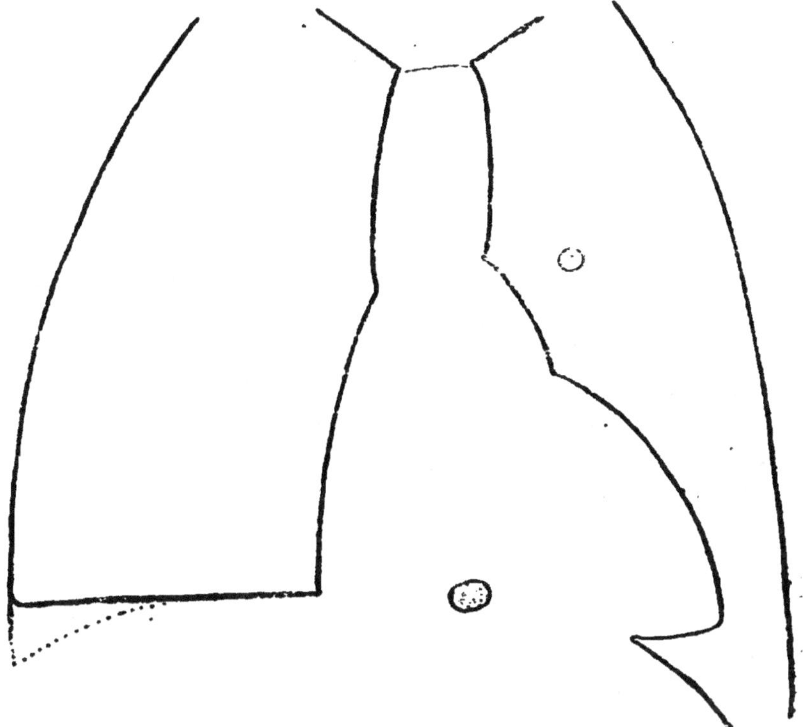

Fig. 4. — Orthodiagramme. Projectiles inclus, dont l'un contre la face gauche du cœur. Séquelles de pleurésie de la base droite.

et non convexe ; le sinus costo-diaphragmatique de ce côté est complètement obscur et ne se décolle pas.

Rien de particulier ni aux sommets, ni au cœur. Mais, au voisinage de celui-ci, on aperçoit deux projectiles : l'un, supérieur, est petit, de la grosseur d'une lentille, à 5 centimètres de la paroi antérieure, à quelques millimètres du bord gauche du cœur, en regard de l'oreillette gauche, lorsqu'on examine le malade en position antéro-postérieure ; ce projectile paraît immobile, plus net lorsque le malade est face à l'écran (fig. 4).

L'autre projectile est plus gros, presque du volume d'une noisette ; il est plus difficile à apercevoir, se trouvant au niveau du bord inférieur du cœur, entre ce dernier et le diaphragme qui recouvre le foie. Il est superficiel, à 2 cm 5 de la paroi antérieure, presque médian, légèrement à gauche : il se projette dans l'angle que fait l'appendice xyphoïde avec le rebord costal de ce côté, en un point très douloureux, d'ailleurs, à la pression.

6 novembre. — Pouls 130. Tension (Pachon) 19-10.

7 — . — Pouls 100. — — 18-10.

18 — . — Pouls 106. Le tour du cou qui était de 0 m.365, dix jours auparavant est de 0 m. 34. Le lobe droit du corps thyroïde est moins apparent, les troubles vaso-moteurs moins fréquents.

4 décembre. — Pouls 96. Les troubles vaso-moteurs n'existent plus au niveau du thorax depuis que la plaie est complètement cicatrisée, ils persistent à la face, surtout après les repas.

14 décembre. — Pouls 100. Tension (Pachon) 19-8 (5).

25 décembre. — Réflexe oculo-cardiaque 80-72. Épreuve de l'aptitude à l'effort : 100 avant, 140 après la 1re minute, 100 dès la 2e minute.

9 janvier. — Pouls 96. Respiration 24.

Réflexe oculo-cardiaque. — 96 avant, 80 en comprimant les yeux.

Epreuve de l'aptitude à l'effort. — Avant, 96, et après, 138 (1er min.), 104 (2e min,), 100 (3e min.), 96 (4e min.).

Le tremblement des membres supérieurs est presque imperceptible.

Le lobe droit du corps thyroïde est moins apparent.

24 janvier. — Pouls, 96 debout, 80 couché, en comprimant l'œil droit, 80, en comprimant l'œil gauche, 76, en comprimant les deux yeux, 76. Épreuve de l'aptitude à l'effort (Lian : avant 84 ; après 138 (1re min.), 80 (2e min.). Lobe droit du corps thyroïde moins net qu'au début de l'observation. Tour du cou 0 m. 345. Douleur au niveau du rebord costal droit (pleurite sèche adhésive).

Examen radioscopique. — Mêmes images des projectiles, sans réaction inflammatoire autour d'eux.

9 février, — Pouls, 92 debout ; 80 couché. Réflexe oculo-cardiaque 78. Épreuve de l'aptitude à l'effort : 104 (1re min.), 84 (2e min.). Respiration 22.

Tremblement des mains presque imperceptible. Troubles vaso-moteurs (cyanose) persistant au niveau des avant-bras et des mains, disparus au niveau de la face et du thorax. Troubles sudo-raux disparus.

Pupilles égales, sans oscillations ; réflexes normaux.

Point toujours douloureux à la pression dans l'angle costo-xyphoïdien gauche.

Chez ce blessé, après une première phase qui dura plus de quatre mois et qui fut celle des accidents chirurgicaux (pleu-résie prulente et fistules), et alors qu'on ne constatait plus que des adhérences partielles de la base pleurale droite, il devint évident qu'il fallait chercher ailleurs l'explication des troubles fonctionnels qui persistaient seuls.

Les *palpitations* violentes, la *tachycardie*, la *dilatation de la pupille droite*, la *dyspnée constante* exagérée très pénible-ment par le mouvement, les résultats de l'*épreuve de la ré-sistance à l'effort* et de la recherche du *réflexe oculo-cardiaque*, indiquaient l'existence d'altérations dans le fonctionnement du sympathique, du pneumogastrique, du plexus cardiaque ; les *troubles vaso-moteurs* et *sudoraux* accentuaient le tableau qu'achevait la constatation du *syndrome Basedowien*, carac-térisé par l'*hypertrophie notable du lobe droit du corps thy-roïde* accompagnée d'un *tremblement* caractéristique.

Deux projectiles restaient inclus : ils étaient peu distants, il est vrai, de la paroi antérieure ; mais outre qu'ils étaient tous deux en contact intime avec le cœur, ils avaient dû, pour atteindre leur point d'arrêt, traverser d'arrière en avant et de droite à gauche le médiastin. En admettant qu'ils n'exerças-sent plus d'influence directe sur les troncs nerveux ni les ramifications du plexus cardiaque, il était incontestable qu'ils n'avaient pu, — le projectile supérieur surtout, — suivre leur trajet sans léser ces organes. Au reste, l'atténuation progres-sive des symptômes (disparition de la dilatation pupillaire droite, diminution des signes d'hyperthyroïdie, etc.), ajoutait un argument à cette interprétation, en soulignant la notion de réparation des branches nerveuses lésées, de même que dans l'observation I.

OBSERVATION V

Dr..., 29 ans.

17 *juin* 1916. — Envoyé à la consultation de la Charité par le Centre des Tourelles pour expertise en vue de réforme n° 1.

Aucun antécédent pulmonaire.

Blessé le 25 *septembre* 1914 par une *balle* qui aurait atteint le 3ᵉ espace intercostal gauche antérieur et serait sortie au niveau du 4ᵉ espace intercostal droit, au bord du grand pectoral. Deux cicatrices marquent le siège de ces blessures.

Le blessé aurait eu consécutivement une hémoptysie assez abondante ; il présente actuellement une *anémie* et un *amaigrissement* considérables et de la *dyspnée* avec *tachycardie* accentuée (112).

L'examen stéthoscopique est absolument négatif à droite. A gauche, on constate, en avant, une légère matité du sommet et quelques râles superficiels au voisinage du sternum. Une radiographie aurait été négative.

En présence des phénomènes généraux présentés par le malade, on peut se demander si, malgré l'absence de phénomènes stéthoscopiques nets, il n'existerait pas une lésion pulmonaire persistante ou une localisation tuberculeuse surajoutée. L'examen cytologique et bactériologique des crachats faits le 17 avril s'est montré absolument négatif. On ne peut nier la déchéance organique profonde de ce malade, mais il est fort difficile de savoir qu'elle en est exactement la cause.

Hospitalisation à la Charité pour complément d'observation.

7 *juillet*. — *Image radioscopique* à peu près normale, si ce n'est un très léger voile au sommet gauche, diminuant légèrement l'illumination, qui, cependant, persiste après la toux. Séquelles de pleurite après blessure.

8 *juillet*. — Respiration rugueuse au sommet gauche. Persistance de dyspnée et de tachycardie ; constatation d'une *hypertrophie notable du corps thyroïde* et d'un petit *tremblement*.

11 *juillet*. — *L'image radioscopique* paraît normale quant aux poumons. Le sommet gauche est un peu moins clair. Traînées ganglionnaires hilaires. Espace médiastinal en partie bouché.

Petit ganglion sus-claviculaire gauche.

Pupille gauche plus grande que la droite. Adénopathie trachéobronchique avec souffle hilaire expiratoire.

18 juillet. — *Pouls* (120) ; 24 respirations par minute. Emotivité très marquée.

22 juillet 1916. — Renvoyé au dépôt des Tourelles avec la conclusion : « Il est vraisemblable que le projectile a lésé des ramifications des grands nerfs médiastinaux (plexus cardio-pulmonaires) et que là se trouve la cause de la dyspnée et de la tachycardie, et peut-être du goitre. Il n'existe, en effet, aucun signe de lésion pulmonaire ni cardiaque. Il y a lieu de proposer ce militaire pour la réforme n° 1. »

Ici, le projectile n'a point directement lésé les gros troncs nerveux du médiastin postérieur ; mais, il a entraîné la production de lésions pleurales et médiastinales qui, indirectement, ont complété son action et provoqué la dilatation de la pupille gauche et, sans doute aussi, l'hypertrophie thyroïdienne.

*
* *

Il est intéressant de rapprocher les observations qui précèdent de certaines expériences qui ont été faites sur le sympathique et qui ont donné des résultats tout à fait analogues.

Morat et Briare ont montré que l'excitation de ce nerf, *au-dessous du ganglion cervical inférieur*, provoquait une vasodilatation du corps thyroïde. Cette augmentation de volume de la glande thyroïde serait due pour François-Franck et Hallion à l'excitation de certaines fibres seulement, à savoir, *celles qui proviennent du territoire cardio-aortique* (1908). Ces dernières constatations sont du plus haut intérêt, puisque c'est précisément dans cette zone que se trouvaient les projectiles, chez ceux de nos blessés qui ont présenté le syndrome de Basedow plus ou moins complet. Ces phénomènes peuvent être réalisés, non seulement par une excitation nerveuse passagère, comme précédemment, mais encore par une irritation chronique du nerf, ainsi que l'a démontré Cléret (Thèse, 1911).

*
* *

Voici maintenant cinq observations dans lesquelles le syndrome que nous étudions se montre avec ses éléments symptomatiques essentiels, à l'exclusion de toute hypertrophie thyroïdienne et de tous signes d'hyperthyroïdie. Les modifications du rythme respiratoire, l'instabilité du pouls, les troubles pupillaires, les manifestations douloureuses occupent le premier plan. Chez quatre de ces blessés, le projectile est resté inclus et peut être repéré au voisinage immédiat de l'émergence des gros vaisseaux de la base du cœur, trois fois dans le médiastin postérieur, une fois dans le médiastin antérieur.

Observation VI

W..., 29 ans. — Entré le 4 mai 1916 au Vésinet, dans le service de triage des tuberculeux.

Rien de particulier dans les antécédents.

Blessé le 26 septembre 1914 par un éclat d'obus (plaie pénétrante de *l'hémithorax gauche*) : orifice d'entrée à 1 centimètre au-dessous et un peu en dehors de la pointe de l'omoplate. Projectile non extrait.

Hémoptysie huit à dix jours après la blessure.

Retourne au dépôt le 10 janvier 1915, puis au front, trois semaines après, mais se plaint alors *de faiblesse pour porter le sac, de dyspnée, de point de côté gauche* au niveau du cœur, parfois de *palpitations*.

Le 21 septembre 1915, il est évacué pour fatigue plus intense, *gastro-entérite, dyspepsie, diarrhée;* a été hospitalisé pendant plusieurs mois, et enfin, aux derniers jours d'un congé de convalescence de trois mois, fut envoyé par la Place de Paris à notre consultation de la Charité, qui l'hospitalisa au Vésinet pour observation.

Examen. — Mai 1916. Dans le service de triage, où il est mis en observation, on ne constate ni fièvre, ni bacilles de Koch dans les crachats ; à l'auscultation, une respiration obscure des deux sommets avec un voile bilatéral perçu à la radioscopie, et persistance de l'illumination à la toux. A l'écran, on note la présence de l'*éclat métallique*.

Le 20 juin 1916. — Le malade est envoyé au service des baraques (cure d'air) avec le diagnostic de pleurite apicale, laryngite chronique. Il est alors suivi et observé sans que l'on constate des

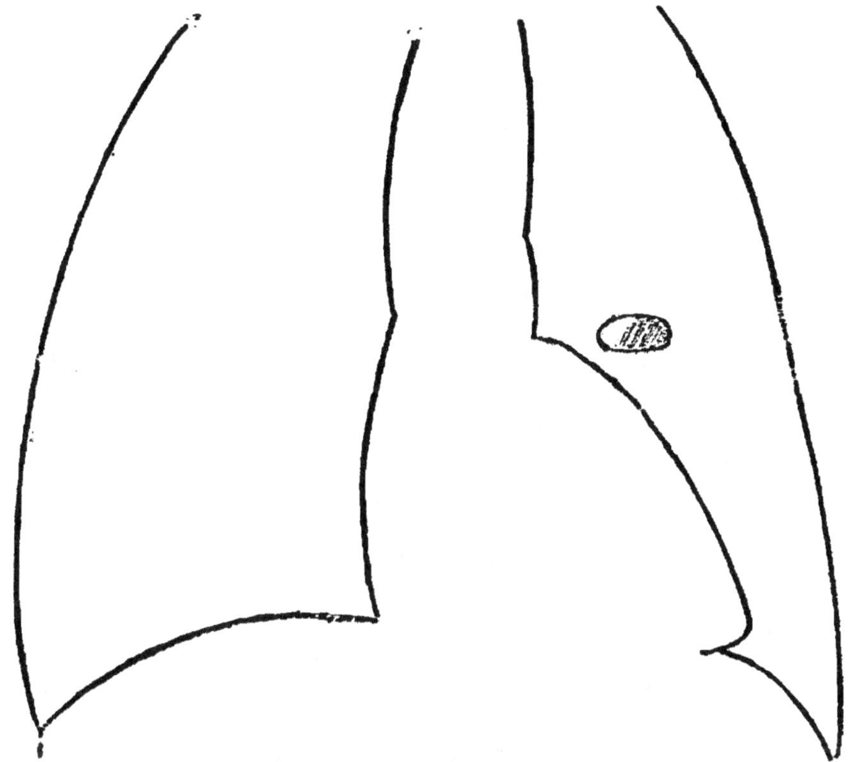

Fig. 5. — Orthodiagramme. — Projectile contre l'oreillette gauche.
(Compléter cette figure par l'examen de la fig. 36 B.)

signes d'évolution tuberculeuse aux sommets ; pas de signes généraux, pas de fièvre.

En septembre 1916. — Les faits suivants sont notés dans les différents appareils.

L'*enrouement* persiste ; il date de septembre 1915, survenu alors progressivement ; sans régression depuis ce temps, il n'a jamais été jusqu'à l'aphonie complète ; par moments les troubles de la voix sont plus accentués.

La toux est plutôt rare, sans expectoration pour ainsi dire, sans quintes.

Mais il existe une certaine *dyspnée*, ne gênant guère le malade au repos, bien qu'il accuse alors 40 respirations par minute, mais l'empêchant de courir ou de faire un effort sérieux.

Les points de névralgie phrénique sont recherchés ; aucune douleur n'est provoquée à leur niveau.

Pas de troubles cardiaques notés le 21 septembre.

Pouls bien frappé, égal, sans irrégularité, 80, pris sur le sujet couché, 95, *en comprimant* les yeux (fait paradoxal).

A cette époque, le malade présente un *facies facilement congestionné*, au niveau des pommettes en particulier.

Les pupilles sont égales, plutôt un peu dilatées ; leurs réflexes se font normalement.

2 octobre. — Pouls 81, debout, 80, couché, 92, *en comprimant* les yeux. Respiration régulière 40. Quelques nausées, sans vomissements, avec douleurs gastriques qui peuvent être mises sur le compte d'un éthylisme assez net.

Consultation spéciale à l'hôpital auxiliaire 272 : « Laryngite catarrhale chronique avec *parésie des cordes vocales*, vraisemblablement due à un coryza chronique bilatérale ».

9 octobre 1916. — Pouls 92. Tension (Pachon) 15-9 au bras droit, 19-10 au bras gauche. Respiration 32.

Douleurs sous le mamelon gauche, plus accusées la nuit, lorsque le malade repose.

16 octobre. — Examen des crachats : albumino-réaction négative, pas de bacilles de Koch. Tension (Pachon) 15-19 à droite, 13-9 à gauche.

17 octobre. — Pouls 112. Tension 19-10 des deux côtés ; quelques minutes après, 80, pouls régulier bien frappé, dans les mêmes conditions.

25 octobre. — Pouls 80, *avec compression oculaire*, 88. Respiration 36.

1er novembre. — *Troubles vaso-moteurs de la face* persistent :

Pupilles égales, mais présentant des *contractions constantes et rapides*, retrouvées à plusieurs reprises dans les mêmes conditions d'éclairage et de fixité. Souffle systolique piaulant, à la pointe du cœur.

10 novembre 1916. — Consultation de l'hôpital auxiliaire 272

(Dr G. Laurens) : « Laryngite catarrhale chronique avec parésie des cordes vocales consécutive à un coryza chronique hypertrophique. La parésie légère des cordes est peut-être due à l'existence du projectile intrathoracique gauche, mais elle peut être consécutive à l'état catarrhal du larynx ».

18 novembre. — Pouls 72 debout. Tension 13-9 à gauche, 15-9 à droite. Pouls couché 66, réflexe oculo-cardiaque 64.

14 décembre. — Pouls 56. Tension 14-7 des deux côtés.

15 décembre. — Pouls 54.

18 décembre. — Pouls 60, irrégulier ; réflexe oculo-cardiaque 52. Epreuve de l'aptitude à l'effort (Lian), après une minute de pas gymnastique sur place, 100 à la première minute, 64 à la deuxième minute.

Le tremblement de l'iris persiste ; il a été constaté plusieurs fois, depuis le 1er novembre.

22 janvier. — Pouls 60.

Douleurs au niveau de la pointe des deux omoplates, surtout dans les respirations profondes,

24 décembre. — Pupilles égales, toujours oscillantes, sans mydriase. Troubles vaso-moteurs de la face moins fréquents. Enrouement beaucoup moins prononcé. Pouls 64 couché, 70 assis. Bras gauche 64 couché ; en comprimant l'œil gauche 60.

Peu après, bras droit 72 ; en comprimant l'œil droit 64. Epreuve de l'aptitude à l'effort, 80 avant ; après une minute de pas gymnastique, 120 à la première minute, 80 à la deuxième minute. Respiration 32.

Jamais il n'a été noté d'hypertrophie du corps thyroïde, ni à la vue, ni à la palpation, ni à la mensuration, durant tout le séjour à l'hôpital.

Radioscopie. — Le malade a été examiné de nombreuses fois à l'écran. Rien d'anormal n'a été constaté, soit pour le cœur, soit pour les poumons. Le projectile, assez irrégulier, long environ de 1 cm 1/2 sur 1/2 cm de largeur se projette sur le bord gauche du cœur, touchant presque l'oreillette, par une de ses extrémités. Il est assez profond, à 10 centimètres de la paroi antérieure, à 9 centimètres de la paroi postérieure (fig. 5 et 36 B).

Il n'est pas mobile, ou extrêmement peu, et n'a jamais été vu entouré de réaction inflammatoire au cours des différents examens,

L'histoire de ce blessé est typique ; considéré comme guéri, quatre mois après sa blessure, il est renvoyé au front ; mais, la dyspnée douloureuse, les palpitations le font évacuer de nouveau ; après plusieurs séjours dans divers hôpitaux, il est envoyé comme tuberculeux à notre consultation spéciale de la Charité, parce qu'il a maigri et a la voix enrouée depuis quelques mois. Mis en observation au Vésinet, il est reconnu non tuberculeux et nous fournit un bel exemple du syndrome que nous étudions.

Il est *dyspnéique* (40 respirations au repos). Il n'est *point tachycardique* (80), et, fait paradoxal, la recherche du réflexe oculo-cardiaque donne, pendant quelque temps, une augmentation du nombre des pulsations, qui de 80 passent à 95. Il a des *troubles vaso-moteurs accentués de la face*. Il n'a *pas d'inégalité pupillaire* ; mais ses pupilles, qui sont plutôt dilatées, sont remarquablement instables, passant dans le même instant et dans les mêmes conditions d'éclairage, de la grande dilatation à la dilatation moyenne et inversement (*hippus*). Plus tard, il fait du *pouls lent* (56) et, dès ce moment, le réflexe oculo-cardiaque cesse d'être paradoxal et se rapproche de la normale (52 pulsations pendant la compression). L'épreuve de la résistance à l'effort a toujours donné des résultats anormaux.

Le siège du projectile, repéré avec précision, ne laisse aucun doute sur l'influence directe que peut exercer ce projectile sur le plexus cardiaque et sur les lésions qu'il a pu produire sur les ramifications du sympathique et du pneumogastrique gauche dans sa traversée, d'arrière en avant, du médiastin, lésions qui sont décelées par les principaux symptômes observés : dyspnée, instabilité pupillaire, instabilité du pouls et inversion, pendant quelque temps, du réflexe oculo-cardiaque, troubles vaso-moteurs de la face, paralysie laryngée[1]. L'instabilité pupillaire, décrite par les ophtalmologistes sous le nom d'hip-

---

1. Il s'agit d'une paralysie de la corde vocale gauche ; or, le projectile siège à gauche, ce qui donne corps à l'idée d'une paralysie par lésion nerveuse. — C'est le seul cas que nous ayons observé ; on conçoit que cette localisation puisse faire partie du syndrome que nous étudions.

pus, a, ici, une valeur assez importante ; elle semble bien en rapport avec une perturbation fonctionnelle du sympathique.

OBSERVATION VII

B... 36 ans, 170ᵉ infanterie, mobilisé le 6 août 1914, blessé d'abord au pied en septembre 1914, il est blessé une deuxième fois le 4 *juillet* 1916 par des éclats d'obus (plaies pénétrantes des deux poumons, hémothorax gauche ponctionné). On a extrait les projectiles ; il en reste un cependant. Le 13 août le blessé est envoyé en convalescence de quarante-cinq jours et vient le 21 *octobre* à la consultation de la Charité pour examen.

Il se plaint alors de douleurs dans tout le côté gauche ; il est facilement essoufflé, tousse un peu mais ne crache pas. Il a repris son poids normal mais se sent très fatigué.

A l'examen on note : « Obscurité respiratoire, quelques frottements après la toux en arrière au niveau du lobe supérieur gauche. Séquelles de pleurite traumatique avec dyspnée légère. Il y aurait lieu de prolonger le congé de convalescence ».

22 *novembre* 1916. — Le blessé a obtenu un congé d'un mois. Il s'est présenté à la Place qui l'adresse à la consultation de la Charité.

L'état général est bon, mais il persiste des douleurs dans le dos, qui troublent le sommeil.

Il est répondu : « Dyspnée constante et profonde accentuée par le moindre effort. Tachycardie (140 pulsations). Douleur à la pression sur les attaches diaphragmatiques antérieures, surtout à gauche. Inégalité pupillaire. Signes de pleurite tenace consécutive à un hémothorax. Possibilité de médiastinite ou de lésions des nerfs du plexus cardiaque. Malade à étudier et à examiner plus complètement. »

30 *novembre*. — Examen radioscopique. « La base gauche est opaque par fixité du diaphragme maintenu par adhérences avec effacement du sinus costo-diaphragmatique. Un éclat se projetant dans l'ombre de la colonne vertébrale et de la crosse aortique, en position dorsale et ventrale, et en plein dans le médiastin supérieur en position oblique. Rien aux sommets. »

Examen : Pupilles égales. Pas d'hypertrophie du corps thyroïde. Matité à la base gauche. Aucun signe stéthacoustique, si ce n'est un peu de rugosité pleurale à la base gauche. Aucun bruit anormal au cœur ; pas de souffle. Dyspnée, 33 respirations à la minute. Instabilité du pouls.

Epreuve de l'aptitude à l'effort. Pouls : 74 (malade couché) ; après l'exercice : 140 (1re minute), 128 (2e min.), 100 (3e min.), 116 (4e min.).

2e Epreuve. Pouls : 96 (malade debout) ; après l'exercice et par minute : 144, 150. (1re minute), 124, 116.

4 *décembre.* — Pouls (couché) : 126 ; après l'exercice et par minute : 144, 160, 152, 152, 144.

11 *décembre.* — Pouls (couché) au repos : 100 ; après exercice : pouls 120 ; respiration 27.

16 *décembre.* — Au repos : pouls 96 ; respiration 20 ; après exercice : pouls 110 ; respiration 25.

De même, au repos (couché) : Pouls 92 ; R 18 : debout : pouls 100.

Après 1 minute de pas de gymnastique sur place :

1re minute	P = 148 :	R = 30
2e —	P = 128 :	R = 30
3e —	P = 120 :	R = 30
4e —	P = 112 :	R = 26
5e —	P = 100 :	R = 22
6e —	—	R = 22

Réflexe oculo-cardiaque :

Pouls : 100 avant ; une minute de compression oculaire pendant laquelle par quart P : 80, 72, 72, 76 ; après la compression 84, 100, 100.

Autre épreuve :

Au repos, P 88 ; respiration 24. Après exercice d'une minute :

1re minute	P = 120 :	R = 36
2e —	P = 112 :	R = 32
3e —	P = 104 :	R = 32
4e —	P = 92 :	R = 28
5e —	P = 92 :	R = 25
6e —	P = 92 :	R = 24

De même : *Réflexe oculo-cardiaque.* Avant la compression P : 88 ; pendant la compression P : 88, 88, 80, 76.

Ici encore, même allure générale de l'ensemble des symptômes : polypnée exagérée par le moindre mouvement, insta-

bilité du pouls, diminution de la résistance à l'effort ; l'inégalité pupillaire constatée une première fois n'a pas été retrouvée
dans la suite.

Il est impossible de rattacher ces symptômes aux séquelles
banales de la pleurite traumatique (adhérences molles de la
base gauche) ; le siège du projectile demeuré inclus derrière
la crosse de l'aorte et en contact avec elle, indique que le rôle
principal, dans la pathogénie des troubles observés, doit être
dévolu à la lésion du plexus cardiaque.

OBSERVATION VIII

V... Cl., 25 ans, 154e régiment d'infanterie.

Envoyé par la Place à la consultation de la Charité pour avis
sur opportunité de réforme, le 31 mars 1917. Nous constatons :
« État général très médiocre ; séquelles tenaces et durables de blessures pénétrantes du thorax par éclats de grenade (cinq éclats non
extraits). Dyspnée constante, accrue par le moindre effort ; douleurs thoraciques ; hémoptysies à répétition ; obscurité respiratoire
et frottements pleuraux à droite. Tachycardie (120). Inégalité pupillaire.

Examen radioscopique. — Images des champs respiratoires normales. Mob'lité normale des deux moitiés du diaphragme. A gauche et à droite du sternum, à deux travers de doigt de ses bords, on
aperçoit deux petits éclats qui se projettent, le gauche dans le
3e espace et le droit dans le 4e espace. En outre, il existe un autre
éclat, un peu plus bas que le précédent, se projetant nettement
dans l'espace médiastinal, en position oblique ; il siège à la partie
inférieure du médiastin, derrière le cœur., et, en position dorsale
ou ventrale, se dissimule dans l'ombre médiane.

On doit admettre que les nerfs du plexus cardiaque et, particulièrement le sympathique (inégalité pupillaire), sont irrités.

Il est impossible de songer à l'extraction de ces corps étrangers ;
les troubles fonctionnels dus à leur présence créent une inaptitude
absolue au service et justifient la réforme définitive.

Si courte que soit cette observation, le malade n'ayant fait que
passer par notre consultation, elle est suffisamment explicite.

17

Il est bien évident qu'aux troubles fonctionnels (tachycardie, dyspnée d'effort, inégalité pupillaire) imputables à la perturbation des nerfs du médiastin par le projectile rétro-cardiaque s'ajoutent des symptômes (hémoptysies à répétition...) relevant directement de la présence d'éclats de grenade restés inclus dans le poumon.

OBSERVATION IX

Fr.., 32 ans. Entré à la Charité le 12 avril 1915.

Blessé le 21 *septembre* 1914 par *un shrapnell* dans la poitrine ; plaie pénétrante accompagnée d'hémoptysie ; la douleur diminua petit à petit les jours suivants, mais une dyspnée très marquée persista longtemps.

Dès que la blessure fut guérie, il essaya de se lever, mais la dyspnée reparaissait et s'accentuait au moindre effort. Néanmoins elle finit par s'atténuer et il partit en convalescence. Puis, son essoufflement ne disparaissant pas, il alla consulter à la Place de Paris et fut envoyé à la consultation de la Charité.

12 *avril* 1915. — Le malade se plaint de *douleur au côté gauche* surtout lorsqu'il respire à fond, et de *dyspnée*. Celle-ci est continuelle, mais augmente dans la position assise ; elle ne paraît pas plus marquée après les repas.

A l'inspection du thorax 2 *cicatrices* : l'une, correspondant à la porte d'entrée, est au niveau du 2ᵉ *espace intercostal, sur le bord gauche du sternun* ; la 2ᵉ dans *la région axillaire gauche*, en bas et en arrière, *au niveau du bord antérieur du tendon du grand dorsal*.

A la palpation points douloureux sur le trajet du phrénique. A l'auscultation la respiration est superficielle.

Dyspnée : 60 respirations par minute, couché.

         68 respirations par minute, assis.

Le cœur est normal. Pouls 60 couché, 72 assis, régulier, bien frappé. Tension 11,5 — 7. Réactions des pupilles normales.

CONCLUSIONS. — *Il est probable, à cause de ces troubles purement fonctionnels de la respiration, et étant donné qu'il n'y a ni fièvre, ni aucun signe à l'auscultation, que la balle, en passant, a dû léser le phrénique.*

Cette interprétation est confirmée par le contrôle radioscopique, qui montre l'intégrité des poumons, des plèvres, du médiastin, et l'immobilisation à peu près complète du diaphragme, surtout de l'hémi-diaphragme gauche.

Cette névrite du phrénique est, dans cette observation, la seule note importante ; c'est elle qui explique la polypnée si spéciale, à petites respirations, courtes, superficielles, précipitées, qu'on retrouve chez plusieurs de nos blessés.

OBSERVATION X

G..., 24 ans, 2ᵉ zouaves.

Au front depuis le 8 *mars* 1916. Évacué le 8 *mai* de la même année *pour plaie pénétrante de poitrine par éclat d'obus*. Le projectile, dont on voit la cicatrice d'entrée dans le 3ᵉ espace intercostal gauche, à deux travers de doigt du bord du sternum, n'a pas été extrait. Sorti de l'hôpital le 23 décembre 1916, le blessé a été dirigé sur le centre de réforme de Vaugirard et, de là, adressé à notre consultation de la Charité avec le diagnostic : « Plaie pénétrante de poitrine par éclat d'obus. Dyspnée d'effort, arythmie cardiaque ».

29 *décembre*. — A l'examen radioscopique, on constate : « Voile diffus sur tout l'hémithorax gauche, surtout épais à la partie interne et supérieure du poumon ; on retrouve un éclat qui paraît siéger dans le médiastin antérieur, contre la crosse de l'aorte ».

Les signes relevés (dyspnée d'effort, intermittences cardiaques, instabilité du pouls) paraissent imputables à la présence d'un corps étranger dans le médiastin antérieur. Un examen plus complet est nécessaire (épreuve de la résistance cardiaque, etc.). Hospitalisation à la Charité à cet effet.

30 *décembre* 1916. — Examen du rythme cardiaque : au repos debout, pouls : 76. Réflexe oculo-cardiaque, pendant la compression des yeux : 76, 72, 68, 61. Épreuve de l'aptitude à l'effort (Lian) après une minute de pas gymnastique sur place, 124 (1ʳᵉ minute), 101 (2ᵉ min.), 96 (3ᵉ min.), 88 (4ᵉ min.), 81 (5ᵉ min.), 80 (6ᵉ min.), 70 (7ᵉ min.).

11 *janvier* 1917. — Pas de points douloureux phréniques. Diminution de la respiration dans tout l'hémithorax gauche avec diminution de sonorité, pas de bruits adventices ; séquelles de pleurite traumatique. Un peu d'éréthisme cardiaque. Pouls régulier, pas d'extra-systoles, 96 au repos debout.

Épreuve de l'aptitude à l'effort : on compte après le pas gymnastique 120 (1re minute), 84 (2e min.), 80 (3e min.), 96 (4e min.),
Réflexe oculo-cardiaque, pendant la compression oculaire, 64, 60,
54, 54. Pas de gros corps thyroïde, pas de tremblement.

Dans cette observation, il faut faire la part, pour l'interprétation du mécanisme pathogénétique de la dyspnée, des séquelles de pleurite traumatique gauche. Mais l'arythmie, constatée à plusieurs reprises, l'instabilité du pouls, le grand écart
du nombre des pulsations avant et pendant la compression
des globes oculaires, le fléchissement de la résistance cardiaque à l'effort (épreuve de Lian) introduisent incontestablement
un autre facteur et indiquent la participation d'une perturbation dans le fonctionnement des nerfs du cœur. On peut admettre que le projectile, qui n'a pas dépassé le médiastin antérieur, peut exercer une influence directe sur les rameaux du
plexus cardiaque qui entourent la crosse de l'aorte, contre laquelle il est logé.

*
* *

La notion de troubles fonctionnels imputables à la lésion du
plexus cardiaque et des nerfs du médiastin chez les blessés
de poitrine ne saurait être méconnue.

Du point de vue militaire elle établit qu'il ne faut pas se
hâter de conclure à l'exagération ni à la simulation chez certains blessés de poitrine qui ne présentent, ni à l'auscultation,
ni à l'examen radioscopique, aucun signe physique permettant
d'expliquer les troubles fonctionnels et subjectifs qu'ils disent
éprouver.

Des troubles comparables ont été étudiés, notamment par
Dupré, en dehors de toute blessure thoracique, à la suite de
commotions simples ou même comme conséquences d'un état
d'émotivité spéciale engendré, chez certains sujets prédisposés, par les conditions mêmes de la vie sur la ligne de feu.

Il est intéressant de rapprocher les deux ordres de fait et
d'opposer ceux qui peuvent être sous la dépendance d'une né-

vrose à ceux que nous étudions et qui sont liés à une cause matérielle, névritique.

Du point de vue thérapeutique une question se pose. Quand le diagnostic est établi, il convient de discuter, au cas où le projectile est resté inclus, s'il est indiqué d'en tenter l'extraction. D'une façon générale, on devra se demander si les risques courus du fait d'une intervention portée sur une telle région ne sont pas plus grands que ceux qui résulteraient de l'abstention. Il convient de remarquer, cependant, que le Fort, dans d'intéressantes communications à l'Académie de Médecine, a montré, dans ces derniers temps, qu'il était possible d'extraire des projectiles situés dans le médiastin, sans risquer la vie du sujet. Mais il faudrait définir les suites éloignées de l'intervention pour apprécier le bénéfice réel qu'elle peut apporter.

D) CORPS ÉTRANGER INTRA-BRONCHIQUE. SUITES ÉLOIGNÉES AYANT SIMULÉ LA TUBERCULOSE

(*Soc. Méd. des Hôpit.* 16 novembre 1917, à propos d'une communication de M. Denéchau sur le même sujet.)

J'ai eu l'occasion dernièrement de recueillir, dans l'exercice de mes fonctions militaires actuelles, une histoire fort intéressante de corps étranger des bronches. Un officier fut opéré pour une appendicite (ou pour une hernie, peu importe). Pendant l'anesthésie, une petite pièce dentaire, qu'il n'avait pas signalée au chirurgien, se détacha et passa dans ses voies respiratoires ; au réveil, il fut pris d'accès de suffocation, dont la cause fut facilement reconnue ; l'exploration radioscopique fit découvrir le corps étranger dans la bronche gauche ; l'extraction put être obtenue par la bronchoscopie. Mais l'accident eut des suites sérieuses et prolongées, tant et si bien que le diagnostic de tuberculose pulmonaire s'inscrivit sur les bulletins d'hôpital. Proposé pour la mise hors cadres, sinon pour la radiation des cadres avec pension, l'officier fut soumis à mon examen : je rejetai sans hésitation le diagnostic de tuberculose pulmonaire, pour la raison qu'on n'avait jamais trouvé de bacilles de Koch dans l'expectoration, qu'il n'en existait pas davantage à l'heure présente, que l'examen radioscopique donnait maintenant une image normale et que les signes stéthoscopiques se bornaient à quelques ronchus discrets sans aucune modification du son de percussion. En reconstituant l'histoire, on était amené à conclure que ce sujet avait infecté ses bronches par sa pièce dentaire, qu'il avait fait consécutivement de la broncho-pneumonie avec suppuration pendant un certain temps, et que ce fut durant cette phase de suppuration bronchique que fut porté le diagnostic erroné de tuberculose pulmonaire.

Il est bon de signaler ces faits, dont la banalité est pourtant manifeste ; car, actuellement, la tendance la plus déplorable s'installe, qui consiste à considérer comme phtisique tout militaire qui tousse, qui crache, qui a la fièvre, qui maigrit, comme si, seule, la tuberculose était capable de provoquer ces symptômes. Depuis plus de deux ans, je me suis attaché à insister sur cette tuberculophobie irraisonnée, qui a pour point de départ l'ignorance la plus complète de la clinique la plus élémentaire. Cette erreur a été surtout flagrante dans l'histoire des séquelles des blessures de poitrine ; dans la discussion qui s'est ouverte, l'an dernier, dans notre Société, nous avons été plusieurs à la signaler, et, pour ma part, j'ai cherché à montrer que le rôle du traumatisme, dans la pathogénie de la tuberculose pulmonaire, avait été amplifié, précisément, par la confusion entre les séquelles inflammatoires des plaies de poitrines et la tuberculose. Il est inexcusable que la recherche du bacille de Koch, argument indiscutable, soit si négligée.

E) NOTE POUR SERVIR A L'ÉTUDE CLINIQUE DES KYSTES HÉMATIQUES DE LA PLÈVRE ET DU POUMON

(en collaboration avec Pierre Pruvost).

(Soc. Méd. des Hôpit. 23 mai 1919.)

Aucune étude d'ensemble des kystes hématiques pleuro-pulmonaires n'a encore été faite. Les Traités de médecine sont muets : à peine signalent-ils, au chapitre des pleurésies hémorragiques, la possibilité d'épanchements partiels plus ou moins enkystés : encore n'envisagent-ils que la pleurésie hémorragique à sa phase initiale ou à sa période d'état ; ils ne parlent point de reliquats kystiques plus ou moins anciens. Les Traités de chirurgie ne sont guère plus précis. Dans le Traité de Le Dentu et Delbet, à l'article : *Contusions profondes du thorax*, Souligoux, étudiant les contusions du poumon, dit que « les vaisseaux artériels et veineux étant rompus, le sang s'accumule en foyer dans le tissu du poumon ». Il cite deux cas de Grisolle, qui compare cet épanchement sanguin à des noyaux d'apoplexie pulmonaire ; un cas de Morel-Lavallée, avec vaste foyer sanguin au centre des poumons ; un cas analogue de Jobert de Lamballe, avec intégrité de la plèvre. Il signale la possibilité de l'infection secondaire. A l'article : *Plaies de poitrine avec blessure du poumon par armes à feu*, il est dit que « dans certains cas, l'écoulement du sang par la plèvre étant difficile, il se forme un *véritable hématome pulmonaire* » (cas de Roser, de Tuffier). Baudet (Congrès de chirurgie, 1909) insiste sur le rôle des adhérences pleurales ; dans ces cas, où la cavité pleurale est cloisonnée, il se crée des poches où le sang, provenant de la blessure, peut s'amasser ; il n'y a donc plus hémothorax total, mais hématome partiel. A l'article : *Plaies du médiastin*, il est parlé de la possibilité d'un épanchement hémorragique du médiastin pouvant s'infecter et suppurer. Enfin, à l'article : *Abcès cellulaire sous-pleural*, on lit que l'étiologie de cette localisation est obscure et qu'on peut invoquer un traumatisme antérieur, cause relevée chez deux malades de La Chapelle qui présume que le traumatise a provoqué un épanchement de sang dans le tissu sous-pleural, épanchement qui, sous une influence intercurrente, a suppuré.

Nous pensons que la pauvreté des documents sur la question des hématomes kystiques de la plèvre et du poumon trouve sa principale raison dans ce fait que le diagnostic est des plus difficiles, sinon même impossible, par les seuls moyens sthéthoscopiques et qu'il ne peut être établi que par l'examen radioscopique, seul capable de déceler la forme kystique de l'épanchement, dont la ponction confirme ensuite la nature ou l'origine hémorragique, suivant l'ancienneté de la lésion. Aussi bien croyons-nous que, avec le développement de l'emploi de l'exploration radiologique, la fréquence des kystes hématiques pleuro-pulmonaires apparaîtra plus grande et qu'il deviendra possible d'en faire une étude complète. C'est pour amorcer cette étude qu'il nous a paru intéressant de réunir trois cas observés à la Charité et de souligner les particularités qu'ils présentent, en insistant particulièrement sur la configuration radioscopique, sur les notions étiologiques et sur l'évolution clinique.

Chez deux de nos malades (obs. I et II), le symptôme initial fut l'*hémoptysie* ; unique chez le premier, elle fut répétée et persistante chez le second. Dans les deux cas, elle fut conditionnée par une circonstance occasionnelle brutale, véritable *traumatisme pulmonaire*. Dans le premier cas, chez un enfant de neuf ans, l'hémoptysie survint au cours d'un violent effort (course hâtive et longue sous un froid sec et vif) ; dans le second cas, elle fut provoquée par un violent traumatisme de la cage thoracique (contusion et compression dans un enfouissement par éclatement d'obus).

Dans ces deux cas, la notion étiologique se détache nettement et permet d'attribuer la pathogénie de l'hématome kystique ultérieurement constaté à un raptus hémorragique important.

Barjon a relevé la même étiologie chez un ancien blessé qui avait eu le poumon perforé par une balle et qui présentait, quand il le vit, un hémothorax enkysté.

Chez notre troisième malade, le kyste hématique, nettement pleural, n'a aucune relation étiologique avec un traumatisme ; il est le reliquat, et peut-être même la seule manifestation, d'une pleurésie qui, à deux reprises, avait fait évacuer le malade du front, sans même qu'on fît la moindre ponction exploratrice.

Dans tous ces cas, on peut se demander, avec Baudet, si ce n'est pas à la faveur d'adhérences antérieures que l'épanchement hémorragique, s'il est pleural, reste partiel et s'enkyste complètement ensuite. Sinon, on conçoit difficilement qu'un épanchement hémorragique de la grande cavité puisse prendre une forme complètement kystique d'emblée : il est plus vraisemblable que, pour les cas tout au moins qui sont d'origine traumatique, l'hémorragie s'est faite, non pas dans la cavité pleurale libre de toutes parts, mais dans le poumon et dans le tissu sous-pleural, sur une étendue limitée par l'importance même de la rupture ; à l'appui de ce mécanisme s'inscrit l'hémoptysie dont on ne pourrait s'expliquer l'apparition si l'hémorragie s'était faite dans le sac pleural. D'ailleurs, dans les contusions thoraciques, il n'est pas rare de constater un hémothorax libre ; celui-ci ne s'accompagne pas d'hémoptysie ; il évolue avec les signes sthéthoscopiques et radiologiques d'un épanchement pleural banal et son caractère hémorragique n'est reconnu que par la ponction. Tel le cas, que l'un de nous a donné à M. Bénard pour sa thèse : *De l'influence des traumatismes sur les épanchements pleuraux* (Paris, 1914).

Il peut paraître un peu étonnant que, dans la masse des documents recueillis pendant la guerre sur les plaies de poitrine, les kystes hématiques pleuro-pulmonaires n'aient point encore fourni la matière d'un travail d'ensemble. Nous pensons que la raison en est précisément dans cette considération que les kystes hématiques ne siègent pas dans la grande cavité pleurale et que, au début, le blessé ne présente pas les signes d'un hémothorax, mais ceux d'une apoplexie pulmonaire, et n'est point traité chirurgicalement jusqu'au jour où l'examen radioscopique révèle la formation kystique.

En effet, si on analyse les caractères de l'évolution clinique des kystes hématiques d'origine traumatique, jusqu'au moment où le diagnostic est nettement posé par la radioscopie, on est frappé par le silence des troubles fonctionnels pleuro-pulmonaires après l'hémoptysie initiale ; il n'y a ni toux, ni dyspnée, mais plutôt des palpitations, des vertiges ; l'état général reste satisfaisant, apyrétique, sauf si le kyste subit la transformation purulente (obs. II).

Les signes stéthoscopiques et radioscopiques ne sont point davantage caractéristiques : que trouve-t-on en effet ? Des signes d'épanchement ou de pachypleurite, une forte matité avec diminution ou abolition des vibrations, le silence respiratoire ; la radioscopie, tout en donnant des résultats intéressants, ne tranche pas la question. L'image, en effet, diffère de celle qu'on est habitué à voir lorsqu'il y a épanchement de la grande cavité ; elle se rapproche beaucoup de l'image d'un kyste hydatique. En effet, dans nos trois observations, la plage pulmonaire sus-jacente au diaphragme était transparente ; au contraire, au-dessus de cette région s'apercevait une zone opaque, faisant immédiatement penser à une collection. Les contours en étaient nets, surtout en bas, arrondis, s'écartant du sinus diaphragmatique dont on apercevait la clarté ; cette opacité, de forme sphérique, donnait bien l'impression d'un kyste. C'est en précisant trop rapidement la nature de ce kyste et en la rattachant à une échinococcose, sans tenir compte des antécédents traumatiques ou pleurétiques, qu'on commettrait une faute. Ces faits montrent une fois de plus que la radioscopie doit être interprétée et qu'elle ne saurait fournir de signes pathognomoniques. De même qu'une ombre du sommet ne doit pas faire dire à elle seule qu'il s'agit de lésions tuberculeuses, de même l'image d'un kyste ne permet pas, par sa forme seule, de l'étiqueter hydatique.

Dans le cas particulier, nous pouvions nous appuyer, il est vrai, sur l'absence de réactions sanguines ou biologiques ; il n'y avait ni éosinophilie, ni réaction de Weinberg positive. Cette négativité a certes son importance ; il ne faut pas oublier cependant que la recherche des anticorps hydatiques devient négative en cas de suppuration, et, chez un de nos malades, le kyste évoluait vers la purulence ; même si la suppuration n'existe pas, on peut noter l'absence d'éosinophilie et d'anticorps hydatiques dans des cas de kystes hydatiques vérifiés par l'opération[1].

Enfin, nos observations mettent en relief trois évolutions possibles de kystes hématiques : d'une part la suppuration assez rapide avec guérison par *vomique* (obs. II) ; d'autre part, l'enkystement si complet de la poche que le kyste peut persister indéfiniment et que, même après l'évacuation opératoire du liquide sanguin, les parois épaisses, dures, de consistance cartilagineuse, empêchent le poumon de reprendre sa place normale (obs. I) ; enfin, si le kyste pleural n'est pas trop ancien, la possibilité de l'épuiser par une série de ponctions évacuatrices (obs. III).

En somme, de ces trois observations de kystes hématiques pleuro-pulmonaires, on peut retenir les points suivants :

Les signes stéthoscopiques ou radioscopiques étant ceux d'une pleurésie chronique ou d'un kyste hydatique, on devra, pour faire le *diagnostic*, tenir compte de l'importance des traumatismes antérieurs, des hémoptysies non expliquées, ne relevant pas de la tuberculose, non accompagnées d'urticaire, d'éosinophilie sanguine ou de réaction de Weinberg. On fera une place à part, s'il n'y a pas eu traumatisme, à la pleurésie hémorragique enkystée.

Ces kystes peuvent évoluer longtemps de façon presque latente (obs. I), sans fièvre, sans altération marquée de l'état général, tantôt restant aseptiques avec des parois extrêmement rigides, tantôt, au contraire, subissant la transformation purulente (obs. II).

1. Un cas de kyste hydatique du foie sans éosinophilie, avec réaction de Weinberg négative et examen radioscopique négatif, par MM. P. Emile. Weil et P. Pruvost. *Soc Méd. des Hôp.*, 21 mars 1914.

Une complication intercurrente (bronchite, infection générale quelconque) peut provoquer cette transformation purulente.

Il serait intéressant à l'avenir de faire une étude cytologique et clinique complète de ces épanchements sanguins enkystés.

Obs. I. — Bar... vingt-neuf ans.

A l'âge de neuf ans, on note un incident resté alors inexpliqué. Par un froid sec et pendant une course rapide, B... éprouva tout à coup une douleur vive dans la poitrine, en même temps qu'un liquide chaud lui venait à la bouche, il cracha ; c'était du sang. Il ne dit rien à ses parents, toussa pendant quelques jours, et, depuis, « sentit toujours une douleur dans son côté droit ».

En dehors de cela, rougeole pendant son service militaire ; mobilisé en 1914 dans le service armé, il fut sujet aux *vertiges*. En 1916, il est évacué du front pour *tachycardie* et faiblesse générale, puis dirigé en observation à la Pitié. Il en sort deux mois après sans avoir été examiné à l'écran radioscopique, avec le diagnostic de « *pleurésie chronique droite, petit épanchement, tachycardie* ». Du centre de réforme des Tourelles il est envoyé à la Charité pour examen des poumons, en décembre 1916.

Son aspect général est médiocre, il accuse une gêne dans l'hémithorax droit, remontant à l'enfance. L'examen révèle une zone de *matité* très nette, assez étendue, commençant à peu près dans le troisième espace intercostal et se confondant en bas avec celle du foie. En arrière la limite supérieure de la matié est beaucoup moins élevée. Dans toute cette zone la respiration et les vibrations étaient abolies, il n'y avait pas de bruits adventices. Le cœur était rapide, mais on n'y percevait aucun signe de lésion cardiaque.

A la radioscopie : l'image apparaît immédiatement comme étant *celle d'un kyste* de l'hémithorax droit, kyste à contours supérieurs nettement convexes. En bas les bords, plus flous, se perdent peu à peu dans l'ombre du diaphragme mais laissent percevoir, au-dessous de l'ombre principale, une partie presque claire répondant à l'extrême base du poumon et du sinus costodiaphragmatique ; les sommets sont transparents comme à l'état normal, et, dans le reste de l'image pulmonaire, on n'aperçoit aucune tache, aucune ombre.

A la suite de cet examen, qui faisait penser à un kyste hydatique, B... fut hospitalisé à la Charité afin que l'observation pût être complétée par les recherches nécessaires. On envoya son sang au laboratoire de bactériologie du Val-de Grâce : la réponse fut négative, aussi bien pour la recherche des anticorps hydatiques que pour la réaction de Wassermann.

Quelques semaines après il était opéré par le Dr Lechevalier à l'hôpital temporaire du Vésinet dont l'un de nous était alors médecin chef. De la poche sortit un liquide non pas transparent, mais presque noir, ressemblant à du café. L'examen de ce liquide ne permit de constater la présence d'aucun élément cellulaire, d'aucun globule rouge, mais de nombreux cristaux d'hématoïdine, L'exploration de la poche permit de reconnaître que les parois étaient très *épaisses, de consistance cartilagineuse.* Ceci eut une importance, car si le malade se remit parfaitement de l'opération, il n'en garda pas moins pendant des mois dans son hémithorax une cavité à parois rigides. empêchant le poumon de reprendre la place qui lui était due.

Il est vraisemblable que l'origine de ce kyste constitué par un épanchement sanguin ancien, modifié et altéré, remontait à l'hémorragie pulmonaire qui se produisit au cours de l'effort soutenu que fit B... à l'âge de neuf ans, en courant pendant longtemps et rapidement par un froid sec. Une rupture dut se produire et le sang s'épancher sous la plèvre où, peu à peu, l'hématome s'enkysta et demeura latent, inerte.

Obs. II. — Bras... dix-neuf ans, horloger. Avant d'être mobilisé Bras..., n'a présenté que quelques bronchites. Le 16 avril 1917, il subit une violente *commotion* par éclat d'obus avec *enfouissement,* forte *contusion thoracique* et *intoxication par les gaz ;* pendant une huitaine il eut des *hémoptysies* accompagnées de fièvre 39°-40°, puis fut évacué pour bronchite, passa dans plusieurs ambulances et, en juin 1917, fut envoyé par le centre de réforme de Vaugirard à notre consultation militaire de la Charité.

On nota, lors de cet examen, dans les 2/3 supérieurs du poumons droit, en arrière surtout, une zone *mate* avec disparition des vibrations vocales. souffle tubaire surtout expiratoire, bronchophonie, pectoriloquie aphone. A l'écran, cette zone correspondait à une *opacité* de même étendue, aussi bien en position ventrale qu'en position dorsale. En bas la limite de cette zone était courbe à convexité inférieure ; sa limite supérieure n'était pas nettement tranchée, allant en dégradant. La base pulmonaire était transparente, le diaphragme mobile ; le poumon gauche était normal. L'espace médiastinal n'était perméable qu'à la partie tout inférieure.

Pour que l'observation fût complétée, Bras... fut hospitalisé à la Charité, où les mêmes constatations furent faites à plusieurs reprises, les rayons X révélant une image d'apparence kystique, surtout par son contour inférieur.

En *juillet* 1917, la matité paraissait suspendue à droite, les vibrations vocales n'étaient diminuées qu'à la partie moyenne du poumon ; à l'auscultation il n'y avait aucun bruit advendice. A l'examen radioscopique l'image était toujours la même ; en position transversale, la partie antérieure de l'ombre était limitée par une ligne oblique en arrière et en haut, laissant au-dessus d'elle une partie tout à fait transparente.

L'examen du sang ne révéla *aucune éosinophilie. La réaction de Weinberg fut négative.* La capacité respiratoire était notablement diminuée (spiroscopie : 1 litre 5).

B... ayant présenté de la fièvre au bout d'un certain temps, et celle-ci ne rétrocédant pas, on pensa à une suppuration profonde, et on décida l'intervention. A peine arrivé au Vésinet pour être opéré, il eut une *vomique* assez abondante, et rejeta un mélange de pus et de sang, qui remplit à moitié la cuvette. Il s'améliora dans la suite, au point qu'on jugea inutile l'opération antérieurement indiquée.

Il sortit avec un congé de deux mois de convalescence, eut au bout de six semaines, une hémoptysie passagère. On le revit à la consultation de la Charité en avril 1918 avec un bon état général ; le murmure vésiculaire était voilé à droite. A l'examen radioscopique, on retrouvait dans les 2/3 inférieurs du lobe supérieur droit une ombre diffuse présentant en bas un contour nettement limité, le diaphragme était mobile.

En *avril* 1919, B... fut examiné à Dijon par le Dr Lian : il se plaignait de gêne respiratoire, de douleurs spontanées aux sommets des poumons et d'un point de côté droit au-dessous du mamelon, presque au rebord costal. Il avait eu une *hémoptysie* quelque temps auparavant et, depuis, souffrait davantage de ce côté droit. Il ne pouvait rester longtemps debout et, s'il persistait, la sueur paraissait au front, il se produisait un petit état *vertigineux*, tel que le malade perdit deux fois connaissance. Ces malaises se renouvelaient assez souvent. A l'examen, il existait de la diminution légère de la sonorité, la respiration était à peine perceptible ; après la toux, on entendait de nombreux râles sous-crépitants sous la clavicule droite, quelques-uns près du mamelon. En arrière les signes étaient moins nets. Aux rayons, on apercevait une zone grise, diffuse dans les 2/3 inférieurs du lobe supérieur, assez bien délimitée en bas.

Les crachats muco-purulents examinés à maintes reprises ne contenaient pas de bacilles de Koch.

Il est fort probable que dans cette observation l'hémorragie pulmonaire s'est faite dans le parenchyme même, considérable, au voisinage peut-être de la scissure interlobaire qui paraît en avoir limité l'étendue. Les accidents fébriles du début ont dû être favorisés par la bronchite concomitante provoquée par les gaz asphyxiants. Ce n'est que quatre mois après que le diagnostic de la collection kystique put être établi grâce à la radioscopie. C'est à la persistance de la bronchite qu'est due vraisemblablement la suppuration terminale de l'hématome.

Obs. III. — Lec..., courtier maritime, 27 ans, n'aurait jamais été malade avant la guerre. Mobilisé en août 1914, il est évacué dès octobre 1914 pour pleurésie droite, une deuxième fois en 1916 pour la même raison, enfin une troisième fois en 1917 pour le même motif. C'est alors qu'hospitalisé en juin, il est envoyé par le centre de réforme des Tourelles à notre consultation de la Charité.

Le 30 *octobre* de cette année son état est médiocre. On constate en effet à la partie *inférieure* et *externe* de l'hémithorax des signes persistants, mais *limités et circonscrits*, consistant en une zone de matité et d'abolition des vibrations, avec silence respiratoire. A l'examen radioscopique on note dans la même région une opacité complète dont les *contours nettement arrêtés affectent la forme d'une courbe régulière à convexité interne* et se détachent sur la transparence complètement normale du poumon. Ces signes, tant stéthoscopiques que radioscopiques, permettent d'écarter l'idée de pleurésie franche. Jamais, depuis trois ans que le malade est soigné pour la même affection, il n'a été fait de ponction exploratrice. A l'écran, cette zone opaque ne rappelle pas l'image d'une pleurésie, mais celle d'un kyste hydatique ou d'un abcès froid.

Une observation plus complète étant nécessaire, l'hospitalisation à la Charité est décidée. Là, on fit les mêmes remarques, et, surtout, on pratiqua des *ponctions* ; la première, le 2 janvier 1918, fut une ponction exploratrice, qui ramena quelques centimètres cubes de liquide *hématique*, ayant la couleur de la bière brune et caractérisé au microscope par des globules rouges déformés, par des leucocytes en nombre répondant à la formule sanguine. Le 9 janvier on évacua 500 centimètres cubes de ce liquide hématique, non coagulé.

Dès le 16 *janvier*, la matité était de nouveau perçue à la partie inféro-externe droite de l'hémithorax, et le 31 janvier la radioscopie montra nettement que la poche s'était légèrement reproduite. On évacua encore 350 centimètres cubes de liquide hématique, le 4 février ; pareillement, le 28 février, on en retira 280 centimètres cubes.

Enfin le 1er *mars*, la poche, vue à l'écran, paraissait complètement vidée, on apercevait des tractus obliques se détachant de la base et remontant en haut et en dehors pour se perdre dans le contour costal. Le sinus costo-diaphragmatique était fermé et adhérent. Huit jours après, mêmes constatations : épaississement du contour costal à la base.

Autres renseignements à cette date : spirométrie : 2 l. 750 ; indice respiratoire 5 centimètres ; hémothorax droit, 43,5 ; hémothorax gauche 41,5 ; poids 60 kilogr. 500.

On fit alors sortir le malade en faisant remarquer qu'il s'agissait d'un *kyste pleural hématique* qui avait pu être vidé par trois ponctions faites à intervalles assez courts. Actuellement, il n'y avait plus de liquide, mais la température restait toujours un peu plus élevée que la normale. On ne retrouvait pas dans les antécédents la notion ni de contusion, ni de commotion. On pouvait donc admettre une *pleurésie hémorragique enkystée probablement de nature bacillaire.* L'état général, quoique amélioré, nécessitait encore des ménagements.

Le 10 *mai* 1918, il revint se faire examiner sous l'écran ; on ne constatait plus que l'adhérence de la base droite avec fermeture du sinus et un voile gris au-dessus, contre le contour costal, sans aucune forme géométrique. Le sommet de ce côté était très voilé, surtout vu de dos.

Il est intéressant, bien qu'elle ait une origine différente, de rapprocher cette observation des deux premières. Ici le traumatisme n'a aucun rôle à jouer dans l'étiologie ; il s'agit d'une pleurésie hémorragique à évolution lente ; il est vraisemblable que le sujet a fait une série de petites poussées pleurales qui ont permis la formation d'adhérences et on peut admettre un processus anatomique analogue à celui de certaines pachyvaginalités hémorragiques.

L'épuisement de l'hématome kystique par ponctions successives mérite d'être souligné, du point de vue pratique.

F) SÉQUELLES TARDIVES DES PLAIES DE POITRINE
(en collaboration avec PIERRE PRUVOST)

(Rapport lu à la Conférence chirurgicale interalliée, au Val-de-Grâce, le 22 octobre 1919. Ce rapport est le résumé d'un article écrit en collaboration avec le Dr Pierre Pruvost pour mon *Traité de Pathologie médicale et de Thérapeutique appliquée*, actuellement sous presse (Maloine, éditeur). Il est inspiré de mes mémoires antérieurs. Il a été publié par les *Archives médicales Belges* (octobre 1919) et par les *Bulletins de la Société médicale des Hôpitaux*, le 11 décembre 1919).

L'étude des suites éloignées des plaies de poitrine touche certainement à l'une des questions pour lesquelles la collaboration du médecin et du chirurgien est la plus nécessaire et la plus étroite. Elle intéresse l'un et l'autre, à des titres divers, et il est d'autant plus opportun de la préciser que le nombre des anciens blessés de poitrine est considérable et que, pendant longtemps, nous serons appelés à les examiner, à les traiter, à les expertiser. Par leur retentissement sur l'état général, par les caractères de certaines de leurs manifestations locales, les séquelles des plaies de poitrine simulent fort souvent une évolution tuberculeuse : elles ont ainsi fourni la matière de nombreuses erreurs de diagnostic et leur histoire se confond intimement, ainsi que je me suis personnellement attaché à le montrer, avec celle des *faux tuberculeux*, qui n'est pas un des chapitres les moins intéressants de la pathologie de guerre. Ceci ne signifie point, d'ailleurs, que la tuberculose traumatique n'existe pas, mais simplement qu'elle est beaucoup plus rare que ne tendrait à le faire croire une observation superficielle. La distincton entre la tuberculose pulmonaire traumatique et les séquelles non tuberculeuses des plaies de poitrine est facile cependant ; il suffit d'être averti de la notion des similitudes qui les rapprochent pour rechercher les moyens de diagnostic différentiel qui permettent à coup sûr de les distinguer.

J'étudierai tout d'abord dans ce rapport les diverses manifestations cliniques des séquelles médico-chirurgicales tardives des plaies de poitrine, suivant leur siège, et j'envisagerai ensuite leurs relations avec la tuberculose pulmonaire dite traumatique.

I. — Séquelles médico-chirurgicales non tuberculeuses.

L'extrême variété des blessures reçues au cours de la guerre a fourni un matériel des plus importants qui nous a permis d'étudier et de classer les diverses suites éloignées qu'elles peuvent engendrer et dont il était aisé *a priori* de prévoir les multiples aspects en considérant simplement la constitution des parois thoraciques et des organes qu'elles protègent. J'étudierai successivement, comme je l'ai fait dans le mémoire que j'ai publié avec mon regretté collaborateur Lechevallier[1], les lésions pariétales, celles de la plèvre et du poumon, celles du médiastin et des organes qu'il renferme, en ne les envisageant que du point de vue médical et en insistant sur leur répercussion sur l'état général.

1. Les plaies de poitrine et, particulièrement, leurs phases secondaires et lointaines. *Journ. de Méd. et Chir. pratiques*, 15 janvier 1917.

Avant d'aborder l'étude de ces diverses manifestations il convient de souligner une notion capitale. Si, le plus souvent, les examens stéthoscopiques et radioscopiques permettent d'interpréter les troubles éprouvés par le sujet et de les rattacher à des lésions persistantes ou à la présence d'un corps étranger resté inclus, il est d'anciens blessés de poitrine qui se plaignent de troubles fonctionnels et subjectifs, telles la dyspnée, la toux, l'angoisse, les palpitations, et chez lesquels, l'exploration la plus minutieuse ne fournit pas d'éléments suffisants pour les expliquer (Ribadeau-Dumas, Denéchau). Il ne faut pas toujours se hâter de conclure à la simulation ou à des troubles purement nerveux, car, tôt ou tard, on pourra arriver à les rattacher à leur véritable cause : témoin le cas de ces sujets, dont l'appareil pleuro-pulmonaire était intact, qui, de ce fait, étaient considérés comme guéris, et dont les troubles fonctionnels étaient imputables à une lésion des nerfs du médiastin et du plexus cardiaque (Sergent, Pruvost et Labro).

a) LÉSIONS PARIÉTALES

Suivant le siège, l'étendue et les caractères de la lésion pariétale, les manifestations les plus fréquemment observées sont : la névralgie intercostale, la pleurodynie, les brides cicatricielles, les fistules diverses, les déformations thoraciques.

La *névralgie intercostale durable* est entretenue soit par la présence du projectile resté inclus sur le trajet du nerf, soit par les reliquats des lésions produites par son passage (esquille osseuse, cal de fracture de côte) ; on l'observe aussi à la suite de résections costales et, à cet égard, il est intéressant de remarquer que bon nombre de blessés qui ne souffraient pas de conserver un corps étranger intra-thoracique ont dû à l'extraction de celui-ci des douleurs thoraciques persistantes : enfin, la névralgie intercostale peut être symptomatique d'une pleurite cicatricielle sous-jacente. Elle se confond alors avec la *pleurodynie*, qui a souvent son maximum le long du rebord costal antérieur, car elle coïncide avec les adhérences de la base pleurale et l'immobilisation haute du diaphragme.

Les *brides cicatricielles* ne sont pas toujours douloureuses ;
mais, lorsqu'elles sont étendues et serrées, elles sont extrêmement gênantes, en raison des destructions musculaires et des
rétractions pariétales. Suivant leur siège, elles limitent les
mouvements du bras et de l'omoplate ou les mouvements respiratoires, provoquant alors une diminution plus ou moins
accentuée de la capacité fonctionnelle respiratoire. Lorsqu'elles
résistent au massage et à l'ionisation, il peut être nécessaire
de les exciser.

Dans ces cicatrices on voit souvent persister des *fistules*
intarissables. Tantôt il s'agit de *fistules osseuses* entretenues
par une *ostéite costale* ou *sternale*, tantôt de *fistules pleurales*,
ces dernières ont diminué de fréquence à partir du moment
où on s'est attaché à pratiquer les sutures primitives des plaies
de poitrine ou à drainer convenablement dans la position la
plus déclive possible, par incision postérieure et très bas située
(Chevrier). Chez un ancien blessé de poitrine nous avons vu
se fermer une fistule intarissable à la suite de l'*élimination
spontanée du projectile*.

Enfin, on peut observer des *fistules gazeuses ;* chez un de mes
malades, opéré par Beaussenat, la fistule broncho-pulmonaire
entretenait un pnemothorax enkysté, compliqué d'emphysème
sous-cutané ; la guérison fut obtenue par suture du poumon.
Chez un autre blessé, j'ai vu une fistule gazeuse broncho-cutanée, donnant dans une ancienne cicatrice d'empyème avec
résection costale ; du mucus bronchique coulait par l'orifice ;
à chaque inspiration la cicatrice était aspirée ; pendant l'expiration, passait un petit courant d'air ; quand le malade toussait, le courant d'air était assez intence pour étcindre la flamme
d'une allumette.

Restent les *déformations thoraciques*, conséquences des
larges blessures mutilantes ou des grands délabrements opératoires et sources d'incapacité fonctionnelle accentuée. A côté
d'elles, prennent place les *asymétries thoraciques*, avec ou sans
scoliose, qui survivent aux longues suppurations pleurales ou
aux hémothorax non ponctionnés, du fait des rétractions

plastiques engendrées par le processus de symphyse pleuro-pariétale épaisse, ainsi que nous allons le voir. Dans une certaine mesure on peut éviter ou atténuer ces déformations par une évacuation précoce et méthodique des suppurations pleurales et des hémothorax ; lorsqu'elles sont constituées, on peut diminuer l'incapacité respiratoire par des exercices de gymnastique respiratoire, pour lesquels il convient de recommander le spiroscope de Pescher.

b) Lésions pleurales

Les séquelles pleurales tardives peuvent être rangées, en deux grandes catégories : ou bien il s'agit d'*adhérences* simples ou compliquées de déformations, ou bien, beaucoup plus rarement d'ailleurs, il s'agit de *suppurations tardives enkystées.*

Toutes les statistiques s'accordent pour démontrer la fréquence des *adhérences* ; au cours de 42 thoracotomies Robineau n'a noté leur absence que 9 fois.

Avec Courcoux [1], on peut distinguer, dans la *forme sèche* des séquelles pleurales traumatiques (adhérences, symphyse, pachypleurite), deux variétés, suivant qu'elles sont légères et limitées ou graves et étendues. Dans les séquelles *légères*, les signes physiques et fonctionnels sont réduits au minimum et peuvent même manquer ; seules, la radioscopie et l'intervention opératoire permettent le plus souvent de les constater. Dans les *formes étendues*, il s'agit de véritables symphyses qui se manifestent par des signes plus nets, tant stéthoscopiques que radioscopiques, prédominant à la base ; les troubles fonctionnels sont très marqués ; le moindre effort est impossible ; mais il est intéressant de remarquer que la sensibilité pulmonaire de ces anciens blessés n'est pas augmentée et que, en particulier, ils ne sont pas plus que d'autres sujets aux bronchites (Courcoux). Ici encore il n'y a pas parallélisme rigoureux entre les signes stéthoscopiques et les signes radios-

1. *Journ. de Médec. et de Chir. pratiques,* 10 novembre 1919.

copiques (Péhu et Daguet) ; la radioscopie précise beaucoup mieux l'importance et l'étendue des lésions ; il est inutile d'insister sur les images qui peuvent être perçues et que connaissent bien tous ceux qui ont quelque pratique de l'examen des malades de cette catégorie (déformations et immobilisations diverses du diaphragme, etc.) ; l'importance de l'examen radioscopique est d'autant plus grande qu'il permet seul, quelquefois, de rattacher à leur véritable cause les troubles fonctionnels accusés par le blessé ; témoin cette observation signalée par Ribadeau-Dumas, d'un soldat qui se plaignait de balonnement du ventre après le repas, de borborygmes avec émission de gaz, d'oppression et de tachycardie, et chez lequel l'examen radioscopique montra une symphyse pleuro-péricardiaque et diaphragmatique, expliquant le déplacement et le tiraillement des organes.

La *forme suppurée tardive* des séquelles pleurales, plus rare, est fort intéressante ; elle se rattache à l'histoire des *fistules pleurales*, dont nous avons parlé il y a un instant et qui peuvent être dues, entre autres causes, à un drainage insuffisant ou trop prolongé surtout par un drain trop long ; dans un cas, la fistule pleurale était entretenue par deux drains longs de huit centimètres, égarés dans la cavité pleurale. A côté de ces fistules pleurales banales il faut faire une place aux *collections purulentes enkystées*, dont j'ai observé de beaux exemples avec Lechevallier et dont j'ai vu, depuis, avec M. Tuffier, un cas bien démonstratif, que voici résumé en quelques mots.

Le sergent de X. est blessé par un éclat d'obus le 6 juin 1917 ; il est vu quelques jours après par M. Tuffier qui diagnostique « éclat d'obus voisin de l'aorte, épanchement sanguin gauche très net ». Il y avait peu de dyspnée, peu de fièvre ; on n'intervint pas. Dans la suite, le blessé ne se rétablit pas complètement. Son état général reste mauvais ; il a de la fièvre oscillante ; il maigrit et s'anémie ; on le croit tuberculeux. En septembre 1919. M. Tuffier me demande de l'examiner et me communique une radiographie récente montrant la présence du corps étranger et une ombre à peu près complète de l'hémithorax gauche ; rien à droite. A la suite de mon examen, je posai le diagnostic de pachypleurite gauche, enkystant probablement en arrière un hématome en suppuration tardive et je conseillai de laisser le corps étranger en place et de commencer par l'évacuation de la poche présumée. L'intervention, pratiquée quelques jours après par M. Tuffier, montra en effet qu'il s'agissait d'une collection entourée d'une masse fibreuse, ayant le volume d'une tête de fœtus et contenant du pus et des caillots sanguins ; cette collection s'étendait depuis le diaphragme jusqu'à la hauteur de la 4ᵉ dorsale et était formée, en réalité, de deux poches, l'une sphérique et irrégulière et l'autre effilée prévertébrale. Le blessé se remit progressivement ; il conserve encore actuellement une fistule dont le trajet, bien que dirigé vers le corps étranger, n'aboutit pas à celui-ci mais en reste distant de 3 centimètres.

Tels sont les caractères essentiels des séquelles pleurales. Il est important de noter qu'elles ne sont pas immuables ; elles *régressent peu à peu ;* elles évoluent plus ou moins rapidement, suivant la cause dont elles dépendent : or, la notion de cette cause est capitale, car elle dirige les indications du traitement ; c'est ce que Courcoux a eu le grand mérite de montrer : le traumatisme direct de la plèvre par un agent vulnérant n'est rien par lui-même ; la lésion vraie est le résultat des réactions secondaires de défense de la séreuse contre tout élément étranger septique ou aseptique, qui séjourne dans sa cavité ; c'est ainsi qu'elles peuvent être provoquées et entretenues par la suppuration tant que l'origine de celle-ci (corps étranger septique et surtout ostéite costale (Roux-Berger) n'aura pas été supprimée ; c'est ainsi qu'elles peuvent être déterminées par l'hémothorax, même aseptique, les caillots qui se forment dans les parties déclives jouant le rôle de corps étranger. Si bien que, du point de vue pratique, les conclusions suivantes s'imposent :

1° évacuer complètement et de façon précoce les collections purulentes, car les séquelles pleurales sont d'autant plus importantes que la suppuration a été plus longtemps supportée ;

2° faire disparaître la cause de cette suppuration, ce qui est facile lorsqu'il s'agit de corps étranger ou d'ostéite ;

3° évacuer les hémothorax traumatiques avant la coagulation, c'est-à-dire avant le huitième ou le dixième jour, s'il s'agit d'hémothorax aseptique ; si ce traitement préventif n'a pas été appliqué ou si l'hémothorax n'a été qu'insuffisamment évacué, laissant des reliquats importants entretenus par un volumineux caillot, il faut enlever celui-ci pour que le cul-de-sac pleural retrouve son intégrité.

L'ensemble de ces constatations montre qu'on ne saurait admettre les conclusions générales de Péhu et Daguet, qui opposent l'importance des reliquats des épanchements pleuraux spontanés aux séquelles des épanchements traumatiques et des hémothorax. La restitution presque intégrale de la plèvre dans les épanchements traumatiques est possible, certes, mais elle est rare : le plus souvent elle est retardée et empêchée par les causes que je viens d'indiquer et il n'est pas rare de voir d'anciens blessés de poitrine qui, quatre à cinq ans après leur blessure, conservent encore des séquelles pleurales très appréciables.

c) LÉSIONS PULMONAIRES

Les séquelles pulmonaires sont, avec les pleurales, les plus fréquentes et les plus importantes des reliquats éloignés des plaies de poitrine. On peut les ranger en deux catégories, suivant qu'elles sont définitives et cicatricielles ou qu'elles sont encore en évolution.

1° Les séquelles *cicatricielles* ne sont plus susceptibles de régression. Tantôt, elles sont très apparentes, très étendues, correspondant à de grands délabrements et entraînant une gêne fonctionnelle qui constitue une véritable infirmité. Tantôt elles sont très limitées et ne peuvent être constatées que par l'examen radioscopique ; encore faut-il pour les apercevoir recourir à la technique recommandée par Belot, c'est-à-dire orienter les rayons suivant le trajet du projectile en reliant par une ligne fictive les deux orifices d'entrée et de sortie. C'est ainsi que j'ai pu avec Lechevallier repérer d'anciens trajets scléreux, comme Ribadeau-Dumas, puis Ledoux-Lebard, l'ont fait également. Ces cicatrices se présentent sous l'aspect de bandes ou de traînées plus ou moins opaques, qu'il ne faut pas confondre avec certaines interlobites fibreuses.

2° Les séquelles qui sont encore *en évolution* sont celles qui vont en s'améliorant ou, au contraire en s'aggravant. En général, le processus évolutif n'obéit pas à une marche continue, mais se fait de manière intermittente. Il est, d'ailleurs, régi par les lois de la pathologie générale. Le traumatisme n'est que la cause première : il n'est pas le facteur direct de ces séquelles éloignées : il provoque seulement les accidents primitifs et ce sont les conséquences de ceux-ci qui déterminent les accidents secondaires et tardifs. Ceux-ci dépendent moins du corps étranger, qui est resté inclus dans le poumon ou qui l'a traversé, que des germes infectieux qu'il a introduits avec lui et des accidents primitifs qu'il a occasionnés. Ces derniers laissent parfois derrière eux des *kystes hématiques pulmonaires,* dont l'histoire est comparable à celle de l'hémothorax. Quant à l'infection secondaire et tardive d'une ancienne lésion traumatique du poumon, elle ne saurait nous surprendre ; elle est comparable aux faits d'infections banales, voire même tétaniques, qu'on a vu survenir longtemps après la blessure, à l'occasion d'une intervention sur la région anciennement lésée et infectée. Cette notion du microbisme latent est parfaitement transportable dans la sphère pulmonaire ; c'est ainsi qu'on voit souvent se produire, chez d'anciens blessés de poitrine, des réveils infectieux, tantôt à l'occasion d'un nouveau traumatisme, voire même de la migration si minime soit-elle d'un corps étranger resté inclus, tantôt à l'occasion d'une maladie intercurrente, d'une maladie infectieuse, même légère.

Les séquelles pulmonaires tardives revêtent, en clinique, les types suivants : hémoptysies récidivantes, kystes hématiques, manifestations infectieuses locales ou générales ; quant à la tuberculose, beaucoup plus rare qu'on ne l'a cru tout d'abord, je l'étudierai dans un chapitre spécial.

a) Les *hémoptysies tardives et récidivantes* sont très fréquentes et constituent souvent le seul symptôme apparent : il faut savoir les rattacher à leur véritable origine : pour de trop nombreux médecins, elles impliquent le diagnostic de tuberculose et cela pour cette raison surtout qu'elle se montrent non seulement quand le projectile est encore inclus mais aussi quand la transfixion a été complète. Elles correspondent à des poussées congestives, localisées soit autour du projectile, soit au voisinage du trajet qu'il a suivi : elles sont tantôt très minimes, se bornant à la présence de quelques filets de sang dans les crachats, tantôt très abondantes et pouvant s'accompagner d'un réveil de la douleur thoracique, d'une légère reprise de fièvre et quelquefois d'un retentissement sur l'état général, qui achève d'orienter un médecin mal averti vers le diagnostic de tuberculose, et, cela, d'autant mieux qu'elles peuvent se répéter fort longtemps, ainsi que je l'ai signalé avec Lechevallier et que l'ont vu Petit de la Villéon, Desgouttes et Perrin, Lapointe, Courtois-Suffit.

Mon ami Venot (de Saint-Germain) m'a communiqué la très curieuse observation d'une infirmière qui, ayant été blessée la poitrine par un éclat d'obus pénétrant, eut, pendant de longs mois, des hémoptysies assez abondantes à chacune de ses époques menstruelles, alors que les règles faisaient défaut ; il était impossible de songer à la tuberculose, car cette infirmière avait engraissé de 9 kilogs, se portait fort bien et ne présentait aucun signe de lésion tuberculeuse des poumons.

Si, chez de tels sujets, on fait un examen radioscopique, on trouve presque toujours une zone pulmonaire où la transparence est diminuée et qui correspond au trajet du projectile ; l'examen stéthoscopique révèle dans la même région — mais pas constamment — une diminution du murmure vésiculaire, parfois un peu de souffle, avec ou sans frottements.

b) A coté de ces hémorragies externes récidivantes prennent place les suites persistantes de l'hémorragie intra-pulmonaire traumatique du début, sous la forme des *kystes hématiques,* que j'ai étudiés avec Pierre Pruvost et qui paraissent d'ailleurs très rares[1]. Ces kystes hématiques sont le plus souvent une découverte de l'examen radioscopique, sous lequel ils se présentent avec l'aspect classique des kystes hydatiques. Le diagnostic se fait par les anamnestiques et par le caractère négatif de la réaction de Weinberg et de la recherche de l'éosinophilie. L'intervention chirurgicale fait découvrir un liquide hématique, brunâtre, inclus dans une poche fibreuse plus ou moins épaisse. Ces *kystes hématiques* peuvent suppurer sous l'influence d'une cause intercurrente ou sans cause apparente et se vider par vomique, ainsi que je l'ai observé chez un ancien blessé de poitrine, la veille du jour fixé pour l'intervention. Il semble bien que ces kystes hématiques sont le reliquat d'un véritable hématome pulmonaire situé soit en plein parenchyme, soit dans le tissu sous-pleural ; l'hémorrhagie pulmonaire est attestée par l'hémoptysie abondante survenue au moment du traumatisme ; le traumatisme n'est pas forcément une blessure pénétrante, comme dans un cas signalé par Barjon. Dans l'observation personnelle terminée par vomique, que je viens de mentionner, il s'était agi d'un enfouissement par éclatement d'obus, avec fortes contusions et compressions thoraciques.

c) Les *manifestations infectieuses* sont beaucoup plus fréquentes ; elles s'observent aussi bien lorsque le projectile est sorti que lorsqu'il est resté inclus ; elles sont plus ou moins accentuées. Tantôt, ce sont de simples poussées fébriles intermittentes et passagères, coïncidant avec un peu de dyspnée et d'expectoration muco-purulente et avec quelques signes stéthoscopiques ; tantôt, ce sont des foyers de pneumonie ou de broncho-pneumonie ; parfois, un foyer de gangrène (Denéchau) ; quelquefois, de véritables collections suppurées, qui laissent après elles ces fistules dont j'ai parlé plus haut ou qui se terminent par vomique comme je viens de le dire.

Que peut-on faire contre ces séquelles tardives ? Il est bien

1. Note pour servir à l'étude clinique des kystes hématiques de la plèvre et du poumon. *Soc. Méd des Hôp.*, 23 mai 1919.

évident qu'on est à peu près désarmé contre les séquelles cicatricielles définitives étendues ; seules, les séquelles fonctionnelles consécutives à des cicatrices peu étendues peuvent être améliorées dans une certaine mesure par la gymnastique respiratoire. Quant aux séquelles encore en évolution, elles sont, au contraire, susceptibles d'être modifiées par une intervention bien réglée. Si elles sont entretenues par la présence d'un corps étranger resté inclus et si elles menacent l'existence, on sera fondé à intervenir en faisant entrer en ligne de compte les risques d'une extraction profonde et difficile. S'il s'agit de suppuration pulmonaire on évacuera la collection ; on fera de même pour les kystes hématiques. Mais, contre les infections diffuses, mal délimitées, qui ne sont pas liées à la présence d'un corps étranger, on ne pourra agir chirurgicalement ; ici, on s'en tiendra aux prescriptions médicales et on conseillera aux malades de fuir les poussières et les causes de contamination des villes et de vivre à la campagne ; on se souviendra, en effet, que les séquelles pulmonaires sont plus graves et plus tenaces que les séquelles pleurales, qu'elles favorisent la tendance aux infections bronchiques. Pour améliorer la gêne fonctionnelle on aura encore recours à la gymnastique respiratoire, réglée avec prudence, progressivement, et seulement lorsqu'aura disparu toute trace d'infection.

d) LÉSIONS MÉDIASTINALES

a) L'*adénopathie trachéo-bronchique* qu'on constate chez d'anciens blessés de poitrine, surtout par l'examen radioscopique, ne doit pas être nécessairement rattachée au traumatisme ; elle peut être imputable à un état antérieur ; mais il faut savoir qu'elle en est parfois le reliquat ainsi que Denéchau l'a également signalé.

b) Chez un ancien blessé de poitrine, qui m'a été envoyé comme tuberculeux dans mon service de triage de la Charité, il existait une *médiastinite diffuse* prédominant dans le médiastin antérieur et se traduisant par quelques signes de compression veineuse, par de la névralgie phrénique et par de la dyspnée continue, exagérée au moindre effort.

c) Chez d'autres sujets, l'examen radioscopique du thorax serait normal s'il ne révélait pas la *présence d'un corps étranger* sans réaction inflammatoire perceptible autour de lui. Or, le médiastin est un lieu de passage pour de nombreux troncs ou filets nerveux ; il n'est donc point étonnant de constater l'existence de symptômes et de troubles fonctionnels dus à la lésion de ces nerfs par le passage du projectile. Ces symptômes sont souvent très discrets et doivent être recherchés méthodiquement. Trois nerfs surtout doivent être envisagés : le phrénique, le pneumogastrique et le sympathique. Ces deux derniers, étroitement confondus au voisinage du cœur, où ils constituent le plexus cardiaque, seront étudiés dans le paragraphe suivant. Quant au *phrénique*, nous avons pu en observer la lésion isolée ; elle se caractérise par les points bien connus de la névralgie phrénique et par une dyspnée assez spéciale due à la paralysie de l'hémidiaphragme correspondant, constatable par l'inspection des mouvements respiratoires et par l'examen radioscopique qui montre une image particulière : l'hémidiaphragme du côté lésé est presque immobile et, à l'encontre de l'hémidiaphragme du côté sain, il s'élève un peu au moment de l'inspiration et s'abaisse pendant l'expiration. Un blessé de Binet et Masmonteil était pris de phénomènes inquiétants chaque fois qu'il se levait (nausées, vomissements, lipothymies ou syncopes) ; il n'en fut délivré que par l'extraction du projectile, situé entre le cœur et le poumon gauche au voisinage du diaphragme et du phrénique.

Ce syndrome phrénique d'origine traumatique peut être associé à d'autres manifestations médiastinales, en particulier à des troubles dus à des lésions d'autres nerfs, constituant ainsi un syndrome médiastinal antérieur dans lequel les altérations du plexus cardiaque jouent un rôle important. Ces différents syndromes peuvent d'ailleurs exister, alors même que le corps étranger n'est pas resté inclus, du fait des lésions qu'il a produites en blessant ces nerfs sur son passage. Cette notion est capitale, car elle permet de rattacher à une cause organique de prétendus symptômes subjectifs qu'on a trop souvent tendance à mettre sur le compte de la simulation.

e) CŒUR ET PLEXUS CARDIAQUE

Des adhérences de la base, à la fois péricardiques et pleurales peuvent attirer en haut et en dehors la pointe du cœur ; j'ai recueilli avec Lechevallier quelques observations de ce genre ; les troubles fonctionnels étaient, d'ailleurs, à peu près nuls.

Bien plus importantes sont les lésions des filets du *plexus cardiaque*. Le plus souvent, les troubles sont peu accusés et doivent être soigneusement recherchés. J'ai décrit avec P. Pruvost et Labro les principales variétés de ce syndrome [1]. Le projectile peut être resté inclus ou avoir traversé de part en part le thorax ; la direction de son trajet explique les lésions des filets nerveux incriminés. Le syndrome est constitué par l'association de symptômes subjectifs et fonctionnels auxquels s'ajoutent parfois des signes objectifs.

Parmi les premiers, les plus fréquents sont les *douleurs*, la *dyspnée*, l'*arythmie cardiaque* ; les seconds sont représentés par les *troubles pupillaires*, l'apparition d'un *goitre* avec ou sans *exophtalmie, tremblement* et *troubles vaso-moteurs*.

La plupart de ces malades sont pris pour des simulateurs ou des nerveux. Cependant, un examen bien conduit permet de constater l'exactitude des troubles dont ils se plaignent. Je n'insisterai pas sur les caractères de ces douleurs, qui sont ceux de la *névralgie phrénique*, non plus sur les caractères de la *dyspnée*, qui se traduit par une polypnée avec mouvements respiratoires superficiels et de très minime amplitude. Quant à l'*arythmie cardiaque*, elle est remarquable surtout par l'*ins-*

1. Troubles fonctionnels imputables à la lésion du plexus cardiaque et des nerfs du médiastin chez les blessés de poitrine. *Annales de Médecine*, 1917, n° 5.

tabilité du nombre des battements cardiaques et des pulsations, même en dehors de tout mouvement. Je soulignerai surtout l'importance du *syndrome de Basedow*, complet ou fruste, imputable à des lésions irritatives du sympathique et s'accompagnant parfois de troubles *vaso-moteurs* très accentués ; je l'ai vu se développer sous mes yeux, en même temps que l'iné-galité pupillaire, imputable à la même cause, ainsi qu'on peut s'en assurer par l'épreuve des collyres ; dans un cas très curieux il n'y avait pas d'inégalité pupillaire mais une insta-bilité pupillaire remarquable : la pupille passant constamment, sans modification de l'éclairage, de la mydriase au myosis et paraissant agitée d'un tremblement perpétuel (hippus).

Ces différents signes se groupent en proportions variables, tantôt réunis au grand complet, tantôt se combinant en variétés plus ou moins partielles. Des troubles comparables (basedo-wiens complets ou frustes) ont été décrits par Dupré, en dehors de toute blessure thoracique, à la suite de commotions simples ou même comme conséquence d'un état d'émotivité spéciale engendrée, chez certains sujets prédisposés par les conditions mêmes de la vie sur la ligne de feu. Guillain, de son côté, a signalé les troubles pupillaires des commotionnés.

Il est intéressant de rapprocher les deux ordres de faits et d'opposer ceux qui peuvent être sous la dépendance d'une névrose d'angoisse et ceux que nous étudions et qui sont liés à une cause matérielle névritique.

Quoi qu'il en soit des explications pathogéniques et physio-logiques que j'ai rappelées dans mon mémoire original, il reste que la notion des troubles fonctionnels imputables à des lésions du plexus cardiaque et des nerfs du médiastin chez les blessés de poitrine ne saurait être méconnue.

Du *point de vue militaire*, elle établit qu'il ne faut pas se hâter de conclure à l'exagération ni à la simulation chez cer-tains blessés de poitrine qui ne présentent, ni à l'auscultation ni à l'examen radioscopique, aucun signe physique permettant d'expliquer les troubles fonctionnels et subjectifs qu'ils disent éprouver.

Du *point de vue thérapeutique*, en dehors des prescriptions d'hygiène générale (vie au grand air, suppression des efforts), en dehors du traitement médical de l'hyperthyroïdie quand elle existe, la question se pose, quand le projectile est resté inclus, d'en tenter l'extraction. D'une façon générale, on devra se demander si les risques courus du fait d'une telle intervention dans une région aussi dangereuse que celle du plexus cardiaque ne sont pas plus grands que ceux qui résulteraient de l'abstention. Il convient de remarquer cependant que Lefort a montré qu'il était possible d'extraire des projectiles situés dans le médiastin sans risquer la vie du sujet ; mais il faudrait définir les suites éloignées de l'intervention pour apprécier le bénéfice réel qu'elle peut apporter.

f) CORPS ÉTRANGERS INTRA-PULMONAIRES

1° Ce serait une erreur de croire que les corps étrangers inclus provoquent toujours des troubles ; ils sont parfois *très bien tolérés*. Avant la guerre, d'ailleurs, il n'était pas rare de rencontrer des sujets porteurs d'une balle de revolver dans la poitrine et ne se plaignant d'aucune gêne. Parmi les très nombreux anciens blessés de poitrine que j'ai eu à examiner, j'en ai vu plusieurs qui croyaient avoir été complètement traversés et n'éprouvaient aucun trouble, alors que l'examen radioscopique révélait la présence d'un projectile dans leur poumon.

2· Bien souvent ces corps étrangers sont la cause d'accidents qui rentrent dans les diverses catégories que je viens d'étudier et dont les principaux sont, en outre des fistules intarissables, les hémoptysies, les réactions inflammatoires de voisinage et les troubles neuro-cardiaques.

Les *hémoptysies tardives* sont plus fréquentes lorsque le corps étranger est resté inclus dans le poumon que lorsque la transfixion a été complète. Elles sont en général minimes, surtout si le malade est observé à l'hôpital, au repos ; elles sont récidivantes et se reproduisent fort longtemps. Toutefois, il ne faut pas se hâter, sur cette seule indication, de recourir à l'extraction. L'intervention dépend, à mon avis, de deux conditions : on opérera si l'abondance et la fréquence des hémoptysies peut mettre la vie en danger ; d'autre part, on tiendra compte des risques opératoires créés par le siège du projectile. Dans tous les cas, on ne perdra pas de vue, avant de se décider, que les résections costales laissent souvent après elles des névrites aussi pénibles, sinon davantage, que les douleurs dont se plaint le blessé, et on se souviendra, d'autre part, que l'extraction du corps étranger ne supprime pas toujours les hémoptysies.

Les *réactions inflammatoires* et *infectieuses* que le corps étranger provoque dans son voisinage immédiat ou à distance, les poussées de bronchite fébrile avec expectoration parfois fétide, indiquent sans aucune hésitation l'intervention chirurgicale ; mais, s'il est nécessaire d'évacuer la collection purulente, il n'est pas toujours indiqué d'extraire le projectile, si la collection s'est localisée à distance : témoin le cas que j'ai observé avec M. Tuffier et que j'ai rappelé en étudiant les séquelles pleurales. Je pourrais citer d'autres cas de suppurations locales rebelles, lesquelles peuvent relever de l'ensemencement du poumon par les germes véhiculés par le projectile sur son passage. Cette notion est importante car elle montre que la guérison peut être obtenue sans extraction du projectile, ce qui n'est point sans intérêt si celui-ci siège dans une région que le chirurgien ne peut pas aborder sans risques sérieux.

Quant aux *troubles neuro-cardiaques* imputables à la lésion des nerfs du médiastin et du plexus cardiaque, j'ai suffisamment discuté dans le chapitre précédent les indications opératoires qu'ils suscitent pour n'avoir plus à y revenir.

g) PHÉNOMÈNES GÉNÉRAUX

Les accidents locaux ne sont pas les seuls qui peuvent persister pendant un temps très long à la suite des blessures pénétrantes de poitrine. Bon nombre d'anciens blessés, après une phase d'amélioration plus ou moins prolongée, présentent un ensemble de symptômes qui indiquent une *atteinte plus ou moins profonde de l'état général* : ils font de petites poussées fébriles plus ou moins fréquentes et durables ; ils perdent l'appétit, maigrissent, pâlissent ; ils sont fatigués, parfois même très asthéniques, au point d'être forcés de garder le lit. Ces symptômes traduisent l'état infectieux sournois qui a son origine dans un foyer traumatique mal éteint et qui a trop souvent conduit le médecin à faire le diagnostic de tuberculose. Je me propose de montrer dans le chapitre suivant que la tuberculose post-traumatique, chez les blessés de poitrine, est extrêmement rare.

II. — Plaies de poitrine et tuberculose pulmonaire.

Après les expériences de Max Schuller (1878), on eut tendance à accorder une grosse importance aux traumatismes dans l'étiologie des localisations de la tuberculose. Le rôle du traumatisme fut cependant fortement ébranlé par les expériences de contrôle de Lannelongue et Achard, qui apportèrent des conclusions contradictoires, confirmées ensuite (1907) par Rodet et Jeanbrau et, à l'heure actuelle, par l'énorme documentation fournie par l'expérience médico-chirurgicale de la guerre. Contrairement à ce qu'on aurait pu déduire des expériences de Max Schuller la *tuberculose traumatique est extrêmement rare chez les blessés de poitrine.* Je crois avoir été le premier à établir cette notion dans le mémoire que j'ai lu devant la Société Médicale des Hôpitaux, le 30 juin 1916, et qui ouvrit une discussion qui confirma mes conclusions[1]. D'autres auteurs apportèrent ultérieurement des observations et des statistiques confirmatives (Ribadeau-Dumas, Denéchau, Devic et Cordier, L. Bernard et Mantoux, etc.).

Pour entrer dans quelques précisions, je rappellerai les cons-

1. La tuberculose chez les soldats à la suite des traumatismes du thorax. *Soc. Méd. des Hôp.*, 30 juin 1916 et séances suivantes.

tatations que j'ai faites dans mes deux centres de triage de la
Charité et du Vésinet : sur 1400 fiches de tuberculose chez
des soldats, prises au hasard, je n'ai relevé que 9 fois un traumatisme thoracique ; d'autre part, sur 96 blessés de poitrine,
je n'ai constaté que 9 cas de tuberculose consécutive ; encore
ces 9 cas sont-ils représentés par les mêmes 9 malades figu-
rant sur la statistique des 1400 tuberculeux et chez lesquels
la tuberculose ne peut être à coup sûr rattachée au traumatisme dans tous les cas. G. Brouardel donne un pourcentage
de 6,6 % et Dénéchau de 8 %. Considérons maintenant les
quelques cas positifs et cherchons à nous représenter dans quelles conditions s'est développé ou réveillé le processus tuberculeux. Cherchons tout d'abord si le traumatisme a agi directement ou indirectement. Le fait que la *blessure* a été *pénétrante*
ne semble pas avoir une influence notable, puisque, sur 80 cas
de blessures pénétrantes suivis au Vésinet avec Lechevallier,
je n'ai pas observé un seul cas de tuberculose, et puisque,
sur les 9 cas relevés sur les 1400 fiches de tuberculeux, je ne
relève que 4 cas de tuberculose consécutive. D'autre part,
si on analyse les détails de ces cas positifs, on en tire de précieux enseignements. Dans les deux premiers cas, les manifestations de la tuberculose n'ont fait leur apparition que de six
à huit mois après la blessure et il s'agissait de grands blessés
avec plaies profondes des membres, qui sont restés en proie
à une longue suppuration et ont dû demeurer confinés dans
des salles d'hôpital à une époque où, faute de l'isolement des
tuberculeux, la contamination de voisinage a pu s'exercer ;
dans ces deux cas il est impossible d'accorder au traumatisme
thoracique une importance étiologique plus grande qu'à ces
causes générales. Dans les deux autres cas, la tuberculose fut
assez bénigne, se manifestant par quelques hémoptysies tenaces
avec signes de pleurite et d'induration congestive des sommets,
contrôlés par l'examen radioscopique et par la constatation des
bacilles dans les crachats ; ces deux malades se sont améliorés
très rapidement et rien ne prouve que la poussée congestive
ait été le fait seul du traumatisme.

Il semble que les *contusions* occasionnent plus souvent que les blessures pénétrantes le développement ultérieur de la tuberculose. Tel était aussi l'avis de Mosny. Sur 9 cas de grosses contusions thoraciques, 5 furent suivis de tuberculose. Mais, ici encore, analysons les observations. Dans 4 cas, les accidents se bornèrent à quelques hémoptysies durables accompagnées de signes de congestion d'un ou des deux sommets et les malades n'ont pas tardé à rentrer dans l'état satisfaisant où ils se trouvaient avant le réveil provoqué par le traumatisme. Dans un seul cas, la tuberculose progressa et amena la mort en quelques mois ; dans ce cas, il s'agissait de contusions thoraciques très violentes et multiples.

Les observations publiées depuis mon mémoire ont apporté des conclusions confirmatives, établissant que *l'action directe du traumatisme thoracique est tout à fait exceptionnelle.*

Faut-il attacher plus de valeur à *l'action indirecte, non locale, du traumatisme*, puisque, sur 9 cas de contusions, j'ai vu la tuberculose 5 fois, alors que, sur 87 cas de blessures pénétrantes, je ne l'ai observée que 4 fois ? Il faut remarquer que, le plus souvent, il s'est agi de très fortes et multiples contusions par éclatement d'obus et que les sujets ont été violemment renversés et commotionnés, si bien que, au rôle du traumatisme s'ajoute l'intervention des différents facteurs que comporte l'éclatement d'un obus (influence des gaz dégagés, modification brusque de la pression, etc.). A cette notion il convient de joindre celle des longues suppurations provoquées, comme je l'ait dit plus haut, par les blessures concomitantes des membres et des autres régions du corps. La valeur de cette notion étiologique est mise en évidence par les cas de tuberculose pulmonaire qu'on observe chez de tels suppurants, plusieurs mois après la blessure des membres alors même qu'ils n'ont reçu aucun traumatisme thoracique.

Dès lors, que devons-nous retenir ? Ceci : *ce n'est pas le traumatisme qui agit, ce sont ses conséquences,* c'est le retentissement qu'elles auront sur l'état général, en jetant pour des mois sur un lit d'hôpital, des sujets, le plus souvent jeunes et ayant besoin d'air, de mouvement et d'une alimentation convenable que le manque d'appétit ne tarde pas à rendre impossible. Plus la guérison se fait attendre et plus la suppuration se prolonge, plus les chances de tuberculisation se multiplient. Cette considération pathogénique cadre bien avec ce que nous savons aujourd'hui de l'évolution de la tuberculose chez l'adulte ; la tuberculose de l'adulte n'est presque toujours qu'un réveil d'une tuberculose endormie depuis l'enfance : le traumatisme, par ses conséquences, est l'occasion de ce réveil, rien de plus ; si la tuberculose était en évolution, il l'aggrave ; mais cette éventualité peut être considérée comme rare, puisque les soldats forment une catégorie de sujets sélectionnés, qui, en principe, ne comprend pas de malades.

Du point de vue *anatomo-pathologique*, la tuberculose post-traumatique n'offre rien de spécial, si ce n'est son siège. Elle est loin de se localiser dans les régions même du traumatisme ou dans son voisinage. Pour Vibert, le traumatisme peut éveiller la tuberculose sur un autre point que sur la région lésée, parfois même sur le poumon opposé. C'est ce que j'ai pu constater moi-même et c'est ce qui confirme encore le bien-fondé de mon interprétation pathogénique.

. .

Comment dépister la tuberculose qui se développe à la suite des plaies de poitrine et sur quels signes s'appuyer pour la reconnaître ? C'est là une question toujours très délicate, car les séquelles tardives des plaies de poitrine simulent, comme je l'ai montré précédemment, les manifestations les plus communes de la tuberculose pulmonaire.

a) Similitude des symptômes locaux. — Ces symptômes sont de trois ordres : *subjectifs. fonctionnels* et *physiques*.

Le *symptôme subjectif* est la *douleur* thoracique : elle donne surtout le change lorsqu'elle siège au sommet, ce qui s'observe dans les cas de blessures traumatiques de la partie supérieure du thorax et ce qui est dû au développement d'une pleurite apicale, inflammatoire et non tuberculeuse. Cette douleur thoracique trouve encore son explication dans les diverses causes que j'ai envisagées dans les chapitres précédents (névralgie intercostale par cal osseux, par esquille, etc.). Je n'y reviens pas.

Les *symptômes fonctionnels* sont la *dyspnée*, la *toux*, *l'hémoptysie*. Ils ont leur cause dans une des séquelles pleuropulmonaires ou médiastinales que j'ai précisées précédemment et qu'il est aisé de reconnaître par un examen attentif.

Les *signes physiques* m'arrêteront davantage. Certes, ce n'est pas moi qui contesterai la valeur de l'examen stéthoscopique non plus que celle de l'exploration radiologique. Mais, durant ces cinq dernières années, pendant lesquelles j'ai vu défiler dans mes services de triage et à mes consultations d'expertise plus de 25.000 suspects de tuberculose, j'ai pu constater combien profonde était l'ignorance de nombre de médecins et combien superficielles étaient leurs méthodes de diagnostic. La radioscopie est devenue, en des mains inexpertes et pour des esprits mal informés, la pierre de touche du diagnostic. Une opacité d'un sommet équivaut à la certitude d'une localisation tuberculeuse ; il suffit de la constater et de la trouver associée à une zone de matité et d'obscurité respiratoire, à des frottements, à du souffle, à des râles sous-crépitants, pour affirmer le diagnostic de la tuberculose, sans même qu'on ait pris la peine d'examiner les crachats et d'y rechercher l'élément de certitude du diagnostic. Combien de médecins ignorent encore qu'en négligeant cette recherche indispensable ils courent à l'erreur. J'ai vu d'anciens blessés de poitrine qui présentaient des signes cavitaires d'un sommet, tant à loreille qu'à l'écran radioscopique, qui avaient une expectoration purulente et sanglante, qui faisaient de la fièvre oscillante, qui étaient dans un état voisin de la consomption phtisique et chez lesquels il m'a suffi de faire plusieurs examens de crachats pour poser, devant leurs résultats négatifs constants, l'indication d'une intervention chirurgicale à laquelle ils ont dû la vie. Assez souvent encore, j'ai vu, avec Lechevallier, des blessés de poitrine, arrivés dans notre service comme convalescents, faire, sous l'influence des fatigues du voyage d'évacuation, des accidents généraux imputables au réveil d'une infection localisée, enkystée, des poumons ou de la plèvre : souvent ces collections siégeaient dans les plèvres interlobaires et l'examen physique rapproché des symptômes généraux nous a, plus d'une fois, fait songer à la tuberculose, que nous avons toujours pu éliminer en recherchant les bacilles dans l'expectoration ou en inoculant le pus retiré par ponction.

b) *Similitude des symptômes généraux.* — En dehors des cas extrêmes que je viens de souligner et qui relèvent des suppurations enkystées de la plèvre et des poumons, il est certain, que fort souvent d'anciens blessés de poitrine présentent de temps en temps, de façon intermittente, quelques symptômes généraux atténués qui rappellent ceux du début d'une poussée tuberculeuse. J'ai dit précédemment qu'il fallait toujours, chez les anciens blessés de poitrine, en présence d'accidents de cet ordre, songer à ces petites réactions sournoises qui se font autour d'un projectile resté inclus ou au voisinage du trajet de transfixion.

C'est en ne tenant pas suffisamment compte de la similitude de certains symptômes de la tuberculose pulmonaire et des séquelles lointaines des plaies de poitrine qu'on a exagérément élargi le cadre de la tuberculose pulmonaire post-traumatique. Cette erreur a surtout son origine, je le répète à dessein, dans l'insuffisance des examens cliniques ou dans la regrettable omission de la recherche systématique du bacille de Koch, seul élément de certitude, qui ne fait jamais défaut dans les sécrétions des foyers tuberculeux en activité. L'erreur de diagnostic est d'autant plus grosse de conséquences qu'elle aurait pour conclusion la réforme d'un blessé qu'une intervention chirurgicale peut guérir radicalement.

Mais une autre question se pose. La tuberculose est confirmée : quels rapports étiologiques a-t-elle avec le traumatisme ? Il est évident que, parmi le grand nombre des anciens blessés de poitrine, il en est qui, avant leur blessure, étaient porteurs de lésions tuberculeuses anciennes, fibreuses, éteintes, qu'un examen bien fait permet de constater et de distinguer des simples séquelles traumatiques non tuberculeuses. La question est délicate ; il s'agit d'apprécier si cette localisation tuberculeuse demeure inactive ou si elle se réveille sous l'influence des conséquences du traumatisme. Seule, une observation prolongée permettra de trancher la difficulté, à la condition qu'elle mette en œuvre tous les procédés d'exploration clinique actuellement en usage, ainsi que je l'ai mentionné dans un travail antérieur [1]. Abstraction faite de ces cas particuliers, le point délicat de l'*expertise médico-légale* reste l'appréciation de la relation de causalité qui peut exister entre le traumatisme et la tuberculose consécutive. On peut admettre, avec Mosny, les principes, suivants : il faut suivre l'évolution de la lésion et s'assurer qu'elle est continue et pas trop rapide. On ne saurait, par exemple, attribuer logiquement au traumatisme le réveil d'une lésion tuberculeuse dont on constate la caséification quelques jours après ce traumatisme. Il faut, d'autre part, tenir compte des tuberculoses méconnues, en évolution, qui ne deviendront apparentes qu'ultérieurement ; en pareil cas, l'examen révèle des lésions si profondes, si étendues, qu'il est encore impossible d'en attribuer l'éclosion à un traumatisme récent. Lorsque, au contraire, les signes de tuberculose en activité sont constatés assez longtemps après le traumatisme, la conclusion est plus délicate. Comment fixer, de façon certaine, la part du traumatisme ? Il est évident que, si un délai très long s'est écoulé entre le traumatisme et les premiers signes apparents de la tuberculose, on ne peut être fondé à considérer celle-ci comme une conséquence de celui-là. Mais quelle est la limite en deçà de laquelle le rapport de causalité peut être admis ? J'avoue qu'il est bien difficile de la déterminer et je crois que, en l'absence de règles générales immuables,

---

1. Sur les difficultés d'apprécier si une tuberculose pulmonaire chronique est en évolution active ou non. *Journal Médical Français*, décembre 1918.

le mieux est de laisser à l'expert le soin de se prononcer, d'après des constatations cliniques bien établies, dans chaque cas particulier soumis à son examen.

G) SÉQUELLES PULMONAIRES ET MÉDIASTINALES DES PLAIES ET TRAUMATISMES THORACIQUES ET DES INTOXICATIONS PAR LES GAZ ASPHYXIANTS

(en collaboration avec Pierre Pruvost.)

(Journal de Méd. et de Chir., pratiques, 10 novembre 1919.)

I. — SÉQUELLES PULMONAIRES

Les séquelles pulmonaires, avec les séquelles pleurales, comptent parmi les accidents les plus fréquents qu'on rencontre comme suites éloignées des plaies ou traumatismes de guerre. En réalité, tous les organes contenus dans le thorax peuvent être le siège de troubles plus ou moins persistants, que l'un de nous a étudiés en détail, avec Lechevallier, dans un mémoire publié en 1917 dans ce journal [1]. Depuis cette époque des documents nouveaux ont été recueillis et ont permis de préciser certaines complications pulmonaires sur lesquelles il n'est pas inutile d'insister.

Il semble bien, d'ailleurs, que la localisation pulmonaire des lésions déterminées par le traumatisme soit une transposition des accidents observés sur d'autres organes et qui obéissent à des règles de pathologie générale que la guerre a permis de bien mettre en valeur.

Au traumatisme lui-même correspondent les accidents primitifs, mécaniques, pourrait-on dire dans une certaine mesure ; les accidents secondaires et tardifs ne relèvent plus, au contraire, du traumatisme, mais de ses conséquences. C'est ainsi que, en particulier dans les suites éloignées des plaies de poitrine et en ce qui concerne les poumons, il ne faudra pas

1. (Voir p. 187).

être étonné de trouver des manifestions pathologiques qui dépendront tantôt d'un corps étranger demeuré inclus, tantôt d'une infection locale latente qui se réveillera à l'occasion d'un traumatisme, d'un effort ou d'une infection générale intercurrente. De même que des hématomes musculaires ou des hémothorax peuvent donner lieu longtemps après le traumatisme à des accidents plus ou moins sérieux et déterminent une gêne fonctionnelle plus ou moins accusée, de même on observera des hémoptysies tardives, des kystes hématiques pulmonaires, qui, longtemps après la blessure, obligeront à consulter un médecin.

Pareillement, en ce qui touche l'infection, d'apparence tardive, de certains traumatismes thoraciques : on bien, il s'agit d'infection chronique, qui n'a jamais cessé mais subit des poussées aiguës de temps à autre ; ou bien l'infection, apportée par l'agent du traumatisme, par le corps étranger, a sommeillé longtemps sans se révéler par des signes extérieurs manifestes et subit une recrudescence plus ou moins inquiétante à propos d'une cause intercurrente, alors qu'on la croyait guérie. Ne s'agit-il pas là de faits analogues au microbisme latent, qui explique les réveils infectieux, parfois même le tétanos, à l'occasion d'une intervention chirurgicale tardive sur une région anciennement traumatisée ?

La communication constante du poumon avec l'extérieur permet d'ailleurs d'expliquer certaines infections tardives par l'apport de germes venus du dehors et trouvant chez d'anciens blessés un poumon plus vulnérable au niveau de vieilles lésions, surtout chez ceux qui ont été intoxiqués par les gaz asphyxiants, facteurs si puissants de bronchite chronique, de bronchectasie, d'emphysème, de sclérose pulmonaire, qui mettent le poumon en état de moindre résistance.

*
* *

L'*aspect clinique* des séquelles pulmonaires est extrêmement variable : il convient de l'envisager sous ses formes les plus communes ;

a) Chez certains blessés, aucun trouble extérieur, ni fonctionnel, ni physique, ne traduit les reliquats de la blessure ancienne, existant pourtant, mais de manière discrète. La radioscopie permet de se rendre compte de ces *formes latentes* ; encore faut-il, pour bien s'en rendre compte, suivre les conseils de Belot, c'est-à-dire orienter les rayons X dans le prolongement du trajet supposé, en reliant par une ligne fictive les orifices d'entrée et de sortie du projectile ; en projetant ainsi sur l'écran les lésions suivant leur plus grande épaisseur, on a plus de chance de les discerner. C'est ainsi qu'ont été repérés d'anciens trajets scléreux par l'un de nous avec Lechevallier, par Ribadeau-Dumas, Ledoux-Lebard ; il s'agit d'une bande ou traînée plus ou moins opaque se détachant au milieu d'une plage pulmonaire de transparence normale, image ressemblant à celles de certaines interlobites fibreuses, avec lesquelles il sera souvent difficile de faire le diagnostic.

C'est la radioscopie qui permettra aussi de se rendre compte de la présence de projectiles intra-pulmonaires, parfaitement tolérés, chez des blessés qui, parfois même, ignorent la présence de ce corps étranger. Témoin cette observation recueillie par l'un de nous dans son service de la Charité.

Il s'agissait d'un soldat, blessé en 1914 par deux balles de shrapnell ; l'une transfixia le poumon gauche et sortit, l'autre pénétra aussi dans l'hémithorax gauche et se logea dans le poumon droit. On intervint dans la suite pour une pleurésie purulente, mais sans pouvoir extraire le projectile. Le blessé cependant se crut débarrassé de ce corps étranger et plus tard ne s'en plaignit jamais, n'éprouva aucun symptôme fonctionnel qui pût en dériver. Et cependant, comme on s'en rendit compte en avril 1917, par l'examen radioscopique, le projectile était facilement repérable à la partie inférieure de la base droite.

D'autres fois, la présence du projectile est à l'origine de certaines *manifestations très apparentes*, dans certains cas intermittentes, qui, d'ailleurs, peuvent exister après la disparition de celui-ci. C'est ainsi qu'on a affaire à des hémoptysies, à des infections pulmonaires restant localisées ou se généralisant, ou encore donnant lieu à des suppurations ; d'autres fois, ce seront des kystes hématiques, ceux-ci d'ailleurs beaucoup plus rares. Ce *sont là des séquelles qui évoluent*, tantôt régressant, tantôt augmentant progressivement. Elles doivent être opposées à celles *qui sont définitives* et sur lesquelles il n'y a pas lieu d'insister ici spécialement, telles les déformations thoraco-pulmonaires dues à une perte abondante de parenchyme par déchirure ou par suppuration antérieures. L'un de nous a eu l'occasion de voir un cas curieux de fistule gazeuse ou broncho-cutanée, celle-ci logée dans une cicatrice d'empyème avec résection costale ; du mucus bronchique coulait par l'orifice, et, fait assez particulier, à chaque inspiration, la cicatrice était aspirée ; au moment de l'expiration passait un petit courant d'air capable d'éteindre la flamme d'une allumette ; il suffisait pour cela de faire tousser l'ancien blessé.

1° Parmi les séquelles qui évoluent, les *hémoptysies* se rencontrent assez fréquemment ; elles constituent parfois la seule manifestation tardive de la blessure, traduisant dans la majorité des cas une poussée congestive autour du projectile ou de son trajet. Si l'examen stéthacoustique fournit rarement des renseignements à ce sujet (diminution du murmure vésiculaire ou respiration soufflante, frottements), la radioscopie permettra de trouver dans la région incriminée une zone opaque à contours diffus, centrée sur l'ombre d'un corps étranger. Ces hémoptysies, qui peuvent être minimes ou assez abondantes, sont tantôt frustes (Eschbach et Lacaze, Grégoire, Gross) survenant plusieurs mois après la blessure, puis guérissant spontanément sans se reproduire, sans altérer l'état général ; tantôt ce sont des formes à répétition, plus fréquentes ; ces hémorragies peuvent ainsi se répéter pendant quinze mois (Desgouttes et Perrin), dix-huit mois (Lapointe), même vingt-deux mois (Courtois-Suffit), s'accompagnant assez souvent de diminution des forces, d'amaigrissement, d'anoxerie. Il est très rare que ces hémoptysies, soient symptomatiques d'une tuberculose post-traumatique ; Dénéchau, Giroux et Fabre en ont cependant rapporté des observations. D'autres fois, ces hémoptysies dépendent d'un kyste hématique.

Lorsque ces hémoptysies sont provoquées par un projectile intra-pulmonaire et qu'elles deviennent graves par leur abondance et leur répétition, elles doivent faire songer à une intervention extractive.

2° Inquiétante est parfois l'*infection tardive*, greffée sur un poumon traumatisé, conservant ou non un corps étranger. Si celui-ci en est souvent l'occasion, il serait cependant exagéré de croire qu'il en est la seule cause et que sa disparition entraînera fatalement celle de l'infection.

L'observation d'un militaire soigné à la Charité dans le service de l'un de nous en est bien une confirmation. Blessé le 25 octobre 1914, par une balle qui fractura la tête humérale et alla se loger dans le poumon gauche, ce soldat fit dans la suite une collection purulente, qu'on opéra en septembre 1915 ; un peu plus tard, au cours d'une seconde intervention, on put extraire le projectile, ce qui avait été impossible la première fois. Malgré cela, une nouvelle collection se forma, qui fut ouverte en décembre 1915. Parti en convalescence en février 1916, le malade ne se plaignit de rien jusqu'en janvier 1919 ; il eut alors des quintes de toux avec hémoptysies et douleurs dans le côté. Comme le montrèrent successivement la radioscopie, une ponction exploratrice et l'intervention, il s'agissait d'une collection enkystée remplie de pus sanguinolent.

Les séquelles les plus graves qui aient été constatées sont des abcès du poumon, ou de véritables gangrènes pulmonaires (Denéchau), développées au voisinage immédiat du trajet du projectile. Dans tous ces cas, il est bien évident que l'intervention chirurgicale s'impose ; c'est à la suite de pareilles suppurations qu'on rencontre des fistules durant parfois de longs mois sans se tarir.

Mais l'infection peut se manifester sans donner lieu à une suppuration franche et se caractériser seulement par des signes moins nets de localisation, quelquefoispar des douleurs ,une expectoration muco-purulente, surtout par des signes généraux, par des poussées fébriles intermittentes. Bien des blessés de ce genre se présentent avec le masque de tuberculeux, si bien qu'un examen superficiel pourrait laisser croire qu'il s'agit, en effet, de tuberculose traumatique [1]. On se méfiera toujours, car celle-ci est rare, et la plupart du temps, on pourra facilement rattacher à leur véritable cause, à une infection chronique subaiguë non tuberculeuse, les troubles généraux observés. La radioscopie n'est pas alors négligeable, elle peut montrer dans la région anciennement atteinte une zone diminuée de transparence, floue, irrégulière, ne se manifestant à l'examen clinique par aucun signe, et traduisant vraisemblablement l'existence d'un foyer septique profond. Dans certains cas cependant on est en présence de formes pneumoniques ou broncho-pneumoniques.

3° Enfin il se peut qu'on ait affaire à des *kystes hématiques*, comme nous avons eu l'occasion d'en rencontrer. Ainsi, lors d'un enfouissement après éclatement d'un obus, un blessé avait eu le thorax très violemment contusionné et avait craché du sang. Il s'était remis cependant. Quelques mois après, éprouvant de la gêne, des vertiges, il dut se faire hospitaliser. L'examen clinique fit d'abord croire à une pachypleurite, mais la radioscopie révéla une image tout à fait particulière, rappelant celle d'un kyste hydatique par son aspect sphérique, ses contours réguliers, par la transparence normale du sinus costo-diaphragmatique. La réaction de Weinberg fut négative, l'examen du sang ne décela pas d'éosinophilie. En effet, l'évolution montra qu'il ne s'agissait pas de kyste hydatique, mais bien de kyste hématique, lequel se vida dans la suite spontanément par une vomique abondante constituée par un mélange de pus et de sang.

Il semble bien qu'il y ait eu ici une sorte d'apoplexie, un véritable hématome pulmonaire, soit en plein parenchyme, soit

---

1. Emile Sergent. La tuberculose chez les soldats à la suite des traumatismes du thorax. (Mémoire présenté à la Société Médicale des Hôpitaux et publié dans ce journal le 25 juillet 1916).

dans le tissu sous-pleural. Dans tous les cas, il ne s'agit pas d'une hémorragie uniquement pleurale puisqu'il y eut une hémoptysie consécutive au traumatisme.

D'autres fois, le kyste possède des contours moins réguliers ; il peut être encore formé par une poche de consistance cartilagineuse, comme on le constata lors d'une intervention pratiquée par Lechevallier. Barjon (de Lyon) a signalé un kyste hématique à contours réguliers chez un blessé dont le thorax avait été traversé par une balle.

*
* *

On doit rapprocher de ces séquelles pulmonaires tardives d'origine traumatique les séquelles consécutives à l'*intoxication par les gaz asphyxiants*, qui, en réalité, jouent le rôle de traumatisme interne ; elles ont été étudiées antérieurement par Ségard dans ce journal (art. 26093). Rappelons, comme nous avons pu nous en rendre compte en examinant les nombreux malades de ce genre qui ont passé au triage de la Charité, qu'il s'agit d'un mélange de bronchite chronique, d'emphysème, de dilatation bronchique en petits foyers, de sclérose pulmonaire sans localisations prédominantes, se traduisant par de la dyspnée, de la toux, une expectoration assez abondante, une douleur en barre rétro-sternale, parfois par de véritables crises asthmatiformes. Ces malades sont exposés à des rechutes congestives et bronchitiques qui peuvent à la longue entraîner un fléchissement du cœur droit et amener une anémie, une dépression marquées. Le pronostic est très souvent à réserver du point de vue fonctionnel.

La radioscopie décèle bien la sclérose péribronchique et pulmonaire par des arborescences très nettes, très étendues, qui convergent au hile, par les zones grises, pommelées, disséminées dans les plages pulmonaires. Elle montre aussi combien sont empâtées les zones hilaires ou médiastinales à contours diffus, représentant vraisemblablement l'engorgement des ganglions hilaires et trachéo-bronchiques ; cette adéno-médiastinite peut expliquer la toux coqueluchoïde qui persiste parfois fort longtemps chez les anciens gazés.

* *

Quel est l'avenir de ces blessés ou de ces traumatisés de poitrine ? Il dépend du caractère évolutif de ces séquelles, de la valeur fonctionnelle des poumons, du traitement qu'on peut opposer aux lésions persistantes ?

On peut dire qu'en général les séquelles pulmonaires sont plus graves que les séquelles pleurales, à cause de la susceptibilité particulière du poumon, des réveils d'infection possibles contre lesquels la thérapeutique est souvent impuissante. Quant à la *tuberculose*, il est rare que ce soit elle qui assombrisse le pronostic. On ne la rencontre en moyenne que dans 9 °/₀ des cas, et encore faut-il se rappeler qu'elle dépend, non du traumatisme lui-même, mais de ses conséquences, des longues suppurations, de l'état de dépression, de moindre résistance du blessé, qui offre alors un terrain favorable au processus tuberculeux (Sergent). Il est un point important qui doit être envisagé chez les anciens blessés de poitrine, c'est la *valeur fonctionnelle du poumon* ; la capacité respiratoire est diminuée nettement chez eux, l'inspiration ne pouvant faire entrer que 2 litres d'air ou moins encore. Très grands seront alors les services rendus par la rééducation respiratoire et les exercices bien réglés à l'aide d'un bon spiroscope, tel celui de Pescher ou de d'Heucqueville.

Du caractère évolutif ou non des lésions dépendent des considérations utiles à connaître. S'agit-il de séquelles définitives avec cicatrices étendues, pertes de substance pulmonaire ? La question de l'intervention ne se pose pas ici ; ces infirmes du poumon devront adapter leur existence à la valeur fonctionnelle de leur poumon, sans espérer une grande amélioration ultérieure. Au contraire s'il est question de séquelles intermittentes, évolutives, il faut songer qu'une amélioration et peut-être une guérison sont possibles par un traitement bien approprié. Lorsque les séquelles ont tendance à progresser, à s'intensifier, quand les accidents hémorragiques ou infectieux se répètent, il faut agir, soit médicalement, soit chirurgicalement. L'intervention doit être envisagée en cas de suppuration naturellement ; en ce qui concerne l'extraction de projectiles intra-pulmonaires, elle n'est indiquée que si les complications de ceux-ci gênent le malade ou mettent sa vie en danger. Il faut considérer les risques que peut faire courir l'intervention, risques très graves lorsque le projectile est profond, et les comparer aux séquelles existantes. Bien souvent les corps étrangers superficiels ou peu profonds ne gagnent pas à être extraits, s'ils sont bien tolérés ou s'ils s'accompagnent de séquelles supportables, car l'opération n'améliore pas fatalement celles-ci, et, de plus, on constate parfois, après des résections costales, des névralgies qui doivent entrer en ligne de compte dans la question des contre-indications.

II. — Séquelles médiastinales

Il ne faudrait pas croire que des signes fonctionnels, tels que les douleurs thoraciques ou la dyspnée, traduisent toujours des lésions pleuro-pulmonaires chez des blessés de poitrine ; ils proviennent quelquefois de lésions médiastinales persistantes.

Celles-ci sont représentées par les adénopathies, par les médiastinites ou par l'atteinte des nerfs ou plexus nerveux qui traversent la région.

a) Des *adénopathies* il y a peu de chose à dire ici, si ce n'est qu'elles sont le plus souvent la répercussion des infections pulmonaires dont il a été parlé ; c'est dire qu'elles sont particulièrement développées chez les gazés. Denéchau a signalé de volumineux ganglions médiastinaux chez d'anciens blessés de poitrine.

b) Chez un soldat envoyé au triage de la Charité, il existait une *médiastinite* diffuse, de siège surtout antérieur, se traduisant par quelques signes de compression veineuse, de la douleur phrénique et de la dyspnée continue exagérée par le moindre effort. A l'écran on distinguait une ombre diffuse, étalée en plastron, débordant largement de chaque côté du sternum.

c) Quant aux *lésions nerveuses* médiastinales, elles peuvent passer souvent inaperçues, ne se manifestant extérieurement que par des signes discrets, ne gênant pas énormément l'ancien blessé.

Dans certains cas, le *phrénique* a été lésé isolément par des projectiles qui ont traversé le thorax de part en part ou qui sont facilement repérables à l'examen radioscopique sur le trajet du nerf, à deux ou trois centimètres du bord sternal. Le même examen révélera un aspect typique de paralysie diaphragmatique facile à reconnaître parce que la lésion est unilatérale le plus souvent et qu'on peut comparer avec le côté sain. A l'opposé des mouvements diaphragmatiques, qui se font ici avec amplitude et régularité, s'abaissant à l'inspiration, le diaphragme du côté touché se déplace à peine de quelques millimètres et, surtout, subit des mouvements inverses de bascule, s'élevant à l'inspiration comme s'il était repoussé par les viscères abdominaux. A la palpation du thorax on pourra trouver les points phréniques douloureux à la pression. Les malades que nous avons vus n'accusaient guère d'autres signes; il est à signaler cependant qu'un blessé de MM. Binot et Masmonteil présentait des phénomènes inquiétants de vertige, syncopes, nausées, chaque fois qu'il se levait ; le projectile était voisin du centre phrénique.

Associé ou non à ce syndrome, nous avons décrit avec Labro [1], un véritable *syndrome médiastinal antérieur* d'ordre nerveux où était intéressé le *plexus cardiaque*, formé par l'anastomose du sympathique et du pneumogastrique à la surface du cœur et de l'origine des gros vaisseaux.

---

1. E. Sergent, P. Pruvost et P. Labro. Troubles fonctionnels imputables à la lésion du plexus cardiaque et des nerfs du médiastin chez les blessés de poitrine (*Annales de médecine*, n° 5, 1917).

Comme signes, on en relevait trois principaux : la douleur, la dyspnée et l'arythmie cardiaque.

La *douleur* était surtout une gêne profonde, sans irradiations précises, accentuée par les grands mouvements respiratoires, la toux et l'effort.

La *dyspnée* consistait en une oppression constante accrue par le moindre effort, affectant le type de polypnée à rythme précipité et constituée par des respirations superficielles et assez bruyantes.

Quant à l'*arythmie cardiaque*, elle était représentée quelquefois, mais rarement, par de la bradycardie ; le plus souvent les pulsations étaient accélérées (90 à 120 au repos) ; ce qui était le plus frappant, c'était l'instabilité remarquable du nombre des battements cardiaques et des pulsations : dans les mêmes conditions, chez le même individu, le pouls marquait tantôt 100, tantôt 130, sans qu'une cause apparente put expliquer ces variations. Le moindre mouvement accélérait le rythme notablement ; tel sujet, dont le pouls battait à 90 au repos, avait 120 pulsations après s'être simplement assis, en même temps que le nombre des mouvements respiratoires augmentait du simple au double.

L'épreuve de la résistance à l'effort (procédé de Lian), chez certains anciens blessés, permettait de constater qu'il fallait quatre minutes ou davantage, au lieu de deux minutes à l'état normal, pour retrouver le nombre de pulsations noté avant l'exercice imposé au malade durant une minute.

Le réflexe oculo-cardiaque, lui aussi, donnait des résultats curieux sur l'instabilité du pouls. Chez un de nos malades, par exemple, la compression oculaire, tantôt augmentait le nombre des pulsations (de 80 à 95), tantôt ralentissait le cœur ; chez certains le ralentissement était très accentué (88 à 68 ; 120 à 80).

A côté de ces symptômes cardinaux se présentaient parfois d'autres manifestations, telles que l'*hypertrophie du corps thyroïde*, unie ou bilatérale, à laquelle se joignaient un peu d'exophtalmie, du tremblement, surtout marqué dans la moitié supérieure du corps, à oscillations légères et rapprochées. Dans certains cas, l'émotivité n'était pas niable ; d'autres fois, c'étaient des troubles sudoraux ou vaso-moteurs fugaces siégeant à la face, au thorax, aux membres supérieurs. Si bien que, chez quelques-uns de nos blessés, nous avions un *syndrome basedowien* des plus nets.

Enfin, nous avons pu noter des *troubles pupillaires,* (inégalité pupillaire) ; dans un cas, il y avait de l'hippus.

Ces différents signes ne se présentaient pas toujours au complet ; tantôt il s'agissait d'un type basedowien complet ; tantôt le type était fruste, caractérisé surtout par de la tachycardie, de l'instabilité du pouls, parfois des nausées, de la dyspnée.

Ce qui permet de préciser le diagnostic et d'attribuer ces troubles à leur véritable cause, c'est l'examen radioscopique d'une part, la représentation du trajet fictif parcouru par le projectile, d'autre part.

A l'écran, lorsque le projectile était inclus, nous l'avons toujours trouvé dans la même région, à la base du cœur, accolé à l'origine des gros vaisseaux, à l'auricule gauche, à l'extrémité supérieure du bord gauche du cœur, région où s'étalent les ramifications du plexus cardiaque.

Lorsque le projectile a disparu, dans les plaies transfixiantes, on joint par une ligne fictive les orifices d'entrée et de sortie : c'est ainsi que nous avons trouvé que ce trajet passait approximativement dans cette zone.

Ceci permet de penser que les troubles précédemment décrits sont dus à une irritation de ces rameaux nerveux péricardiaques, irritation par un corps étranger demeuré inclus, ou lésion produite par son passage.

Ces faits sont à rapprocher de troubles comparables décrits par Dupré, en dehors de toute blessure thoracique, à la suite de commotions violentes ou d'émotions très vives chez des prédisposés. Ces cas de névrose assez localisée sont à opposer aux observations précédentes de névrites médiastinales.

Il est important de bien connaître ces manifestations parce qu'elles passent souvent inaperçues, que les quelques troubles fonctionnels dont se plaint le blessé pourraient être attribués à de l'exagération ou à de la simulation, étant donnée la négativité de l'examen pleuro-pulmonaire. Et, cependant, il s'agit bien là de malades qu'on doit suivre, qu'on peut améliorer quelquefois, mais pas toujours ; par le traitement électrique ou l'hémato-éthyroïdine nous avons noté chez quelques-uns la régression de quelques troubles et la diminution du goitre. Quant à l'extraction du projectile, elle peut être discutée ; mais on se demandera toujours si les risques courus du fait d'une intervention portée sur une telle région ne sont pas plus grands que ceux qui résulteraient de l'abstention. Il convient de remarquer cependant que Le Fort a montré qu'il était possible d'extraire des projectiles situés dans le médiastin ; mais il faudrait préciser les suites éloignées de cette intervention pour apprécier le bénéfice total qu'elle peut apporter.

———

II

INTOXICATIONS PAR LES GAZ

A) NOTE SUR QUELQUES EFFETS CLINIQUES DES GAZ ASPHYXIANTS

(En collaboration avec E. AGNEL).

(*Soc. méd. des Hôpit.* (séance du 5 nov. 1915.)

Nous n'avons pas l'intention, dans cette courte note, de présenter une étude complète des effets cliniques des gaz asphyxiants ; cette étude fera l'objet de la thèse prochaine de l'un de nous. Nous nous bornerons — à titre préliminaire — à signaler quelques-uns des accidents que peuvent provoquer les gaz asphyxiants et à montrer que ces accidents se groupent en deux grandes catégories pathogéniques : les uns, qu'on pourrait dire *locaux*, ou *traumatiques*, ou *caustiques*, sont imputables à l'action irritante directe des gaz sur les muqueuses ; les autres, qu'on pourrait dire *généraux* ou *toxiques*, sont imputables aux conséquences humorales et viscérales de l'absorption de ces gaz.

1° *Accidents locaux* (ou *traumatiques*, ou *caustiques*). Tantôt ils sont très atténués, se bornant à une irritation légère des conjonctives avec *larmoiement*, à des *éternuements* avec ou sans *épistaxis*, à des *quintes de toux*, avec ou sans *hémoptysies*. Tantôt ils sont beaucoup plus accentués, ce qui est le cas lorsque les victimes se sont trouvées à très faible distance des nuages de gaz ; on sait que, dans les tranchées de première ligne, de nombreux soldats meurent en quelques instants, terrassés en quelque sorte par la violence de l'étouffement et de la suffocation, succombant à *l'œdème aigu* des voies respiratoires supérieures et du poumon ou à une *hémoptysie foudroyante*. A ce propos, je signale les faits qui m'ont été rapportés par mon ancien interne Lian, actuellement sur le front, et qui feront prochainement l'objet d'une communication de sa part ; Lian insiste sur les accidents graves, voire même mortels, qu'on peut observer ; il note que la mort se produit par œdème pulmonaire et qu'une saignée hâtive peut la conjurer.

Après le premier choc, si le sujet revient à lui et survit, on observe le plus souvent des signes de *bronchite diffuse*, prenant volontiers le type de la *bronchite capillaire*, avec dyspnée profonde, toux quinteuse, parfois coqueluchoïde, expectoration abondante, spumeuse, striée de sang ; puis, tout rentre assez rapidement dans l'ordre. Quelquefois, cependant, après ces accidents broncho-pulmonaires diffus et de surface, on peut voir s'installer des signes de localisation tenace, sous la forme de *congestion pleuro-pulmonaire*, voire même d'*apoplexie pulmonaire*, ainsi que nous l'avons observé chez deux de nos malades.

Ultérieurement, la violence faite à l'appareil respiratoire peut laisser derrière elle de *l'emphysème* ; nous avons vu cette complication chez un de nos malades ; Rathery et Michel la signalent assez fréquente (*Paris médical*, 16 octobre 1915).

Enfin, il est possible que ce traumatisme respiratoire réveille un foyer latent de *tuberculose ;* chez un de nos malades, qui fut fortement touché et présenta, avec du purpura, une albuminurie tenace, nous avons assisté, au bout de quelques semaines, à l'apparition de signes de tuberculose ; ce sujet avait eu, trois ans auparavant, une congestion pulmonaire (?) qui dura six mois ; dès le début, il avait craché du sang et il continua d'en cracher pendant plus d'un mois.

Un autre accident local mérite d'être signalé, que nous avons constaté, d'ailleurs, chez ce même malade : la *perforation de la cloison nasale*, témoin de l'action caustique des gaz.

Parmi les accidents caustiques, il convient encore de faire une place aux *vomissements initiaux* — qui sont parfois des *vomissements de sang* — et aux *lésions érosives de* l'*estomac*, causés par la déglutition des gaz ; nous n'en avons pas observé personnellement d'exemples ; mais nous avons vu des malades qui, dès le premier moment, avaient présenté de tels troubles et qui continuaient à les présenter pendant fort longtemps.

2° *Accidents généraux* (ou *toxiques*). — Une *céphalée* plus ou moins violente, des *vertiges*, marquent souvent, avec la toux et la dyspnée, le premier stade des accidents. Cette céphalée et ces vertiges peuvent persister plusieurs jours et même plusieurs semaines.

Dès les premières heures, on note souvent une sensation de *faiblesse générale*, de *grande fatigue*, de lassitude profonde. Presque toutes les victimes des gaz asphyxiants présentent, à un degré plus ou moins accentué, cet état asthénique. Cette *asthénie* ne devient parfois complète et apparente qu'au bout de quelques jours ; elle peut même avoir un début brusque, accompagné de *chute de la température* et d'*hypotension artérielle* avec phénomène de la *ligne blanche*, ensemble qui évoque alors l'idée d'un *syndrome d'insuffisance surrénale*. De fait, en pareil cas, l'opothérapie surrénale jugule rapidement les accidents. Nous avons observé ce syndrome, à un degré plus ou moins marqué, chez plusieurs de nos malades. Chez l'un d'eux, surtout, le diagnostic s'imposa avec évidence ; victime des gaz asphyxiants le 21 avril, ce malade présentait, comme accident prédominant, une congestion pleuro-pulmonaire de la base gauche quand il entra à la Charité, le 24 avril ; il avait, en outre, dès le premier moment, présenté des signes d'asphyxie locale des extrémités, qui se reproduisirent, d'ailleurs, à plusieurs reprises, pendant son séjour ; brusquement, le 9 mai, sa température s'abaissa d'un degré, en même temps qu'il se plaignit d'un très grande fatigue, que sa tension (mesurée au Vaquez) tomba de 11 1/2 Mx et 7 Mn à 9 1/2 Mx et 6 Mn et qu'apparut la ligne blanche surrénale ; l'opothérapie surrénale amena une amélioration manifeste et rapide. Ce malade, qui se trouvait à 25 mètres des tranchées allemandes, quand les gaz s'élevèrent, fut le seul survivant de sa demisection ; tous ses camarades furent asphyxiés sur place. Il fut très profondément incommodé : grande suffocation, hémoptysie abondante, sensation de brûlure dans toute la poitrine, toux coqueluchoïde, courbature générale, céphalée, palpitations, asphyxie locale des doigts et des orteils ; puis, localisation en foyer de congestion pleuro-pulmonaire à la base gauche ; enfin, syndrome d'insuffisance surrénale.

L'asphyxie locale des extrémités, qui était très nette chez ce malade, ne paraît pas un accident exceptionnel ; nous l'avons observée chez un malade qui passa sous nos yeux à la place de Paris et chez un autre de nos hospitalisés qui, lui aussi, resta longtemps asthénique.

Dans trois cas (sur quinze malades observés) nous avons trouvé l'*albuminurie*, à dose assez élevée (0 gr. 20 à 1 gr.) ; immédiate et de courte durée dans deux cas, tenace et rebelle dans le troisième, où elle accompagnait un purpura à rechutes.

Nous croyons devoir mettre en relief ce cas de *purpura* qui, à lui seul, montre bien l'action toxique exercée sur le sang. Ce malade, avec son purpura à rechutes (trois poussées en moins d'un mois), son albuminurie abondante et tenace, est

un des plus sérieusement atteints que nous ayons observés.
Chez lui il semble que l'intoxication ait définitivement lésé les
reins.

Un autre de nos malades eut, pendant les trois premiers
jours qui suivirent l'intoxication, *un subictère* qui avait presque complètement disparu quand il arriva dans notre service.
Bien que nous n'ayons pu faire les examens probatoires, nous
avons tendance à considérer qu'il s'est agi d'un *ictère hémolytique* et nous voyons dans cet accident un phénomène à
rapprocher du purpura, en tant que signes des effets toxiques
exercés sur le sang par les gaz asphyxiants.

Enfin, nous ferons une place aux *troubles dyspeptiques
durables et rebelles* qu'on observe chez la plupart des malades
(gastralgie, anoxerie, nausées...).

A cette brève étude analytique — prélude de la thèse de
l'un de nous, dans laquelle on trouvera aussi une discussion
sur les diverses variétés de gaz asphyxiants employés par les
Allemands, et sur la possibilité de rattacher la diversité des
accidents toxiques à cette variabilité — nous voulons ajouter
une conclusion synthétique sur le mode évolutif des effets cliniques, tant caustiques que toxiques, provoqués par les gaz
asphyxiants.

Or, à cet égard, nous croyons que les accidents peuvent
être groupés en trois stades successifs : accidents immédiats,
accidents consécutifs, accidents tardifs.

Les *accidents immédiats* comprennent l'ensemble des manifestations locales d'irritation portant sur les muqueuses et particulièrement sur les muqueuses des voies respiratoires et
digestives — (larmoiement, éternuements, épistaxis, toux,
dyspnée, suffocation, expectoration spumeuse, hémoptysie,
vomissements, hématémèses) — et l'ensemble des accidents
toxiques bulbo-protubérantiels du premier moment (syncope,
céphalée, vertiges, asphyxie locale des extrémités, palpitations).

Les *accidents consécutifs* comprennent, parmi les accidents
caustiques, les conjonctivites, les ulcérations nasales, les

lésions pulmonaires en foyer, les troubles dyspeptiques, et, parmi les accidents toxiques, les altérations sanguines (purpura, ictère hémolytique), les altérations viscérales (néphrite, hépatite, surrénalite...).

Les *accidents tardifs* comprennent, parmi les accidents locaux, les séquelles durables de bronchite, l'emphysème, les réveils de tuberculose, et, parmi les accidents toxiques, les mêmes lésions viscérales que ci-dessus lorsqu'elles s'installent et deviennent chroniques.

B) SYNDROME DE BRONCHITE CHRONIQUE AVEC EMPHYSÈME ET ADÉNO-MÉDIASTINITE CHEZ LES ANCIENS INTOXIQUÉS PAR LES GAZ

(*Soc. méd. des Hôp.*, 13 Juin 1919. A propos d'une communication de MM. Clerc et Rousselot, intitulée « Symptômes cardio-vasculaires chez les ypérités ».)

J'ai vu défiler, tant à la Charité, dans mon service de triage de tuberculeux, qu'au Vésinet, dans mon service spécial de « gazés », plus d'un millier d'anciens « gazés ». Pour ne parler que des intoxiqués par l'ypérite, je dirai que j'ai été frappé par l'extrême fréquence des bronchites chroniques, accompagnées d'emphysème. J'insiste particulièrement sur la fréquence d'une toux coqueluchoïde des plus rebelles; chez les hommes qui en sont atteints, l'examen radiologique permet de constater l'importance des adénopathies péri-bronchiques et hilaires et de l'imperméabilité de l'espace rétro-cardiaque. Je crois que ce syndrome est la conséquence de l'irritation bronchique persistante et que ces sujets sont atteints d'une sclérose broncho-pulmonaire étendue avec emphysème et dilatation des bronches, qui constitue une véritable infirmité, vraisemblablement définitive. Je reviendrai, d'ailleurs, sur ces faits lorsque je pourrai dépouiller les nombreuses fiches que j'ai réunies.

J'ajoute que le plus grand nombre de ces anciens « gazés » sont envoyés dans les centres de triage de tuberculeux comme tuberculeux, et que, cependant, la tuberculose est tout à fait exceptionnelle chez eux. Sans doute, il en est quelques-uns qui étaient tuberculeux antérieurement et qui le restent ; mais, ce qui me paraît incontestable, c'est que l'ypérite, pas plus, d'ailleurs, que les autres gaz toxiques employés au cours de la guerre, n'est un facteur d'éclosion tuberculeuse.

C) LA TUBERCULOSE PULMONAIRE ET LES SÉQUELLES DES INTOXICATIONS PAR LES GAZ

(en collaboration avec Joseph Haas).

(La Médecine, mai 1920.)

Nous n'avons nullement l'intention de présenter, dans ces quelques lignes, une revue générale des travaux publiés sur ce sujet ; nous ne pourrions que répéter ce que vient d'écrire, dans la *Gazette des Hôpitaux* du 21 février 1920, le Dr Roubier.

Nous apporterons simplement les résultats de nos observations personnelles, qui viendront compléter ce que l'un de nous a déjà signalé dans quelques publications antérieures.

*
* *

Nos observations proviennent de deux services différents : un service spécialement consacré à l'hospitalisation des intoxiqués par les gaz et un centre de triage des militaires suspects de tuberculose. Le dépouillement de nos fiches ne porte actuellement que sur un total de 1845.

1° *Observations et statistiques provenant du service spécial des gazés de l'Hôpital temporaire du Vésinet.*

Deux cent quarante-cinq des fiches actuellement dépouillées proviennent de ce service. Sur ces 245 fiches, 216 concernent des militaires évacués directement des ambulances du front et, par conséquent, intoxiqués assez récemment ; les 29 autres fiches concernent des gazés anciens.

Sur les 216 gazés récents, 138 avaient été touchés par les gaz suffocants et 78 par les gaz vésicants.

Sur *les 138 intoxiqués par les gaz suffocants*, 54 ont présenté des symptômes de laryngite et de trachéo-bronchite plus ou moins intenses, qui se sont fait remarquer, chez tous, par leur ténacité ; la plupart ont quitté l'hôpital avec des propositions de congé de convalescence prolongée et conservant des signes de catarrhe bronchique plus ou moins marqués, accompagnés parfois de respiration emphysémateuse. Il y a toute raison de penser que ces sujets ont, par la suite, passé par d'autres formations sanitaires et sont venus grossir les statistiques des gazés anciens adressés dans ces formations, au même titre que ceux dont nous nous occuperons plus loin. Chez 4 d'entre eux, la localisation prédominante des signes physiques aux sommets pourrait jeter quelque suspicion sur la nature de la bronchite, mais les résultats négatifs de plusieurs examens bactériologiques des crachats ne permettaient point l'affirmation de ce diagnostic.

A ces 138 sujets il convient d'ajouter 2 malades chez lesquels l'irritation produite par les gaz ne dépassa pas le rhinopharynx mais y détermina une inflammation très intense et d'une ténacité désespérante.

Le reste des 138 intoxiqués de cette catégorie fournit toute une série d'accidents bien connus des médecins qui ont eu à diriger des services spéciaux de gazés (troubles dyspeptiques, anémie, asthénie, troubles cardiaques...).

Sur *les 78 sujets touchés par les gaz vésicants*, 72 ont présenté les mêmes manifestations laryngées et trachéo-bronchiques que les 54 de la première catégorie ; en outre, 2 autres ont présenté des crises asthmatiques très prononcées (ils n'avaient jamais eu de crises d'asthme antérieurement), et un troisième avait de la congestion pulmonaire, qui fut, d'ailleurs, d'assez courte durée. Chez ces intoxiqués par les gaz vésicants, les troubles imputables à l'intoxication générale (dyspepsie, anémie, asthénie, etc.) ont été à peu près nuls.

La comparaison de la statistique de ces deux catégories n'est pas sans intérêt du point de vue des constatations portant sur les altérations de l'appareil respiratoire. Alors que sur 188 intoxiqués par les gaz suffocants nous ne trouvons que 60 sujets présentant des signes de rhino-pharyngite, de laryngite, de bronchite généralisée, de bronchite prédominant aux sommets, nous relevons, au contraire, chez les 78 intoxiqués par les gaz vésicants, 75 sujets présentant des signes d'altérations respiratoires. Nous pensons que le renversement de ces proportions doit être expliqué par ce fait que les intoxications par les gaz suffocants, lorsqu'elles étaient très fortes, déterminaient des accidents immédiatement ou très rapidement mortels (œdème du poumon, etc.) et que, seuls, pouvaient être évacués sur les formations de l'arrière les sujets chez lesquels les gaz n'avaient pas exercé leur influence suffocante, mais seulement une action irritative moins brutale. Chez les intoxiqués par les gaz vésicants, au contraire, les accidents foudroyants ou aigus étaient exceptionnels, mais l'action purement irritative, plus superficielle, de l'inhalation de ces gaz, ne manquait pour ainsi dire jamais.

Chez aucun des sujets de ces deux catégories, nous n'avons observé, si longue qu'ait été la durée de leur hospitalisation, des signes de tuberculose pulmonaire.

Rappelons, cependant, que l'un de nous, sur deux intoxiqués par les gaz suffocants du début de la guerre (qui ne figurent point dans cette statitisque), avait noté l'existence de lésions pulmonaires tuberculeuses, certifiées par la constatation du bacille et qu'il avait, à ce moment, cru pouvoir incriminer l'intoxication par les gaz comme facteur de l'éclosion tuberculeuse. En réalité, — et les faits observés depuis justifient cette rectification — cette interprétation doit être écartée ; il est rationnel de penser que, au début de la guerre, un assez grand nombre de tuberculeux se trouvaient parmi les combattants, — en raison de l'insuffisance des examens faits à ce moment par les conseils de revision et de réforme — et que, par suite, la tuberculose reconnue chez eux à la suite de l'intoxication par les gaz n'était qu'une tuberculose antérieurement évolutive. Cette réflexion ne conteste point la valeur des observations, de tuberculose à marche rapide rapportées par d'autres auteurs, à la suite d'intoxication par les gaz (Ménétrier et Martinez, Gouget, Gimbert, etc) ; elle tend seulement à limiter, en se basant sur les faits qui se dégagent des statistiques, la fréquence et l'importance du rôle phtisiogène de l'intoxication par les gaz.

Sur les *29 gazés anciens*, observés dans le service spécial du Vésinet, 17 sujets présentaient des signes de trachéo-bronchite tenace avec emphysème pulmonaire plus ou moins marqué et 3 autres présentaient les signes d'une tuberculose fibreuse, sclérosante, des sommets, contrôlée à l'examen radioscopique, mais sans expectoration bacillifère. Chez ces 3 derniers, la sclérose du sommet était trop serrée pour qu'il fût possible de la considérer comme une conséquence d'une intoxication par les gaz qui remontait seulement à quelques mois.

Ces gazés anciens se confondent, du point de vue de l'interprétation générale, avec ceux que nous allons passer en revue dans le paragraphe suivant.

2° *Observations et statistiques provenant d'un centre de triage de « suspects » de tuberculose.*

Le dépouillement de nos fiches, dont le total se monte à plus de 20.000, exigerait un temps considérable. Nous ne pouvons apporter actuellement que les résultats des dépouillements de 1.600 fiches concernant des militaires soumis à notre expertise comme « suspects » de tuberculose. Il est intéressant de constater, tout d'abord que, sur *1.600 fiches* de cette catégorie, nous n'ayons recueilli que 85 observations relatant, dans les antécédents du sujet, une intoxication plus ou moins ancienne par les gaz ; si on ajoute à cette première constatation que les 1.600 sujets étaient loin d'être tous des tuberculeux, on est en droit de se demander si l'intoxication par les gaz n'est pas notée précisément sur ceux qui ont été reconnus tuberculeux, ce qui contribuerait à montrer l'importance de l'intoxication par les gaz comme facteur de tuberculisation. Nos statistiques et nos observations ne conduisent point à cette conclusion. Analysons-les.

Dans ces *85 anciens intoxiqués par les gaz* figurent 31 malades provenant du dépouillement des fiches de 600 malades placés en observation dans nos salles de la Charité.

Sur *ces 31 malades*, 21 ne présentaient absolument aucun signe de tuberculose pulmonaire en évolution et se répartissaient ainsi :

Dans 4 cas, aucun signe de lésions des voies respiratoires ;

Dans 1 cas, de la rhino-pharyngite et de la laryngite banale chronique sans aucune localisation pleuro-pulmonaire ;

Dans 10 cas, des signes de catarrhe bronchique tenace avec emphysème ;

Dans 6 cas, des signes de sclérose ancienne des sommets.

Il est intéressant de rappeler, que sur ces 21 sujets, 12 présentaient, à l'examen radiologique, une opacité plus ou moins prononcée de l'espace clair rétro-cardiaque, de l'empâtement des ombres hilaires et une accentuation très marquée des tractus broncho-vasculaires. Cette constatation radioscopique, rapprochée des signes stéthoscopiques et des signes fonctionnels (persistance d'une toux quinteuse, sèche, souvent coqueluchoïde) a déjà été signalée par l'un de nous dans une note communiquée à la Société Médicale des hôpitaux (19 juin 1919) ; elle souligne l'importance de l'adéno-médiastinite consécutive à la bronchite chronique sclérosante et la tendance à la dilatation des bronches et montre, dans la notion de ce syndrôme, un moyen d'éviter l'erreur de diagnostic qui consiste à incriminer la tuberculose, qui n'existe pas. Ces séquelles très fréquentes de l'intoxication par les gaz peuvent constituer, si on le veut, une forme nosographique de pseudo-tuberculose.

Les 10 autres malades de la même série présentaient des signes non douteux de tuberculose pulmonaire en évolution :

Six cas d'infiltration ulcéro-caséeuse.

Trois cas d'infiltration à tendance fibreuse, torpide.

Un cas d'induration évolutive d'un sommet avec poussée de pleurite.

Dans aucun de ces cas, il n'est possible d'incriminer en toute certitude l'intoxication par les gaz comme facteur déterminant de la tuberculose. Tantôt le sujet a été prisonnier et a souffert en captivité ; tantôt il a fait de longs séjours dans les hôpitaux pour des troubles entéritiques ; tantôt il présente des antécédents non douteux de tuberculose pulmonaire. Tout au plus peut-on admettre que, parfois, l'intoxication a été la cause indirecte du réveil d'une tuberculose antérieure.

La liste de nos 85 anciens gazés est complétée par une série de 54 malades provenant du dépouillement de 1.000 fiches de sujets examinés à notre consultation de triage sans avoir été hospitalisés dans nos salles.

Ces 54 malades se répartissent ainsi :

Dans 4 cas aucun signe de lésion pleuro-pulmonaire.

Dans 26 cas, signe de catarrhe bronchique chronique avec emphysème.

Dans 10 cas, signe de sclérose ancienne non évolutive des sommets.

Dans 8 cas, signes de bronchite banale avec congestion pulmonaire légère (l'intoxication dans ces 8 cas ne remontait qu'à peu de semaines).

Dans 1 cas, signes de congestion du sommet droit ; mais le sujet était, en même temps, paludéen et l'on connaît la fréquence des congestions du sommet chez les paludéens (Gimbert).

Dans 4 cas, signes d'induration fibreuse des sommets avec pleurite (il s'agissait de sujets ayant présenté des signes antérieurs de tuberculose ; l'un d'eux avait été soigné à Bligny en 1903).

Dans 1 cas, signes d'infiltration évolutive des sommets (le sujet avait eu une pleurésie dans l'enfance ; il avait été intoxiqué *très légèrement* par les gaz en septembre 1915 et notre examen avait été pratiqué le 1ᵉʳ mars 1919).

Cette dernière série d'observations confirme, en les accentuant, les conclusions de la série précédente : la tuberculose évolutive chez les anciens gazés est exceptionnelle et rien n'autorise à incriminer, en toute certitude, dans sa pathogénie, l'intoxication par les gaz.

Chez 10 des malades de cette série nous avons noté, à l'examen radioscopique, la même image d'adéno-médiastinite et de sclérose broncho-pulmonaire que dans la série des malades hospitalisés.

*
* *

L'analyse et l'interprétation de nos observations et de nos statistiques nous semblent comporter les deux conclusions suivantes :

1° L'intoxication par les gaz n'est point un facteur indiscutable de tuberculose pulmonaire. Tout au plus est-on fondé à penser que, dans les cas, d'ailleurs exceptionnels, où elle est suivie, à brève échéance, de tuberculose évolutive, elle n'a agi qu'à titre de circonstance occasionnelle, favorisant le réveil d'une tuberculose antérieure.

2° Les séquelles broncho-pulmonaires de l'intoxication par les gaz ont une tendance toute particulière à se traduire par une bronchite chronique tenace, peut-être définitive, souvent accompagnée d'emphysème ; dans un grand nombre des cas ce catarrhe bronchique chronique a son substratum dans une sclérose broncho-pulmonaire avec tendance à la dilatation bronchique et provoque peu à peu l'apparition d'une adéno-médiastinite qui explique la fréquence de la toux coqueluchoïde persistante.

CHAPITRE IV

DIVERS

Dans ce chapitre j'ai réuni des publications qui, à des titres différents, présentent un intérêt pratique.

Les *fausses guérisons par vomique dans la pleurésie interlobaire métapneumonique* soulignent une notion importante ; des observations analogues ont été publiées depuis, notamment par le professeur Achard l'an dernier.

L'histoire suggestive de quelques faux tuberculeux, déjà reproduite dans mes *Études cliniques sur la tuberculose* m'a paru trouver sa place ici pour la raison précisément qu'elle fait allusion à un type clinique fort répandu de faux tuberculeux et non pas à une manifestation de la tuberculose. La fréquence des affections des voies respiratoires supérieures est une notion que tous les médecins doivent avoir toujours présente à l'esprit ; la rhino-pharyngite chronique, l'imperméabilité naso-pharyngienne, entraînent la *trachéo-bronchite tenace à rechutes*, qui *simule la tuberculose*. Il est nécessaire que les médecins soient imprégnés de ce principe capital ; une grande partie des erreurs de diagnostic est imputable à un examen incomplet et pourrait être évitée si les voies respiratoires supérieures étaient toujours explorées et si l'examen des crachats était systématiquement pratiqué chez les tousseurs et cracheurs.

Les *injections intra-trachéales* représentent une méthode thérapeutique que le médecin doit connaître et dont il pourra attendre, dans des conditions bien déterminées, les plus heureux résultats. Mais, il ne faudrait pas qu'on tombât dans l'abus et qu'on généralisât systématiquement, comme certains tendent à le faire actuellement, une pratique qui a ses indications et ses contre-indications ; il ne faut pas lui demander ce qu'elle ne peut pas donner.

A) LES FAUSSES GUÉRISONS PAR VOMIQUE DANS LA PLEURÉSIE INTERLOBAIRE MÉTAPNEUMONIQUE

(Mémoire publié dans la *Presse Médicale* le 22 août 1900.)

Il est de notion classique que, de toutes les pleurésies purulentes, la pleurésie à pneumocoques et particulièrement la pleurésie métapneumonique est la moins redoutable et la plus aisément curable.

Généralisée à la grande cavité pleurale, elle cède rapidement à l'opération de l'empyème, dont elle représente en quelque sorte le triomphe ; elle pourrait même parfois guérir radicalement à l'aide de la simple thoracentèse.

Localisée et enkystée dans les scissures interlobaires, elle revêt les allures d'un abcès qui tend à se vider spontanément par le mécanisme de la vomique ; et l'on pourrait même dire que la pleurésie interlobaire métapneumonique est le triomphe de la vomique, tant sont fréquents les cas qui paraissent guérir radicalement par ce procédé naturel.

Toutefois, il est classique aussi d'exiger de la vomique certaines garanties : il faut qu'avec son apparition coïncide la disparition des différents symptômes présentés par le malade ; il faut que la fièvre tombe, que les phénomènes infectieux s'éteignent, que la dyspnée et la douleur thoracique s'apaisent, que les signes fournis par la pseudo-caverne se taisent en même temps que se tarisse l'expectoration.

Que si l'ensemble de ces *phénomènes critiques* s'affirme *en toute franchise*, que si aucun retour offensif ne survient dans un délai de quelques semaines et que la guérison puisse être considérée comme définitive, on est autorisé à penser que la vomique a joué le rôle de *cure radicale* et que toute indication opératoire s'est évanouie.

Telles sont les garanties qu'il est devenu classique d'exiger de la vomique. Longtemps considérée comme un bienfait providentiel, au temps où la *natura medicans* offrait, en matière chirurgicale, plus de sécurité que le bistouri le plus élégamment manié, la vomique n'est plus acceptée aujourd'hui que sous toutes réserves ; pouvant nous passer d'elle, nous sommes devenus plus exigents : nous voulons qu'elle *fasse sa preuve.*

Or, je pense que nos exigences ne sont pas encore assez grandes et, qu'en dépit des garanties que nous réclamons d'elle, la vomique la plus franche en apparence n'est quelquefois, souvent peut-être, qu'un faux témoin qui ne mérite aucun crédit ; j'entends au point de vue curatif, car, sous le rapport du diagnostic, la vomique jouit, au contraire, d'une valeur considérable dans la pleurésie interlobaire métapneumonique ; elle constitue un signe de certitude qui vient affirmer un diagnostic jusque-là suspendu.

En d'autres termes, *la vomique est un accident qui préside souvent au diagnostic et rarement à la guérison.*

Bien plus, elle est susceptible, ainsi que le prouve nettement l'observation que je rapporte ici, d'entraîner à sa suite un optimisme dangereux, en autorisant, par sa franchise apparente, l'idée d'une guérison radicale et définitive, alors qu'elle n'a produit qu'une accalmie trompeuse et plus ou moins durable.

OBSERVATION

(Cette observation me paraît avoir une portée très significative, parce que j'ai suivi la malade depuis le début jusqu'à la fin des accidents et que l'histoire de sa pleurésie métapneumonique interlobaire peut être transcrite avec la plus parfaite exactitude. Cette malade est, en effet, entrée à l'hôpital Saint-Antoine, dans le service de mon maître, M. Gaucher, que je remplaçais, pendant les vacances de l'année 1898 ; je l'ai suivie pendant toute l'année 1899 à la consultation de médecine de Saint-Antoine, dont j'avais la bonne fortune d'être chargé).

Voici cette observation :

Julie R..., 20 ans, vendeuse au panier, entre le 23 juillet 1898, salle Grisolle, lit n° 20, dans le service de M. Gaucher.

Il y a deux jours, elle a été prise brusquement d'un grand frisson, avec point de côté violent à gauche, dyspnée et vomissements.

Le 23 juillet, jour de l'entrée, elle souffre moins, la dyspnée est légère, la toux un peu quinteuse, l'expectoration peu abondante, sous forme de quelques rares crachats rouillés, typiques. Température, 40°.

A l'examen de la poitrine, submatité dans toute la moitié inférieure du poumon gauche en arrière et sous l'aisselle, sonorité de l'espace de Traube, exagération des vibrations thoraciques, souffle tubaire, râles crépitants, surtout sur la ligne axillaire.

Le 24, même état ; la température baisse.

Le 25, la température continue sa descente ; le malaise a complètement disparu ; les lèvres présentent une éruption confluente de vésicules d'herpès ; les urines sont abondantes ; en un mot, la crise est complète.

Les crachats sont un peu verdâtres ; à l'auscultation on ne trouve pas de modifications appréciables, si ce n'est que les râles crépitants sont plus gros et plus nombreux en arrière vers la base, où ils simulent des frottements pleuraux.

Le 26 au matin, la guérison paraît s'accentuer, bien que l'état local ne soit guère modifié. Le soir, le thermomètre marque 39° et la malade, fatiguée et souffrante, se plaint à nouveau d'un point de côté et d'oppression.

Le 27 au matin, la température est plus élevée encore, 39°4, le malaise plus marqué, la dyspnée assez élevée ; on constate de la matité et de la diminution des vibrations thoraciques dans la moitié inférieure du poumon gauche et des frottements pleuraux dans toute la hauteur, en arrière et dans l'aisselle ; on n'entend plus ni souffle ni râles.

On pense, en conséquence, au début d'une pleurésie de la grande cavité.

Le 28 au matin, la malade se sent mieux ; la température est moins élevée,, 38°4, la dyspnée beaucoup moins vive ainsi que le point de côté ; la malade nous dit qu'elle a « vomi » pendant la nuit, *en toussant*, une grande quantité de pus et qu'immédiate-

ment elle s'est sentie beaucoup mieux. Le crachoir est, en effet,
presque complètement rempli de pus verdâtre et épais, mélangé
de sang. Aucun doute n'est possible ; une vomique vient de se
produire, apportant avec elle le diagnostic de la complication métapneumonique. Et, en effet, en auscultant la malade, on trouve dans
la partie moyenne et postérieure de la région axillaire un bruit de
souffle amphorique ; et chaque fois que la malade tousse, ce qui
arrive dès qu'elle change de position, on perçoit, dans la même
région, du tintement métallique et des râles sonores à grosses
bulles, comparables au bruit du gargouillement cavitaire.

Ces différents signes pseudo-cavitaires ne s'entendent que sur

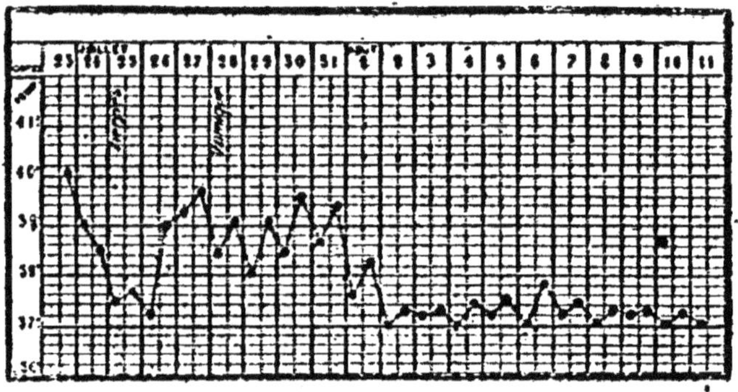

Fig. 6.

une étendue assez limitée, qui correspond au siège de la scissure
interlobaire.

Tout autour, dans toute la hauteur du poumon, on constate, en
arrière surtout, des frottements pleuraux disséminés.

L'examen bactériologique du pus de la vomique, pratiqué par
M. Léon Bernard, interne du service, a montré l'existence du
pneumocoque à l'état de pureté.

Les 29, 30 et 31, l'état reste stationnaire, tant au point de vue
des signes locaux que des signes généraux.

Cependant, les frottements pleuraux disséminés sont plus rares ;
ils disparaissent progressivement et les signes pseudo-cavitaires
s'entendent seuls dans l'aisselle.

L'expectoration purulente reste abondante, mais il n'y a plus, à proprement parler, de vomique ; la malade crache chaque fois qu'elle tousse, en petite quantité.

En présence de cet état, la question d'une intervention chirurgicale devait nécessairement se poser à l'esprit. En effet, il existait selon toute probabilité, une collection purulente dans la plèvre interlobaire ; je dis « selon toute probabilité », car on pourrait, à la rigueur, admettre, non pas une collection pleurale interlobaire, mais un abcès du poumon ; en réalité, le diagnostic est presque impossible ; et d'ailleurs, le fait est de peu d'importance, car l'indication opératoire ne varie pas. Quoi qu'il en soit, l'existence de cette collection purulente pouvait motiver une intervention chirurgicale.

Mais, en tenant compte de l'amélioration considérable survenue à la suite de la vomique et s'accentuant chaque jour davantage, en se basant sur les caractères bactériologiques, en considérant que la pleurésie métapneumonique à pneumocoques, lorsqu'elle est interlobaire, guérit souvent spontanément par vomique, il paraissait logique d'escompter une terminaison favorable et inutile de recourir à une intervention peut-être délicate, étant donné le siège éloigné et les dimensions vraisemblablement très faibles de la collection purulente. Pour ces diverses raisons, nous avons rejeté l'idée d'une intervention immédiate, nous réservant d'y recourir au moindre signe d'aggravation, et nous avons continué le traitement prescrit dès le début de la vomique (Todd, quinine, ventouses sèches et scarifiées, terpine et teinture d'eucalyptus) [1].

Le 1er août, la température est beaucoup moins élevée, la toux moins pénible et moins fréquente, l'expectoration beaucoup moins abondante et plus claire.

A l'auscultation, les signes pseudo-cavitaires sont moins nets ; on n'entend plus qu'un souffle légèrement amphorique, sans tintement métallique ni gargouillement ; il n'y a aucune zone de matité en aucun point.

1. Au cours de deux empyèmes pratiqués à la suite de vomiques, chez des malades atteints depuis quelques jours de pleurésie purulente et qui avaient pris dès le début de la terpine et de la teinture d'eucalyptus, j'ai été frappé, ainsi que l'opérateur, de l'odeur de térébenthine qui se dégageait du pus et de la cavité ; depuis cette constatation je ne manque jamais d'administrer ces médicaments en pareil cas, dans la pensée de combattre dans une certaine mesure la virulence des germes et surtout d'éviter la transformation putride de l'épanchement.

Le 2 août, la température est normale, l'état général très bon ; les signes physiques sont de plus en plus lointains et fugaces ; l'expectoration est peu abondante mais encore muco-purulente, striée de petits filets de sang.

Les jours suivants, la température reste définitivement normale ; l'appétit devient excellent ; la malade n'éprouve plus aucun malaise ; peu à peu, la toux et l'expectoration, qui n'existaient plus que le matin au réveil, disparaissent complètement, et bientôt l'auscultation la plus attentive ne révèle plus aucun bruit anormal, mais simplement une légère diminution du murmure vésiculaire.

Le 25 août, sur ses instances réitérées, nous laissons partir la malade, *que nous considérons comme absolument guérie.* C'est une belle grosse fille, rougeaude et joufflue, qui ne garde plus le moindre souvenir de sa maladie.

Quinze jours après, elle revient nous voir un matin, très inquiète, très tourmentée, parce que depuis la veille elle a le bras *droit* absolument paralysé. Tout le membre est flasque et inerte, et retombe le long du corps comme le bras d'une hémiplégique ; la jambe est absolument intacte, ainsi que la face ; il n'y a aucun trouble de sensibilité, aucun stigmate d'hystérie. Nous pensons que cette monoplégie brachiale rentre dans la catégorie des paralysies post-pneumoniques et doit être comparée, au point de vue pathogénique, aux paralysies diphtériques [1].

La malade refuse de rester à l'hôpital et revient nous voir huit jours après, ne présentant plus qu'un très léger engourdissement du bras, dont elle peut maintenant se servir. Elle ne tousse plus ne crache plus, ne souffre plus de la poitrine. Nous l'auscultons et n'entendons plus rien, si ce n'est la persistance de la diminution du murmure vésiculaire au niveau de son ancienne pleurésie interlobaire.

Deux mois après (fin novembre 1898), c'est-à-dire *quatre mois* après la vomique, elle revient un matin dans le service, se plai-

---

1. On décrit, comme accidents consécutifs à l'opération de l'empyème, certaines variétés de paralysies transitoires, dont la pathogénie reste discutée. La monoplégie brachiale post-pneumonique de cette malade aurait pu, d'après cette donnée classique, être considérée comme une conséquence de l'empyème, si celui-ci avait été pratiqué. Aussi bien, est-il permis de se demander si ces paralysies transitoires consécutives à l'empyème ne sont pas indépendantes de l'opération et ne reconnaissent pas, comme dans cette observation, une pathogénie différente, toxique par exemple.

gnant d'être enrouée depuis quelques jours, de tousser, d'avoir « un point dans le dos » et de se sentir très fatiguée. Elle consent à rester quelques jours à l'hôpital ; un matin, elle a une hémoptysie légère, mélangée de quelques crachats purulents ressemblant à des crachats nummulaires.

Tous les soirs, le thermomètre dépasse 38°.

Elle a maigri, transpire la nuit et se croit « poitrinaire ». Pourtant, on ne trouve absolument rien aux sommets et pas le moindre bacille de Koch dans les crachats. Mais, toujours dans la même région sous-axillaire gauche, je trouve une diminution manifeste du murmure vésiculaire et, de temps en temps, après la toux, un souffle très léger, lointain, et un éclatement brusque, sous l'oreille, de râles bulleux à peine perceptibles. Dès ce moment, j'eus la conviction que la suppuration interlobaire n'était pas tarie et que le foyer « couvait ».

Après un séjour d'une quinzaine à l'hôpital, elle veut rentrer chez elle, bien qu'aucune amélioration ne soit survenue dans son état.

Elle revient tous les huit jours pour subir une application de pointes de feu dans la région suspecte. Elle prend de l'huile de foie de morue et de la terpine.

Du 1er janvier jusqu'au mois de mai 1899, elle vient me voir tous les quinze jours environ à la consultation de médecine de Saint-Antoine. Son état général reste bon ; elle maigrit à peine et garde ses belles couleurs ; mais elle a de la fièvre presque tous les soirs et « tousse sans arrêter » ; souvent elle crache du sang et, presque tous les matins, de gros crachats purulents. Comme les sommets sont toujours intacts, que les crachats ne contiennent pas de bacilles de Koch, qu'il subsiste une zone d'obscurité respiratoire dans la région de la scissure, et qu'elle ne veut « pas entendre parler d'opération », je veux au moins la soumettre à un examen radioscopique. Sur son refus formel, je l'envoie à la campagne où elle reste chez des parents pendant deux mois.

A son retour, elle se trouve un peu mieux, n'a plus que très rarement de la fièvre, mais tousse toujours et crache du sang presque tous les matins.

Les sommets sont toujours aussi vierges ; mais toujours j'entends ces mêmes signes, lointains et vagues, sous l'aisselle gauche. Assurément ils sont insuffisants pour permettre d'affirmer le diagnostic que je soupçonne, et, seul, je leur accorde une valeur parce que je suis averti, prévenu en quelque sorte, suggestionné peut-être, par mes souvenirs. Quoi qu'il en soit, je persiste à croire que la fistule bronchique qui a donné passage au pus de la vomique métapneumonique n'est pas oblitérée et que le foyer de suppuration est encore en activité.

Dans l'espoir de contrôler cette opinion et d'affermir ma conviction, je décide la malade à se soumettre à un examen radioscopique ; cet examen, pratiqué par M. Béclère, reste négatif.

Cependant, je ne puis me résoudre à abandonner mon diagnostic qui, seul, me paraît susceptible d'expliquer cette toux opiniâtre avec hémoptysies fréquentes mêlées de crachats nummulaires, alors qu'il n'y a pas de bacilles de Koch dans l'expectoration, que les sommets ne présentent aucun signe de lésions bacillaires, que l'état général reste relativement très bon.

Enfin, le 24 décembre 1899, c'est-à-dire *dix-sept mois* après la vomique initiale, lasse de tousser, de cracher le sang, d'être constamment enrouée et de ne pouvoir plus exercer son métier, la malade se décide à entrer à l'hôpital pour se soumettre à l'examen d'un chirurgien.

Mais, dans la nuit même qui suivit son entrée, elle fut prise tout à coup d'une quinte de toux épouvantable, au milieu de laquelle elle rendit dans un flot de sang un « énorme paquet de glaires » et faillit étouffer. Epouvantée et « ne voulant pas mourir à l'hôpital », elle partit dès le lendemain, sans attendre la visite.

L'infirmière de nuit avait malheureusement jeté cet « énorme paquet de glaires », qu'il eût été bien instructif de pouvoir examiner.

Pendant trois mois, je n'eus plus de nouvelles de cette malade... et je crus qu'elle était morte.

Or, le 15 mars dernier (1900) elle revint me voir pour m'annoncer « sa complète guérison ». Voici ce qui s'était passé : en rentrant chez elle, elle fut reprise d'une nouvelle quinte de toux, aussi violente que celle de la nuit, avec rejet de sang et « de *membranes* et de *peaux* et de *lanières ressemblant à du gras-double*», suivant l'expression de sa mère. Pendant deux ou trois jours elle fut très mal, très oppressée, crachant encore un peu de sang et « de glaires » ; puis, en quelques jours, elle se remit complètement et put reprendre son ancienne vie, n'ayant plus ni enrouement, ni toux, ni crachements de sang.

Elle a engraissé à nouveau considérablement, elle a retrouvé toute sa vigueur ; l'auscultation la plus minutieuse ne révèle plus le moindre bruit anormal... et je crois qu'on peut la considérer comme définitivement guérie par une nouvelle vomique qui, cette fois, aura rempli l'office de cure radicale.

Mais à quels dangers cette malade n'est-elle pas restée exposée *pendant dix-huit mois*, après avoir paru, une première fois déjà, guérie radicalement par une vomique des plus franches en apparence !

J'ai cru intéressant de signaler cette observation, très détaillée, car elle comporte un enseignement des plus instructifs relativement au crédit qu'il convient d'accorder à la vomique comme processus de guérison spontanée dans la pleurésie interlobaire méta ou para-pneumonique.

C'est sur ce seul point, d'une importance qui ne saurait échapper à personne, dans la discussion du pronostic et des indications thérapeutiques, que je désire fixer l'attention.

Pour ce qui est, en effet, des considérations relatives aux particularités symptomatiques et aux difficultés du diagnostic différentiel qu'elle suscite, je me bornerai à la présenter comme un exemple à ajouter à la longue série des faits classiques ; et, bien qu'il ne s'agisse pas ici d'une pleurésie interlobaire primitive, mais bien d'une pleurésie métapneumonique ou parapneumonique, je ne puis m'empêcher de faire remarquer combien l'évolution de cette pleurésie, dans toutes les phases postérieures à la vomique initiale, semble calquée sur la description magistrale que le professeur Dieulafoy [1] a tout récemment édifiée.

Voici donc une observation dans laquelle une vomique initiale, en même temps qu'elle apporte la confirmation du diagnostic, est suivie d'une amélioration tellement rapide et complète, qu'elle *semble* jouer le rôle providentiel qu'on s'accorde à lui confier dans la pleurésie interlobaire métapneumonique.

---

1. Dieulafoy. « La pleurésie interlobaire (étude médico-chirurgicale) ». *Semaine médicale*, 1899, 8 nov.

A tel point que cette observation, *si la malade n'avait pas été suivie,* aurait pu être enregistrée comme une preuve nouvelle de l'efficacité radicale de la vomique et de l'inutilité de l'intervention chirurgicale en pareil cas.

Or, précisément, cette observation s'inscrit en faux contre cette opinion, ainsi que le prouve clairement l'histoire de ses phases ultérieures. En effet, la guérison, si radicale, si complète qu'elle parût tout d'abord, *n'était qu'apparente.* Une fistule persistait et la cavité enkystée continuait de suppurer, ouverte aux infections secondaires et exposant la malade aux pires accidents, jusqu'au jour lointain et véritablement critique où, sous l'effort d'une quinte de toux plus violente, la membrane pyogénique de l'abcès se détachait et était expulsée avec un flot de sang. Ce jour-là seulement la poche était *détergée* ; la fistule put s'oblitérer et tous les phénomènes morbides disparaître.

Aussi bien ce fait montre-t-il avec évidence que le pronostic de la vomique initiale dans la pleurésie interlobaire métapneumonique ne saurait être trop réservé, même si, à sa suite, les phénomènes généraux et locaux s'atténuent rapidement au point de simuler une guérison complète. Car, cette disparition des signes de la suppuration pleurale peut n'être qu'apparente et constituer seulement une *accalmie trompeuse,* une *trève momentanée.* Car la vomique peut n'être que l'occasion d'une simple détente et nullement le facteur d'une guérison radicale. Car la vomique aura nui plutôt qu'elle n'aura servi, *puisqu'elle aura trompé.* Que si, en effet, la poche n'a pas été complètement détergée, le trajet fistuleux ne peut s'oblitérer et la porte reste ouverte aux infections secondaires. L'incendie couve sous les cendres, prêt à se rallumer au moindre souffle. C'est la menace d'une hémoptysie, peut-être mortelle, d'une transformation putride, d'une gangrène, d'une asphyxie brutale par obstruction, le jour où la membrane pyogénique se détachera.

Dans ces conditions, il paraît logique de n'accorder à la vomique que la valeur, sans doute précieuse, d'un élément de diagnostic susceptible de comporter une indication thérapeutique précise.

Elle implique la nécessité de *suivre le malade longtemps* et de ne pas hésiter à exiger une intervention chirurgicale, si, quelques semaines, quelques mois même après la prétendue guérison spontanée, surviennent ces *hémoptysies interlobaires*, ces *vomiques fractionnées*, ces symptômes divers que le professeur Dieulafoy a si nettement groupés.

En un mot, si la *valeur diagnostique* de la vomique est *capitale* dans les pleurésies métapneumoniques interlobaires, à allures peu bruyantes, qu'aucun signe de certitude ne décelait jusque-là, sa *valeur pronostique* est *discutable*, et, partant, sa *valeur curative incertaine*.

Peut-être même est-il permis de poser en principe que ces considérations s'appliquent surtout aux pleurésies interlobaires métapneumoniques, réduites aux dimensions d'un petit abcès enkysté ? En pareil cas, en effet, le passage du pus dans les bronches peut se faire par une ouverture très étroite, insuffisante pour permettre la détersion complète du foyer ; ainsi se trouve réalisée la condition la plus favorable à la persistance d'une suppuration qui pourra rester longtemps latente après la vomique initiale et entretiendra un trajet fistuleux susceptible de provoquer tôt ou tard les accidents à longue portée dont l'observation précédente est un exemple typique.

Quoi qu'il en soit, le médecin devra toujours tenir pour suspectes les détentes qui suivent la vomique et qui peuvent être assez accentuées pour simuler la guérison complète. Il devra se méfier des *fausses guérisons* et ne pas oublier que *la vomique doit faire la preuve de son efficacité radicale par la persistance du silence pleural après plusieurs mois*.

B) HISTOIRE SUGGESTIVE DE QUELQUES FAUX TUBERCULEUX. DIAGNOSTIC DIFFÉRENTIEL DE LA TUBERCULOSE PULMONAIRE ET DES AFFECTIONS DES VOIES RESPIRATOIRES SUPÉRIEURES

(Extrait des *Bulletins et Mémoires de la Société Médicale des Hôpitaux de Paris* (Séance du 28 juillet 1916.)

J'ai été de ceux qui, dès les premiers mois de la guerre, ont pu comprendre, en raison de leurs fonctions spéciales, les ravages que pourrait faire la tuberculose dans l'armée si des mesures défensives n'étaient pas prises pour enrayer le danger. Il est inutile de revenir une fois de plus sur l'énumération des causes que réunit l'état de guerre pour favoriser cette menace. Elles ont été tant de fois déjà exposées qu'elles sont connues de tous ; cette énumération nous entraînerait dans des considérations critiques qu'il est préférable d'éviter.

Aussi, avec tous ceux qui avaient vu comme moi la menace, ai-je applaudi à l'organisation de la défense et de la lutte, et me suis-je réjoui d'y prendre personnellement la part qui m'était confiée. Nous avons, peu à peu, — assez rapidement d'ailleurs, — arrêté au passage les tuberculeux lâchés dans les corps de troupe ou oubliés dans les formations sanitaires du territoire au milieu de blessés ou de malades qui ne pouvaient que courir des risques fâcheux en leur compagnie. Un petit nombre de ces tuberculeux ont pu glisser entre les mailles des filets tendus ; ils sont l'exception.

Mais un autre danger, mal né du remède même, n'a pas tardé à surgir : le filet a été trop bien tendu ; les mailles ont été trop serrées ; elles ont retenu et retiennent encore des malades qui ne sont pas des tuberculeux et qu'une administration prévoyante oblige, en vertu de règlements rigoureux, à recevoir des soins qui ne sont pas ceux dont ils auraient besoin.

Après avoir trop longtemps refusé de voir le danger, nous

le voyons maintenant au travers d'un verre grossissant. Nous en sommes à la phase de la tuberculophobie. Un malade tousse-t-il ? Il est tuberculeux. Un blessé de poitrine a-t-il, quelques semaines après sa blessure, une hémoptysie ? On ne cherche pas si le projectile est encore dans la poitrine ; on fait passer l'homme dans un service de tuberculeux. Cet autre a-t-il une bronchite tenace, récidivante, accompagnée d'une gêne respiratoire plus ou moins marquée ? Il ne peut être que phtisique; et, cependant, si on regardait son nez, son pharynx, son cavum, on y trouverait la cause de sa bronchite chronique.

Rist [1], dans deux articles des plus démonstratifs de la *Presse médicale*, vient d'attirer magistralement l'attention des médecins sur ces idées. Nous ne saurions trop nous associer à cette campagne ni réagir contre une tendance déplorable, grosse de conséquences funestes, autant pour les effectifs que pour le bon renom de la clinique.

Il est certain que la phobie de la tuberculose, que je viens de signaler, est en grande partie la cause de cette exagération. Mais elle n'est pas seule dans l'affaire. Abstraction faite de la tuberculose — tremplin, et pour ne parler que des causes qui ne peuvent échapper, en ces temps de liberté restreinte de la plume, à la critique médicale, parce qu'elles sont d'ordre purement clinique, il est impossible de ne point faire une place à l'insuffisance de la part laissée à la clinique dans l'organisation réalisée.

On ne saurait nier que, lorsqu'il s'agit de prendre une décision sur le cas d'un malade présenté comme suspect de tuberculose, la première condition indispensable est que ce malade soit soumis à l'examen de médecins compétents. Cette condition est réalisée en de nombreuses régions et les exemples du genre de ceux que je vais signaler en montrent la nécessité.

Ce n'est pas en cinq minutes, par une auscultation, même

1. E. Rist. Les principes du diagnostic rationnel de la tuberculose pulmonaire (*Presse Médicale*, 13 juillet 1916). — Le diagnostic différentiel de la tuberculose pulmonaire et les affections chroniques des fosses nasales (*Presse Médicale*, 24 juillet 1916).

bien faite selon toutes les règles de la plus parfaite technique,
que le diagnostic de la tuberculose peut être affirmé. Certes,
si le malade est cavitaire et cachectique, point n'est besoin
d'un examen bien prolongé pour reconnaître la nature du mal.
Mais, lorsqu'il s'agit d'un malade dit « suspect », pour employer l'expression si communément répandue actuellement, il
en va bien autrement. Il est assez facile, le plus souvent, de
reconnaître qu'un malade est tuberculeux ; mais, pour affirmer
qu'il ne l'est point, il faut être assez prudent et pas mal expé-
rimenté. Et c'est pour cette catégorie surtout que la décision
est importante, puisqu'elle comporte une répercussion aussi
sensible pour l'individu que pour les effectifs. Aussi bien, a-t-on
bien fait de créer des services spéciaux dits de « triage » dans
lesquels ces examens sont faits ; encore convient-il qu'ils soient
confiés à des spécialistes véritablement qualifiés et dont les
conclusions, après observation complètement et méthodiquement suivie, soient toujours respectées.

A la base d'un examen médical, il y a le médecin ; son rôle
déborde sur le cadre des catégories fixées par les règlements ;
pour ranger tel ou tel malade dans telle ou telle catégorie, ne
faut-il pas d'abord savoir rechercher les signes morbides qui
constituent les caractéristiques de cette catégorie ? Sous quelque forme qu'on agite la question, on en reviendra toujours à
ce principe primordial. La clinique ne se laisse pas administrer ; elle est l'application à chaque cas particulier des lois générales de la pathologie ; donc, elle suppose chez celui qui
l'exerce une connaissance parfaite de la séméiologie et un entraînement technique impeccable. Le médecin, comme je ne
cesse de le répéter, doit connaître les symptômes des maladies
et la manière de les chercher. Cette vérité est tellement simple, qu'elle prend, sous cette forme, les allures d'une banalité ; et, cependant, il est surprenant de constater combien
sont nombreux ceux qui ne l'entendent point.

*
* *

Dans les fonctions spéciales dont j'ai été chargé, j'ai vu défiler des « suspects » de tuberculose en grand nombre, et j'ai arrêté au passage des tuberculeux qui se présentaient sous une autre étiquette. De ces derniers je ne veux rien dire aujourd'hui. Je veux seulement, ici, m'occuper des suspects de tuberculose qui ne sont pas tuberculeux, c'est-à-dire des *faux tuberculeux*. Et encore n'ai-je point l'intention de faire de ceux-ci une étude d'ensemble : il faudrait passer en revue toute la médecine.

Je me bornerai à réunir quelques malades, dont la plupart sont encore actuellement dans mon service et que la lecture du dernier article de Rist m'a suggéré l'idée de faire passer sous vos yeux. Ils seront une petite série dans la grande série de ceux que j'ai déjà vus et que... je verrai encore.

Tout d'abord, j'éliminerai un garçon de vingt-cinq ans, qui avait toujours joui d'une bonne santé, qui n'avait aucun antécédent pulmonaire lointain, mais qui, depuis quelque peu, toussait de temps à autre, se plaignait d'une petite douleur dans le côté gauche et avait craché un peu de sang. L'examen le plus complet ne m'a révélé aucun signe stéthacoustique de lésion des voies respiratoires ; l'examen radioscopique m'a montré une image normale, sauf à la base gauche, où j'ai constaté la présence d'une ombre nettement arrondie, qui m'a rappelé l'image d'un kyste hydatique. J'avais demandé la réaction de Weinberg et la recherche des éosinophiles, lorsque le malade nous donna lui-même la réponse en rejetant, dans un flot de sang et de pus, une membrane hydatique caractéristique. Il faillit étouffer. Il a complètement guéri et a pu rejoindre son dépôt. Certes, ici, le diagnostic était délicat et, sans écran radioscopique, n'aurait pu être soupçonné.

Chez cet autre malade, au contraire, le diagnostic s'imposait, et pourtant... Celui-ci s'est présenté, toujours comme tuberculeux, non pas parce qu'il crachait du sang, mais parce qu'il

toussait, crachait et avait la voix enrouée. En réalité, il avait
une éruption secondaire typique, cutanéo-muqueuse, et portait encore sur le vertex la cicatrice croûteuse de l'accident
primitif, dû au peigne du coiffeur.

Voici un autre malade qui me fut envoyé comme tuberculeux pulmonaire avec cirrhose hypertrophique ; il n'avait rien
au poumon ni au foie, mais une pyonéphrose droite d'origine
lithiasique, avec fièvre.

Cet autre, âgé de dix-huit ans et demi, engagé volontaire,
nous est adressé pour une adénite cervicale, avec proposition
de réforme après séjour dans un sanatorium marin. Son histoire est plus rassurante pour son avenir. D'une bonne santé
habituelle, il a fait campagne sur le front français, puis en Ser-
bie, et a eu une congestion pleuro-pulmonaire aiguë en mai
1915. En avril 1916, il est projeté par un éclatement d'obus ;
il reçoit de la terre et des cailloux sur la région parotidienne
et dans l'oreille du côté gauche ; il n'entend plus de cette
oreille, qui se met à couler, et rapidement une adénopathie se
développe dans la région subauriculaire ; elle suppure ; on
l'incise et c'est pour elle qu'il est évacué comme scrofuleux.
Un examen fait par mon ami, le Dr G. Laurens, montre :
« Otorrhée gauche guérie. Coryza hypertrophique bilatéral spasmodique. Mycosis du pharynx bucco-nasal. » Je n'ai constaté
aucun signe stéthacoustique et l'image radioscopique a été
normale.

Voyons maintenant ce gros garçon de vingt-sept ans. Il a
été versé autrefois dans le service auxiliaire pour mauvaise
vision de l'œil droit. Il arrive pour laryngite bacillaire. En
réalité, il a une laryngite chronique depuis l'âge de dix-huit ans ;
il n'existe aucun signe de lésion des voies respiratoires ; l'image
radioscopique est absolument normale. Le Dr Laurens constate : « Laryngite catarrhale chronique, avec parésie des cordes
vocales ». J'ajoute qu'il est albuminurique et qu'il est possible
que la « bronchite aiguë » qu'il eut récemment et qui, jointe
à la laryngite, impressionna son médecin, ait été une bronchite
œdémateuse.

Cet autre militaire a vingt-trois ans ; il a été évacué trois fois pour une bronchite et, entre temps, a passé sa vie en convalescence. En fait, il a bon aspect et présente tous les signes d'une trachéo-bronchite subaiguë, avec un peu d'emphysème. L'examen radioscopique montre une image normale, avec un très léger voile aux sommets, surtout à droite, sans altération de l'illumination après les toux. Le Dʳ Laurens constate une suppuration de la fosse nasale gauche, vraisemblablement causée par une sinusite frontale qui nécessitera peut-être une intervention. A moins de considérer tous les voiles légers constatés sur les sommets aux rayons X comme indices certains de tuberculose — interprétation que je ne saurais admettre — cet homme n'est pas plus tuberculeux que les précédents. Le fût-il légèrement que l'état de ses cavités nasales ne pourrait qu'entretenir fâcheusement la lésion pulmonaire et nécessiterait, à cet égard, un traitement immédiat.

Voici maintenant un grand garçon qui a toujours été sujet aux bronchites et qui, depuis décembre 1914, a passé les trois quarts de son temps à l'hôpital et en congé. Il donne tous les signes de la bronchite chronique et, de temps en temps, expectore des crachats un peu fétides. L'écran révèle une image caractéristique de dilatation des grosses bronches ; les sommets sont normaux ; l'espace médian est clair. Il respire mal par le nez ; le Dʳ Laurens a constaté un coryza hypertrophique avec catarrhe naso-pharyngien. Donc, encore un type de nasal, chez lequel les relations entre l'obstruction nasale partielle et la bronchite chronique paraissent étroites. Et de tuberculose point : plusieurs examens négatifs des crachats ont achevé notre conviction.

Nous venons de voir défiler plusieurs malades qui ont été plus ou moins longtemps soignés comme tuberculeux et qui ne le sont pas. Je veux vous présenter encore ce dernier ; peut-être est-il tuberculeux ? Je n'ai pas encore terminé son observation. Il est dans mon service depuis quelques jours sèulement. L'intérêt de son histoire réside dans l'odyssée qu'il a suivie depuis le début de la guerre. Il a passé six mois au front et a su gagner la croix de guerre ; c'est un bon soldat et non un « tire-au-flanc » ; mais évacué pour « bronchite suspecte des sommets », le 3 février 1915, il a, depuis cette date, passé sa vie à l'hôpital, en congé, au dépôt pendant quelques jours, puis à l'infirmerie, puis de nouveau à l'hôpital et en congé, et ainsi de suite sans avoir jamais refait de service. Il est évident qu'ici, comme dans tous les cas trop nombreux du même genre, une solution définitive s'impose ; et c'est pour la prendre que j'ai demandé une dernière fois l'hospitalisation dans mon service. Il est bien possible, d'ailleurs, que ce garçon ne soit pas tuberculeux ; il est maigre, il est vrai, et n'a pas brillante mine, mais on ne constate aucun signe stéthacoustique de lésion des voies respiratoires ; l'examen radioscopique donne une image à peu près normale si ce n'est quelques taches ganglionnaires aux hiles et un voile au sommet droit, qui, cependant, s'illumine bien après la toux. Il a la voie nasonnée, a de fréquentes épistaxis et respire mal par le nez. Le Dr Laurens a constaté : crêtes de la cloison, à droite et à gauche, mais peu élevées, hypertrophie légère du cornet gauche, petites varices de la cloison des deux côtés. Ajoutons que ces constatations ne sont pas sans valeur, étant donné surtout le silence complet de l'examen stéthacoustique et le silence à peu près aussi complet de l'examen radioscopique. Il serait piquant que la fin de l'observation nous conduisit à conclure que ce militaire, qui a fait six mois de front et dix-huit mois d'hôpital et de congé comme bronchiteux suspect, n'était en réalité, qu'un insuffisant de la respiration nasale.

*
* *

Des cas comme ceux que je viens de présenter montrent l'importance, dans la pratique, des réflexions générales que je faisais au début de cet article. Ils établissent nettement la nécessité de n'admettre la tuberculose que si un examen complet en démontre l'existence et permet d'écarter les causes d'erreur les plus communes. Parmi ces dernières il faut faire une place à part, et très large, aux lésions et aux obstructions des voies respiratoires supérieures et particulièrement du nez et du rhino-pharynx. J'ai déjà rencontré de nombreux cas de ce genre ; j'en pourrais relever beaucoup dans la série de mes fiches ; je me proposais de les résumer un jour ; l'occasion s'est présentée, offerte par le dernier article de mon collègue et ami Rist ; je l'ai saisie. Et j'en profite pour insister sur les services que peuvent rendre et que doivent rendre les consultations et les centres de triage, pourvu que les médecins qui les dirigent soient qualifiés. J'ai acquis la preuve que, parmi les suspects de tuberculose, un bon nombre ne sont pas tuberculeux et j'ai, comme Rist, la conviction qu'il y aurait eu moins de réformés pour tuberculose si les réformes n'avaieet été prononcées qu'après passage dans un service de mise en observation. Cette mesure est appliquée actuellement et elle donnera les meilleurs résultats, — au plus grand avantage des effectifs, — si la désignation des médecins experts est toujours faite dans les conditions désirables.

C) LES INJECTIONS INTRA-TRACHÉALES

(Conférence faite à la Charité le 26 mai 1920, recueillie par le Dr Benmussa et publiée dans le *Journal de médecine et de chirurgie pratiques*, le 25 juillet 1920.)

La méthode des injections intra-trachéales n'est pas nouvelle, mais elle est tombée dans l'oubli ; elle reprend depuis quelque temps un regain d'actualité et c'est pourquoi j'ai pensé qu'il pourrait être opportun de vous en entretenir aujourd'hui.

Vous trouverez un exposé général de la question dans une thèse récente, celle d'un élève de l'Ecole de santé de Lyon, Edouard Brée [1] : « Etude critique et expérimentale sur les injections intra-trachéales et leur valeur thérapeutique ».

1. Thèse de Lyon, 1920, Rey éditeur.

L'idée de faire pénétrer un agent médicamenteux par la trachée est très ancienne. Mascagni déclarait : « Si jamais on trouve un remède contre la tuberculose, il sera introduit dans le corps par les voies respiratoires ».

La première expérience sur l'animal a été faite d'une façon fortuite. En 1876, deux élèves de l'école vétérinaire de Lyon eurent l'idée, pour abattre un vieux cheval d'injecter de l'eau dans sa trachée ; ils durent injecter 31 litres avant de le voir s'abattre.

La première application thérapeutique est due à Horace Grenn, de New-York, qui, en 1854, traita 106 malades, dont 71 tuberculeux, en injectant des balsamiques dans la trachée. Lors de son compte-rendu à l'Académie de Médecine de New-York, celle-ci fut sceptique et réservée, et, tout en admettant la possibilité de ces injections, leur refusa toute utilité et déclara même cette opération « aussi dangereuse que difficile à pratiquer ». Horace Grenn publia cependant ses recherches et ses résultats ; mais la méthode ne se généralisa pas et ne tarda pas à tomber dans l'oubli.

Je passerai sur le reste de l'historique ; vous le trouverez, très détaillé, dans la thèse de M. Edouard Brée.

Actuellement, cette méthode prend de l'extension ; c'est pourquoi il m'a paru intéressant de l'étudier, d'autant plus que je peux ajouter des constatations personnelles et des résultats qui ne laissent pas que d'être encourageants.

L'idée de la méthode est basée sur l'hypothèse d'une action directe de l'agent thérapeutique. On suppose que, porté au contact des lésions broncho-pulmonaires, le médicament aura une action plus efficace.

Dans la pratique, il est nécessaire de considérer trois conditions :

1° Jusqu'à quelle profondeur pénètre le liquide injecté?

2 La méthode est-elle pratique?

3 Donne-t-elle des résultats et dans quels cas ?

C'est sur l'examen de ces trois conditions que portera cette conférence.

Tout d'abord il faut s'assurer qu'un liquide quelconque, aqueux, sirupeux, oléagineux, introduit dans la trachée, peut être supporté. Tout le monde sait que, lorsqu'on avale un peu d'eau « de travers » un accès de toux immédiat survient : ce réflexe tussigène est, d'ailleurs, utilisé pour démontrer que le liquide d'une injection intra-trachéale a bien été introduit dans la trachée et n'a pas passé dans l'œsophage. Il y a, en effet, dans la trachée, une zone tussigène qui est le point de départ du réflexe. On peut supprimer ce réflexe en recourant, avant l'injection du liquide médicamenteux, à l'anesthésie locale.

Le réflexe supprimé, on peut arriver à introduire dans l'arbre bronchique une quantité de liquide véritablement énorme. Et cela ne saurait surprendre ; en effet, si on pouvait étaler toute la masse des alvéoles pulmonaires, on recouvrirait une surface considérable. Collin, de l'école vétérinaire d'Alfort, a répété l'expérience des deux élèves de l'école de Lyon que j'ai déjà citée ; il a dû introduire 34 litres d'eau dans la trachée d'un cheval pour le tuer. Bouchard et Roger ont observé les mêmes faits sur de petits animaux ; ils ont constaté qu'à condition d'opérer lentement on peut injecter, chez le lapin, 10 centimètres cubes d'eau salée par heure et par kilogramme de poids, sans aucun inconvénient. Cette notion est à la base de la méthode. L'ayant posée, nous pouvons aborder l'étude des trois conditions que nous nous proposons d'examiner.

1° *Jusqu'à quelle profondeur pénètre le liquide injecté ?* Cette question est très importante ; le liquide pourrait, en effet, s'arrêter dans les bronches, aux premières ou aux deuxièmes ramifications, et, alors, à quoi se réduirait le but visé, c'est-à-dire le contact direct du médicament avec la région malade ?

La question a été résolue par l'expérimentation sur l'animal, grâce aux travaux de Guyot, en collaboration avec Guieysse. Ces auteurs ont injecté des solutions huileuses chez des chiens et des lapins ; 2 centimètres cubes chez le lapin et 5 à 10 centimètres cubes chez le chien ; ils ont ensuite sacrifié les animaux dans un temps qui varie entre six heures et sept jours et ont

examiné l'arbre bronchique, en faisant des coupes histologiques
à différentes hauteurs et en recherchant, par imprégnation à
l'acide osmique, jusqu'à quel point avait pénétré le liquide. Ils
ont constaté cette imprégnation jusque dans les dernières rami·
fications bronchiques, jusque dans les acini et les alvéoles. On
pourrait objecter que le liquide a été absorbé par la muqueuse
de la trachée ou des grosses bronches et véhiculé par les lymphatiques jusqu'aux plus fines ramifications. La réponse à cette
objection est que les particules imprégnées par l'acide osmique
siègent non pas en dehors, mais *à la surface* interne des acini
et des alvéoles, et que, chez les animaux tuberculeux, elles se
retrouvent dans les parties malades et notamment tapissent la
paroi des cavernes.

D'autre part, il se produit des réactions cellulaires, que
vous comprendrez mieux en écoutant l'auteur lui-même.

Voici ce que dit à ce sujet M. Guyot [1] :

« Pour étudier la manière dont l'huile pénètre dans le poumon
nous en avons injecté dans la trachée, chez le lapin et chez le
chien, d'assez fortes doses (2 c. c. chez le lapin, 5 à 10 c. c. chez
le chien), au moyen d'un fin trocart courbe. Les animaux ont été
sacrifiés, depuis six heures jusqu'à sept jours après ; des fragments
ont été fixés par un liquide osmié (Flemming, par exemple) ou simplement par du formol suivi d'un bain d'acide osmique. Comme
on le sait, l'osmium se réduit au contact de l'huile et la colore en
noir intense ; il est ainsi facile de la retrouver.

On peut alors constater que, déjà au bout de six heures, l'huile,
entraînée par le courant d'inspiration, pénètre dans les bronchioles
et est véritablement pulvérisée jusque dans les alvéoles les plus
éloignés, aussi bien à la base qu'au sommet des poumons. On en
retrouve jusque dans les alvéoles sous-pleuraux ; il n'en reste que
très peu dans les bronches.

Au bout de vingt-quatre heures, le poumon commence à subir de
fortes transformations en rapport dans l'absorption de l'huile. Les

---

1. GUYOT (de Genève). Les injections intra-trachéales dans les affections
pulmonaires (tuberculose en particulier). Technique simplifiée *Elude histologique de la résorption au niveau de l'épithélium broncho-pulmonaire et
des lésions tuberculeuses.*

cellules épithéliales se multiplient par karyokinèse, beaucoup se détachent et, libres dans l'alvéole, phagocytent de l'huile en quantité considérable. Ainsi se forment, d'une façon plus discrète, dans la vie normale, les cellules à poussière. D'autres cellules épithéliales restent attachées à la paroi et se montrent également gorgées d'huile. Enfin, des éléments apparaissent ; ce sont des leucocytes polynucléaires neutrophiles et éosinophiles, ces derniers en grande quantité. L'étude de ces éléments est actuellement en cours ; nous n'entrons donc pas dans plus de détails et nous nous contentons de signaler leur présence. Nous pouvons dire que les modifications que subissent ces cellules montrent un travail d'absorption des plus actifs.

Sept jours après l'injection, nous avons encore retrouvé quelques traces d'huile ; mais, les gouttelettes sont alors de très faible volume et il est certain que, quelques jours après, nous n'en aurions plus retrouvé.

Des lapins de moins de 2 kilogs ont reçu dans la trachée plus de 10 c. c. d'huile sans en être autrement incommodés.

Chez les animaux tuberculeux, les résultats sont analogues et, ce qui est très intéressant, c'est que, dans les parties malades, nous avons toujours retrouvé l'huile en notable quantité. De petites cavernes en renferment une couche continue à leur surface interne ou même peuvent en être remplies totalement. Des tubercules en voie de nécrose en présentent dans leur intérieur. Il ne peut s'agir là que de l'huile injectée : des animaux témoins tuberculeux, n'en ayant pas reçu, n'ont présenté aucune trace de graisse décelable par l'acide osmique.

Nous avons donc pu nous convaincre, par ces constatations, qu'une substance huileuse, injectée par la trachée, pénètre, dans un temps relativement court, jusqu'aux dernières ramifications de l'arbre pulmonaire et peut être plus ou moins rapidement absorbée. Chez un animal tuberculeux, elle arrive ainsi jusqu'au niveau des lésions et entre en contact intime avec elles, ce qui, dans le cas d'une médication spécifique à base huileuse, présente un intérêt de tout premier ordre.

Les constatations histologiques que nous venons d'exposer expliquent bien les résultats remarquables que donnent les injections huileuses médicamenteuses dans la trachée et le poumon..... »

Voilà des faits expérimentaux extrêmement démonstratifs. Les travaux de MM. Bossan et Guieysse-Pellissier [1] ont abouti aux mêmes conclusions.

Voyons maintenant ce qu'ont donné les recherches sur l'homme. On a essayé de s'assurer du degré de pénétration du liquide à l'aide de la radiologie ; M. Brée avec Rendu (de Lyon) a étudié cette question ; mais les liquides opaques, (collargol, électrargol), en solution tolérable par la muqueuse, ne donnent pas une ombre qui se présente avec une netteté suffisante. J'ai moi même étudié la valeur de cette ombre, en plaçant derrière l'écran des tubes à essai contenant des solutions plus ou moins concentrées de collargol. L'ombre est insuffisante. Pour résoudre la question, il faudrait injecter du bismuth, mais nous n'avons pas le droit de recourir à de semblables pratiques.

Sur le cadavre on peut, évidemment, injecter ce que l'on veut ; mais le liquide ne fait que s'étaler à la surface de la trachée ; il ne va pas loin, parce qu'il manque l'inspiration qui est nécessaire pour la pénétration profonde.

Malgré tout, les faits expérimentaux suffisent pour affirmer que le liquide injecté pénètre très loin. D'autre part, la muqueuse broncho-pulmonaire absorbe ; on s'en est assuré en faisant une injection intra-trachéale de bleu de méthylène que l'on a retrouvé dans l'urine. C'est en se basant sur ces faits que Rosenthal a poussé l'exagération jusqu'à préconiser l'alimentation pulmonaire ; il est à peine besoin de faire remarquer les dangers que cette pratique pourrait entraîner.

2° *La méthode est-elle pratique et quelles sont les règles de la technique ?*

Deux méthodes techniques sont en présence : la méthode *directe* et la méthode *indirecte.*

---

1. Bossan et Guyesse-Pellissier. Recherches sur la pénétration d'une substance médicamenteuse dans le poumon sain ou tuberculeux, par injection intra-trachéale (Soc. de Biologie, 22 février 1920.)

A. *Méthode directe.* — Elle comprend deux procédés ou plutôt deux voies d'introduction : la voie transglottique et la voie transcutanée.

a) Dans la méthode *transglottique*, on porte directement la sonde dans l'espace transglottique et on y pousse le liquide. Cette méthode nécessite l'habitude du miroir laryngoscopique et reste dans le domaine du spécialiste.

b) Par la méthode *transcutanée*, on pénètre directement dans la trachée à l'aide d'une aiguille courbe, en passant soit au-dessus du cricoïde, soit au-dessous. Il est préférable d'employer l'aiguille courbe ; avec l'aiguille droite, on risque parfois d'aller trop loin, de traverser la paroi postérieure de la trachée et de pénétrer dans l'œsophage.

La première méthode a l'avantage de ne pas faire de plaie et, par là, de ne donner aucun risque d'infection. L'inconvénient de la seconde n'est pas en réalité l'infection, qu'il est simple d'éviter, mais la répétition de l'injection, qui risque de transformer la trachée du malade en une véritable écumoire, si les injections doivent être souvent répétées. Rosenthal, pour y remédier, fait la *trachéo-fistulation* ; il laisse une très petite canule à demeure. Mais c'est là une véritable petite opération et c'est, en outre, une gêne permanente pour le malade.

Avec la méthode directe, on est absolument certain de l'entrée du liquide dans la trachée.

B. Dans la *méthode indirecte*, on n'a point cette certitude absolue, quel que soit le procédé employé : procédé de Mendel ou procédé de Marangos.

a) *Procédé de Mendel.* — On fait asseoir le malade et on s'assied en face de lui ; on lui fait porter la tête en arrière, et on lui tire la langue aussi fort que possible, assez pour qu'on puisse voir le rebord de l'épiglotte ; puis on introduit par la bouche et l'isthme du gosier une canule courbe fixée à la seringue ; lorsque l'extrémité de la canule a franchi l'isthme du gosier et la base de la langue, on pousse le liquide. Cette méthode a été rapidement abandonnée parce qu'on a pensé que

le liquide passait tout entier dans l'œsophage. On a invoqué,
à l'appui de cette assertion, que, chez la plupart des sujets
ainsi traités, l'injection ne provoquait pas la quinte de toux
du réflexe. Cependant Mendel a montré, sur deux sujets tra-
chéotomisés, que le liquide sortait par la fistule, ce qui indique
bien qu'il avait passé par la trachée. Entre les mains de Cantonnet ce procédé prend actuellement un nouveau développement. Un inconvénient de ce procédé est que, dans le mouvement de traction de la langue, le frein est coupé par l'arcade
dentaire ; certains malades refusent, dans la suite, de se prêter à la manœuvre, en raison de la douleur provoquée par
cette blessure du frein [1].

b) *Procédé de Marangos*. — Ce procédé. plus compliqué,
consiste à faire passer la canule par le nez. Lorsque la canule
a franchi le canal nasal, on pousse le liquide qui, s'étalant sur
le voile du palais, descend le long de la luette et, de là, goutte
à goutte, tombe dans l'espace glottique. Cette technique
évoque un peu l'idée d'un petit jeu de hasard. Elle a été
modifiée par Garel, qui emploie une sonde à bout olivaire
dont l'extrémité peut être assez facilement dirigée vers la
glotte.

Ces différents procédés ont leurs avantages et leurs inconvénients. Je n'y insiste pas davantage.

Quel que soit le procédé employé, une condition technique
est nécessaire : *le synchronisme entre la poussée du liquide
et l'inspiration profonde faite par le sujet*. Si cette condition
n'est pas remplie, la pénétration profonde du liquide ne peut
être assurée.

Comment faut-il diriger le traitement ? J'entends par là
quelle quantité de liquide faut-il injecter chaque fois ? combien d'injections faut-il faire et avec quel espacement ? La

---

1. M. Balvay (*Paris-Médical*, 29 janvier 1921) a imaginé un procédé pratique, très voisin de celui de Mendel et dont l'application consiste essentiellement dans l'emploi d'une seringue munie d'une canule à courbure spéciale,
telle, qu'au moment de l'injection, elle puisse s'appuyer en arrière de l'épiglotte, sur l'ouverture du larynx.

quantité moyenne d'une injection peut être facilement de 5 à
10 c. c. Il vaut mieux commencer par 5, pour habituer le sujet. Quant au nombre et à l'espacement des injections, ils
varient avec la substance à injecter et avec la maladie à
traiter.

3° *La méthode donne-t-elle des résultats et dans quels cas ?*
Elle est employée pour l'introduction de deux ordres d'agents
thérapeutiques ; les huiles balsamiques d'une part, les sérums
et les vaccins, d'autre part.

A. *Huiles balsamiques.* — On peut injecter le goménol et
l'eucalyptol ; le menthol a l'inconvénient de faire tousser davantage. On peut débuter par une solution de 5 c. c. contenant
1 à 2 centigrammes de goménol et 2 à 3 centigrammes d'eucalyptol, et concentrer davantage petit à petit, en même temps
qu'on porte la masse totale de 6 c. c. à 10 c. c. Les huiles peuvent s'employer dans deux catégories de cas :

a) Dans les états aigus (broncho-pneumonie et pneumonie,
bronchite aiguë tenace, infectante et infectée); on peut obtenir
un résultat de ce lavage antiseptique. Rathery et son élève
Bonnard ont signalé les résultats heureux obtenus chez les
grippés. Nous avons employé cette méthode dans le service
dans le même cas et nous n'avons pas eu à nous en plaindre.

b) Dans certaines bronchites chroniques avec expectoration
intarissable et purulente, on obtient des résultats intéressants.
Ces injections ne suppriment pas la maladie, mais nettoient
l'arbre bronchique. Elles agissent surtout dans le cas où le
catarrhe bronchique est fétide. Chez une malade du service,
que vous connaissez bien, la fétidité a disparu, la température
est tombée et l'expectoration a diminué.

Le Noir a songé à traiter certaines hémoptysies durables
par l'injection intra-trachéale d'adrénaline. Pour ma part, je
redoute l'adrénaline, par quelque voie que ce soit, dans l'hémoptysie, parce qu'elle élève la tension et risque par là d'entretenir l'accident qu'elle vise à traiter.

B. *Sérums et vaccins.* — Il faut d'abord commencer par des
injections désinfectantes à l'aide des balsamiques, de façon à

diminuer l'abondance des mucosités et à déterger les nids mi-
crobiens qui seront plus accessibles ensuite au sérum spécifique. M. Bossan, qui était à ce moment attaché à l'Institut
Pasteur, m'a demandé, au cours de la meurtrière épidémie de
grippe de 1918-1919, d'essayer l'injection intra-trachéale de
sérum anti pneumococcique et anti streptococcique. J'avoue
que j'ai tout d'abord résisté à cette suggestion. J'ai demandé,
tout au moins, qu'on injectât, pour commencer, des huiles balsamiques, afin de voir si l'introduction d'un liquide dans la
trachée de malades en proie à une dyspnée déjà vive, n'aug-
menterait pas cette dyspnée. M. Bossan a injecté en ma présence de l'huile goménolée, chez des sujets atteints de broncho-
pneumonie ; les malades ont très bien supporté l'épreuve ; j'ai
consenti alors à l'injection du sérum. Nous avons injecté 10 à
30 c. c. par jour tous les jours ; nous n'avons pas observé
de guérison, mais nous avons été frappés par une certaine détente de la courbe thermique. L'épidémie étant à son déclin,
nous n'avons pas pu poursuivre nos recherches à ce moment.
Mais, ayant eu, dans la suite, à soigner des cas de broncho-
pneumonie grave, j'ai demandé à M. Bossan de les traiter.
J'ai vu, entre autres cas favorables, guérir deux jeunes femmes
enceintes qui étaient très gravement touchées et vous savez
combien est grave la broncho-pneumonie grippale qui survient
au cours de la grossesse. En tout cas, je puis dire que jamais
je n'ai observé d'accidents.

Pour espérer une action thérapeutique efficace il faut s'adresser au sérum spécifique, indiqué par la nature microbienne de
l'infection ; dans la grippe, nous avons eu recours, en l'absence de ce sérum, à un sérum polyvalent pour le pneumocoque et le streptocoque. Il y a quelques mois, Renon et Mignot, à Necker, ont repris la méthode et, se basant sur les
observations de Besredka, ont injecté le sérum dilué dans des
substances huileuses pour éviter les accidents d'anaphylaxie.
Comme je vous l'ai déjà dit, nous avons employé à peu près
la même méthode dans le service. Renon et Mignot n'ont
jamais eu d'accidents et ils ont signalé récemment des statis-

tiques tout à fait intéressantes. Il y a là des faits qui, à eux
seuls, suffisent à encourager les médecins à utiliser cette méthode.

La question des *vaccins* est plus délicate. M. Bossan m'a
demandé d'essayer dans la tuberculose un vaccin qu'il prépare
et qui est une dissolution dans un liquide huileux des cires et
toxines du bacille tuberculeux. Les premiers essais tentés
dans mon service, ayant été suivis, après injections sous-cuta-
nées de ce vaccin, de la production d'abcès froids à bacilles
virulents, je n'ai pas voulu continuer. Des essais ont été faits
ailleurs ; je sais que, le mode de préparation ayant été modifié, ces accidents ne se sont plus produits et que des résultats
très encourageants, obtenus par le vaccin, seraient observés
actuellement. Attendons [1].

Quoi qu'il en soit, je veux retenir une notion intéressante
mise en lumière par M. Bossan : si l'on introduit ce vaccin par
la trachée chez des sujets ayant une tuberculose périphérique
(osseuse, ganglionnaire), on voit apparaître une réaction locale
et générale tuberculinique positive ; si on injecte ce vaccin
sous la peau, chez des individus ayant des lésions pulmonaires,
on observe la même réaction. Mais, si l'on introduit le lipo-
vaccin dans la trachée de tuberculeux pulmonaires, il n'y a
pas de réaction générale. Ces constatations peuvent être interprétées comme le propose M. Bossan : lorsque les anticorps produits *in situ* sont immédiatement utilisés ou fixés
sur les antigènes, il n'y a pas de réaction. D'où — et c'est là
une conclusion dont vous saisissez, pour l'avenir, tout l'inté-

---

1. *Septembre 1921.* — De nouveaux essais entrepris ces temps derniers
dans mon service, avec un vaccin huileux préparé par M. Bossan d'une
façon différente, ne m'ont nullement encouragé à continuer.

L'impartialité dont j'ai fait preuve, au moment où j'ai fait la conférence
reproduite ici, est un sûr garant de mon désir de ne poursuivre que la
recherche de la vérité. Aussi bien, fidèle au même esprit, n'hésiterai-je pas
à mentionner que ces essais ne m'ont donné aucun résultat favorable et
que, dans quelques cas, ils furent suivis d'une telle aggravation que je
décidai de les interrompre. Je n'ignore pas la propagande faite autour du
vaccin B2 du D. Bossan et je considère comme un devoir de signaler le
résultat de ces essais.

rêt pratique — la déduction de porter le vaccin au niveau des lésions, ce qui s'applique aussi bien à la tuberculose chirurgicale qu'à la tuberculose pulmonaire.

.·.

Par cette étude des injections intra-trachéales je pense vous avoir montré qu'elles constituent un procédé thérapeutique des affections des voies respiratoires qui, réglé avec méthode, prudence et science, peut être appelé à rendre de très réels services ; cette méthode, en tout cas, mérite de fixer l'attention des cliniciens.

ÉTUDES RADIOLOGIQUES

CE QUE LE MÉDECIN PEUT ET DOIT DEMANDER
A L'EXAMEN RADIOLOGIQUE POUR LE DIAGNOSTIC
DES AFFECTIONS DE L'APPAREIL RESPIRATOIRE

Toute cette deuxième partie contient la matière de huit con
férences faites à l'hôpital de la Charité en mai et juin 1921.
Elle a été rédigée d'après des notes sténographiques, ce qui
explique qu'elle conserve la forme habituelle aux conférences.
Les chapitres consacrés au diagnostic radiologique de la
tuberculose font corps avec les autres; la tuberculose, par son
pulymorphisme clinique, est inséparable, du point de vue diagnostique, des autres affections de l'appareil respiratoire ;
c'est presque à propos de chaque examen radiologique que la
question se pose de rechercher si elle est présente ou non ;
aussi, étant donné la tendance générale de ces études radiolo-
logiques, était-il impossible d'en distraire la partie qui concerne spécialement la tuberculose. Comment exposer au médecin *ce qu'il peut et doit demander à l'examen radiologique
pour le diagnostic des affections de l'appareil respiratoire,*
si, après lui avoir montré à chaque pas les analogies et les
différences radiologiques des diverses maladies de l'appareil
respiratoire avec la plus fréquente d'entre elles, on ne lui
décrit pas méthodiquement les signes radiologiques qui caractérisent celle-ci ?

I

CONSIDÉRATIONS GÉNÉRALES

CHAPITRE PREMIER [1]

L'EXPLORATION RADIOLOGIQUE
EST UNE ARME NOUVELLE
POUR LE DIAGNOSTIC

Dans cette série de conférences j'ai l'intention de faire devant vous une sorte de critique des renseignements que peut donner actuellement aux médecins l'exploration radiologique. Le titre que j'ai choisi est suffisamment explicite.

Je me propose d'envisager d'un point de vue très général *l'étude critique du diagnostic radiologique en pathologie respiratoire*. N'attendez pas de moi des détails sur la radiologie considérée d'un point de vue spécial, c'est-à-dire exposée par un spécialiste. Ce que j'ai l'intention de vous apporter, c'est le résultat d'observations portant sur dix années et sur un total de plus de 30.000 malades examinés par moi-même.

Si ce nombre est considérable, c'est parce que, au cours de la guerre, mes fonctions m'ont appelé à faire, pour le gouvernement militaire de Paris, les expertises pour les affections

---

1. Ce chapitre est tiré de la première conférence. Il a été publié dans le *Journal de Méd. et de Chir. pratiques*, le 10 juillet 1921.

des voies respiratoires, et, en particulier, pour la tuberculose, les séquelles des plaies de poitrine et les suites des intoxications par les gaz asphyxiants. C'est précisément en raison du grand nombre d'observations ainsi recueillies que j'ai pu me faire une opinion personnelle. Cette opinion est la conclusion de l'expérience d'un médecin qui s'est servi de la radiologie pour établir et contrôler ses diagnostics. Si vous voulez des détails sur la technique, sur la radiologie considérée du point de vue strictement spécial, vous vous adresserez aux radiologistes de profession.

*
* *

L'exploration radiologique, considérée du point de vue clinique, doit être regardée comme une arme nouvelle mise à la disposition du médecin pour l'aider à faire un diagnostic. Lorsque la radiologie fit ses débuts, elle resta d'abord l'apanage de quelques observateurs, qui l'étudièrent et qui ne tardèrent pas à concevoir qu'elle était appelée à introduire en clinique des clartés nouvelles.

Peu à peu, quelques médecins se spécialisèrent dans cette étude, et, pendant un certain nombre d'années, la radiologie ne sortit guère de leur cercle restreint. Puis, rapidement, elle entra plus largement dans la pratique ; un certain nombre de cliniciens, considérant que la clinique doit toujours chercher à étendre son domaine en s'adaptant les acquisitions de la science, l'employèrent à leur tour.

Après cette première étape, heureuse dans ses résultats, est venue une autre période, beaucoup moins heureuse, celle de la généralisation et de la vulgarisation excessives de la radiologie. La guerre, entre autres désastres, a eu celui-ci comme effet : elle a fait croire à beaucoup de médecins, insuffisamment préparés, qu'ils suffisait de s'asseoir devant un écran et de regarder une image radioscopique pour poser un diagnostic ferme, indiscutable.

De cet abus, de cette incompréhension des règles les plus

élémentaires de l'observation clinique, est sortie une tendance dangereuse, grosse d'interprétations erronées. Il m'a paru qu'il était opportun de réagir contre cette menace et que l'heure avait sonné d'en signaler les méfaits, en établissant le bilan des renseignements que le médecin peut obtenir actuellement de la radiologie. C'est le départ entre les idées justes et les idées fausses que je me propose de fixer ici. Il en est de la radiologie comme de tous les procédés d'exploration : elle apporte son contingent d'informations, sujettes à la discussion, à la critique, et nécessitant, pour être interprétées convenablement, une expérience suffisante et une technique bien réglée. Sous ces conditions on peut obtenir de la radiologie des enseignements fort utiles. Mais ce serait une erreur considérable de s'imaginer que l'exploration radiologique est susceptible à elle seule de fournir au médecin tous les éléments du diagnostic qu'il cherche à poser.

Lorsque l'auscultation fut découverte, il y eut un certain nombre de médecins, et ce n'était certainement pas dans l'esprit de Laënnec, qui pensèrent qu'à elle seule elle permettrait de dépister toutes les affections pulmonaires. Il est encore aujourd'hui des médecins qui ne percutent pas, qui ne palpent pas, qui se garderaient bien de regarder respirer un thorax mis à nu et qui se bornent à l'ausculter. Pour eux, la radiologie ne tardera pas, à son tour, à supprimer l'auscultation. C'est à eux que je m'adresse lorsque je dis que la radiologie n'est qu'un moyen d'information, qui doit venir à l'appui des autres moyens d'examen, les compléter et joindre aux leurs son contingent de constatations. Ainsi que je l'ai dit bien des fois, *c'est en réunissant tous les éléments d'information tirés de l'emploi des différents procédés d'exploration que le médecin suffisamment instruit peut espérer établir un diagnostic aussi proche que possible de la vérité.*

C'est dans cet esprit que sera conçue cette étude critique.

L'exploration radiologique réalise-t-elle complètement cette *autopsie vivante* dont parlait Claude Bernard ?

Cela a été l'illusion du début ; on s'est imaginé qu'on allait voir dans l'intérieur du corps, et, en quelque sorte, découvrir tous les secrets cachés. C'était l'autopsie faite sur le vivant.

Certes, l'exploration radiologique peut nous donner beaucoup de renseignements ; elle ne saurait nous suffire ; bien plus, elle risquerait de nous conduire à l'erreur. C'est là ce que je me propose de vous montrer.

I. L'EXPLORATION RADIOLOGIQUE TROUVE SON APPLICATION LA PLUS AISÉE DANS L'EXAMEN DE LA CAGE THORACIQUE. — S'il est un appareil particulièrement favorable aux recherches radiologiques, c'est bien l'appareil respiratoire. Il n'est pas de partie du corps qui se prête mieux à cette exploration que la cage thoracique, pour cette raison très simple qu'elle contient des organes remplis d'air, les poumons, qui projettent sur l'écran lumineux des zones claires entre lesquelles s'inscrivent et se délimitent avec netteté les parties opaques qui sont situées entre elles et leur périphérie, c'est-à-dire, d'une part, le médiastin et les organes qu'il contient, et, d'autre part, le contour thoracique représenté par le squelette costal et la coupole diaphragmatique. Cela est tellement vrai qu'on s'est efforcé de réaliser cette opposition de clartés et d'opacités dans des régions normalement opaques dans leur totalité, telle la cavité abdominale, en recourant à l'insufflation d'air dans le péritoine, de façon à voir se dessiner sur un fond clair les contours du foie, de la rate, des reins (Ribadeau-Dumas et Mallet).

On a souvent recours aussi à l'insufflation d'air dans la cavité thoracique, dans un but analogue, par exemple, lorsqu'on veut contrôler le diagnostic d'une pleurésie enkystée et en préciser le siège exact et les limites. On réalise ainsi artificiellement un hydro-pneumothorax, dont le schéma 1 de la figure 7 représente l'image.

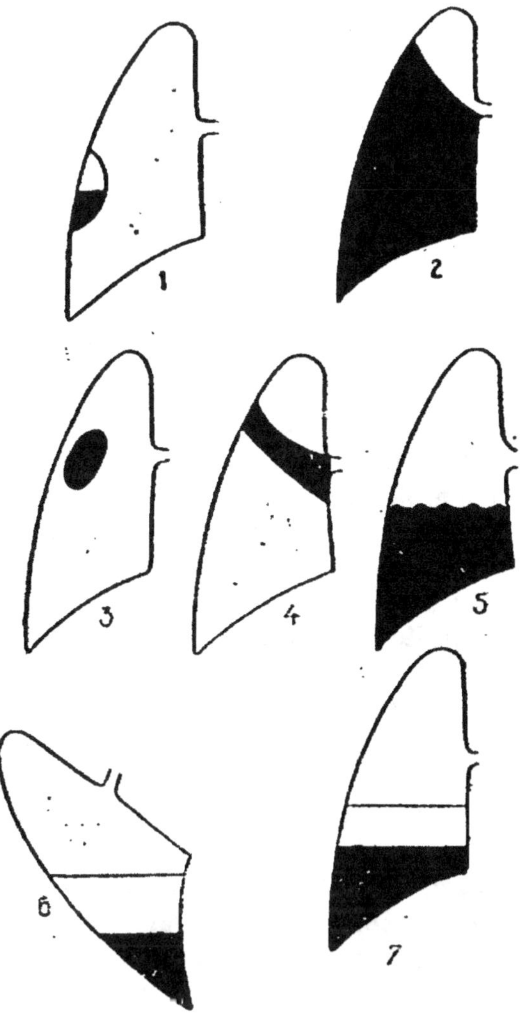

Fig. 7.

1. Pneumo-séreuse dans la pleurésie enkystée sous-axillaire. — 2. Courbe de Damoiseau. — 3. — Image kystique. — 4. Pleurésie interlobaire. — 5. Hydro pneumothorax (ondulations en forme de vagues). — 6. Pneumothorax à deux étages (position inclinée). — 7. Pneumothorax à deux étages (position verticale).

*
* *

II. Pour le diagnostic des affections des voies respiratoires LA RADIOLOGIE PREND UNE PLACE IMPORTANTE DANS LE GROUPE DES MOYENS D'EXPLORATION PHYSIQUE ; elle apporte son contingent d'information ; mais, comme je l'ai dit, *elle ne saurait rendre inutiles les autres moyens d'exploration ; elle s'ajoute à eux, mais elle ne les supprime pas.*

Ce sont là les deux idées que je développerai.

A. L'exploration radiologique s'ajoute aux autres moyens d'exploration.

1° D'abord, elle *confirme* et *précise* leurs données. L'exploration par la palpation, la percussion, l'auscultation, vous a permis, par exemple, de reconnaître une zone plus ou moins étendue de condensation du parenchyme pulmonaire. Eh bien, si vous faites un examen radioscopique et un examen radiographique, cette zone se traduira par une opacité dont vous apercevrez les limites avec beaucoup plus de netteté que vous n'auriez pu les apprécier par la percussion et l'auscultation. Vous serez même, le plus souvent, fort surpris de constater que la zone pathologique est beaucoup plus étendue que vous ne l'auriez supposé.

De même, si les signes physiques vous ont permis de constater un épanchement pleural, la radiologie vous démontrera, d'une façon nette, l'étendue de la zone d'opacité ; elle vous permettra même de constater que Damoiseau fit preuve d'une science remarquable de la percussion et de l'auscultation quand il décrivit les modifications de forme de la courbe indiquant la limite supérieure de l'épanchement suivant la quantité de celui-ci, car l'exploration radiologique n'a fait que confirmer exactement ses constatations. Voici le schéma d'un épanchement pleural de grande importance (schéma 2 de la fig. 7) ; vous distinguez la limite supérieure de la nappe liquide ; au-dessous, c'est une opacité complète ; au-dessus et en dedans, c'est le triangle transparent et paravertébral.

Prenons maintenant l'emphysème. Si vous regardez le thorax d'un emphysémateux derrière l'écran ou sur une plaque radiographique, vous êtes surpris par l'exagération de la transparence, par l'élargissement des espaces intercostaux, par les modifications des mouvements respiratoires.

Je prends ces exemples en passant ; dans les leçons suivantes, je préciserai les caractères radiologiques dans chacune des maladies respiratoires.

Cette exagération de transparence, que vous constatez dans l'emphysème, vous la constatez, plus accentuée encore, dans le pneumothorax ; mais, dans ce cas, au lieu d'être bilatérale, elle reste unilatérale. Si le pneumothorax s'accompagne d'un épanchement liquide, vous avez une image bien plus caractéristique encore ; une ligne horizontale marque la limite supérieure de l'épanchement liquide ; au-dessous de cette ligne, opacité absolue ; au-dessus, transparence plus marquée que de l'autre côté ; enfin, et c'est là une constatation particulièrement démonstrative, la ligne de démarcation ondule comme une vague lorsque vous imprimez au thorax de petites secousses ; ainsi est mis en évidence le phénomène de la succussion hippocratique (schéma 5 de la fig. 7).

Dans ces différents exemples, l'examen radiologique, par les modifications de transparence, par le siège, la forme et la mobilité des images, est venu *confirmer* l'existence des lésions que les autres procédés d'exploration vous avaient permis de reconnaître ; bien plus, il a *précisé* certains caractères de ces lésions, en inscrivant sur l'écran ou sur la plaque radiographique des constatations plus fines, plus détaillées, plus complètes, que celles qu'avait enregistrées l'examen stéthoscopique.

2° Là ne se borne pas le précieux appoint de l'examen radiologique. Non seulement il confirme et précise les données des autres procédés d'exploration ; bien plus, il *apporte* parfois, et même le plus souvent, *des renseignements que ces autres procédés d'exploration ne donnent pas.* Nombreux sont les cas dans lesquels les signes fonctionnels : la toux, l'expectoration, l'oppression, — les signes généraux : l'amaigrissement, la fièvre, — s'accordent pour ne laisser aucun doute sur l'existence d'une pneumopathie chronique ; dans lesquels même la constatation du bacille de Koch dans l'expectoration atteste la nature tuberculeuse de la pneumopathie et dans lesquels, cependant l'examen stéthoscopique le plus complet reste muet.

Nous en avons vu un certain nombre parmi les milliers de sujets que nous avons eu à examiner pendant la guerre. Il est même des sujets qui ne présentent aucun symptôme général. Je vous citerai le cas d'un gros garçon robuste et floride, qui n'avait pas de température, mais qui toussait et crachait un peu tous les matins, et dans l'expectoration duquel on trouvait des bacille de Koch sans qu'il fût possible cependant de découvrir le moindre signe stéthoscopique. Seul, l'examen radiologique nous permit de constater l'existence d'une petite lésion cavitaire dans la région voisine du hile.

Dans un autre cas, calqué sur celui-ci, non seulement la radioscopie, mais aussi la radiographie, ne nous donnèrent jamais rien ; retenons le fait, nous en ferons état ultérieurement lorsque nous discuterons les limites du crédit qu'il faut faire à l'examen radiologique.

Donc, la radiologie peut apporter des renseignements que les autres moyens d'exploration ne donnent pas ; elle peut déceler des lésions qui échappent aux autres moyens d'exploration physique. Pourquoi ? Parce que ces lésions sont profondes, parce qu'elles siègent dans les régions centrales, en plein bloc du poumon, si bien que les parties périphériques du poumon donnent, à la percussion, un son normal, et, si elles sont saines, ne provoquent aucun signe d'auscultation.

Ce qui est vrai pour la tuberculose l'est aussi pour les autres pneumopathies. Il y a des sujets — j'en ai vu quelques-uns — qui présentent des symptômes vagues de troubles respiratoires ou simplement des douleurs thoraciques, des points de côté, de l'oppression, et chez lesquels l'examen radioscopique révèle la présence d'une masse opaque, arrondie, à contours nets et parfaitement réguliers. Immédiatement, le diagnostic de kyste hydatique s'impose à l'esprit. Certes, ce diagnostic est le plus souvent exact ; cependant un clinicien averti doit garder, jusqu'à plus ample information, une réserve prudente. Il est en effet d'autres formations kystiques que le kyste hydatique, tels les kystes hématiques que j'ai signalés avec P. Pruvost chez d'anciens blessés de poitrine, telles encore certaines pleurésies enkystées axillaires bien étudiées par P. E. Weill. Mais, faisant abstraction, pour le moment, du diagnostic différentiel de ces divers types d'images radiologiques kystiques, retenons que, bien souvent, elles sont des trouvailles de la radiologie et qu'elles seraient méconnues si l'examen radiologique n'était pas systématiquement pratiqué (schéma 3 de la fig. 7).

Il en est de même, parfois, de la pleurésie interlobaire ; très souvent, sans doute, les signes fonctionnels, les signes physiques localisés, la notion d'une vomique, suffisent pour faire soupçonner le diagnostic et, en pareil cas, l'examen radiologique n'apporte qu'une confirmation. Mais, combien souvent, avant l'apparition de la vomique, la pleurésie interlobaire échappe-t-elle à l'investigation du médecin qui ne fait pas systématiquement l'examen radiologique. Le clinicien qui sait que cet examen peut apporter des renseignements que les autres moyens d'exploration ne fournissent pas, ne se passe jamais d'elle, et, sachant qu'un diagnostic précis ne peut être établi sans elle, il est parfois assez heureux pour dépister une pleurésie interlobaire, sans avoir à attendre la vomique ; et cela n'est pas d'un intérêt négligeable pour le malade (schéma 4 de la fig. 7).

Dans d'autres cas, l'examen radiologique fera découvrir une tumeur. Certains d'entre vous ont pu voir dernièrement, dans le service, un malade atteint d'un cancer du poumon dont le diagnostic fut révélé par la radioscopie. Ce malade était entré dans nos salles parce qu'il se plaignait de troubles respiratoires consistant en une petite dyspnée d'effort ; c'était un ancien syphilitique porteur d'une lésion aortique. Il avait tout d'abord consulté le Dr Lian, à Tenon. Le Dr Lian, l'ayant examiné aux rayons X pour étudier la forme et le volume de son cœur, avait été surpris de trouver une masse sombre, énorme, à contours réguliers, rappelant l'image d'un kyste hydatique et occupant la moitié supérieure de l'hémithorax droit. Au moment de son entrée dans le service, ce malade ne présentait aucun signe de lésion pulmonaire; ni la percussion, ni l'auscultation n'auraient pu faire découvrir la tumeur. Nous l'avons vue évoluer ; elle est devenue, plus tard, perceptible par ces deux moyens, c'est entendu ; mais, au début, l'examen radioscopique seul l'a fait découvrir. Sur une radiographie faite dans les derniers temps du séjour du malade, les contours de la zone opaque avaient perdu de leur netteté; l'image n'était plus celle d'une lésion kystique ; les contours bavaient ; ils disparaissaient en certains points dans une zone floue environnante et l'on voyait à distance de petits nodules secondaires.

Voici donc que nous venons de poser un premier principe : l'examen radiologique s'ajoute aux autres moyens d'exploration; il les confirme et les précise ; il peut faire découvrir des lésions que les autres moyens d'exploration ne permettent pas de constater, tout au moins à leur début.

Passons maintenant au second principe.

B. L'examen radiologique ne supprime pas la nécessité de recourir aux autres moyens d'exploration.

Pourquoi ? Pour deux raisons. D'abord, parce que la radiologie a sa limite de sensibilité, en deçà de laquelle elle ne renseigne pas ; ensuite, parce qu'elle peut conduire à l'erreur si on lui demande trop et, à plus forte raison, si on lui demande tout.

1° L'exploration radiologique a sa limite de sensibilité.

A quoi cela tient-il ? Cela tient à ce que, pour qu'une lésion projette une image sur l'écran ou sur la plaque, il faut qu'elle soit déjà suffisamment accentuée. Si elle n'est pas suffisamment dense, elle est complètement traversée par les rayons et ne projette aucune ombre.

Ici s'établit une différence entre la limite de sensibilité de la radioscopie et la limite de sensibilité de la radiographie. Lorsque vous êtes dans la chambre noire et que vous regardez l'image qui se projette sur l'écran radioscopique, l'intensité de la lumière qui vous éclaire est faible ; votre acuité visuelle est limitée ; si bien que vous n'apercevez pas sur l'écran fluorescent des images que vous pouvez distinguer nettement sur la plaque radiographique, examinée au grand jour. M. Béclère a donné de cette différence une démonstration très simple. Prenez une plaque photographique ; examinez-là au grand jour, au soleil, à la lumière naturelle vive, suffisamment intense, vous y lisez nettement des détails nombreux et précis. Entrez dans la chambre noire ; adaptez-vous ; placez cette même plaque radiographique sur l'écran et regardez-en la projection radioscopique ; l'image sera moins précise, moins nette ; bon nombre des détails que vous aviez distingués à la lumière du jour ne seront plus perceptibles. Ainsi se trouve démontrée et expliquée la différence de sensibilité qu'il y a entre la radioscopie et la radiographie, la radiographie étant plus sensible que la radioscopie ; ceci ne signifie pas d'ailleurs, que la radiographie décèle toutes les lésions de l'appareil respiratoire ; elle-même a sa limite de sensibilité. On s'est efforcé de reculer cette limite de sensibilité en préparant des *écrans renforçateurs*, qu'on interpose entre le corps du sujet et la face sensible de la plaque destinée à la radiographie ; ces écrans sont obtenus par l'incorporation à la substance de l'écran d'un sel le tungsate de calcium, qui à la propriété de devenir luminescent sous l'action des rayons X.

Quoi qu'il en soit de cette différence de sensibilité entre la radioscopie et la radiographie, l'une et l'autre ne peuvent vous donner que l'image de lésions suffisamment denses. Jamais, ni la radioscopie, ni la radiographie ne vous donneront la moindre image lorsque la lésion sera fine, superficielle, discrète, telles, par exemple, la congestion pulmonaire diffuse, la symphyse pleurale peu épaisse, la bronchite aiguë, même la plus intense. Ici apparaît bien l'importance de la notion primor-

diale du degré de densité de la lésion : il n'y a peut-être pas
d'affection respiratoire qui donne plus de bruits à l'oreille que
la bronchite, avec ses râles sibilants et ronflants, et il n'y en a
pas qui donne moins d'images radioscopiques ni radiographiques.

*2° L'exploration radiologique peut conduire à l'erreur si on lui
demande trop et, à plus forte raison, si on lui demande tout.*
Prenez le cas d'un sujet chez lequel l'examen stéthoscopique vous a décelé des lésions congestives d'un sommet, sur
lesquelles vous ne pouvez pas émettre de doute ; vous avez
constaté des modifications respiratoires, de la rudesse, quelques frottements pleuraux, quelquefois de petits râles sous-
crépitants, traduisant une cortico-pleurite ; la lésion ne donne
pas de matité ; donc, elle ne s'accompagne pas de condensation ; dès lors, elle ne donnera aucune image radiologique ;
si bien que, si vous vous en tenez à l'examen radiologique,
vous conclurez que le malade n'a rien. Combien de fois avons-
nous vu de semblables erreurs commises par des médecins
qui s'imaginent que l'examen radiologique doit tout révéler !
Erreur grossière ! Je le répète, la radiologie ne peut pas supprimer les autres moyens d'investigation : non seulement elle
a sa limite de sensibilité, bien plus, à elle seule, elle risque de
vous conduire à l'erreur, si vous lui demandez une précision
qu'elle ne peut atteindre. Il faut, en effet, que vous vous souveniez que les ombres que vous voyez projetées sur l'écran
ou sur la plaque sont de véritables *ombres chinoises, agrandies* et *déformées*, et qu'en outre elles sont des ombres *complexes*. Elles sont agrandies par le fait même que la lésion
opaque est éloignée à la fois de la source lumineuse et de
l'écran. Cet agrandissement est en fonction de la distance qui
sépare le sujet de l'écran ou de l'ampoule ; cet éloignement a
pour effet de déformer en même temps l'image, à moins que
vous n'employiez le rayon normal et que vous n'ayez recours,
ce qui est parfois plus délicat et plus long, à l'orthoradioscopie et à l'orthoradiographie. A défaut de cette correction, le
cône lumineux frappe avec des incidences variables le corps

opaque et vous concevez que, plus le corps opaque est distant, plus son ombre s'agrandit et se déforme en se projetant sur l'écran ou sur la plaque. Vous devez tenir compte de cette notion ; vous comprendrez ainsi pourquoi, par exemple, des images cavitaires, que la radiologie aura agrandies, correspondront à des cavernes relativement petites, lorsque vous ferez l'autopsie du sujet. Combien de fois, au cours de la guerre, chez des blessés de poitrine, le chirurgien n'était-il pas surpris de trouver un corps étranger minuscule, alors qu'il croyait extraire un éclat assez volumineux !

Les images radiologiques ne sont pas seulement agrandies, et déformées, elles sont *complexes*. Pourquoi ? Parce qu'elles se superposent. Le cône lumineux projette sur un plan l'ombre d'un corps qui a trois dimensions ; il projette sur le même plan les ombres de tous les corps opaques qui siègent sur des plans différents et il les projette les unes à côté des autres et, parfois, les unes sur les autres. Il en résulte une complexité plus ou moins grande de l'image, dont l'interprétation peut être des plus difficiles. Je vous dirai tout à l'heure comment, en variant la position du sujet derrière l'écran ou sur la plaque, on peut, dans une certaine mesure, résoudre la difficulté.

Retenez qu'une première cause d'erreur réside dans ce fait que les images sont déformées, agrandies, complexes.

Il est une autre notion, tout aussi capitale, qu'il vous faut posséder ; en la méconnaissant, en l'ignorant, vous vous heurterez à une seconde cause d'erreur. Cette notion, la voici : *aucune image radioscopique ni radiographique n'apporte avec elle un diagnostic de nature.*

Or, il y a nombre de médecins qui s'imaginent que le fait de voir une ombre dans telle ou telle région du poumon implique telle ou telle nature de lésion. La forme de l'image et de ses contours, son siège, le nombre des images, leur étendue, ne sont sans doute pas sans valeur ; nous savons tous que des lésions localisées dans les sommets orientent le médecin vers le diagnostic de la tuberculose ; nous savons tous qu'une lésion localisée dans la région scissurale évoque l'idée de pleurésie interlobaire. Mais ces localisations n'ont rien d'absolu : un noyau cancéreux, une gomme, une masse caséeuse, projettent sur l'écran exactement la même ombre ; une ombre précise la localisation d'une lésion mais n'en indique point la nature. Voici, par exemple, le kyste hydatique. L'image radiologique est tellement nette et précise qu'il ne semble pas qu'elle puisse être confondue avec aucune autre. L'erreur est possible, cependant ; je ne parle pas de certains cancers pulmonaires, de certaines pleurésies enkystées, interlobaires ou axillaires ; je fais allusion à ces kystes hématiques, que j'ai signalés avec P. Pruvost chez d'anciens blessés de poitrine et qui donnent une image radiologique absolument identique à celle du kyste hydatique. Tout ce que vous êtes autorisés à affirmer lorsque vous constatez de telles images, c'est qu'il y a « image kystique », mais rien ne vous permet de conclure qu'il s'agit d'un kyste hydatique. A ce propos, je vous signalerai une curieuse observation, que mon collègue Rist a suivie comme moi. C'est celle d'un jeune enfant de 10 à 11 ans qui me fut amené par ses parents ; on me montra une radiographie sur laquelle je pus voir, dans la région supérieure de l'hémithorax droit, une ombre ovalaire, complètement opaque, à contours bien arrêtés, qui ne pouvait laisser aucun doute sur l'existence d'un kyste hydatique, d'autant plus que, chez cet enfant, on avait fait une réaction de Weinberg, qui avait été positive, et qu'il existait une notable éosinophilie. Il est vrai que l'enfant était asthmatique et que l'éosinophilie perdait, de ce fait, une partie de sa valeur diagnostique. Le doute n'était pas permis ; le diagnostic de kyste hydatique s'imposait ; si bien qu'étant donné l'âge du malade, pour éviter les conséquences que cette lésion pourrait exercer sur son développement thoracique, je conseillais l'intervention chirurgicale Rist avait été du même avis, comme je le sus plus tard. L'opération fut faite par Cunéo. et Rist, qui y assista, m'en narra les péripéties. Au lieu de trouver un kyste, Cunéo tomba sur une masse extrémement dure, qui n'était autre qu'un neuro-fibrome.

Voilà donc un cas qui est bien propre à démontrer que jamais vous n'aurez le droit, parce que vous aurez vu une image d'une forme particulière, d'en déduire systématiquement la nature de la lésion. Pour établir ce diagnostic de nature, ce n'est pas à l'exploration radiologique que vous devez avoir recours, mais aux autres moyens que la clinique met à votre disposition.

Il est un autre exemple qu'on peut choisir à l'appui de cette idée : c'est celui des corps étrangers intra-thoraciques et de l'impossibilité de les distinguer radiologiquement de certains nodules calcifiés.

Rappelez-vous à ce propos la très curieuse observation apportée à l'Académie de médecine par Imbert et dans laquelle un nodule calcifié para-hilaire fut pris pour un projectile resté inclus et fut extrait chirurgicalement. La difficulté de ce diagnostic est si grande qu'elle excuse l'erreur, dont j'ai été le témoin, qui fut commise, pendant la guerre, chez un sujet qui n'avait jamais été blessé et dont tous les bulletins d'hôpital portaient mention de corps étrangers inclus dans la poitrine ; certes, l'enquête étiologique avait dû être faite assez rapidement et la légèreté du médecin qui signa le premier bulletin fidèlement reproduit dans la suite par tous ceux qui eurent à examiner le malade, ne serait pas pardonnable si elle ne s'abritait derrière le surcroît de besogne qui était imposé au personnel médical dans certaines formations. Quand je vis ce militaire, je fus impressionné par l'accent de sincérité avec lequel il affirmait n'avoir jamais été blessé ; j'en fus d'autant plus frappé que bien d'autres, à sa place et dans ce moment, auraient cherché, au contraire, à bénéficier des avantages divers que pouvait leur faire obtenir une blessure de guerre. En réalité, cette homme était porteur d'anciennes lésions de tuberculose sclérosante accompagnées de calcification des ganglions hilaires.

Je vous ai parlé tout à l'heure de la pleurésie interlobaire et de sa caractéristique radiologique ; cette caractéristique, c'est le siège particulier de l'ombre projetée, qui correspond au trajet de la scissure. Mais cette localisation ne comporte aucune idée de nature. La scissurite et la périscissurite tuberculeuses, par exemple, peuvent donner une image de siège et de forme analogues; j'ai vu plusieurs cas de ce genre, notamment chez un jeune soldat dont la maladie fut annoncée par une hémoptysie, survenue en pleine santé, et chez lequel l'examen radiologique nous fit, tout d'abord, songer à une pleurésie interlobaire. Cependant les hémoptysies se répétèrent et, quelques jours après, nous pûmes colorer le bacille de Koch dans les crachats. Il s'agissait, en réalité, d'une broncho-pneumonie tuberculeuse périscissurale, qui, quelques mois plus tard, après une accalmie momentanée, se termina par la généralisation et par la mort.

Retenez, de ces différents exemples, que l'exploration radiologique, à elle seule, peut vous induire en erreur et que vous n'avez pas le droit de lui demander un diagnostic de nature, mais seulement un diagnostic de localisation.

**

III. — Pour être valable, pour donner tout ce qu'il peut donner, pour exposer le moins possible aux risques d'erreur, l'examen radiologique doit être complet, c'est-à-dire qu'il doit être à la fois radioscopique et radiographique.

Ces deux procédés d'examen se complètent et se corrigent; dans certains cas d'interprétation difficile, ils devront même être appliqués suivant des méthodes particulières, telles l'orthoradioscopie et l'orthoradiographie, voire même, pour le repérage des corps étrangers, la stéréoradiographie.

Je n'insiste pas, parce que ces méthodes ne sont pas de pratique courante et parce que j'ai l'intention de grouper seulement ici les notions qui sont indispensables à tous les médecins.

La radioscopie et la radiographie apportent, chacune pour son compte, des renseignements qui peuvent être complétés par l'emploi successif de l'une ou de l'autre. Lorsqu'on étudie, du point de vue radiologique, les diverses affections des voies respiratoires, on précise les signes que fournit la radioscopie et ceux que fournit la radiographie. C'est ce que je me propose de faire dans la série de ces conférences. Aujourd'hui, je veux seulement vous donner, sous forme de considérations générales, des vues aussi claires que possible sur la nature des informations que vous pouvez tirer respectivement de chacun de ces deux procédés d'exploration radiologique.

A. — Renseignements que la radioscopie seule peut donner. — La radioscopie donne des renseignements que la radiographie ne peut donner, parce que la radioscopie permet d'examiner *l'organe en mouvement*. Derrière l'écran radioscopique, se tient un être vivant, qui respire, qui parle, que vous faites tousser ; par conséquent, vous distinguez nettement le jeu des mouvements respiratoires ; vous pouvez apprécier les mouvements des côtes et ceux du diaphragme.

La radioscopie donne aussi la *mobilité des images*. Si vous faites tousser un sujet normal, il se produit un éclairement particulier des sommets. Ce phénomène de l'*illumination des sommets*, qui fait défaut dans certains états pathologiques, vous ne pouvez pas le constater avec la radiographie, qui donne des images fixes. Voici maintenant un sujet chez lequel vous soupçonnez la présence d'une caverne, en raison de la forme de l'image projetée sur l'écran. Si vous faites tousser ce sujet, vous voyez la zone claire, entourée d'un cercle opaque, se rétrécir, se fermer comme une bourse. Ce signe là, la radiographie ne vous le donnera pas d'avantage. Prenez encore le cas de l'hydro-pneumothorax. L'image est, certes, bien caractéristique sur une radiographie. Au-dessus d'une zone d'ombre dont la limite supérieure, correspondant au niveau du liquide, est parfaitement horizontale, se dessine une zone particulièrement transparente, qui correspond à la poche gazeuse : l'image est frappante et ne laisse pas de doute. Cependant elle est fixe, immuable, muette. Si, au contraire, vous examinez le sujet derrière l'écran et si vous le faites s'incliner dans tous les sens en lui imprimant de petites secousses, vous voyez la ligne de niveau demeurer horizontale dans toutes les positions et s'agiter en formant de petites vagues, qui vous donnent l'image visuelle qu'est pour votre oreille le bruit de glou-glou ou de flot produit par la succussion hippocratique (schéma 5 de la fig. 7).

Voici un cas particulièrement intéressant, c'est celui d'un pneumothorax à deux étages. Vous voyez en haut la clarté de la poche gazeuse et, en bas, deux niveaux horizontaux. L'inférieur ne se distingue pas de ce que serait l'image d'un diaphragme perdu dans une zone d'ombre (schéma 7). Ce sont bien cependant deux niveaux d'eau ; en effet, si, au lieu de la radiographie, vous avez recours à la radioscopie, vous voyez les deux lignes demeurer horizontales dans toutes les inclinaisons du tronc et s'agiter de petits mouvements de flot lorsque vous secouez le sujet (schéma 6).

La radioscopie, seule, peut, dans les cas de ce genre, vous donner une certitude ; elle vous permet d'affirmer que le pneumothorax est cloisonné et qu'il y a deux poches liquides communiquant avec la même poche gazeuse. Je n'insiste pas sur les particularités de ce cas, sur lesquelles je reviendrai dans une conférence suivante, lorsque j'étudierai le pneumothorax.

La radioscopie ne vous permet pas seulement de constater le jeu des mouvements respiratoires et la mobilité des images, elle a aussi le grand avantage de vous donner, en un court espace de temps, une *série d'images* correspondant aux diverses positions du malade, qu'il vous suffit de faire tourner et que vous pouvez examiner successivement de face, de dos, obliquement. Par ces manœuvres simples, vous pouvez, par exemple, juger dans une mesure plus ou moins approximative, du siège d'une lésion ou d'un corps étranger ; bien plus, vous pouvez redresser l'impression erronée que vous a, tout d'abord, donnée l'image perçue dans une première position : c'est ainsi que de *fausses images cavitaires,* dessinées sur l'écran par la projection côte à côte de lésions nodulaires siégeant sur des plans différents, s'effaceront si vous faites virer le malade, ces diverses lésions nodulaires cessant de se projeter en cercle les unes à côté des autres, mais se dissociant et donnant, chacune pour son compte, une image distincte.

Enfin, et cela a une grande importance, la radioscopie peut repérer le siège exact de points douloureux, si vous la combinez avec la palpation pratiquée sous l'écran.

De même, elle peut guider, dans certaines interventions chirurgicales, la main du chirurgien qui, sous l'écran, va à la recherche d'une collection suppurée, d'un abcès du poumon, par exemple.

Voilà donc toute une série d'indications que la radioscopie est capable de vous fournir et que vous ne sauriez demander à la radiographie.

B. — Renseignements que la radioscopie et la radiographie peuvent également donner. — La radioscopie et la radiographie donnent l'une et l'autre, chacune pour son compte, une même catégorie de renseignements. Elles montrent *la configuration* et *les déformations du thorax, à l'état statique* ; toutefois, de ce point de vue *statique*, la radiographie est plus précise ; il suffit, pour s'en assurer, de regarder la radiographie d'un thorax de blessé de guerre ; on y distingue, avec netteté, les fractures de côtes, les délabrements du squelette, qui peuvent échapper à l'examen radioscopique. De même, elles donnent la *forme*, l'*étendue* et le *siège* des lésions, mais toujours avec cette différence que la radiographie apporte des précisions plus grandes, parce que sa limite de sensibilité est moins basse, tandis que, d'autre part, la radioscopie fournit des indications plus nombreuses, en raison de la multiplicité des images qu'elle permet d'obtenir, en un court espace de temps, par la mobilisation du sujet en positions variées et successives. Mais, ni l'une ni l'autre ne peuvent prétendre à déceler *la totalité des lésions*. La preuve en est que, lorsque vous avez examiné très soigneusement un malade, aussi bien par l'auscultation et par la percussion que par l'exploration radiologique, si les circonstances vous conduisent à l'amphithéâtre d'autopsie, vous êtes souvent surpris de constater des lésions beaucoup plus nombreuses et beaucoup plus étendues que celles que vous aviez reconnues par l'examen clinique et radiologique. Ce sont là des vérités connues de tous.

Enfin, ni l'une ni l'autre ne renseignent sur la *nature des lésions* ; je ne reviens pas davantage sur cette notion, que j'ai suffisamment rappelée il y a quelques instants.

C. — Renseignements que la radiographie peut donner et que la radioscopie ne peut fournir. — La radiographie *précise mieux le siège* et le *contour* des lésions. Cela est incontestable ; je n'y insisterai pas de nouveau.

Elle révèle des *détails* et des *images qui échappent à la radioscopie* et, cela surtout, si la radiographie est instantanée. A ce propos, je vous montrerai les intéressantes radiographies de mon ami Ribadeau-Dumas, qui fixent avec une netteté remarquable un cas de granulie chez un enfant ; dans les deux champs pulmonaires, vous verrez un abondant semis de petits grains, gros comme des têtes d'épingle, qui sont autant de granulations pulmonaires. Ici la radiographie instantanée a donné des résultats que la radiographie ordinaire aurait à peine permis de deviner et que jamais la radioscopie n'aurait pu fournir.

Enfin, la radiographie a un autre avantage ; elle vous *permet de conserver une image-témoin,* beaucoup plus fidèle qu'un calque. Le calque, que vous faites sur l'écran, est un schéma, une approximation ; la radiographie est une photographie, une impression exacte, sincère, tout au moins jusqu'à la limite de sa sensibilité. Vous concevez l'importance qu'il y a à conserver cette image-témoin ; dans une maladie chronique, comme l'est la tuberculose pulmonaire, par exemple, les lésions évoluent ; ou bien elles progressent, s'étendent, essaiment ; ou bien elles s'arrêtent, se figent, se cicatrisent. Les radiographies successives, que vous tirez à intervalles plus ou moins éloignés, vous montrent, par comparaison, les modifications survenues ; en rapprochant ces modifications comparatives de celles que vous pouvez relever par les autres procédés d'exploration clinique, vous réunissez un ensemble d'éléments d'information qui peuvent vous permettre d'apprécier le caractère évolutif de la maladie.

Cependant, si la radiographie a sur la radioscopie les *avantages* que je viens de dire, elle a des *inconvénients* ; elle peut tromper et conduire à des erreurs d'interprétation que la radioscopie peut permettre d'éviter par l'examen du sujet en diverses positions et par l'épreuve des changements imprimés à l'image par la toux, par les mouvements, par la succussion. Souvenez-vous des exemples que je vous ai donnés des *fausses cavernes* et du *pneumothorax à deux étages.*

****

Retenez de ces considérations qu'il n'y a pas d'examen radiologique probant s'il n'est complet, c'est-à-dire si vous n'avez recours successivement et comparativement à la radioscopie et à la radiographie. Cependant, dans l'immense majorité des cas, dans la pratique, la radioscopie pourra vous suffire ; ce ne sera que dans les cas où elle ne cadrera pas avec vos présomptions, ou dans les cas où elle vous révèlera quelque chose que vous n'attendiez pas, que, pour préciser mieux et davantage, vous la compléterez par la radiographie. La radioscopie est plus répandue, parce que plus simple, plus facile, plus rapide, moins coûteuse.

Elle peut donner une réponse immédiate, ce qui est souvent fort utile, dans le cas, par exemple, d'une pleurésie interlobaire, soupçonnée, pour laquelle une intervention chirurgicale urgente peut être nécessaire.

Mais, je le répète et j'y insiste, chaque fois que la radioscopie vous laissera le moindre doute, recourez sans hésitation à la radiographie ; celle-ci vous apportera souvent une confirmation définitive ou une révélation précieuse.

*
* *

Telles sont les notions générales qui me paraissent constituer les bases d'une critique sincère des renseignements que le clinicien peut et doit demander à l'examen radiologique pour le diagnostic des affections des voies respiratoires. Elles sont indispensables à tout médecin qui veut se servir de la radiologie ; elles lui montrent que, s'il est en droit d'attendre d'elle de précieux éléments d'information, il n'est nullement autorisé à lui demander à elle seule une certitude absolue, pour la raison qu'elle a sa limite de sensibilité et que, acceptée sans contrôle, elle est grosse d'erreurs et de déceptions. Ces notions générales représentent, en réalité, l'introduction à l'étude des signes radiologiques dans les diverses maladies de l'appareil respiratoire, étude que je me propose de faire avec vous dans la suite ; mais, auparavant, il me paraît nécessaire de les approfondir quelque peu en entrant dans des détails plus complets sur les renseignements que peuvent donner, chacune pour son compte, la radioscopie et la radiographie.

CHAPITRE II

ÉTUDE ANALYTIQUE
DES
RENSEIGNEMENTS QUI NE PEUVENT ÊTRE
FOURNIS QUE PAR LA RADIOSCOPIE

Dans la conférence précédente j'ai passé en revue un certain nombre de données générales qui sont, en quelque sorte, l'introduction à l'étude critique que j'ai l'intention de faire devant vous. Aujourd'hui, je vais entrer dans le détail en commençant par *l'étude analytique des renseignements qui ne peuvent être fournis que par la radioscopie.*

Je vous rappelle que la radioscopie seule peut vous donner quatre ordres de renseignements que vous ne pouvez demander à la radiographie, à savoir : des renseignements précis sur les mouvements respiratoires ; des renseignements fournis par la mobilité des images ; des renseignements provenant de ce que, dans un très court espace de temps, vous pouvez, en variant les positions du malade, obtenir une série d'images rapides ; enfin, des renseignements consistant dans la possibilité de repérer sous l'écran certains points douloureux.

I. — ÉTUDE DES MOUVEMENTS RESPIRATOIRES

Tous les médecins qui utilisent la radioscopie savent qu'aujourd'hui il est impossible d'apprécier d'une façon complète la valeur fonctionnelle respiratoire sans délimiter l'amplitude des mouvements respiratoires qui se dessinent sur l'écran radioscopique. C'est là un des moyens de mesurer la capacité respiratoire, qui s'ajoute aux divers procédés de mensuration que vous connaissez tous, telles la cyrtométrie, la spirométrie, la mesure de l'indice et du délit respiratoires. La radioscopie peut vous fournir, à cet égard, des renseignements beaucoup plus précis que la simple inspection du thorax à l'œil nu.

a) *Technique de l'examen.* — Pour tirer de cet examen radioscopique des renseignements valables, il faut procéder avec une *technique convenable.* Je ne m'appesantirai pas sur les détails de cette technique ; je me bornerai à vous rappeler que, lorsqu'on veut faire un examen radioscopique complet, il faut examiner le sujet dans toutes les positions successivement ; en position frontale, en position dorsale, en position oblique, en position transversale. Il faut examiner chacune des parties de la cage thoracique, voir comment jouent le diaphragme et les côtes, quel est l'état de luminosité et d'opacité des sommets, voir comment s'ouvrent les sinus diaphragmatiques dans leurs diverses positions. Il faut examiner ces diverses parties aux deux temps de la respiration normale et aussi pendant l'expiration et l'inspiration forcées, pendant la toux.

b) *Le thorax à l'état normal.* — Que voit-on, derrière l'écran radioscopique, à l'état normal ?

Chez le sujet normal, les *sommets* présentent, au-dessus des ombres claviculaires, une transparence uniforme, un état de luminosité parfaite, une expansion plus ou moins accentuée suivant la configuration générale du thorax. Si on fait tousser le sujet, les sommets deviennent plus lumineux encore ; ils s'éclairent davantage et brusquement ; c'est le phénomène de *l'illumination par la toux.*

Les *espaces intercostaux* sont symétriques ; leur écartement, leurs mouvements, leur jeu, sont exactement synergiques des deux côtés. Le degré d'élargissement de la cage thoracique peut être mesuré et est en rapport direct avec la valeur fonctionnelle respiratoire du sujet.

L'examen du *diaphragme* [1] est d'autant plus important que ce muscle est le principal agent des mouvements respiratoires. Chez l'homme normal, il se présente avec une forme toujours à peu près la même, qui est celle d'une coupole dont le centre, sensiblement horizontal, s'incurve de chaque côté, la moitié droite étant un peu plus élevée que la moitié gauche à cause de la présence du foie.

De chaque côté, au point où elle vient s'insérer sur les côtes, se dessine, entre cette coupole et le cadre de la cage thoracique, un sinus plus ou moins ouvert, le sinus costo-diaphragmatique. Cette disposition générale étant connue de vous, vous pourrez apprécier d'emblée à quel *type respiratoire architectural* correspond le sujet. En effet, on peut, quand on en a une certaine habitude, se rendre compte, à la vue seule de la cage thoracique et de la disposition diaphragmatique, du type architectural de l'individu.

Prenez un sujet fortement musclé, solide, d'une corpulence convenable ; son thorax est large, pas très haut, avec une coupole diaphragmatique bien dessinée, des sinus qui s'ouvrent profondément, une ombre cardiaque de dimensions moyennes, débordant nettement à gauche l'ombre médiane. C'est le type du *thorax hypersthénique.*

Chez un sujet peu robuste, peu musclé, le thorax prend une forme étroite et démesurément allongée ; le diaphragme est abaissé, très bas situé, et tend à perdre la forme de coupole pour prendre une disposition presque horizontale, souvent même déprimée en son centre qui semble s'enfoncer dans la cavité abdominale, en même temps que les sinus disparaissent presque complètement. C'est le type du *thorax hyposthénique.*

Quand vous regardez respirer ces deux types de sujets, vous jugez immédiatement leur capacité respiratoire.

Chez l'individu normal, ou plutôt, chez l'individu qui n'a pas de lésion de l'appareil respiratoire, non seulement les côtes s'écartent dans tous les sens, largement, mais, en même temps,

[1]. Consulter l'article de Maingot (*Journal Médical Français*, octobre 1920).

le centre du diaphragme s'abaisse dans l'inspiration, ses parties latérales suivent le mouvement, si bien que l'angle formé par les sinus costo-diaphragmatiques s'élargit et s'ouvre avec ampleur.

Dans le type de thorax hyposthénique, les mouvements respiratoires sont beaucoup moins étendus ; le diaphragme, plan et déjà très abaissé à l'état statique, s'abaisse à peine pendant l'inspiration ; ses déplacements pendant les deux temps des mouvements respiratoires sont insignifiants.

Pour apprécier la valeur des mouvements respiratoires, il faut se souvenir qu'à l'état physiologique, le type respiratoire varie chez l'individu suivant l'âge, le sexe et surtout suivant son type architectural. Vous savez tous que les femmes ont un type respiratoire costal supérieur, en raison de la gêne qu'apporte le corset aux mouvements du diaphragme et des dernières côtes ; chez une femme qui ne présente aucune affection respiratoire, c'est la partie supérieure du thorax qui se déplace, entraînant même la clavicule qui s'élève et s'abaisse avec elle. Il n'est pas nécessaire de se placer derrière un écran radioscopique pour constater ce type respiratoire ; il suffit de regarder respirer une femme décolletée.

Chez l'enfant, les mouvements respiratoires sont, au contraire, des mouvements costaux ; quand on le regarde derrière l'écran, on aperçoit un déplacement très considérable des côtes moyennes et un déplacement diaphragmatique beaucoup moins étendu ; ce type respiratoire a sa raison dans la grande mobilité des arcs costaux à cet âge.

Chez l'homme adulte, c'est surtout le diaphragme qui joue ; les côtes sont moins mobiles ; les insertions des cartilages costaux sur le sternum et sur les côtes sont soudées ; il y a moins d'élasticité dans les mouvements de la cage thoracique, et, par conséquent, le jeu de la pompe respiratoire se fait surtout avec le diaphragme. Dans la respiration normale, inconsciente, le déplacement diaphragmatique est, en moyenne, de 2 à 3 centimètres ; il peut atteindre 4 à 7 centimètres chez les sujets à respiration puissante.

En somme, le jeu des côtes et celui du diaphragme se complètent et se suppléent par une sorte de *mouvement différentiel*, dont la preuve peut être donnée par des expériences de Maingot et Paillard, établissant qu'il est possible de transformer un type respiratoire costal en type diaphragmatique et inversement.

Prenez un sujet chez lequel vous constatez un type respiratoire costal. Sanglez-le fortement lorsqu'il est en expiration forcée et regardez-le respirer derrière l'écran. Vous voyez que ce sujet, dont le type respiratoire était costal, a pris le type diaphragmatique. Les déplacements de son diaphragme, qui étaient de 2 à 3 centimètres, atteignent maintenant 7 à 8 centimètres ; en réalité, le diaphragme assure, à lui seul, tout le jeu respiratoire, puisque les côtes sont immobilisées ; le diaphragme joue d'autant plus que les côtes sont moins mobiles; ceci établit bien que le jeu des mouvements respiratoires s'accomplit sous la forme d'un mouvement différentiel.

Un autre expérience des mêmes auteurs confirme cette interprétation : faites coucher un individu sur le côté droit, sur une table de bois, le bras allongé de façon à ne pas gêner le thorax dans ses mouvements; les côtes, comprimées par la table, ne peuvent plus se mobiliser normalement ; placez-vous derrière l'écran ; vous constatez que, du côté droit, le déplacement costal est à peu près nul alors que le déplacement diaphragmatique est considérable à l'inverse de ce qui se passe du côté gauche où le type respiratoire devient purement costal.

Voici deux expériences très simples qui montrent que le jeu du diaphragme et celui des côtes sont intimement liés dans l'accomplissement de l'acte respiratoire chez le sujet normal. Notez en outre que ces expériences, en précisant le mécanisme physiologique des mouvements respiratoires, montrent l'importance des services qu'a rendus la radioscopie, puisque c'est grâce à elle que ces données physiologiques ont pu être établies. Retenez en passant, que ces constatations trouveront leur application dans l'interprétation de certaines images radioscopiques en pathologie.

Il ne suffit pas de s'occuper du muscle diaphragme et des côtes, lorsqu'on veut étudier la cinématique respiratoire derrière l'écran. Il faut aussi examiner le jeu des sinus costo et péricardo-diaphragmatiques. La disposition de ces sinus est indiquée sur les deux schémas ci-joints (fig. 8 et 9). La figure 8 suppose une projection thoracique en position ventrale ; la disposition serait analogue, mais renversée, en position dorsale. Au repos, l'hémidiaphragme droit est un peu plus élevé que

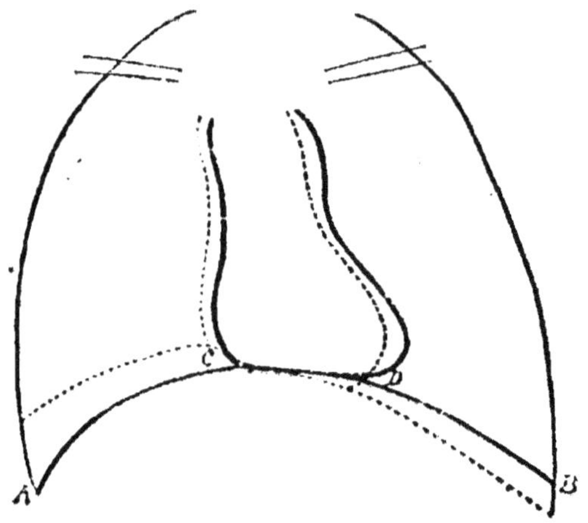

Fig. 8

Schéma des sinus costo-diaphragmatique droit (A) et gauche (B) et des sinus héricardo-diaphragmatiques droit (C) et gauche (D), en position antéro-postérieure. Le trait pointillé schématise le *mouvement de bascule du diaphragme* (signe de Kinhoëck) et le *mouvement de balancement du médiastin.*

l'hémidiaphragme gauche, et le sinus costodia-phragmatique droit apparaît plus large et plus profond. Pendant l'inspiration ces deux sinus s'ouvrent largement et l'acuité de leur extrémité inférieure s'élargit; pendant l'expiration, au contraire, ils se rétrécissent dans leur ensemble, et leur extrémité inférieure devient plus aiguë, du fait de l'ascension de la coupole diaphragmatique. Dans cette même position, vous distinguez les sinus péricardo-diaphragmatiques; mais ils sont moins visibles parce que moins profonds, surtout le droit, et leurs déplacements sont moins apparents pendant les mouvements respiratoires.

La figure 9 montre la projection d'un thorax en position sagittale droite antérieure. Vous distinguez la coupole diaphragmatique, l'ombre cardio-aortique et l'ombre rachidienne. Vous voyez un sinus costo-diaphragmatique antérieur (B) entre l'ombre cardiaque et le sternum; il est petit, peu accusé; vous distinguez plus nettement le sinus costo-diaphragmatique pos-

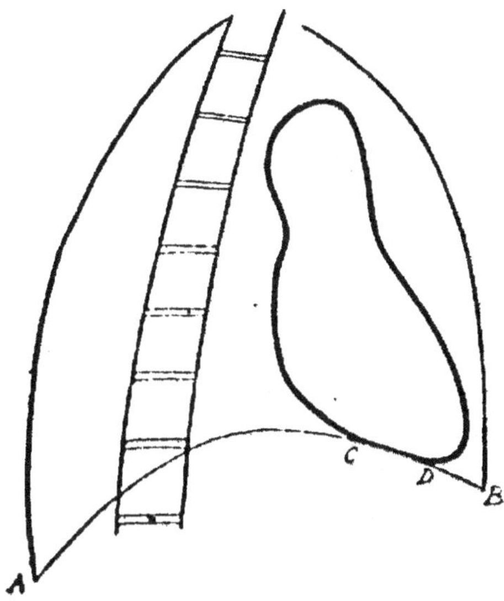

Fig. 9

Schéma des sinus costo-diaphragmatiques postérieur (A) et antérieur (B) et des sinus péricardo-diaphragmatiques postérieur (C) et antérieur (D), en position sagittale.

térieur (A); il est beaucoup plus profond et, dans l'inspiration, s'ouvre avec une amplitude beaucoup plus considérable que le sinus antérieur, qui se modifie à peine quand le diaphragme s'abaisse. Dans cette même position sagittale vous apercevez le sinus péricardo-diaphragmatique antérieur (D) et le sinus péricardo-diaphragmatique postérieur (C), plus prononcé et plus aigu; les déplacements de ces deux sinus sont peu accessibles à la vue. Retenez donc qu'en position sagittale l'explo-

25

ration du sinus costo-diaphragmatique postérieur peut, seule, fournir des renseignements précis. Il n'est pas nécessaire d'insister pour que vous conceviez, dès maintenant, l'importance séméiologique des modifications que les divers états pathologiques de la plèvre, du poumon et des organes sous-diaphragmatiques pourront apporter à la forme et au jeu des mouvements du diaphragme et de ces sinus.

c) Passons à *l'état pathologique*. Envisageons de suite un type clinique beaucoup plus fréquent qu'on ne le croit, *l'insuffisance respiratoire*. Presque à chacune de nos séances d'examens radioscopiques (et je ne manque jamais de le signaler aux élèves qui m'entourent) nous voyons des sujets dont le thorax paraît figé dans une immobilité de statue; ils n'ont pas l'air de respirer ; il faut les stimuler, les exciter, pour qu'ils se décident à faire des mouvements respiratoires volontaires qui amènent un certain déplacement de l'ensemble de leur cage thoracique, et, particulièrement de leur diaphragme; dans la respiration inconsciente normale, ils ne semblent pas respirer ; ce sont des *insuffisants respiratoire totaux*, ou, tout au moins des sujets *qui ne savent pas respirer*.

Je n'entre pas dans le détail de ce syndrome car il est classique et connu de tous. Je veux vous signaler surtout une catégorie d'insuffisants respiratoires qui est moins répandue et moins vulgarisée et que je crois très importante, parce qu'elle donne lieu à des erreurs de diagnostic fréquentes ; ce sont les *insuffisants respiratoires partiels* et, surtout les *insuffisants respiratoires du sommet*. Ce type clinique a été étudié par le Dr Giovanni Brescia (de Gênes) [1] et par moi-même [2]. Ces sujets sont pris communément pour des tuberculeux; ils présentent un habitus somatique et des troubles généraux imputables à l'anoxhémie qui évoquent ce diagnostic; comme l'examen physique décèle de la diminution de sonorité des sommets, de la diminution du murmure vésiculaire, de la dimi-

---

1. Giovanni Brescia (*Presse Médicale*, 9 décembre 1918).
2. Emile Sergent (Académie de Médecine, 11 mai 1920).

nution d'expansion, il n'en faut pas davantage pour tomber dans l'erreur, car il y a encore beaucoup de médecins qui considèrent ces signes comme caractéristiques d'une tuberculose en évolution. Ce n'est pas ici le moment d'entrer dans une discussion sur la valeur de cette interprétation. Restons sur notre terrain. Or, chez de tels sujets, vous constaterez aisément que le jeu des mouvements respiratoires, en particulier le jeu du diaphragme, est tout à fait insuffisant ; chez eux l'incursion diaphragmatique se déplace à peine sur un champ d'un centimètre. Leur ventilation pulmonaire est à peu près nulle. Or, par un artifice très simple, vous pouvez mettre en évidence la perméabilité fonctionnelle parfaite de leurs sommets ; placez-les derrière l'écran, faites-les tousser, et vous voyez leurs sommets, auparavant nuageux et voilés, s'éclairer complètement et garder une transparence normale pendant les trois ou quatre mouvements respiratoires qui suivent la toux, puis reprendre peu à peu leur teinte grisâtre.

Chez ces sujets, le diaphragme, dans la respiration inconsciente, ne bouge pas et c'est par cette insuffisance des mouvements du diaphragme qu'il faut expliquer l'insuffisance de ventilation des sommets.

La preuve en a été donnée par la constatation suivante, qui a une valeur expérimentale : chez des blessés de poitrine, chez lesquels l'hémidiaphragme droit avait été touché et restait immobilisé, F. Ramond a pu voir, comme je l'ai vu moi-même, des sommets absolument intacts, non touchés par une lésion quelconque, présenter une diminution fort nette de transparence tout en conservant la possibilité de s'éclaircir complètement par la toux. Cette constatation démontre l'importance du jeu du diaphragme dans l'insuffisance respiratoire des sommets. Dans tous les syndromes d'insuffisance respiratoire, aussi bien totale que partielle, la *rééducation* et *la gymnastique respiratoires* peuvent rendre des services appréciables. La radioscopie, s'ajoutant aux autres procédés de mensuration de la capacité fonctionnelle respiratoire, vous permettra, si vous la pratiquez à intervalles plus ou moins espacés, de constater, par les modifications survenues dans l'amplitude des mouvements respiratoires, les heureux effets de cette méthode thérapeutique.

Vous le voyez, cette étude rapide de l'insuffisance respiratoire m'a permis de vous montrer l'importance des renseignements que vous pourrez demander à l'examen radioscopique pour l'exploration des diverses parties de la cage thoracique et de l'appareil respiratoire, dans les mouvements respiratoires. Entrons dans quelques précisions et, pour cela, étudions successivement l'exploration des *sommets, des côtes* et *du diaphragme.*

Pour les *sommets,* la radioscopie vous révélera des modifications de *forme* et de *transparence,* d'autant plus appréciables qu'elles seront unilatérales : en cela, elle sera moins précise, souvent, que la radiographie ; mais, ce qu'elle vous donnera et ce que ne pourra pas vous donner la radiographie, c'est la valeur de l'*expansion des sommets pendant les grands mouvements respiratoires* et de leur *illumination par la toux,* constatations qui pourront éclairer singulièrement votre diagnostic.

De même pour le *gril costal* ; alors que la radiographie pourra vous révéler l'existence de lésions ou de fractures de côtes, que la radioscopie sera impuissante à déceler, la radioscopie, au contraire, vous permettra de reconnaître l'*immobilisation totale de la grande insuffisance respiratoire* ou l'*immobilisation partielle* de tout ou partie d'un hémithorax, du fait d'une fracture de côte, d'une névralgie intercostale, par exemple.

Mais c'est surtout pour l'étude du *jeu diaphragmatique* que l'examen radioscopique sera nécessaire et précieux. Je ne reviens pas sur ce que je viens de vous dire de l'immobilisation totale du diaphragme, telle qu'on l'observe dans la grande insuffisance respiratoire. Je n'ai en vue, maintenant, que l'immobilisation incomplète ou complète d'une des deux moitiés du diaphragme. L'*immobilisation incomplète* ou, plutôt, la diminution d'amplitude des mouvements d'un hémidiaphragme est celle qui s'observe à la suite de lésions inflammatoires, le plus souvent pleurales, qui ont laissé, derrière elles, des adhérences plus ou moins serrées ; dans ces cas, l'hémidiaphragme, au lieu de conserver sa forme de demi-coupole, est plus ou moins rectiligne, sa direction étant horizontale ou oblique, le plus souvent oblique de haut en bas et de dehors en dedans ; le cul-de-sac costo-diaphragmatique a disparu et, dans les grandes inspirations, le déplacement semble se faire sur une charnière qui siège au point d'adhérence des deux feuillets pleuraux, costal et diaphragmatique, à hauteur de la base du sinus disparu ; fort souvent, ce mouvement de charnière se combine avec la production de festons ou d'ondulations qui se dessinent tout le long du trajet diaphragmatique et qui sont dus à la présence de brides adhésives tirant sur le muscle comme des ris sur une toile tendue et poussée par le vent. L'*immobilisation complète* d'un hémidiaphragme est l'exagération de cet état ; ici, les déplacements respiratoires sont complètement supprimés ; la ligne diaphragmatique demeure immuable. C'est ce qu'on observe dans les grandes symphyses pleurales, qui s'accompagnent, en même temps, de l'immobilisation de tout l'hémithorax correspondant, ainsi qu'il est aisé de le constater par comparaison avec les déplacements de l'autre hémithorax, qui, même, sont exagérés et plus étendus que normalement. C'est ce qu'on observe aussi chez les sujets atteints de névralgie ou de paralysie du nerf phrénique, de cause quelconque (pleurésie diaphragmatique, compressions médiastinales, etc.) ; j'ai constaté cette immobilisation de l'hémidiaphragme chez des blessés de poitrine, chez lesquels le projectile, encore inclus parfois, avait lésé le nerf phrénique ; je l'ai constaté chez des blessés atteints directement dans la région du diaphragme, comme je vous l'ai dit, il y a un instant, en vous rappelant les observations de F. Ramond.

Chez certains sujets, on assiste à la production d'un mouvement tout à fait particulier qui est le *mouvement de bascule*. Ce mouvement est constitué par ce fait qu'une moitié du diaphragme ne suit pas l'autre moitié, mais manœuvre en sens inverse ; c'est le *signe de Kinboëck*, qui a surtout été observé chez les malades atteints d'hydro-pneumothorax. Voici ce qui se passe. Supposez un sujet atteint d'hydro-pneumothorax droit ; dans l'état de respiration inconsciente, vous constatez un certain refoulement de l'ombre cardio-aortique vers le côté gauche, par suite de la pression exercée par l'abondance de l'épanchement ; lorsque vous priez le sujet de respirer fortement, vous voyez se produire le phénomène : pendant l'inspiration (je suppose le diaphragme coupé par le milieu : voir fig. 8), l'hémidiaphragme gauche s'abaisse et le sinus costo-diaphragmatique s'ouvre largement ; au contraire, pendant ce mouvement, l'hémidiaphragme droit s'élève et le sinus correspondant s'émousse. La constatation est simple ; l'explication est discutée. Je passe sur l'exposé des diverses interprétations proposées et je ne retiens que celle-ci : au moment de l'inspiration, l'hémidiaphragme gauche s'abaisse ; en s'abaissant, il refoule tous les organes contenus dans la cavité abdominale : il en résulte que l'hémidiaphragme droit, qui n'a plus sa tonicité, qui est dans un état parétique, du fait de la lésion pleurale, ne résiste pas à la pression et se laisse refouler de bas en haut par la poussée abdominale.

Le mouvement de bascule s'accompagne, ici, d'un autre mouvement, que nous retrouverons quand nous nous occuperons de l'hydro-pneumothorax, mais que je ne puis passer sous silence dans cette leçon, par ce qu'il rentre dans le cadre des renseignements que peut seule donner la radioscopie. Je veux parler du *mouvement* de *balancement* du *médiastin*.

Pendant l'inspiration, le niveau du liquide contenu dans le plèvre s'élève ; il s'abaisse pendant l'expiration. Cette constatation peut s'expliquer par le refoulement provoqué par le mouvement de bascule. Cependant, cette explication ne convient pas à tous les cas. En effet, dans le cas d'hydro-pneumothorax gauche, cas dans lequel la présence de la poche à air gastrique permet de suivre plus nettement les mouvements du diaphragme, on peut constater, parfois, par l'immobilité de cette poche à air pendant les mouvements respiratoires, que

le diaphragme ne bouge pas et que, par conséquent, l'élévation du niveau du liquide pendant l'inspiration n'est pas due
au mouvement de bascule du diaphragme ; on doit donc admettre que, dans ces cas, pendant l'inspiration, tout le médiastin est refoulé sur le côté malade, comme on peut, d'ailleurs,
s'en assurer par l'examen radioscopique ; mais, il n'en est pas
toujours ainsi ; en effet, dans les grands épanchements hydro-
aériques, il est de règle de constater un déplacement du médiastin et du cœur vers le côté sain à l'état statique et la contre-
pression exercée, au moment de l'inspiration, par le poumon
sain, ne paraît pas suffisante pour vaincre la résistance. Cependant, ce mouvement de balancement du médiastin joue un
rôle qui ne peut être négligé dans le déplacement du niveau
liquide, pour certains cas, tout au moins, dans lesquels la
pression intra-pleurale du côté malade est peu élevée. L'intervention du facteur pression dans le mécanisme de ces divers
mouvements de déplacement est bien mise en lumière par une
observation que j'ai suivie pendant de longs mois. C'est celle
d'un malade, atteint de pyo-pneumothorax tuberculeux et que
j'ai traité avec succès par les ponctions évacuatrices suivies
d'insufflations d'azote ; quatorze ponctions furent nécessaires.
Or, au cours des dernières ponctions, alors que la pression du
liquide avait considérablement diminué et que le refoulement
du médiastin sur le côté sain était devenu bien moindre il
nous arriva, chaque fois, d'observer le phénomène suivant :
nous introduisions toujours le trocart aussi bas que possible,
de façon à épuiser presque entièrement le liquide ; à un moment
donné l'écoulement du liquide cessait ; nous avions la certitude
que le trocart, à ce moment, se trouvait au-dessus du niveau
de l'épanchement ; nous branchions ce trocart sur le tube de
caoutchouc en communication avec l'appareil de Kuss ; au
moment de commencer l'insufflation, nous nous en trouvions
empêchés par le reflux du pus, visible dans le petit index de
verre placé sur le trajet du tube. La seule explication possible était celle-ci : après l'évacuation du liquide, la pression
avait diminué dans la plèvre malade et le médiastin, ne se

trouvant plus retenu par cette contre-pression, s'était laissé refouler par la pression venant du poumon sain ; comme ce sujet présentait un signe de Kienboech très accentué, toutes les conditions se trouvaient réunies pour que, à partir de ce moment, le niveau du liquide s'élevât, au fur et à mesure que s'accentuait le refoulement progressif et continu du médiastin et l'élévation du diaphragme à chaque inspiration.

J'ai vu un fait tout à fait analogue chez un malade considéré depuis des semaines comme un névropathe atteint de tics. Il respirait avec un mouvement de bascule de l'hémithorax droit d'une façon rythmique. Il avait une sorte de tic spasmodique qui soulevait le bas de l'hémithorax, et, en même temps, une contraction de ses muscles sterno-cléido-mastoïdiens du même côté. Quand on l'examinait derrière l'écran radioscopique, on constatait un mouvement de bascule typique. M. Babinski, qui me demanda de l'examiner, n'acceptait pas que cet état fût purement névropathique. Or, il était intéressant de relever que, dans le passé, ce malade avait eu une pleurésie droite qui avait laissé des adhérences serrées de l'hémidiaphragme droit, lequel se présentait horizontal avec un sinus complètement bouché. Il y avait donc une cause, un point d'appel, qui causait le trouble des mouvements respiratoires.

Pour en finir avec l'étude radioscopique de la cinématique du diaphragme il me reste à vous parler des modifications que peuvent présenter les sinus costo-diaphragmatiques.

Beaucoup de médecins, qui se paient volontiers de mots, disent : sinus un peu obscurs, sinus s'ouvrant mal $=$ lésion du cul-de-sac pleural. Cela n'est pas toujours vrai, loin de là. La preuve, je vous l'ai donnée en vous parlant des insuffisants respiratoires. Chez eux, il n'y a pas de sinus costo-diaphragmatiques apparents, appréciables ; vous ne les voyez pas ; mais, quand vous invitez le sujet à faire une respiration extrêmement profonde, vous pouvez les distinguer ; c'est que, chez ces sujets, il n'y a pas de lésion pleurale, mais simplement une immobilisation fonctionnelle du diaphragme.

Inversement, vous voyez des sujets qui ont des sinus largement ouverts et très transparents ; et cependant, si vous faites une auscultation complète, une ponction exploratrice, vous acquérez la certitude qu'il y a un épanchement dans le cul-de-sac pleural. Mais la lame liquide est tellement mince qu'elle ne projette aucune ombre.

Méfiez-vous donc. Quand le cul-de-sac pleural contient une mince couche liquide, le sinus costo-diaphragmatique peut fort bien ne présenter aucune modification radioscopique ; d'autre part, un sinus bouché n'implique pas nécessairement la présence d'un épanchement ; il peut traduire simplement un état d'atelectasie pulmonaire avec épaississement de la séreuse (Maingot).

Ce qui est vrai, c'est que dans les lésions anciennes de la plèvre, qui ont laissé un état cicatriciel définitif, l'hémidiaphragme ne se présente pas simplement avec un sinus fermé ; il a perdu sa forme de demi-coupole et dessine un trajet plus ou moins rectiligne et oblique, à l'extrémité externe duquel les mouvements respiratoires se font comme sur une charnière, ainsi que je vous l'ai dit il y a un instant.

Quand vous verrez une telle image radioscopique, vous pourrez être sûrs que le sujet a eu une pleurésie ; interrogez-le, et vous en retrouverez l'existence dans un passé plus ou moins lointain.

II. — ÉTUDE DE LA MOBILITÉ DES IMAGES

Passons maintenant à l'étude de la mobilité des images, que l'on peut constater par la radioscopie et qu'il est impossible de constater par la radiographie.

a) *Toux.*—Je vous ai parlé incidemment des modifications que la *toux* peut apporter dans l'image radioscopique et en particulier dans celle des *sommets*. Rappelez-vous le phénomène de l'*illumination par la toux*. Rappelez-vous la possibilité de mettre en évidence par la toux la perméabilité parfaite des sommets dans le syndrome d'insuffisance respiratoire localisée aux sommets. Si, pour juger, vous n'avez que des radiographies, vous direz, en présence de ces sommets petits, nuageux, sans expansion, qu'ils sont touchés, qu'ils sont scléreux, alors que l'examen radioscopique vous permettra d'éviter cette erreur et de reconnaître qu'il s'agit simplement d'un trouble fonctionnel.

De même, la toux peut permettre de constater la parfaite mobilité d'un *diaphragme* qui, sans elle, paraît fixe et adhérent ; c'est ainsi que, toujours chez les insuffisants respiratoires, l'ouverture des sinus peut être extrêmement faible, alors qu'au moment de la toux, par suite du mouvement violent imposé au diaphragme, vous les voyez s'ouvrir. La toux peut également mettre en évidence la présence d'adhérences totales, ou partielles. Voici un diaphragme qui vous paraît normal dans sa forme, et ses déplacements, lorsque le sujet respire sans effort. Faites respirer largement le malade ; exigez qu'il fasse des respirations forcées ; vous allez voir le diaphragme ou l'une de ses deux moitiés seulement prendre une *forme festonnée* ou *ondulante* et, même, si la déformation est plus accentuée, une *forme anguleuse.* Pourquoi ? Regardez attentivement et vous remarquerez, descendant du hile, un ou plusieurs tractus sombres, très accentués, qui viennent s'insérer, comme un ris sur une voile, sur ce diaphragme ; le tiraillement est insuffisant pour que, dans la respiration inconsciente, peu profonde, les ondulations, les festons, la déformation anguleuse soient apparentes ; mais, dans la respiration forcée et, surtout, pendant la toux, elles se dessinent avec netteté ; de telles images radioscopiques indiquent la présence de brides ou d'adhérences partielles, plus ou moins lâches, reliquat de pleurites anciennes.

Les *mouvements costaux* sont, de même que l'expansion des sommets et les déplacements du diaphragme, précisés par la respiration forcée et par la toux. Il y a des sujets chez lesquels la respiration normale ne permet pas de constater la diminution d'amplitude des mouvements costaux et chez lesquels, si vous exigez une expiration forcée ou un effort de toux, vous constatez immédiatement un degré plus ou moins accentué d'immobilisation d'un hémithorax. Voici un sujet atteint d'une névralgie intercostale très douloureuse ; il immobilise instinctivement son hémithorax correspondant ; en voici un autre, qui n'a qu'une névralgie peu intense ; celle-ci n'entraîne qu'une diminution peu appréciable de l'amplitude des mouvements respiratoires ; mais, dans la respiration forcée ou à l'occasion de la toux, brusquement l'incursion thoracique s'arrête dans sa course.

La toux met également en évidence un fait important qui sert à apprécier si certaines ombres projetées sur l'écran sont dues à des lésions siégeant dans l'épaisseur des parois thoraciques ou des lésions siégeant dans le parenchyme pulmonaire ; la distinction repose sur la *mobilité* ou *l'immobilité des ombres*, par rapport aux déplacements costaux.

Prenons le cas des *corps étrangers*, que nous avons vu en si grand nombre pendant la guerre, et même depuis. Un corps étranger qui se projette dans la plage pulmonaire, peut siéger dans la paroi ou dans le poumon. S'il siège dans la paroi, il se déplace avec les côtes et son déplacement est peu étendu ; s'il siège dans le poumon, il se déplace en sens inverse des côtes et ses déplacements, plus étendus, le sont d'autant plus que la respiration est plus profonde ou que le sujet tousse.

Il en est de même pour certaines ombres qui dénotent l'existence de *foyers tuberculeux*, de *tumeurs intra-pulmonaires ;* la toux les met en mouvement ; tandis que des ombres provenant de lésions costales (*cals osseux, tumeurs, abcès froids*), sont beaucoup moins mobiles et suivent les déplacements costaux.

La *caverne*, je l'ai dit dans la première leçon, peut très bien être simulée sur l'écran, comme elle l'est sur la plaque radiographique, par la projection sur un même plan de lésions siégeant sur des plans différents du parenchyme pulmonaire et qui, en certaines positions, se juxtaposent de telle façon qu'elles dessinent une circonférence plus ou moins complète circonscrivant un espace clair. Si vous variez la position, l'illusion s'évanouit ; le cercle se rompt et vous voyez apparaître,

plus ou moins distantes les unes des autres, une série de petites taches sombres, dont chacune correspond à la projection
isolée d'un des nodules. S'il s'agit réellement d'une caverne,
celle-ci peut fort bien n'être perceptible que dans telle ou telle
position du sujet ; mais, vous avez un autre moyen pour asseoir votre conviction ; faites tousser le malade et vous verrez le cercle se rétrécir, à l'instar d'une petite bourse dont on
serrerait les cordons ; parfois même, si la caverne est assez
grosse et contient du liquide, vous apercevrez un petit mouvement de clapotis ; ces deux caractères feront défaut s'il s'agit
d'une fausse image cavitaire.

De même dans l'*hydro-pneumothorax*, quelle que soit la
nature du liquide épanché, la toux met en mouvement le niveau du liquide et vous voyez se produire des vagues ondu-
lantes plus ou moins accentuées.

b) *Changements de position.* — Si la toux peut vous donner, dans l'étude de la mobilité des images radioscopiques,
de précieux renseignements, les *changements de position* sont
capables aussi de vous apporter d'utiles indications. Nous
venons de le voir à propos des fausses images cavitaires.

Voici un hydro-pneumothorax dont je fais passer la radiographie ; le malade est vu de face en position verticale (fig. 10) ;
en voici un autre, en position inclinée (fig. 11) ; dans l'un
comme dans l'autre, le niveau reste horizontal, comme tous
les niveaux de liquide. La radiographie peut vous donner ces
deux images, chez le même malade, mais elle exige deux épreuves successives, tandis que, avec la radioscopie, il vous suffit
de changer la position du malade, de l'incliner dans tous les
sens, pour vous assurer que le niveau reste horizontal et que,
par conséquent, il s'agit d'un épanchement liquide. Si, au
contraire, la ligne horizontale qui marque la limite supérieure
de l'ombre ne correspond pas à un épanchement liquide, mais,
par exemple, à une déformation du diaphragme, fixé par des
adhérences du sinus, elle suivra les déplacements imprimés à
la position du tronc et l'illusion de l'horizontalité disparaîtra.
Il y a des cas dans lesquels cette manœuvre est extrêmement

importante ; rappelez-vous, à ce propos, le pneumothorax à deux niveaux, dont je vous ai montré la radiographie dans la première leçon (fig. 12). L'examen radioscopique donne ici des indications caractéristiques en montrant que, dans toutes les positions, les deux niveaux restent toujours horizontaux et parallèles, tandis que, si le niveau inférieur avait correspondu à l'ombre du diaphragme, soudé par des adhérences, il aurait suivi les diverses inclinaisons de la cage thoracique et pris leur direction.

Les mêmes réflexions s'appliquent aux cas d'hydro ou de pyo-pneumothorax partiels.

Dans tous ces cas, la présence d'une poche à air, au-dessus du liquide, donne une image tellement caractéristique que le diagnostic radioscopique s'impose. Je vous signale, cependant, une erreur que j'ai vu commettre et qui consiste à prendre pour un hydro-pneumothorax enkysté de la base gauche une grosse poche à air gastrique visible au-dessus du contenu liquide, à niveau horizontal, de l'estomac; il vous suffira, si vous hésitez, de recourir à l'épreuve de l'ingestion de lait bismuthé sous l'écran pour dissiper la confusion.

Lorsqu'il s'agit d'épanchements pleuraux exclusivement liquides, le diagnostic radioscopique est plus délicat. On peut se demander si, dans certains épanchements pleuraux, l'ombre de l'hémithorax est bien due à la présence de liquide ou bien si elle n'est pas simplement le fait d'une grosse symphyse ou d'une grosse lésion pulmonaire. La limite supérieure de l'ombre, un peu floue, peut correspondre aussi bien à la limite supérieure d'un épanchement qu'à celle d'un épaississement quelconque de la plèvre ou du poumon ; si vous avez affaire à une grosse symphyse ou à une grosse condensation pulmonaire, vous aurez beau changer la position du sujet, l'ombre restera toujours la même ; si, au contraire, il s'agit d'un épanchement, vous pourrez voir la limite supérieure de la zone opaque modifier sa courbe et sa direction ; vous trouverez, ainsi, dans l'examen radioscopique un élément d'information qui n'est pas toujours sans importance et qui apporte, d'ailleurs, une confirmation très remarquable aux données cliniques et, particulièrement, aux enseignements de Damoiseau.

c) *Mouvements transmis.* — Quand on examine, du point de vue respiratoire, un malade derrière l'écran radioscopique, il arrive parfois d'apercevoir des ombres médianes, plus ou moins étendues, qui, *a priori*, peuvent en imposer, soit pour une *dilatation* ou un *anévrisme aortique,* soit pour une *tumeur du médiastin* ou pour une *médiastinite.* S'il s'agit d'une dilatation ou d'un anévrisme aortique, vous verrez, sur la limite de la zone d'ombre, des battements synchrones avec les mouvements cardiaques, du moins dans la majorité des cas ; bien souvent cependant, il y a autour de l'aorte dilatée une réaction inflammatoire plus ou moins intense du médiastin et cette péri-aortite forme un manchon qui peut supprimer plus ou moins complètement la visibilité de ces battements. Dans le cas où les battements seront visibles l'examen radioscopique seul vous permettra de les constater. Une radiographie ne vous donnera jamais qu'une ombre immuable et fixe qui pourra, dans un cas comme dans l'autre, présenter une forme analogue (fig. 13 et 14).

Beaucoup d'ombres de tumeurs du médiastin, d'abcès froids costaux (fig. 15), sont absolument comparables à ces ombres d'ectasie aortique et ne peuvent être différenciées que par la radioscopie, lorsque les battements aortiques sont perceptibles. Ces battements aortiques peuvent se transmettre à *des corps étrangers intra-thoraciques* et cette constatation permet de préciser le siège du corps étranger : elle a, dans deux cas, que j'ai observés, fait renoncer à une extraction dont les dangers auraient été considérables.

Ces battements peuvent aussi se transmettre à la couche liquide d'un hydro-pneumothorax. Les petites ondulations de la ligne de niveau, synchrones avec les battements cardiaques, en sont la preuve. Ces ondulations transmises sont comparables, du point de vue radioscopique, aux mouvements d'élévation et d'abaissement successifs de la ligne de niveau, synchrones avec les mouvements respiratoires, dont je vous ai parlé précédemment.

Enfin, il est une deuxième catégorie de mouvements transmis dont la radioscopie peut donner une image caractéristique, c'est celle qui est représentée par les larges ondulations en forme de vagues et de clapotis qui sont provoquées par *la succussion hipporralique* dans l'hydro-pneumo-thorax.

Voilà donc toute une importante série de notions que la radioscopie, seule, est capable de vous apporter. A cette série s'ajoutent encore deux précieuses variétés d'informations : la possibilité de recueillir rapidement une *série d'images* et celle de pratiquer avec précision sous l'écran, le *repérage* de certaines lésions, de certains corps étrangers, de certains points douloureux.

d) *Séries d'images rapides.* — C'est la conséquence même de la méthode et de la technique radioscopiques. En quelques secondes vous pouvez examiner le sujet dans les positions les plus variées : frontale, dorsale, sagittales, obliques ; et ainsi, sur place, vous pouvez vous faire une idée nette du siège, de la forme, de la mobilité des lésions correspondant aux ombres et aux clartés projetées sous vos yeux.

e) *Repérage sous l'écran.* — Par la comparaison de ces séries d'images rapides vous pouvez repérer avec une très grande approximation le siège d'un corps étranger, d'une lésion. C'est ainsi qu'il nous a été possible de localiser (fig. 15) dans la paroi sterno-costale profonde, un abcès froid, qui, tout d'abord, avait été pris pour une tumeur du médiastin. De même, vous pouvez, en repérant exactement certains points douloureux, préciser ou réviser un diagnostic. C'est ainsi que, dernièrement, nous avons pu confirmer sous l'écran l'existence d'une cholécystite qui avait été confondue, jusque-là, avec une pleurésie diaphragmatique.

CHAPITRE III

ÉTUDE ANALYTIQUE DES RENSEIGNEMENTS QUI NE PEUVENT ÊTRE FOURNIS QUE PAR LA RADIOGRAPHIE OU QUI SONT MIEUX PRECISES PAR ELLE QUE PAR LA RADIOSCOPIE

Dans la précédente leçon nous nous sommes occupés des renseignements que, seule, la radioscopie peut fournir, par ce fait que, seule, elle permet d'étudier la cinématique respiratoire et d'observer les organes en mouvement, ce que la radiographie ne peut donner, puisqu'elle fixe des images immuables.

Aujourd'hui, nous ferons l'étude analytique des renseignements qui ne peuvent être fournis que par la radiographie ou qui sont mieux précisés par elle que par la radioscopie. Puis, lorsque nous aurons terminé cette étude analytique, nous pourrons aborder la discussion du diagnostic radiologique des affections des diverses parties de l'appareil respiratoire, prises en particulier, en indiquant, pour chacune d'elles, la valeur des renseignements qu'il convient de demander à l'emploi successif et coordonné des deux procédés.

I. — Renseignements mieux précisés par la radiographie que par la radioscopie

Peut-on obtenir par la radiographie des renseignements plus précis que ceux obtenus par la radioscopie, pour ce qui est du *siège* des lésions ?

Non, parçe que la radiographie ne peut donner qu'une image fixe, tandis que, derrière l'écran radioscopique, on peut faire mouvoir le sujet et recueillir, séance tenante, une variété d'images beaucoup plus considérable, en même temps que des images mobiles représentant les déplacements provoqués par les mouvements, par la toux.

Cependant, par le fait même que la radiographie, en raison de sa sensibilité plus grande, peut déceler des lésions qui échappent à l'examen radioscopique, vous concevez aisément qu'elle pourra vous renseigner plus complètement sur le *nombre* des lésions et vous faire découvrir des lésions multiples, alors que la radioscopie ne vous aura permis d'apercevoir qu'une localisation unique ; de même, la radiographie pourra vous montrer que l'*étendue* de la lésion est plus considérable que la radioscopie ne paraissait l'indiquer. Nous reviendrons sur ces considérations, bien des fois, dans les leçons suivantes.

Quant à la *forme*, aux *contours* de l'image, il est certain que la radiographie est beaucoup plus précise, plus explicite, que ne peut l'être la radioscopie. Regardez cette radiographie (fig. 16), que j'ai déjà fait circuler pendant la première leçon ; c'est celle d'un cancer du poumon, que nous avons pris tout d'abord pour un kyste hydatique, en raison de la forme arrondie, à contours nets, de l'ombre. Mais, alors que la radioscopie indiquait des contours nets, la radiographie montra que les bords n'étaient pas nettement arrondis, qu'ils étaient irréguliers, poussant de petits prolongements, et, qu'en outre, il existait de petits foyers nodulaires, essaimés à distance, de teinte pâle et à bords flous, que la radioscopie n'avait pas permis d'apercevoir. Donc, ici, la radiographie a fourni des renseignements plus précis quant à la *forme*, aux *contours*, à l'*étendue* et au *nombre* des lésions. C'est là une notion extrêmement importante et dont vous saisirez toute la valeur quand nous étudierons le diagnostic radiologique de la tuberculose pulmonaire. Elle est une des vérités que vous ne devrez jamais oublier lorsque vous demanderez à l'exploration radiologique un guide pour votre diagnostic et votre pronostic.

II. — Renseignements décelés par la radiographie et non fournis par la radioscopie

Les exemples précédents nous servent déjà de transition.

En voici d'autres, plus démonstratifs encore de la sensibilité plus grande de la radiographie.

Prenons, par exemple, les *lésions osseuses* et, en particulier, celles des *côtes*. Voici la radiographie d'un malade que j'ai eu l'occasion de voir, quand j'étais médecin-chef de l'hôpital militaire du Vésinet, et chez lequel nous avons pu constater, avec mon collaborateur Gabriel Delamare, l'existence de calcifications très accentuées des cartilages costaux. Inutile de vous dire que l'examen radioscopique n'avait pas décelé ces lésions et qu'il a fallu faire une radiographie pour les mettre en évidence (fig. 17). Tous ceux qui ont fait un nombre suffisant d'examens radioscopiques savent combien il est difficile de voir le contour net des côtes, et, par conséquent, de distinguer une ostéite costale, si elle n'est pas considérable. Il en est de même pour la décalcification du squelette costal, qu'on a observée si fréquemment chez les blessés de poitrine et qu'on a attribuée à un trouble trophique lié à la névrite intercostale et comparable à celui qu'on observe dans le squelette des membres, à la suite de blessures des nerfs.

Cette sensibilité plus grande de la radiographie trouve une autre preuve dans l'examen radiologique des fractures de côtes. Voici des radiographies (fig. 18) de blessés de poitrine chez lesquels l'examen radioscopique a été muet, alors pourtant qu'il y avait de grands délabrements thoraciques. Voici une radiographie prise en position ventrale ; vous voyez que, dans la région sous-axillaire, le contour thoracique est irrégulier et que le dessin des côtes, en ce point, se perd dans un enfoncement nuageux que la radioscopie n'avait pas indiqué.

Voici toute une série de radiographies analogues.

En voici une sur laquelle vous distinguerez, dans l'ombre

diffuse des lésions sous-jacentes à l'enfoncement thoracique, un éclat d'obus, qui avait échappé à l'examen radioscopique (fig. 35).

J'ai vu au Vésinet un blessé qui avait reçu, trois mois auparavant, plusieurs petits éclats d'obus dans le sternum ; ces éclats avaient été retirés, mais avaient laissé des foyers d'ostéite suppurante. Vous savez combien l'ombre médiane est opaque, en raison de ce fait qu'elle est constituée par la superposition des ombres de la colonne vertébrale, des organes du médiastin, de l'aorte, du sternum ; aussi bien ne pouvez-vous espérer que la radiographie vous donnera, ici, plus de renseignements que la radioscopie, si vous la faites en position antéro-postérieure. Mais, si vous la faites en position sagittale ou oblique, elle pourra vous donner des renseignements que la radioscopie sera impuissante à fournir. C'est ce que nous avons pu constater chez notre blessé du sternum. La radiographie a montré que les bords du contour sternal, vus en position sagittale, étaient irréguliers, flous, légèrement bombés, confirmant ainsi l'existence de l'ostéite reconnue par l'examen clinique.

Donc, la radiographie peut préciser et déceler l'existence de lésions osseuses que la radioscopie ne permet pas de distinguer. Elle peut révéler également l'existence d'*ombres peu opaques*, que la radioscopie est incapable de déceler et qui correspondent aux lésions les plus diverses de l'appareil respiratoire.

Il y a des sujets qui présentent des signes généraux et fonctionnels incontestables de tuberculose pulmonaire avec expertoration bacillifère positive et chez lesquels les signes stéthoscopiques sont nuls ou trop peu accentués pour permettre de localiser la lésion. L'examen radioscopique n'est pas plus démonstratif, et, si on s'en tient là, on s'arrête à cette idée qu'il est certain que le sujet est porteur d'une lésion active, puisqu'il crache des bacilles, mais qu'on ne peut pas parvenir à la localiser. Si on pousse plus loin l'examen, si on fait une radiographie, on aperçoit, plus ou moins nette, une image qui, enfin, fixe le siège de la localisation ; c'est, bien souvent, une petite image cavitaire, dont le contour se projette sous la forme d'un petit anneau, mince, de teinte pâle plus ou moins accentuée, circonscrivant un espace dont la clarté ne paraît pas beaucoup plus lumineuse que celle de la zone qui environne le cercle. Il y a donc des cavernes que la radiographie seule met en évidence et cela d'autant mieux qu'elle est faite dans des conditions d'instantanéité que je vous préciserai. Ce qui est vrai pour la caverne unique, cas exceptionnel d'ailleurs, l'est encore plus pour certaines images pulmonaires qui sont en rapport avec des infiltrations tuberculeuses à tendance progressive, caséo-ulcéreuse, qui aboutissent à cette formation radiologique décrite sous le nom d'image *en mie de pain* ou en *nid d'abeilles*. Il est bien exceptionnel que, derrière l'écran radioscopique, on puisse apercevoir cette image en mie de pain ou en nid d'abeilles ; mais, si l'on fait une radiographie, elle apparaît d'une façon très nette, avec cet aspect très particulier d'une série de petits ronds, plus ou moins espacés, entourés de zones plus ou moins foncées, circulaires, tangentes les unes aux autres.

Bien souvent vous pourrez reconnaître la nécessité de recourir ainsi à la radiographie. Lorsque vous aurez constaté des signes stéthacoustiques traduisant la présence de lésions cavernuleuses des sommets, vous vous étonnerez de ne distinguer, derrière l'écran radioscopique, qu'une ombre plus ou moins opaque, mouchetée, mais ne présentant pas cependant l'aspect que vous attendiez. Seule, la radiographie vous le donnera.

J'en dirai autant de certaines pommelures. Vous examinez un sujet en période d'évolution progressive, avec une température en clocher ; ses crachats fourmillent de bacilles ; votre oreille perçoit des signes localisés sur une étendue plus ou moins restreinte ; vous faites un examen radioscopique et vous constatez des lésions beaucoup plus étendues que celles que votre oreille vous avait permis tout d'abord de soupçonner, et, cependant, vous n'avez point tout vu encore ; car, si vous faites une radiographie, vous reconnaissez l'existence de pommelures, en teinte pâle, discrètes, que la radioscopie n'avait pas décelées.

Vous pouvez voir sur la radiographie que voici l'image de lésions étendues à tout le poumon droit avec des taches nodulaires et des pommelures, plus sombres, de place en place ; et, du côté gauche, un sommet uniformément voilé, un peu gris par comparaison avec la clarté du reste du poumon.

Or, la radioscopie avait seulement montré un sommet droit et un poumon droit un peu mouchetés.

Il en est de même pour bon nombre d'arborescences et de scléroses broncho-pulmonaires et pour certains ganglions péri-trachéo-bronchiques qui sont indécelables par la radioscopie. Je n'insiste pas ; nous aurons l'occasion de revenir sur ces données, en étudiant le diagnostic radiologique des diverses affections de l'appareil respiratoire.

Si la radiographie donne des renseignements que la radioscopie ne donne pas, ce n'est pas seulement parce qu'elle est plus sensible ; il faut aussi tenir compte d'un facteur extrêmement important : les *mouvements respiratoires*.

Pendant l'examen radioscopique le sujet respire ; si bien que, du fait des mouvements respiratoires, les images se succèdent rapidement et que vous ne pouvez les dissocier. Lorsqu'on faisait les radiographies avec des poses assez longues, le sujet faisait des mouvements respiratoires ; si superficiels qu'ils fussent, ces mouvements avaient pour effet de brouiller l'image ; aussi bien, lorsque l'image projetée était peu opaque, elle s'estompait et se perdait dans une teinte grise, uniforme, du champ pulmonaire.

Aujourd'hui, les perfectionnements de la technique permettent de faire des *radiographies instantanées* ; grâce à ce procédé il est devenu possible d'enregistrer des images, qui, auparavant, n'avaient jamais pu être saisies.

Je dois à mon ami Ribadeau-Dumas de très belles radiographies, que je vous montrerai, lorsque nous étudierons le diagnostic radiologique de la tuberculose et sur lesquelles vous apercevrez, avec une remarquable netteté, de nombreuses granulations étroitement serrées dans les deux champs pulmonaires d'un jeune enfant.

La radiographie instantanée est seule capable de déceler la présence de petits corps étrangers restés inclus dans la cage thoracique. Et cela peut être d'une grande importance, en matière d'expertises militaires, lorsqu'il s'agit d'apprécier si un ancien blessé de poitrine conserve encore un éclat de projectile susceptible, par son siège, de provoquer les accidents et les troubles dont il se plaint et qu'on a quelquefois tendance à rattacher à l'exagération sinon à la simulation. Tel est le cas, en particulier, pour certains blessés de poitrine qui conservent de petits éclats irritant les nerfs du médiastin et donnant naissance au syndrome que j'ai décrit avec P. Pruvost et Labro.

Voilà donc une série de notions qu'il est tout à fait nécessaire de bien garder dans l'esprit et sur lesquelles j'insiste auprès de vous.

Un autre avantage de la radiographie est le suivant. Ainsi que je vous l'ai dit, la radiographie permet de conserver une *image-témoin*, image beaucoup plus exacte, beaucoup plus fidèle, beaucoup plus précise, que ne l'est un calque radioscopique. Un calque n'est qu'un schéma, tandis que la radiographie, c'est une photographie, c'est quelque chose de sincère, d'exact, qui est pris sur le vif. Si, dans la suite, vous voyez de nouveau le malade, il vous sera facile, en prenant une nouvelle radiographie, de vous rendre compte des modifications survenues dans son état. Rapprochées les unes des autres, comparées entre elles, ces images-témoins ont une importance considérable, surtout si vous avez conservé des témoins analogues des constatations que vous avez faites antérieurement à l'aide des autres moyens d'exploration clinique (auscultation, mesures de la capacité fonctionnelle, etc.). Ici, apparaît la nécessité de conserver des *notations graphiques*, uniformément admises par tous les médecins et qui facilitent grandement leurs appréciations, lorsqu'ils ont à examiner, à intervalles plus ou moins espacés, le même malade.

Si la radiographie a des avantages incontestables, elle a aussi ses *inconvénients*. Je n'en citerai jamais de meilleur exemple que celui que j'ai déjà donné à plusieurs reprises, à savoir que la radiographie projette sur un plan unique l'image de lésions qui sont réparties sur des plans différents, et que, par conséquent, il peut arriver que, dans une position quelconque, ces images se projettent de telle façon qu'elles donnent l'apparence d'une lésion qui n'existe pas : telle l'image de la fausse caverne, erreur que la radioscopie, au contraire, évitera ou redressera.

٭
٭ ٭

Voilà, certes, des notions bien banales. Il est indispensable d'en être imprégné, et c'est pourquoi j'ai cru nécessaire, au risque de paraître trop « élémentaire », de les grouper dans une vue critique générale.

Je suis convaincu qu'il y a une quantité de médecins qui n'ont pas l'expérience de la radioscopie et de la radiographie et qui s'imaginent qu'ils pourront obtenir de l'exploration radiologique des renseignements qu'elle ne pourra pas leur donner ou que, tout au moins, elle ne pourra leur donner que si elle est faite dans des conditions déterminées et si il ne lui est pas demandé plus que ce qu'elle peut fournir.

II

DIAGNOSTIC RADIOLOGIQUE
DES DIVERSES AFFECTIONS
DE L'APPAREIL RESPIRATOIRE

L'étude analytique des renseignements qui peuvent être demandés à la radioscopie et à la radiograpie nous conduit tout naturellement à grouper dans une sorte d'exposé synthétique le diagnostic radiologique des diverses affections de l'appareil respiratoire par l'emploi successif et coordonné des deux procédés.

En vérité, je devrais, tout d'abord, vous décrire l'image radioscopique et radiographique d'un appareil respiratoire normal. J'en ai indiqué les caractères principaux dans les chapitres précédents, surtout en ce qui concerne l'image radioscopique ; je donnerai, chemin faisant, quelques précisions, en commençant l'étude radiologique de chacune des principales parties de l'appareil respiratoire. Je me borne simplement à vous rappeler la nécessité de connaître ces caractères, tels qu'ils se présentent dans les *différentes positions du malade*. Je souligne également les *différences de clarté* qui, normalement, sont nettement perceptibles entre les diverses régions des champs pulmonaires (fig. 19). Souvenez-vous que les bases sont toujours plus claires que le reste des champs pulmonaires, surtout dans l'inspiration forcée, et que l'intensité de la luminosité est plus accentuée pendant l'inspiration que pendant l'expiration. Souvenez-vous des modifications des diverses parties de la cage thoracique pendant les mouvements respiratoires et pendant la toux et ne négligez pas d'apprécier et de mesurer l'amplitude de ces déplacements et particulièrement des déplacements du diaphragme et de ses sinus.

J'ai hâte d'arriver au diagnostic radiologique des *images anormales*.

CHAPITRE PREMIER

CAGE THORACIQUE

1° Côtes. — Je vous ai montré (fig. 17) une radiographie des *cartilages costaux en voie de calcification*. Je vous ai parlé aussi des *décalcifications costales*. Je n'y reviens pas.

Je vous ai montré également des radiographies de *fractures de côtes* et je vous ai dit que, dans le plus grand nombre de cas, il vous faudra recourir à la radiographie pour apercevoir nettement ces fractures. En effet, surtout s'il s'agit de blessures de guerre, le traumatisme ne s'est pas borné à fracturer une ou plusieurs côtes ; il a provoqué de gros désordres intra-thoraciques, des épanchements pleuraux, des réactions inflammatoires pleuro-pulmonaires, qui donnent une ombre plus ou moins opaque et diffuse. L'examen radioscopique révèle cette opacité mais est impuissant à montrer les fractures costales, à moins que l'effondrement thoracique ne soit considérable. Par contre, l'examen radioscopique permet de constater l'immobilisation partielle ou totale de l'hémithorax correspondant, que la radiographie ne saurait indiquer. Il permet, en outre, grâce aux changements de position du malade derrière l'écran, de juger, parfois, de l'étendue ou de la multiplicité des destructions costales, que la radiographie vient ensuite confirmer et préciser. Dans la période de guerre, où l'on avait affaire à des lésions pathologiques qui n'étaient pas prévues, qui étaient livrées aux hasards du traumatisme, on a pu voir nombre de blessés chez lesquels l'examen clinique ne permettait pas de soupçonner l'importance des désordres thoraciques que révélait l'exploration radiologique.

Sur les côtes, il est assez fréquent de voir se développer des *abcès froids*; dans mon service, où dominent les pulmonaires et les tuberculeux, nous en voyons souvent. Ces abcès froids costaux donnent parfois des images extrêmement intéressantes; leur étude radiologique est un des meilleurs exemples que je puisse donner de la nécessité qu'il y a de combiner la radiographie avec la radioscopie. Voici la radiographie d'un sujet porteur d'un abcès froid costal (fig. 15); sur le bord droit de l'ombre médiane vous apercevez une masse opaque, arrondie, à contours nets, qui semble prolonger l'ombre cardiaque et occupe l'étendue de deux espaces intercostaux. Cette masse opaque, vue sur une radiographie, n'a aucun caractère particulier; elle peut aussi bien être l'ombre projetée d'un anévrisme que celle d'une tumeur du médiatin par exemple. L'examen radioscopique, en quelques secondes, fut démonstratif; par les changements de position du sujet, nous pûmes reconnaître que cette ombre correspondait à un épaisissement du plastron sterno-costal et qu'elle traduisait une lésion osseuse développée sur la face postérieure de ce plastron ; ce diagnostic, révélé par l'exploration radiologique complète, fut confirmé par l'évolution ultérieure.

Ce qui est vrai pour les abcès froids, l'est aussi pour certaines *tumeurs osseuses*. Je n'ai pas de radiographie à vous montrer, mais je me rappelle un malade chez lequel des douleurs extrêmement violentes furent prises pendant plusieurs semaines pour une névrite intercostale, alors qu'elles étaient entretenues par l'évolution d'un *sarcome* costal développé sur la face interne d'une côte et ne provoquant aucune modification extérieure appréciable de la cage thoracique. La persistance et l'aggravation des douleurs nous conduisirent à recourir à l'exploration radiologique; le fait se passait il y a vingt ans, c'est-à-dire à une époque où la radiologie n'était point encore d'un emploi courant. Une radioscopie nous fit apercevoir le sarcome qui, déjà, formait une masse volumineuse, projetant son ombre sur le champ pulmonaire. Ce fut en variant la position du malade qu'on put affirmer que l'affection était d'origine costale.

2° STERNUM. — L'exploration radiologique n'apporte guère de renseignements pour le diagnostic des lésions du sternum ; je vous rappelle cependant le cas que je vous ai signalé il y a un instant et celui que je vous ai rapporté dans la dernière conférence, cas dans lesquels une ostéite sternale put être reconnue par l'exploration radioscopique en position sagittale.

3° COLONNE VERTÉBRALE. — Il n'entre pas dans mon programme de m'occuper du diagnostic radiologique du mal de Pott ni des diverses lésions vertébrales (spondylose, tumeurs, etc.). Je ne retiendrai que les *déformations scolioli-ques* qu'on observe si souvent au cours des affections de l'appareil respiratoire et qui se traduisent en radiologie par la forme en S, plus ou moins accusée, de l'ombre médiane, en position antéro-postérieure et par l'élargissement en demi-lune de l'espace clair médian, en position oblique.

4° DÉFORMATIONS THORACIQUES. — Cette allusion rapide à la scoliose m'amène à vous entretenir des diverses déformations thoraciques qu'on peut observer dans les affections de poitrine. Je n'insisterai pas sur les *difformités considérables* du thorax qu'on peut observer chez les *grands scoliotiques*, chez les *gibbeux*, et qui bouleversent la statique et la cinématique des organes intra-thoraciques. J'envisagerai surtout les *déforma-tions post-traumatiques* que l'on observe si souvent chez les grands blessés de poitrine et qu'on peut prévoir dès les accidents initiaux, lorsque les délabrements sont considérables. Elles sont, dans une certaine mesure, comparables aux *défor-mations post-opératoires* consécutives à l'empyème. Lorsque les pertes de substance du squelette thoracique sont peu importantes, ces déformations, consécutives aux complications pleuro-pulmonaires de la blessure, rappellent celles qu'on constate chez les *anciens pleurétiques* ; elles sont le fait de symphyses, d'adhérences totales ou partielles, et se caractérisent par des rétractions plus ou moins profondes, qui, lorsqu'elles sont très étendues, s'accompagnent de scoliose, d'étroitesse et d'obliquité plus grande des espaces intercostaux, le tout se confondant dans une ombre plus ou moins opaque.

La radiographie vous donne ici des images plus fines et plus précises que la radioscopie. Elle a, de plus, l'avantage, de laisser entre vos mains des images-témoins avec lesquelles vous pourrez comparer des radiographies ultérieures. Et cette comparaison sera du plus grand intérêt dans les cas où il s'agira de *déformations temporaires*, amendables plus ou moins largement par la gymnastique respiratoire. En pareil cas, l'examen radioscopique s'ajoutera utilement aux images-témoins tirées de la radiographie en permettant de mesurer la diminution de l'immobilisation thoracique et de constater le retour à l'amplitude normale des mouvements respiratoires.

5° DIAPHRAGME. — De même, la radiographie et la radioscopie combinées, mais surtout, ici, la radioscopie, vous permettent de vous rendre compte de certaines déformations de la région diaphragmatique ; je me suis suffisamment étendu sur ce sujet, dans les conférences précédentes, pour ne pas insister longuement.

Le diaphragme peut présenter un certain nombre de déformations que l'emploi combiné de la radiographie et de la radioscopie permet de préciser. Par exemple, un sujet, à la suite de lésions pleurales plus ou moins anciennes, conserve quelques adhérences fines ; à peine distinguez-vous, pendant qu'il respire profondément, un léger feston. Mais, si vous faites une radiographie instantanée, vous précisez l'image et vous voyez que ce feston correspond à l'existence d'un petit tractus qui vient se fixer sur la coupole diaphragmatique et la tiraille en lui enlevant toute sa liberté de mouvement. Ces constatations ont une réelle importance pratique dans certains cas ; lorsqu'il s'agit, par exemple, de discuter l'opportunité du pneumothorax artificiel, il y a un gros intérêt à connaître le degré de liberté des mouvements du diaphragme et des adhérences de la base.

Certaines déformations diaphragmatiques sont dues à la présence de *tumeurs hépatiques* ; vous connaissez la déformation si particulière provoquée par les *kystes hydatiques de la convexité du foie.*

Je vous ai déjà parlé de l'élévation du diaphragme dans sa moitié gauche par la présence d'une *poche à air gastrique* volumineuse et je vous ai dit que l'image radiologique qui en résulte peut parfois en imposer pour un hydro-pneumothorax enkysté de la base.

Enfin, je vous signale l'abaissement et l'aplatissement total de la coupole diaphragmatique chez les *grands emphysémateux.*

Je ne reviens pas sur ce que je vous ai dit dans les conférences précédentes des déformations diaphragmatiques liées aux *épanchements pleuraux* et aux *symphyses.*

CHAPITRE II

MÉDIASTIN

Quand on veut faire l'examen radiologique du médiastin, il est indispensable d'examiner le malade dans toutes les positions, et, par conséquent, de recourir toujours à l'examen radioscopique.

A. Médiastin antérieur. — Lorsque vous voudrez vous rendre compte de l'état du médiastin antérieur, ce qui est beaucoup moins important que l'état du médiastin postérieur, mais ce qui est cependant nécessaire dans certains cas, vous serez le plus souvent dans l'impossibilité de faire un diagnostic radiologique si vous vous bornez uniquement à la radiographie, et, en particulier, à la radiographie en position antéro-postérieure.

Il y a des sujets — ce sont surtout des enfants — chez lesquels la partie supérieure de l'ombre médiane paraît élargie et constituée par une sorte de tronc de cône à base supérieure, dont l'extrémité inférieure vient se perdre dans l'ombre cardiaque et dont les bords sont rectilignes. Une telle image peut indiquer une *hypertrophie du thymus*. Si vous placez le sujet en position sagittale ou en position oblique, vous voyez que l'ombre occupe la partie supérieure du médiastin antérieur et qu'elle est quelquefois animée de battements, qui sont les battements aortiques transmis. Ne confondez pas cette image avec celle d'un anévrisme de l'aorte : jamais un anévrisme aortique ne présentera, en position antéro-postérieure, des

limites rectilignes aussi nettes que celles d'un thymus hyper-
trophié.

Certains malades présentent des symptômes de compression
qui sont dus à un *goitre plongeant*. L'examen radioscopique
vous apportera, en pareil cas, de précieuses indications. En
faisant respirer, tousser, déglutir, le sujet, vous pourrez voir
que cette ombre, qui se projette dans le médiastin antérieur
(en position sagittale), suit les mouvements du larynx et se
déplace en même temps que l'ombre du larynx et que la trachée. Cette image est assez caractéristique.

L'anévrisme de l'aorte est une cause plus fréquente d'ombres qui, en position antéro-postérieure, viennent se projeter
sur l'ombre médiane en l'élargissant. Combien de fois l'examen radioscopique, pratiqué dans un autre but, révèle-t-il
l'existence d'un anévrisme de l'aorte qu'aucun signe clinique
ne permettait de déceler? Ces anévrismes sans signes cliniques
sont surtout ceux qui se développent en avant, dans le médiastin antérieur. C'est que, en effet, dans cette région, il y
a peu d'organes importants et, partant, peu de chances que la
tumeur provoque des signes de compression. Ici, le diagnostic
est une véritable trouvaille de la radiologie; si la tumeur est
animée de battements, ce qui est la règle, aucun doute ne
peut se présenter à l'esprit. En pareil cas, il peut être fort
utile de recourir à l'examen en position sagittale. Dernièrement, il nous a été possible ainsi de mettre en évidence, dans
le médiastin antérieur, un petit anévrisme sacciforme, développé sur la paroi antérieure de l'aorte ascendante et dont nous
avions pu percevoir les battements dans le 3ᵉ espace intercostal
gauche, par la simple inspection et par la palpation. Cet anévrisme était à peine visible en position antéro-postérieure.

Je rappelle enfin, pour mémoire, les *abcès froids costaux*
et les *ostéites sternales*, mis en évidence par l'examen radioscopique du médiastin antérieur en position sagittale.

B. MÉDIASTIN POSTÉRIEUR. — L'exploration radiologique du
médiastin postérieur est beaucoup plus importante. Là, on peut

trouver un grand nombre d'images radiologiques, avec lesquelles il est indispensable de se familiariser. Les principales
images qu'on peut constater sont celles qui sont dues à des
ganglions ou à des *tumeurs* du médiastin, à la *médiastinite,*
à la *pleurésie médiastinale* ; enfin, il faut tenir compte des
déformations du médiastin, dues à la *scoliose* ou à la présence
d'*épanchements pleuraux,* liquides ou gazeux, qui le refou-
lent et le compriment.

Adénopathies et tumeurs médiastinales. — L'adénopathie
médiastinale occupe une large place dans la pathologie de
l'enfant et de l'adolescent ; elle est moins fréquente chez l'adulte,
et, tout au moins, n'a pas, chez lui, la même signification.

Il est impossible d'entreprendre l'étude radiologique de
l'adénopathie médiastinale, si on n'a pas présentes à l'esprit
les notions anatomiques sur la disposition des ganglions médiastinaux. Je n'entrerai pas dans le détail de ces notions anatomiques ; je me borne à vous rappeler que ces ganglions peuvent être divisés en deux groupes : les *ganglions médiastinaux,*
proprement dits, c'est-à-dire les ganglions qui sont contenus
dans la bifurcation de la trachée et des bronches, et les *ganglions hilaires et pulmonaires,* qui siègent dans les régions
hilaires, autour du pédicule bronchique, et dont quelques-uns
sont inclus dans les poumons où ils accompagnent les premières ramifications bronchiques.

Ces deux groupes ganglionnaires commandent deux variétés d'images radiologiques : des *images médiastinales* proprement dites et des *images hilo-pulmonaires.*

Les *ganglions médiastinaux proprement dits* ne peuvent
être aperçus en position antéro-postérieure; pour les voir il
faut faire obliquer le malade et faire apparaître l'espace rétro-
cardiaque, l'espace médiastinal, dans lequel se projettent les
ombres ganglionnaires. Si les ganglions sont tuméfiés on distingue des taches sombres, dont l'opacité est plus ou moins
accentuée et qui peuvent être discrètes, isolées, ou se présenter
sous la forme de masses pommelées, à contours plus ou moins
arrondis, et contenant quelquefois de petits nodules plus

noirs, qui, souvent, correspondent à des ganglions calcifiés.

Ces groupes ganglionnaires se projettent, en général, à hauteur de la 6ᵉ côte.

Les *ganglions hilaires* et *pulmonaires* se projettent dans la région du hile ou dans la région para-hilaire, à hauteur de la 7ᵉ et de la 8ᵉ côtes. Contrairement aux précédents on les aperçoit beaucoup mieux en position antéro-postérieure qu'en position oblique ; c'est donc en position antéro-postérieure qu'on devra faire tirer la radiographie. A gauche ils sont moins visibles, étant en partie confondus dans l'ombre de la base du cœur et de l'aorte.

Les ganglions trachéo-bronchiques peuvent être divisés, du point de vue radiologique, en trois catégories. Il y a des ganglions qui sont simplement *hyperémiés, tuméfiés*, comme c'est le cas dans la coqueluche ; ils projettent une ombre discrète, floue, qui peut échapper à la radioscopie et que la radiographie met mieux en évidence. Il y a des ganglions plus denses, plus volumineux, tels que les *ganglions tuberculeux*, infiltrés, caséeux, qui forment parfois, chez l'enfant, des masses énormes et constituent un type bien connu d'*adénopathie trachéo-bronchique*. Ces ganglions projettent des ombres opaques, plus ou moins étendues, dont les contours ont quelquefois une forme polycyclique et qui débordent plus ou moins l'ombre médiane en s'enfonçant profondément dans les champs pulmonaires (fig. 20). Enfin, la troisième variété est représentée par des ganglions *cicatrisés*, anciens, complètement indurés et même *infiltrés de dépôts calcaires*. Ceux-ci se projettent sur l'écran et surtout sur la plaque radiographique sous la forme de nodules très noirs, comparables à des corps étrangers.

Voici une radiographie, véritablement magnifique, que m'a confiée mon ami Ribadeau-Dumas et qui donne une idée de ce que peuvent être ces images ganglionnaires, lorsqu'elles sont très accentuées (fig. 21). Vous verrez, de chaque côté de l'ombre médiane, monter une sorte de chaîne contenant tout un chapelet de nodules noirs et qui se continue de chaque côté du cou avec une chaîne analogue. Cette radiographie a été prise sur une vieille femme de 75 ans.

Ces masses ganglionnaires, vous ai-je dit, ont parfois, quand elles sont très volumineuses, une sorte de contour polycyclique ; comme si chacun des ganglions projetés s'était lui-même individualisé sur l'écran. Ne vous attendez pas à voir cette image, elle est plutôt rare, pour les raisons qu'autour du paquet ganglionnaire se développent des réactions inflammatoires du tissu cellulaire qui ont souvent pour résultat d'estomper les limites de l'ombre projetée. Ce contour polycyclique est beaucoup plus fréquent dans certaines *tumeurs ganglionnaires*, tels les *lymphadénomes* ; ces tumeurs donnent, d'ailleurs, des ombres extrêmement larges, qui s'étendent tout le long des bords de l'ombre médiane, dont les contours, au lieu de conserver leur forme rectiligne, prennent une disposition mamelonnée extrêmement remarquable. Aussi bien, lorsque vous verrez, surtout chez un adulte, une ombre médiane, immobile, très marquée, devrez-vous toujours penser à l'existence d'une tumeur de ce genre et écarter l'idée d'une tuméfaction tuberculeuse des ganglions médiastinaux, celle-ci étant exceptionnelle en dehors de l'enfance et de l'adolescence.

Anévrisme de l'aorte. — Vous constaterez fréquemment dans le médiastin postérieur la présence d'une tumeur pulsatile et vous reconnaîtrez l'*anévrisme* développé en arrière et comprimant les organes qu'il rencontre.

En position antéropostérieure, l'ombre apparaîtra plus ou moins large avec des contours arrondis, animés de battements synchrones avec ceux du cœur. Cette ombre débordera d'un côté ou des deux côtés les limites de l'ombre médiane.

En position oblique, vous pourrez apprécier l'importance du développement de la tumeur dans le médiastin.

Médiastinite. — Ne comptez pas toujours sur la présence des battements et gardez-vous bien d'écarter le diagnostic d'anévrisme s'ils font défaut. Sachez, en effet, que, dans bon nombre de cas, il se fait, autour de la poche, une réaction inflammatoire et que cette périaortite peut même parfois dissimuler la tumeur et prendre les caractères d'une *médiastinite*.

Ces faits sont bien connus aujourd'hui ; j'en ai présenté, il y a quelques années, une observation très démonstrative, dans laquelle, sous l'influence du traitement spécifique, la médiastinite fondit, en quelque sorte, si bien que nous pûmes distinguer les battements qui, avant le traitement, faisaient complètement défaut (Voir 1re partie). La médiastinite peut, d'ailleurs, exister sans anévrisme de l'aorte. Elle est, le plus souvent, d'origine syphilitique ; je l'ai observée dans la tuberculose. Du point de vue radiologique, quelle que soit sa nature, elle se présentera sous la forme d'une ombre débordant les bords de l'ombre médiane et occupant, en position oblique, tout ou partie de l'espace clair médian. Ses limites sont mal arrêtées, floues, nuageuses, estompées (fig. 22).

Pleurésie médiastinale. — Moins rare qu'on ne le croit communément, la pleurésie médiastinale, dont le diagnostic clinique est parfois si difficile, peut être assez facilement reconnue par l'examen radiologique. En position antéro-postérieure elle projette une ombre en forme de triangle rectangle, dont le sommet correspond au hile, et dont l'hypoténuse descend obliquement sur le diaphragme qui lui sert de base. Il peut arriver qu'une ombre analogue se voie de l'autre côté, en cas de pleurésie double ; dans ce cas, l'ombre prend la forme d'un triangle isocèle. En position oblique, on distingue une ombre opaque, qui occupe la plus grande partie de l'espace clair médian, ne laissant transparaître que l'extrémité supérieure de cet espace (fig. 23).

J'en aurai fini avec le diagnostic radiologique des lésions du médiastin, lorsque je vous aurai rappelé, d'une part, les *déformations* qu'entraînent, dans sa configuration, la scoliose et les autres difformités thoraciques, et, d'autre part, les *déviations* que lui impriment les tumeurs voisines et les épanchements pleuraux gazeux et liquides.

CHAPITRE III

PLÈVRES

La plèvre, à l'état normal, ne donne aucune image radiologique. Elle se confond dans le contour du champ de transparence des poumons. Cependant, la radioscopie peut, dans une
certaine mesure, attester son intégrité, en mettant en évidence
le libre jeu de certaines régions de la cage thoracique qui sont
plus particulièrement atteintes par les lésions pleurales.

C'est ainsi que les sinus costo-diaphragmatiques et péricardo-diaphragmatiques devront toujours être explorés méthodiquement lorsqu'on voudra s'assurer de l'intégrité pleurale.
Je vous dirai cependant, dans le cours de cette leçon, qu'il ne
faut pas se fier absolument à l'apparence normale des sinus
pour affirmer l'intégrité pleurale.

Si la plèvre normale ne donne pas d'image radiologique, il
n'en est pas de même des lésions pleurales, qui, bien au contraire, sont l'origine d'images nombreuses, dont les aspects varient avec le siège et les caractères anatomiques de la lésion.

Pour mettre de l'ordre e. de la méthode dans l'examen radiologique des lésions pleurales, nous étudierons successivement les lésions de la grande cavité, celles des scissures interlobaires et celles des pleurésies localisées (médiastinales,
diaphragmatiques, apicales). Pour chacune de ces localisations
nous décrirons les caractères de l'image radiologique suivant
la forme anatomique de la lésion, c'est-à-dire suivant qu'il
s'agit d'un épanchement (liquide, gazeux ou hydro-gazeux) ou
suivant qu'il s'agit d'une réaction inflammatoire non exsudative (pleurésies sèches, adhérences, symphyses).

1° Pleurésies de la grande cavité.

Les pleurésies de la grande cavité peuvent être *totales* ou *partielles* (enkystées).

A. — *Pleurésies totales de la grande cavité.*

a) *Epanchements liquides.* — La première étude radiologique de la pleurésie a été faite en France par Bouchard en 1896.

L'image radiologique est la même, quelle que soit la *qualité* de l'épanchement liquide (séreux, purulent, hémorragique).

Les variations de sa forme sont commandées par la *quantité* de l'épanchement. Lorsque l'épanchement est *très abondant*, tout l'hémithorax correspondant est complètement opaque, ainsi que vous pouvez le constater sur la radiographie que voici (fig. 24).

Lorsque, au contraire, l'épanchement est *très peu abondant*, le liquide se collecte dans la partie tout à fait déclive et projette une zone d'ombre plus ou moins diffuse dans laquelle se perd le diaphragme dont le sinus n'est plus perceptible. Ne croyez pas, cependant, que l'intégrité du sinus costo-diaphragmatique exclut la présence de liquide ; souvenez-vous de ce que je vous ai dit dans la précédente leçon ; il y a des épanchements pleuraux extrêmement peu abondants qui, par le fait même qu'ils se réduisent à une mince lame de liquide collecté dans le sinus, n'interceptent pas le passage des rayons. Maingot et Mantoux ont insisté avec raison sur cette donnée.

Cependant, il arrive quelquefois, en pareil cas, qu'on observe un phénomène qui, en s'ajoutant aux signes stéthoscopiques et aux signes fonctionnels, a une très grande importance ; c'est l'*immobilisation de l'hémi-diaphragme*, dont je vous ai parlé en étudiant les renseignements radiologiques qui ne peuvent être fournis que par la radioscopie et qui échappent à la radiographie.

Barjon, dans son excellent livre [1], signale deux observations de ce genre, chez des malades qu'il vit dès le début de la pleurésie et qui, examinés aux rayons X, ne présentèrent, tout d'abord, comme seul symptôme radiologique, que l'immobilité diaphragmatique, alors que, dans les heures qui suivirent, se développa un épanchement pleural qui ne tarda pas à atteindre, en une journée, une quantité appréciable.

Si cette immobilisation du diaphragme peut être un signe radiologique initial du début d'un épanchement pleural, n'en concluez pas qu'elle a une valeur absolue et qu'elle existe toujours, *a fortiori*, dans les très petits épanchements qui ne dépassent pas la teneur du sinus. Ce signe peut manquer aussi bien que manque l'opacité, ainsi que l'ont montré Maingot et Mantoux.

Au reste, dans les épanchements suffisamment abondants, quelle valeur, me direz-vous, pourrez-vous accorder à l'immobilisation du diaphragme, puisque l'opacité projetée par le liquide ne permet pas de distinguer le diaphragme ni le sinus?

Évidemment, quand il s'agit d'une pleurésie du côté droit, au-dessous de l'ombre qui correspond au liquide pleural, il y a l'ombre du foie, et, dans toute cette masse d'ombres, le diaphragme se perd. Mais si l'on a affaire à une pleurésie du côté gauche, la présence d'une poche à air gastrique peut souligner l'ombre et permettre de repérer la situation du diaphragme ; on peut ainsi s'assurer qu'il y a des pleurésies du côté gauche dans lesquelles le diaphragme n'est pas complètement immobilisé. C'est qu'ici intervient un élément surajouté dont on a tort de ne pas toujours tenir compte dans l'étude des épanchements pleuraux, à savoir l'état du poumon sousjacent. Des recherches qui ont été faites avec méthode par certains auteurs, et en particulier par Barjon, il résulte que le degré de la mobilisation ou de l'immobilisation du diaphragme est étroitement lié à l'état du poumon et que, par conséquent,

1. Barjon. *Diagnostic radiologique des affections pleuro-pulmonaires* (Masson, édit.).

il constitue un élément de diagnostic et de pronostic fort
important.

Le fait que cet état parétique du diaphragme peut précéder
l'épanchement et lui survivre suffit à le prouver.

L'étude radiologique des épanchements pleuraux, pour ce
qui est de l'*évaluation de la quantité* de liquide, apporte une
confirmation très démonstrative aux résultats de l'examen
clinique et aux idées que vous m'avez souvent entendu développer dans nos salles. Il est classique, en clinique, de dire
que les signes d'épanchement sont, avec la matité et l'abolition
des vibrations vocales, le souffle, l'égophonie et la pectoriloquie aphone. Cela est parfaitement exact, mais à la condition
qu'on n'accorde pas à ces signes une valeur qu'ils n'ont pas
pour l'évaluation de la quantité de liquide. En effet, lorsque
l'épanchement est très abondant, les signes d'auscultation
disparaissent et font place au silence : le poumon est refoulé
sur le hile, réduit à l'état de moignon, imperméable à l'air.
Lorsque, au contraire, l'épanchement est peu abondant et,
lorsque, en même temps, le poumon est très congestionné,
splénisé, induré, et qu'il n'est pas bridé par des adhérences,
il joue l'office d'une sorte de contre-poids plongeant dans la
cavité pleurale et autour duquel le liquide remonte, s'étalant
en surface. Ainsi sont réalisées les conditions physiques qui
règlent la production des signes stéthoscopiques. Certes, ces
notions, que j'ai rappelées dans un travail antérieur[1], ne sont
pas nouvelles, mais il m'a paru nécessaire de les préciser, car
elles vont à l'encontre de préjugés trop répandus.

Or, l'exploration radiologique et l'examen stéthacoustique
s'accordent pleinement pour démontrer que l'évaluation de la
quantité de liquide ne peut être appréciée par l'étendue de
l'opacité projetée sur l'écran ou sur la plaque radiographique,
non plus que par les caractères des signes d'auscultation dits
« d'épanchement ».

---

1. Emile Sergent. Quelques remarques sur les signes « dits d'épanchement »
dans la pleurésie séro-fibrineuse de l'adulte (*L'Hôpital...* n° 26, 1920).

Lorsqu'on veut apprécier la quantité d'un épanchement pleural, on n'a d'autre moyen, tout en tenant compte des modifications des signes stéthoscopiques et radiologiques, sur lesquels je reviendrai, que de rechercher le *déplacement des organes voisins.* Voici un sujet qui a un gros épanchement; le liquide, pour trouver sa place dans l'hémithorax correspondant, refoule le poumon sur son hile, repousse tout le médiastin vers l'autre côté et pèse sur le diaphragme, qui s'abaisse. L'exploration radiologique vous donne une image nette du *déplacement médiastinal,* en même temps qu'une opacité de tout l'hémidiaphragme. Elle vous permet de constater qu'après une ponction évacuatrice, même copieuse, l'étendue de l'opacité n'a pas diminué parce que, le médiastin a cessé d'être refoulé et a repris sa place, maintenant à la même hauteur le niveau du liquide.

Si un gros épanchement dévie le médiastin en le refoulant de l'autre côté, il ne faudrait pas croire cependant qu'il en soit toujours ainsi. L'exploration radiologique est, ici, d'accord avec l'étude clinique pour montrer que, si la déviation médiastinale est un signe de valeur pour l'évaluation de la quantité de liquide, il n'est pas absolu. D'ailleurs, vous me l'entendez souvent répéter, il n'y a pas en clinique un signe absolu, pas un signe pathognomonique. Je reviendrai sur la déviation du médiastin à propos des pleurésies anciennes qui ne s'accompagnent plus d'épanchement liquide, mais qui ont donné naissance à des synéchies, à des symphyses, à des adhérences.

J'ai eu surtout en vue, jusqu'ici, les *grands* et les *petits* épanchements. Il me reste à vous parler des épanchements *moyens* (fig. 25) qui m'amèneront à étudier, du point de vue radiologique, la *courbe de Damoiseau.*

La radiologie a vérifié et confirmé de tous points les constatations que cet excellent clinicien avait faites en se servant uniquement des procédés qui étaient à sa disposition à son époque : la percussion, la palpation et l'auscultation. On ne

peut être que saisi de respect pour la maîtrise avec laquelle
il sut les mettre à profit.

La *courbe de Damoiseau* (fig. 26), représente la projection
sur la paroi de la limite supérieure de l'épanchement. Elle
varie avec la quantité de liquide et avec la position du malade.
Lorsqu'on a affaire à un épanchement abondant, elle représente une ligne oblique qui descend de dehors en dedans,
depuis la limite externe de l'ombre claviculaire jusqu'à la par-

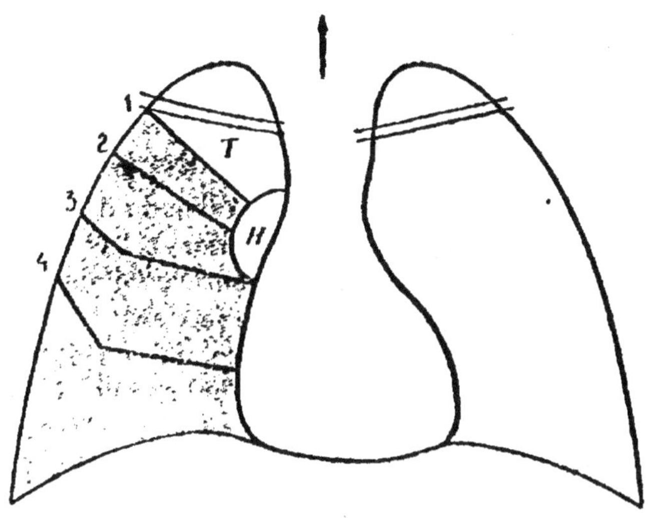

Fig. 26. — Courbes de Damoiseau.
H. Hile. — 1. 2, 3, 4. Courbes correspondant à l'abondance de l'épanchement.
T. Zone claire triangulaire.

tie supérieure de l'ombre hilaire. Au fur et à mesure que
l'épanchement descend, cette ligne s'abaisse, mais, surtout,
elle prend la forme d'un angle obtus ouvert en haut, en même
temps que son extrémité interne vient aboutir de plus en plus
bas, sur le bord de l'ombre hilaire, d'abord et, finalement, de
l'ombre cardiaque. Plus l'épanchement est abondant, plus cet
angle s'ouvre. Telle est, du moins, l'image radiologique, en
position antéro-postérieure. En position sagittale ou oblique,
la ligne décrit une courbe parabolique dont le sommet se
trouve dans la région sous-axillaire. La *courbe de Damoi-*

seau marque la limite de l'épanchement. Toute la partie du champ pulmonaire qui lui est inférieure est opaque ; toute la partie qui lui est supérieure conserve une transparence plus ou moins voilée. Dans les grands épanchements (courbe n° 1 du schéma) cette zone transparente prend la forme d'un espace triangulaire (T). Dans les épanchements moyens, la zone transparente perd sa forme triangulaire ; son contour s'émousse et tend à s'arrondir. Cette disposition trouve son explication dans les notions anatomiques et physiques ; les liquides se collectent dans les parties déclives des cavités ; mais, la mobilité du poumon étant moins grande au fur et à mesure qu'on se rapproche de son pédicule bronchique, il en résulte que le poumon se trouve refoulé progressivement de bas en haut et de dehors en dedans vers son hile, et, cela, d'autant plus que le liquide est plus abondant. Ainsi donc le liquide a surtout tendance à s'accumuler en bas et en dehors ; ainsi donc se dessinent les courbes de Damoiseau.

La courbe de Damoiseau, telle que je viens de la définir, est celle qu'on constate chez un sujet examiné en position assise ou debout. En position couchée, la radiologie vient encore confirmer ce que l'observation clinique permet de reconnaître, à savoir que, s'il s'agit d'un *épanchement moyen*, l'image se modifie de la même façon que se modifie le siège des signes de percussion et d'auscultation. En effet, dans un épanchement de moyenne abondance, si les feuillets pleuraux ne sont pas adhérents, ils conservent un certain jeu de glissement et le liquide, pouvant se déplacer, se collecte dans les régions déclives, c'est-à-dire dans la gouttière dorso-vertébrale. Si bien que, si vous examinez le malade dans la position couchée, l'ombre radiologique projetée par l'opacité de la nappe liquide s'élève beaucoup plus haut dans l'hémithorax.

Il faut avoir ces notions présentes à l'esprit, si on veut éviter des erreurs de diagnostic quant à l'appréciation de la quantité de l'épanchement.

Pour en finir avec l'étude radiologique des épanchements moyens, il me reste à vous signaler une constatation qu'il est le plus souvent aisé de faire et qui consiste dans l'*élargisse-ment des espaces intercostaux* au-dessus de la zone d'opacité. Cette constatation est la vérification de celle que vous pouvez faire par la simple inspection du thorax mis à nu ; mais par ce procédé, vous constatez l'élargissement de tous les espaces intercostaux, même dans la région correspondant à l'épanchement, alors que, par l'exploration radiologique, l'opacité de la zone d'épanchement ne vous permet pas de la distinguer.

L'examen radiologique peut apporter un appoint précieux pour le diagnostic de certains états pleuro-pulmonaires qui présentent des signes cliniques identiques à ceux des épanchements pleuraux : la matité, la diminution ou l'abolition des vibrations, le souffle pleurétique, lointain et voilé, l'égophonie, la pectoriloquie aphone. Tel est le cas de la *spléno-pneumonie* de Grancher. Bien que le domaine de cette affection se soit notablement rétréci depuis qu'on a décrit les *pleurésies blo-quées*, il n'en reste pas moins que l'existence de la spléno-pneumonie est incontestable. Vous avez beau faire, chez les malades qui en sont atteints, toute une série de ponctions exploratrices, employer la grande aiguille et même le trocart, insuffler un peu d'air dans l'espoir d'amorcer un siphon, comme vous le faites dans le cas de pleurésie bloquée, vous ne pouvez parvenir à trouver de liquide. Or, si vous examinez le malade aux rayons X, vous constatez que l'hémithorax correspondant conserve sa clarté et sa transparence à peu près complètes ; à peine la transparence est-elle moins marquée que de l'autre côté ; elle est remplacée par un voile grisâtre, nuageux, qui, d'ailleurs, n'est pas toujours homogène mais peut être plus ou moins discrètement pommelé, ce qui dénote la présence de lésions parenchymateuses. Les sinus sont normaux et se déplissent bien. La coupole diaphragmatique est nettement dessinée : cependant, l'examen radioscopique pourra vous montrer que les mouvements diaphragmatiques sont peu étendus, parfois même abolis, cela du fait des lésions pulmonaires et pour les raisons que je vous ai expliquées plus haut. Enfin, dans ces cas de spléno-pneumonie, il n'y a aucun déplacement des organes voisins, aucun refoulement médiastinal, ce qui achève d'éliminer le diagnostic d'épanchement pleural.

Certaines *tumeurs* de la plèvre ou des poumons (cancer, kystes hydatiques) peuvent donner des images radiologiques qui, *a priori*, font songer à un épanchement pleural, lorsqu'elles siègent à la base. Il est rare que l'opacité projetée par ces tumeurs remplisse tout un hémithorax ; d'autre part, leur contour, au lieu de se montrer sous la forme d'une ligne plus ou moins oblique ou anguleuse, rappelant la courbe de Damoiseau, décrit une courbe plus ou moins nette, à convexité supérieure, s'il s'agit d'un kyste hydatique, ou est sinueux, irrégulier, s'il s'agit d'un cancer.

De tout cet exposé il résulte que l'exploration radiologique est d'un secours fort utile pour le diagnostic des épanchements liquides de la plèvre. Ne croyez pas cependant qu'elle suffira toujours à lever les doutes qu'aura pu vous laisser l'examen clinique et ne soyez pas étonnés s'il vous arrive parfois d'être obligés d'attendre le résultat de la ponction exploratrice pour être tout à fait affirmatifs.

b) *Épanchements gazeux et hydro-gazeux.* — Je serai très bref sur les épanchements hydro-gazeux (hydro et pyo-pneumothorax), car je les ai déjà étudiés dans la 2e et la 3e leçon où ils trouvaient naturellement leur place en raison des modifications si spéciales et si démonstratives qu'ils impriment à la forme et aux mouvements du diaphragme et du médiastin, et en raison des changements qui surviennent dans leurs images suivant les mouvements et les diverses positions du malade.

Je ne retiendrai que l'*épanchement purement gazeux*, que je n'ai pas encore décrit. La radiographie que je fais passer (fig. 27) donne l'image contraire de celle qui existe dans la pleurésie totale ; c'est une hypertransparence de tout l'hémithorax, chez un sujet traité par le *pneumothorax artificiel* et qui a été radiographié le lendemain même de la seconde insufflation. L'image serait identique s'il s'agissait d'un pneumothorax spontané. Vous distinguez nettement la couche d'air ; elle entoure tout le poumon, qui est refoulé vers le médiastin et se présente sous la forme d'une bande verticale, un peu moins transparente que l'autre poumon. Vous apercevez, à la base, un mince tractus grisâtre, qui tiraille légèrement l'extrémité inférieure et externe du moignon pulmonaire et le rattache encore au diaphragme ; c'est une adhérence, peu serrée et peu solide, qui ne tardera pas à être dissociée par les insufflations suivantes.

Lorsque l'épanchement gazeux est plus considérable et lorsque la pression intra-pleurale est très élevée, l'image est quelque peu différente, en raison du déplacement des organes voisins. Le médiastin est refoulé du côté sain ; l'hémi-diaphragme est plus ou moins fortement abaissé et immobilisé et le poumon, au lieu de se présenter sous la forme d'une bande grisâtre qui occupe toute la hauteur de la partie interne de l'hémithorax, est réduit à un véritable petit moignon qui vient se tasser sur son hile. Mais, bien souvent, la poche gazeuse n'est point si régulière ; elle est bridée par des adhérences qui immobilisent plus ou moins étroitement le poumon ; et celui-ci, moins tassé parce que moins compressible en raison des lésions qui l'infiltrent, se présente sous la forme d'une masse plus ou moins irrégulière dans laquelle se dessinent les figures de pommelures et d'images cavitaires.

c) *Adhérences et symphyses pleurales.* — L'étude des symphyses et des adhérences pleurales est plus importante que jamais aujourd'hui, en raison de la vulgarisation du pneumothorax artificiel. En effet, les chances de réussite d'un pneumothorax artificiel sont en raison directe du degré de liberté plus ou moins marqué du glissement des feuillets pleuraux. Si la plèvre est fortement adhérente, l'insufflation totale de la cavité pleurale sera impossible et les efforts faits pour la réaliser seraient dangereux. S'il n'y a que des adhérences molles, elles pourront peut-être être vaincues. Aussi bien, un médecin qui s'intéresse aux affections de poitrine doit-il connaître les caractères radiologiques qui lui permettront de différencier la valeur des adhérences et des symphyses qu'il constatera.

Vous savez combien il est difficile de diagnostiquer au lit du malade les signes stéthoscopiques des symphyses pleurales; et vous vous imaginez peut-être que la radiologie vous tirera toujours d'embarras.

Je vous conseille de lire, pour vous faire une idée des difficultés de ce diagnostic, le livre de Barjon, que je vous ai déjà recommandé, et son article récent (*Paris Médical*, 5 février 1921), ainsi que les publications de Maingot et Mantoux et celles de Rist.

Posons tout d'abord en principe que l'examen radiologique devra surtout porter sur la base et sur les mouvements du diaphragme; puis, pour mettre quelque ordre dans notre exposé, étudions successivement les *petites adhérences* ou *synéchies* ou *tractus* et les *grandes symphyses* proprement dites.

Petites adhérences molles; petites synéchies. — Je vous ai parlé assez longuement déjà du diaphragme qui *festonne* quand le malade respire derrière l'écran. Le diaphragme, au lieu de se mouvoir en totalité, semble onduler, se mouvoir à la façon des vagues de la mer; cela tient à ce que, sur chacune de ces ondulations, de ces vagues, se fixe une petite adhérence, une synéchie, tendue, vous ai-je dit, comme un ris sur une voile, si bien qu'au moment où la voile diaphragmatique veut s'abaisser, elle est retenue dans son effort par la corde qui la tire. Cela se voit à la radioscopie; cela peut être fixé par une radiographie instantanée. Ici, apparaît mieux que jamais, l'importance de combiner ces deux procédés d'examen radiologique : je ne redoute pas de le répéter.

Une autre image, assez fréquente, des modifications des mouvements du diaphragme est celle-ci : l'hémi-diaphragme, sur une étendue plus ou moins grande, apparaît à peu près horizontal; la forme en coupole s'atténue déjà dans la respiration inconsciente; puis, dès que le sujet est invité à respirer avec force, l'hémi-diaphragme paraît se casser en deux, décrivant un angle plus ou moins aigu. Ici, ce ne sont plus de petites ondulations, c'est une brisure nette qui correspond à une adhérence très serrée, unique.

Symphyses. — Dans d'autre cas, le diaphragme est complètement horizontal ou un peu oblique de dehors en dedans et de haut en bas; le sinus a disparu; dans les grands mouvements respiratoires, cette obliquité s'accentue et le muscle paraît jouer autour d'une charnière fixée sur l'emplacement du sinus. Ici, il ne s'agit plus de simples adhérences, de synéchies, de brides partielles; nous sommes en présence de la *symphyse de la base.*

Pour qu'une symphyse pleurale se traduise par une opacité appréciable, il faut qu'elle soit fort épaisse; d'après les expériences faites par Maingot et Mantoux et par d'autres, pour porter une ombre sur l'écran il faut que l'épaississement pleural ait au moins deux centimètres. Or, toutes les symphyses pleurales sont loin d'avoir cette épaisseur. Aussi bien, ne demandez pas à l'examen radiologique de vous donner une ombre de tout l'hémithorax pour admettre l'existence d'une symphyse. Souvenez-vous que celle-ci peut vous être révélée par l'examen des sinus costo-diaphragmatiques et des mouvements du diaphragme. N'oubliez pas, cependant, que sinus clair ne veut pas dire sinus sain, car, une symphyse peu épaisse peut laisser persister la transparence. N'oubliez pas davantage que sinus sombre ne veut pas dire sinus adhérent, car un sinus peut être bouché par un poumon densifié; mais, ici, la forme du sinus n'est pas la même et, d'autre part, les états pulmonaires qui provoquent l'opacité du sinus sont des états aigus (pneumonie), tandis que les symphyses pleurales sont des états chroniques.

Toutes ces données sont extrêmement importantes. Elles nous montrent que les déformations, les oblitérations des sinus, autant que les modifications des mouvements du diaphragme, sont des signes radiologiques de grande valeur dans le diagnostic des symphyses pleurales, mais que ces signes ne sont pas absolus. J'en dirai autant de l'*attraction* et de la *déviation* du *médiastin* vers le côté malade. Certes, elle doit être prise en considération comme signe probable de symphyse ; mais, elle n'est pas indiscutable ; en effet, Bertier (de Grasse) a pu réussir un pneumothorax artificiel chez un malade qui présentait ce signe radiologique.

A propos du pneumothorax artificiel, je vous signale un travail intéressant de Burnand (*Paris médical*, 23 avril 1921) sur les symphyses pleurales consécutives au pneumothorax artificiel et à la pneumo-séreuse imaginée par P. Emile Weill et Loiseleur. Lorsqu'on a fait un pneumothorax artificiel, on peut penser qu'à un moment donné, la guérison étant jugée obtenue, on pourra arrêter les insufflations et que peu à peu le poumon reprendra sa place. Or, d'après les constatations de Burnand, il n'en est pas ainsi ; le plus souvent, en effet, il s'établit, dans le cours du traitement et sous l'influence des réactions de la séreuse pleurale, des adhérences, des soudures définitives ; si bien que, six mois ou un an après, si on est amené à tenter de nouveau le pneumothorax, on se trouve dans l'impossibilité de le réussir.

B. — *Pleurésies enkystées de la grande cavité.*

La figure 28 représente l'image radiographique d'une *pleurésie enkystée de la grande cavité,* que nous avons traitée par la *pneumo-séreuse*, méthode de P. Emile Weill, réalisant ainsi un véritable hydro-pneumothorax enkysté artificiel. L'examen clinique nous avait donné uniquement, dans la région sous-axillaire, de la matité, de l'abolition des vibrations vocales, du silence respiratoire. L'examen radioscopique nous avait montré une opacité en forme de demi-œuf d'autruche assez allongé, qui pouvait aussi bien indiquer un kyste hydatique, une tumeur costale par exemple, qu'un épanchement pleural enkysté. Il fallut la ponction exploratrice pour nous conduire au diagnostic exact, qu'acheva de confirmer l'insufflation d'air en faisant apparaître l'image caractéristique que vous avez sous les yeux. Nous fîmes plusieurs ponctions évacuatrices, toutes suivies d'insufflations d'azote, et le malade guérit complètement. Nous l'avons revu ces jours derniers ; il ne conserve plus qu'un léger épaississement du contour thoracique dans la région correspondant à l'ancienne poche pleurale. Si de telles images peuvent révéler l'existence d'une pleurésie enkystée sous-axillaire de la grande cavité, elles ne lui appartiennent pas en propre cependant. En effet, on peut les observer chez d'anciens blessés de poitrine ; avec Pierre Pruvost j'ai décrit des kystes hématiques pleuro-pulmonaires, reliquats d'hémorragies internes provoquées par les blessures de poitrine et, surtout, par les violentes compressions thoraciques qui résultent d'un enfouissement par éclatement d'obus ; dans ces cas, la ponction exploratrice, seule encore, fait le diagnostic, en retirant un liquide brunâtre, couleur café, dans lequel on peut trouver quelques débris de globules rouges altérés et, surtout, des pigments sanguins. Enfin, certains kystes hydatiques peuvent donner la même image radiologique.

Tout ce que l'exploration radiologique peut montrer, dans ces divers cas, c'est qu'il s'agit d'*images kystiques*. Elle est impuissante à déterminer la nature de la poche kystique.

2' PLEURÉSIES DIVERTICULAIRES ET LOCALISÉES

Nous étudierons sous cette rubrique la *pleurésie interlobaire*, la *pleurésie hilaire*, la *pleurésie médiastinale*, la *pleurésie diaphragmatique* et la *pleurésie du sommet*.

A. — *Pleurésie interlobaire.*

a) *Phase d'épanchement.* — Il s'en faut que les symptômes cliniques de la pleurésie interlobaire soient toujours assez accentués pour que le diagnostic puisse être porté sans le secours de la radiologie. Seule, la vomique, lorsqu'elle survient dans certaines conditions, a la valeur d'un indice révélateur, encore qu'elle n'indique pas toujours l'existence d'une collection interlobaire et qu'elle soit, assez souvent, la conséquence d'un abcès intra-pulmonaire.

Nombreux sont les cas dans lesquels la pleurésie interlobaire existe sans qu'on la soupçonne ; l'examen radioscopique peut la révéler d'emblée, et il n'est pas sans intérêt de la dépister avant que se produise la vomique.

L'image radioscopique se montre alors sous la forme d'une ombre opaque plus ou moins large, transversale, oblique de haut en bas et de dehors en dedans (fig. 7, schéma 4). Si la vomique s'est déjà produite, l'image est différente ; elle reproduit les caractères d'une collection hydro-gazeuse et il est possible de distinguer, au-dessous de la poche d'air, une petite ligne de niveau qui indique la limite supérieure du liquide, demeure horizontale quelle que soit l'inclinaison du tronc et est animée d'un mouvement de clapotis au moment de la toux et des secousses imprimées au thorax. C'est, en somme, l'image d'un pyo-pneumothorax enkysté. Ne vous attendez pas, cependant, à constater toujours cette image caractéristique ; en effet, les réactions pleurales et pulmonaires voisines peuvent être assez intenses pour projeter une opacité diffuse, qui masque plus ou moins la localisation interlobaire. C'est surtout dans les cas où la pleurésie interlobaire sera ancienne, mais non complètement guérie, que cet aspect pourra être observé. Je fais allusion ici aux cas de *fausses guérisons par vomique*, dont j'ai signalé l'existence il y a plusieurs années, et qui laissent subsister pendant assez longtemps, une fistule bronchique s'ouvrant dans un foyer de suppuration plus ou moins large (voir 1ʳᵉ partie. Divers).

Au reste, du point de vue purement radiologique, tout ce que vous aurez le droit de dire, lorsque vous constaterez une ombre présentant ce siège et cette direction générale, c'est qu'il s'agit d'une lésion localisée dans la région de la scissure interlobaire, mais vous n'aurez pas le droit de dire qu'il s'agit sûrement d'une pleurésie interlobaire. Regardez la figure 29 qui représente l'image radiographique d'un foyer de *scissurite*

et de *périscissurite tuberculeuses* qui fut la localisation initiale
et prédominante de la tuberculose chez un jeune soldat qui a
été soigné dans mon service, au début de la guerre, et qui
succomba, l'année suivante, à une généralisation pulmonaire.
Au début, en raison des accidents qui marquèrent la première
phase de la maladie et qui succédèrent à une atteinte de
grippe, nous avons fait le diagnostic de pleurésie interlobaire ;
vous avouerez que les résultats de l'examen radiologique
n'étaient pas faits pour nous engager à écarter ce diagnostic.
Ce ne fut qu'au bout de quinze jours que nous pûmes nous
rendre compte de la nature de la lésion, l'examen des crachats par homogénéisation nous ayant permis de constater
quelques rares bacilles.

Il est un autre diagnostic radiologique qui s'impose encore
ici, c'est celui de l'image de la pleurésie interlobaire avec celui de l'image du triangle pneumonique. J'y reviendrai dans
la leçon suivante. Je me borne à vous indiquer, dès maintenant, que le triangle pneumonique, contrairement à l'ombre
de la pleurésie interlobaire, a sa base en dehors et sa pointe
dirigée vers le hile et j'ajoute qu'il est rarement caractéristique chez l'adulte.

b) *Phase cicatricielle.* — Lorque la pleurésie interlobaire a
guéri, elle laisse derrière elle des traces indélébiles, sous la
forme d'adhérences entre les deux feuillets scissuraux, adhérences qui, dans la grande majorité des cas, sont décelables
par l'examen radiologique. Cette *symphyse interlobaire* projette sur l'écran ou sur la plaque radiographique une ombre
linéaire, plus ou moins tenue ou accentuée, qui suit l'obliquité
de la scissure et semble sectionner le champ de transparence
pulmonaire, se mobilisant plus ou moins amplement, comme
un corps étranger intra-pulmonaire, avec les mouvements respiratoires et la toux. Je vous ai montré plusieurs fois cette
image au cours de nos examens radioscopiques.

Pour bien mettre ce tractus linéaire en évidence, il faut recourir à la technique indiquée par Béclère, qui consiste, lorsqu'on examine le sujet de face, à baisser l'ampoule le plus

possible, et, lorsqu'on l'examine de dos, à l'élever le plus possible de façon à saisir le plan de la symphyse dans sa plus grande épaisseur.

B. — *Pleurésie hilaire.*

Barjon a insisté, avec raison, sur l'importance d'une zone à laquelle il donne le nom de *carrefour hilaire* et qui correspond radiologiquement, d'une part à la partie interne de la scissure interlobaire, et, d'autre part, au cul-de-sac pleural péri-hilaire, c'est-à-dire au point où les deux feuillets de la plèvre médiastinale se réfléchissent autour du hile.

Ce carrefour hilaire est le siège de prédilection de certaines pleurésies localisées. Tout d'abord, la pleurésie interlobaire y détermine, le plus souvent, son siège initial et y prédomine, s'y cantonnant parfois. De même, la pleurésie médiastinale. La prédominance para-hilaire des images radiologiques de ces deux variétés de pleurésies localisées caractérise ce groupe de pleurésies hilaires. Je n'y insiste pas : souvenez-vous seulement que cette notion est une raison qui s'ajoute à tant d'autres pour vous inviter à toujours explorer soigneusement, en radiologie, la région hilaire et para-hilaire.

C. — *Pleurésie médiastinale.*

Je vous ai parlé déjà de la *pleurésie médiastinale*, lorsque j'ai étudié l'exploration radiologique du médiastin, et je vous ai dit les services que peut vous rendre, de préférence à la radiographie, la radioscopie, qui vous permet de varier sur place les positions du malade et d'explorer complètement et en quelques instants son médiastin.

Lorsque vous examinez le malade en position oblique, vous apercevez une image dont la figure 23 vous donne une idée très nette, en indiquant la ligne de niveau de l'épanchement et, au-dessous, l'obstruction complète de l'espace médiastinal. Lorsque vous l'examinez de face ou de dos, en position frontale de préférence, l'image se présente de la façon suivante : vous apercevez une ombre triangulaire, à sommet hilaire, qui se confond en dedans avec l'ombre cardiaque et dont le grand côté descend obliquement en bas et en dehors pour venir se perdre dans le diaphragme. Si la pleurésie médiastinale est très abondante, non seulement la zone d'ombre est plus étendue du côté malade, mais elle gagne même l'autre côté ; si bien qu'elle projette une zone opaque, dans laquelle se confond l'ombre aortique et qui prend la forme d'une pyramide tronquée, à base diaphragmatique, rappelant l'image des grands épanchements péricardiaques. Dans ces pleurésies médiastinales avec épanchement, il va de soi que les sinus phréno-péricardiaques, surtout le sinus postérieur et les sinus droit et gauche, sont bouchés.

Quelquefois, cette image pyramidale est due à ce qu'il y a une pleurésie médiastinale double.

Je n'insisterai pas sur les *séquelles* de ces pleurésies, lorsqu'elles se terminent favorablement — ce qui n'est pas la règle. Ces séquelles sont constituées par des *symphyses pleuropéricardiaques et médiastinales*, qui peuvent être l'origine de quelques-uns des tractus qu'on voit descendre du hile sur le diaphragme chez tant de sujets ; lorsque ces symphyses sont très denses et très rétractiles, elles provoquent des *déviations du médiastin* et des *déformations du diaphragme*, sur lesquelles j'ai déjà longuement retenu votre attention dans les leçons précédentes. En pareil cas, l'espace rétro-cardiaque est complètement obscur ou partiellement bouché, suivant l'importance et l'étendue de la symphyse.

D. — *Pleurésie diaphragmatique.*

Je ne ferai qu'une courte allusion aux pleurésies diaphragmatiques, parce que je répéterais tout ce que j'ai dit déjà dans les leçons précédentes lorsque j'ai étudié le diaphragme. Je me borne à vous rappeler que, radiologiquement, *la pleurésie diaphragmatique avec épanchement* se traduit par la présence d'une bande opaque, plus ou moins large, à peu près horizontale, dans laquelle se perd le contour du diaphragme. J'insisterai seulement sur les renseignements que peut donner l'exploration radiologique pour le diagnostic toujours si délicat de la pleurésie diaphragmatique et des collections sous-diaphragmatiques. En clinique, on est souvent fort embarrassé, lorsque la ponction exploratrice ramène du liquide, pour reconnaître si la collection est sus ou sous-diaphragmatique. On a coutume de dire que, si l'écoulement du liquide par le trocart augmente pendant l'inspiration, c'est que la collection est sous-diaphragmatique, et inversement. Mais cette explication, toute théorique, ne tient pas compte d'un facteur capital ; elle suppose que les mouvements du diaphragme restent libres ; or, vous savez, par tout ce que je vous ai dit déjà, qu'il n'en est pas ainsi, que le diaphragme est immobilisé et que, même, il peut se déplacer en sens inverse, par *mouvement de bascule*, du fait de la pression exercée de bas en haut sur les organes abdominaux refoulés pendant l'inspiration par le diaphragme du côté sain. Or, le diagnostic radiologique est aussi difficile que le diagnostic clinique, surtout du côté droit, en raison de l'opacité projetée par le foie. Cependant, si la collection s'est déjà ouverte dans les bronches, à travers le diaphragme, vous pouvez, après la vomique, voir se réaliser une sorte d'insufflation spontanée de l'abdomen et se dessiner entre le foie et le diaphragme une véritable poche gazeuse qui rappelle celle que Ribadeau-Dumas et Mallet nous ont appris à connaître en recourant à la pratique des insufflations d'air dans la cavité abdominale.

Je me borne à vous rappeler les séquelles que laisse derrière elle la pleurésie diaphragmatique, après la résorption de l'épanchement : à cette *phase cicatricielle*, vous retrouvez toutes les variétés de déformations diaphragmatiques et de modifications de la cinématique du diaphragme, dont nous avons si souvent parlé (diaphragme festonné, ondulant, angulant, en charnière, etc...).

E. — *Pleurésie du sommet.*

Je ne ferai que mentionner la *pleurésie enkystée* du sommet parce qu'elle est une exception et que, du point de vue radiologique, elle ne donne pas d'image caractéristique ; elle projette une ombre opaque, plus ou moins nettement limitée et qui ne se distingue en rien des ombres projetées par les grandes condensations pulmonaires ou par les symphyses apicales en coque épaisse.

Je retiendrai seulement votre attention sur la *pleurésie sèche* du sommet, dont le diagnostic est posé si souvent, trop souvent, d'ailleurs, depuis que j'en ai indiqué la fréquence relative et les symptômes cliniques cardinaux.

Certains radiologistes ont critiqué la description que j'en ai donnée.

Or, ce n'est pas à l'exploration radiologique qu'il faut demander le diagnostic de la pleurite apicale. Lorsqu'elle est constituée par une symphyse épaisse, par une coque épaisse du dôme pleural, elle projette cette opacité complète dont je viens de vous parler et qui ne se distingue en aucune façon des autres causes d'opacité, si fréquentes dans cette région. Lorsqu'elle consiste en des adhérences peu épaisses, elle peut, tout comme nous l'avons vu pour les adhérences de la grande cavité, ne pas intercepter suffisamment les rayons pour être décelable par l'exploration radiologique. Lorsqu'elle est à sa période d'évolution, à l'état d'inflammation congestive et de dépoli de la surface des feuillets, *a fortiori* elle échappe de même à l'exploration radiologique et c'est par les signes cliniques seulement qu'elle peut être diagnostiquée.

Quelquefois, cependant, elle pourra, même à cette période, se traduire radiologiquement par un voile plus ou moins accentué du sommet. Ce voile de la pleurite apicale a même, parfois, certains caractères un peu spéciaux.

Outre la diminution de transparence de toute la région apicale, dont vous pouvez juger par comparaison avec l'autre

sommet et qui n'a rien de particulier à la pleurite du sommet,
ce voile a pour caractéristiques de disparaître plus ou moins
complètement par la toux, ce qui le distingue du voile projeté par une condensation parenchymateuse, et de s'accompagner d'un épaississement plus ou moins notable du contour
apical ; les sommets paraissent coiffés d'une sorte de calotte,
qui prend quelquefois la forme d'un bonnet phrygien et est
souvent plus accentuée en dedans qu'en dehors. Lorsque vous
constatez, avec les signes cliniques que j'ai précisés, cette
image radiologique, vous pouvez affirmer l'existence de la
pleurite du sommet.

Vous voyez qu'ici encore la radioscopie doit être combinée
avec la radiographie ; bien plus, cet exemple vous montre, une
fois de plus, la nécessité en clinique de confronter, pour établir un diagnostic, les résultats des renseignements réunis
par la mise en œuvre de tous les procédés et moyens d'exploration.

CHAPITRE IV

TRACHÉE ET BRONCHES

A. — **Trachée**.

Du point de vue radiologique il n'y a pas beaucoup à dire
sur la trachée. Je vous rappellerai simplement que, lorsqu'on
a l'habitude des examens radioscopiques et radiographiques, on
distingue toujours, à l'état normal, en position antéro-postérieure, la trachée, sous la forme d'une petite bande de clarté
rélative, se détachant sur le fond sombre de la partie supérieure
de l'ombre médiane et se dirigeant un peu obliquement, mais
très légèrement, vers la gauche. Il n'est pas sans intérêt de
noter sa présence: elle fait défaut, en effet, dans certains états
pathologiques, par exemple, chez les sujets porteurs d'une
tumeur de la région supérieure du médiastin antérieur (goitre
plongeant chez l'adulte, hypertrophie du thymus chez le jeune
enfant) ou de *lésions traumatiques*, telles que nous en avons
vu si souvent pendant la guerre. En position sagittale, vous
vérifiez, dans ces cas, l'opacité de la partie supérieure du
médiastin antérieur (voir Médiastin) et vous comprenez ainsi
pourquoi la bande claire normale, qui marque la présence de
la trachée, disparaît quand vous regardez le sujet de face.

Je n'insiste pas; cependant, il est bon que vous sachiez
qu'en repérant bien cette zone claire, il vous est possible parfois de localiser dans la trachée le siège d'un *corps étranger*
que le sujet a introduit dans sa bouche, qui a pénétré dans les

voies respiratoires supérieures et que vous voyez se mobiliser
avec la toux et les mouvements du larynx.

B. — Bronches.

A l'état normal, aussi bien en face de l'écran que sur une
plaque radiographique, les bronches ne donnent pas d'image.
A peine, chez certains sujets maigres, au thorax paticulière-
ment transparent, ou avancés en âge, la radiographie permet-
elle de constater dans la région hilaire, à la place de l'ombre
diffuse plus ou moins accentuée qu'on observe normalement,
des arborescences plus ou moins nettes qui se dessinent en
pinceau et qui semblent bien correspondre à l'origine des
ramifications bronchiques.

Au contraire, dans certains états pathologiques, l'aspect
radiologique des bronches peut se présenter sous des formes
variables qu'il est extrêmement important de connaître, parce
qu'elles peuvent confirmer un diagnostic présumé ou contribuer
à établir le diagnostic différentiel avec certains types d'affections tuberculeuses. Il est donc bon que vous connaissiez ces
images. Mais, retenez d'abord ce grand principe : dans les
affections bronchiques il y a une opposition considérable entre
l'importance des signes stéthoscopiques et le peu d'importance
des signes radiologiques. La *bronchite aiguë* est peut-être celle
de toutes les affections de poitrine qui fait le plus de bruit :
véritable concert de grandes et de petites orgues ; râles ronflants, sibilants, muqueux, s'unissant pour produire un bruit
de tempête qui frappe violemment l'oreille qui ausculte ; et,
cependant, si vous percutez, vous ne trouvez aucune modification du son de percussion normal, aucune zone ne matité ; c'est
qu'il n'y a pas de condensation, pas d'induration du parenchyme pulmonaire ; et, cela vous explique pourquoi vous
n'apercevez aucune ombre sur l'écran radioscopique non plus
que sur la plaque radiographique : *Pas de signes cliniques de
condensation, pas d'ombres radiologiques.*

Dans la *bronchite chronique simple*, qui n'entraîne pas d'altérations profondes du squelette bronchique, les signes d'auscultation sont également des plus accentués ; et, de même, les signes de percussion et les signes radiologiques sont nuls. A peine, parfois, pourrez-vous constater l'ébauche d'une image emphysémateuse, dont nous parlerons ultérieurement.

Il y a cependant des bronchites chroniques dans lesquelles l'examen radioscopique est d'un grand secours ; ce sont celles qui s'accompagnent d'un état inflammatoire chronique des bronches, aboutissant à la transformation fibreuse de leurs parois dans toute leur épaisseur, *transformation fibreuse* qui s'accompagne souvent de *dilatation* et qui les rend perceptibles par l'examen radiologique, sous la forme de *ramifications arborescentes* extrêmement accentuées. Ici vous tirerez beaucoup plus de renseignements de la radiographie que de la radioscopie. Les radiographies que je vais faire passer sous vos yeux montrent des images extrêmement accentuées, alors que l'examen radioscopique n'avait permis de constater que des arborescences beaucoup moins nombreuses, beaucoup moins nettement dessinées, et visibles seulement dans les régions voisines des hiles.

Voici la radiographie (fig. 30) d'une vieille femme qui est encore dans le service, où vous pourrez l'examiner ; elle est atteinte de *dilatation bronchique*, à type de catarrhe purulent, avec fétidité intermittente ; elle tousse et crache depuis de longues années. On pouvait se demander si elle était tuberculeuse ; des examens multiples de l'expectoration n'ont jamais décelé la présence du moindre bacille de Koch. L'examen radioscopique nous a montré un thorax étroit sur toute sa hauteur, des champs pulmonaires grisâtres et fortement marbrés, avec *un empâtement hilaire* très accentué et contenant quelques taches noirâtres. L'examen radiographique, beaucoup plus démonstratif, nous a donné une image que je vous présente comme un type caractéristique de cette forme de *bronchite chronique avec dilatation des bronches* et *sclérose broncho-pulmonaire*. Les espaces intercostaux sont très étroits et très obliques ; les bases conservent une transparence plutôt exagérée qui indique un certain degré d'emphysème ; le thorax paraît étriqué et allongé en hauteur ; dans les champs pulmonaires se dessinent des arborescences extrêmement accentuées, dont les plus grosses et les plus sombres semblent irradier de la région hilaire pour se porter du hile vers le diaphragme. Au-dessous du hile droit, au voisinage de l'ombre cardio-aortique, on aperçoit un nodule noir qui rappelle l'image de certains ganglions indurés ou calcifiés. Nulle part on ne distingue de pommelures ni d'images cavitaires ; mais, partout, les plages pulmonaires paraissent recouvertes d'une sorte de filet, dont les mailles sont indiquées, de place en place, par des marbrures et des taches plus accentuées, qui correspondent à la superposition d'ombres bronchiques, projetées sur le même plan. Dans la région apicale, les clavicules sont fort élevées ; la transparence du sommet est conservée, mais elle est sillonnée de marbrures entre-croisées correspondant à la projection des ramifications bronchiques. Pour compléter la description de cette image, remarquez, de place en place, dans les champs pulmonaires, sur le trajet des principales arborescences, des renflements nodulaires, qui correspondent à des dilatations ampullaires des bronches.

L'image radiographique de la dilatation bronchique n'est pas toujours aussi nette que celle-ci ; pour donner tout cet ensemble si caractéristique il faut que les lésions soient très généralisées et très profondes et que le sujet soit assez maigre.

Il y a une catégorie de malades, dont je vous ai déjà parlé et chez lesquels vous pourrez constater des images comparables, avec quelques particularités, ce sont les *anciens gazés*, qui conservent, depuis quatre, cinq et six ans, des signes de catarrhe bronchique chronique avec toux quinteuse coqueluchoïde, provoquée par l'adéno-médiastinite sur laquelle j'ai insisté. Chez ces malades vous constatez par l'examen radiographique, en outre des arborescences bronchiques et de l'emphysème, une obstruction plus ou moins complète du médiastin postérieur et un empâtement parfois considérable des ganglions hilaires et pulmonaires. Quand la lésion des bronches n'est pas très accentuée, l'image radiologique se borne à l'empâtement de la région hilaire et à un aspect brouillé, nuageux, du médiastin. Cette réaction ganglionnaire et médiastinale, constatable par la radiologie, est fort intéressante ; elle cadre avec l'ensemble des signes stéthoscopiques et cliniques que l'on retrouve chez ces anciens gazés. Vous verrez fréquemment, surtout si vous êtes chargés d'expertises militaires, des cas de ce genre. Le plus souvent, ces anciens gazés sont considérés comme tuberculeux ; il est certain que, abstraction faite de l'examen bactériologique des crachats, le diagnostic peut être fort délicat, comme il l'est toujours, lorsqu'il s'agit de distinguer la bronchite chronique banale de certaines formes de tuberculose pulmonaire. Je préciserai les éléments de ce diagnostic lorsque j'étudierai, dans les dernières leçons, le diagnostic radiologique de la tuberculose. Je me borne, pour l'instant, à vous indiquer que, le plus souvent, dans la tuberculose, l'examen radiologique met en évidence des localisations prédominantes des sommets, des masses pommelées projetées dans les champs pulmonaires, quelquefois des images cavitaires qui, s'ajoutant aux caractères radiologiques de la sclérose broncho-pulmonaire, apportent un élément précieux au diagnostic différentiel. En règle générale, on peut admettre que, dans la tuberculose à forme de bronchite chronique, la transparence des sommets est moins grande que celle des bases, contrairement à ce qu'on observe dans la sclérose broncho-pulmonaire non tuberculeuse, dans laquelle les tractus et arborescences prédominent dans la partie inférieure.

Il est très difficile, autant cliniquement que radiologiquement, de faire le diagnostic entre la bronchite chronique banale et la dilatation des bronches, sauf dans les cas où la dilatation des bronches s'accompagne de dilatations ampullaires tellement considérables qu'elles donnent à l'oreille et sur l'écran ou la plaque radiographique des signes cavitaires ; en pareil cas, le diagnostic sera surtout à discuter avec la tuberculose, ou, parfois, avec une suppuration pulmonaire enkystée se vidant par vomiques fractionnées.

Il y a une variété de sclérose broncho-pulmonaire avec dilatation bronchique sur laquelle je désire insister, c'est celle
que l'on observe comme l'un des types de la *syphilis pulmonaire*. Je laisserai de côté les autres formes de la syphilis pulmonaire : il est rare, en effet, d'observer les formes
pneumoniques et les formes franchement gommeuses, et d'ailleurs, elles ne présentent aucun signe radiologique particulier :
une gomme se traduit par une pommelure opaque ou par une
image cavitaire si elle s'est ouverte ; cette pommelure et cette
image cavitaire ne se différencient pas des images radiologiques qu'on peut observer dans la tuberculose : ce n'est pas
à l'examen radiologique que vous demanderez le diagnostic,
mais à l'examen clinique.

La forme à type de bronchite chronique et de dilatation
bronchique présente, au contraire, quelques particularités que
je dois vous signaler. La figure 31 vous en montre un bel
exemple. C'est la radiographie d'un homme de 60 ans, que
vous pourrez voir dans le service. Chez cet homme, la syphilis, qu'il ne nie pas d'ailleurs, est attestée, entre autres stigmates, par une aortite, une leucoplasie buccale et linguale et
un Wassermann positif. Il est entré pour une bronchite chronique et, de fait, présente tous les signes d'un catarrhe bronchique ancien, s'accompagnant de sclérose des sommets. La
radiographie est comparable à celle de la vieille femme dont je
viens de vous parler (fig. 30), avec cette différence que l'on ne
distingue pas d'images aussi vraisemblablement imputables à
la dilatation des bronches et qu'on constate une opacité complète des deux sommets, qui sont petits, caractères radiologiques de la sclérose des sommets. Mais, surtout, il y a, sur
cette radiographie, un élément surajouté sur lequel je veux
fixer votre attention, à savoir la présence d'un certain nombre de petits nodules noirs, prédominant dans les régions

para-hilaires et qui sont, selon toute probabilité, les images
de ganglions scléro-calcaires.

Or, la fréquence de ces nodules calcifiés dans les régions
parahilaires et, même, en pleins champs pulmonaires, est considérable chez les syphilitiques ; c'est une constatation extrêmement importante sur laquelle j'ai beaucoup insisté et qui
me paraît constituer un très sérieux argument à l'appui de
l'opinion que je soutiens depuis longtemps, à savoir la tendance
de la tuberculose à évoluer vers le type fibro-calcaire chez les
anciens syphilitiques.

Certes, je ne prétends pas que ces nodules calcifiés ne se
voient que chez les tuberculeux syphilitiques ; on les voit
chez des tuberculeux non syphilitiques ; mais, lorsqu'ils se
montrent en abondance considérable et, surtout, lorsqu'ils
existent, non seulement dans les régions ganglionnaires parahilaires mais aussi dans les champs pulmonaires, je dis qu'il
faut toujours songer à la syphilis et la rechercher. Cette constatation radiologique m'a fait, bien souvent, dépister la syphilis ; tous ceux qui suivent mon service conservent le souvenir
d'assez nombreux malades de cette catégorie.

Or, chez le malade dont vous venez de voir la radiographie
(fig. 31), la syphilis est certaine et la tuberculose ne le paraît
pas moins, si nous en jugeons par la sclérose des sommets et
par la présence des nodules calcaires. Mais la tuberculose est
éteinte ; elle a évolué vers la sclérose et la pneumopathie se
présente aujourd'hui sous la forme d'une bronchite chronique
à type de sclérose broncho-pulmonaire diffuse avec dilatation
bronchique. On peut se demander si ce type peut réellement
être individualisé, avec Tripier et Bériel, comme une forme
de syphilis pulmonaire pure. Pour ma part, je suis plutôt
enclin à le considérer comme l'aboutissement d'une hybridité
syphilo-tuberculeuse.

Nous reviendrons sur ce point quand nous étudierons la
tuberculose et je vous montrerai des radiographies sur lesquelles vous pourrez voir de magnifiques chaînes de nodules
calcifiés (fig. 37 et 47) chez d'anciens syphilitiques tuberculeux.

La *sténose bronchique* emprunte ses caractères radiologiques beaucoup plus à la cause qui la détermine qu'aux conséquences qu'elle engendre. Le plus souvent elle est l'effet d'une compression médiastinale par une *tumeur du médiastin*, qui donne à l'image radioscopique ou radiographique son caractère prédominant. Reportez-vous à ce que je vous ai dit, lorsque nous avons étudié le médiastin. Si la compression porte sur les deux bronches, en s'exerçant sur la bifurcation trachéale, l'image qui appartient en propre à la sténose est peu caractéristique. Elle l'est davantage si la compression est unilatérale, parce qu'elle indique des différences comparatives entre les deux hémithorax ; dans ce cas, en effet, le champ pulmonaire correspondant est moins transparent, en raison de l'atélectasie des poumons ; et, pour la même raison, l'illumination du sommet par la toux est moins intense et même nulle. Mais, souvent cette différence est peu appréciable et nullement caractéristique. Holzkneck a décrit un signe auquel il a voulu donner une grande importance et qui consiste dans le refoulement du médiastin sur le côté malade pendant l'inspiration. Mais, Béclère a objecté que ce déplacement médiastinal s'observe aussi dans la sclérose étendue à tout un poumon ; or, dans cet état, le poumon est lui-même moins transparent et, par conséquent, l'analogie de l'image avec celle de la sténose bronchique ne permet pas le diagnostic différentiel (Voir : Médiastin et Plèvres).

Il me reste à vous parler des *corps étrangers* introduits dans la trachée ou les bronches. Je n'ai pas de radiographies à vous montrer. Le plus souvent il vous faudra recourir à la radiographie pour apercevoir le corps étranger, s'il est petit ou s'il n'est pas métallique.

S'il est visible par l'examen radioscopique, vous aurez le grand avantage de pouvoir apprécier ses déplacements.

Si le corps étranger est dans la trachée, il peut être mobile ou fixé ; s'il est mobile, il se déplace largement avec les efforts respiratoires et les quintes de toux ; s'il est fixé, il suit seulement les mouvements du larynx et de la trachée et ses déplacements sont peu étendus.

S'il a pénétré dans les bronches, vous le trouverez plus souvent dans la bronche droite, qui est plus large et se continue plus directement avec la trachée ; s'il est mobile, vous le verrez se déplacer largement, comme dans la trachée, pendant les grands efforts respiratoires et pendant la toux ; s'il est fixé, ses déplacements seront moins étendus et comparables à ceux de tous les corps étrangers intra-pulmonaires, c'est-à-dire se faisant en sens inverse des mouvements costaux.

La difficulté du repérage, si le corps étranger est médian et fixé (bifurcation trachéale), pourra être très grande ; il vous faudra souvent recourir à la trachéo-bronchoscopie et à la radioscopie, surtout s'il s'agit d'un jeune enfant qui ne pourra pas vous renseigner sur ses sensations.

Je n'insiste pas sur les images radiologiques qui peuvent traduire l'existence de réactions inflammatoires de voisinage, dans le cas où le corps étranger séjourne depuis un certain temps dans les bronches.

CHAPITRE V

POUMONS

Souvenez-vous des caractères radiologiques de l'*image normale*. Les deux champs pulmonaires ont une symétrie parfaite, abstraction faite de l'empiétement plus grand de l'ombre cardiaque sur la partie inférieure du poumon gauche ; leur transparence est égale des deux côtés, mais n'est pas la même sur toute la hauteur de chacun d'eux, les bases étant les régions les plus claires et les parties voisines du contour costal étant les moins claires ; la clarté est plus grande dans l'inspiration profonde que dans l'expiration ; enfin, la toux provoque le phénomène de l'illumination brusque du sommet. Avant de commencer l'étude radiologique das cas pathologiques, il est indispensable de se familiariser avec l'image radioscopique et radiographique telle qu'elle se présente à l'état normal.

L'examen radiologique des poumons doit être pratiqué suivant une méthode bien réglée, de façon à ne laisser passer inaperçue aucune anomalie. Vous noterez, tout d'abord, l'état de *symétrie* ou d'*asymétrie* des deux champs pulmonaires ; s'il y a asymétrie, vous noterez si elle est totale ou partielle. Vous noterez ensuite les *modifications de transparence* ; vous noterez si ces modifications de transparence sont totales ou partielles, si elles portent sur tout un hémithorax ou sur une partie seulement de cet hémithorax. Vous rechercherez si ces modifications de transparence sont, elles-mêmes, modifiées par les grandes inspirations et par la toux. Vous verrez si elles sont caractérisées par une augmentation ou une diminution de la clarté normale.

En d'autres termes, vous aurez à vous préoccuper de savoir si la modification de transparence est constituée par l'apparition d'une *zone de clarté anormale* ou d'une *zone d'ombre anormale*.

Vous vous souviendrez, pour cette appréciation, que, chez la femme, les seins projettent une ombre qu'il vous appartient de reconnaître et de faire disparaître en les faisant momentanément relever.

Tous ces détails de technique sont loin d'être inutiles.

La constatation d'une *zone de clarté anormale* orientera votre investigation, suivant son siège et son étendue ; vous songerez, par exemple, à l'emphysème pulmonaire ou au pneumothorax, total ou partiel ; vous penserez plutôt au pneumothorax, si tout un hémithorax présente une clarté insolite, une luminosité intense, qui tranche nettement sur la transparence plus faible, quoique normale, de l'autre côté.

La constatation de *zones d'ombre anormale* exigera des investigations plus nombreuses et plus détaillées, les causes qui les provoquent étant beaucoup plus variées et les caractères radiologiques de ces ombres étant assez bien établis pour qu'il vous soit possible de reconnaître leur origine, ainsi que nous allons le voir.

L'étude de ces ombres devra être conduite suivant la même méthode rigoureuse. Vous noterez le degré de leur *opacité*, leur *étendue*, leur *nombre*, leur *forme*, la limitation plus ou moins nette ou nuageuse de leurs *contours*, leur *siège* ; vous rechercherez par l'examen radioscopique si elles sont *mobiles* ou *immobiles*, c'est-à-dire si elles se déplacent avec les mouvements respiratoires et la toux, et dans quelle mesure.

Enfin, vous aurez à vous préoccuper des modifications successives de ces ombres dans leur forme, dans leur étendue, dans leur nombre, en faisant des *explorations radiologiques à intervalles plus ou moins éloignés* les uns des autres. Ainsi, vous aurez un moyen d'apprécier le caractère évolutif d'une lésion, quelle que soit sa nature.

Le *diagnostic de nature*, je vous l'ai dit au début de ces leçons, ne peut être demandé à l'exploration radiologique, du moins d'une façon absolue et certaine ; cependant, je vais m'attacher à vous montrer que, si la nature d'une lésion projetant une ombre ou une clarté dans les champs·pulmonaires ne peut pas être affirmée d'une façon absolue par la radiologie, elle peut, dans une certaine mesure, être présumée, d'après certaines images offrant des caractères de haute probabilité que l'habitude et l'expérience permettent d'apprécier.

Je voudrais terminer ces réflexions générales en insistant sur l'importance du *siège des lésions*. Il y a des lésions qui ont des sièges de prédilection ; le fait, par exemple, qu'une image radiologique siège au sommet, à la base, dans la région médiastinale, dans la scissure interlobaire, comporte déjà une indication qui peut venir confirmer le diagnostic soupçonné. Mais, ici, surgit une objection sur laquelle je veux fixer votre attention : une ombre projetée sur l'écran ou sur la plaque radiographique peut provenir d'une lésion siégeant à une profondeur quelconque de la cage thoracique. Prenez l'exemple le plus topique, celui d'un corps étranger. Ce corps étranger est-il intra-pulmonaire ou intra-pariétal ?

Je vous renvoie à mes premières leçons, où vous trouverez l'exposé de la technique radiologique à laquelle vous pourrez recourir si vous voulez éviter l'erreur ; je me borne à vous rappeler que l'étude radiologique des maladies du poumon nécessite, comme celle de toutes les autres parties de l'appareil respiratoire, l'emploi combiné de la radioscopie et de la radiographie.

1° Pneumopathies aiguës.

Je ne vous apporterai pas, dans ce chapitre, les résultats de mon expérience personnelle. L'examen radioscopique des pneumopathies aiguës est rarement nécessaire et peut être quelquefois dangereux. Il n'est pas sans inconvénient de transporter derrière le poste radioscopique un malade atteint de congestion pulmonaire, de pneumonie, de broncho-pneumonie ; chez de tels malades, on n'a recours à l'examen radiologique que si on suppose l'existence d'une complication, telle la pleurésie interlobaire, dont le diagnostic positif ne peut guère être affirmé par les seuls signes cliniques ; ce n'est plus la pneumonie ni la congestion pulmonaire qu'on étudie alors ; c'est la pleurésie interlobaire ; et, nous nous en sommes occupés précédemment.

a) *Congestion pulmonaire. Spléno-pneumonie. Cortico-pleurite.* — A moins qu'elle ne soit très intense, une congestion pulmonaire ne donne pas d'image radiologique appréciable ; il n'y a pas condensation suffisante du parenchyme pour projeter une ombre. Tout ce qu'on peut apercevoir, si la condensation est suffisante, c'est une ombre estompée, un voile flou, nuageux, appréciable seulement par comparaison avec l'autre côté. Qu'il s'agisse de la congestion pulmonaire, de la spléno-pneumonie ou de certaines formes de cortico-pleurites, c'est le même aspect ; on ne voit jamais ni une opacité franche ni des contours nettement arrêtés.

Prenons une cortico-pleurite de la base. Pour qu'un sinus costo-diaphragmatique soit modifié dans sa forme et dans sa transparence, il faut, vous ai-je dit (voir : Plèvres), qu'il y ait une symphyse fort épaisse, ou une forte condensation du poumon, ou du liquide épanché en couche assez profonde, ce qui n'existe pas dans la cortico-pleurite ; aussi bien, ici, l'auscultation vous donnera-t-elle beaucoup plus que la radiologie, de même qu'elle donnera beaucoup plus que la percussion, pour la même raison.

b) *OEdème des bases.* — Je vous en dirai autant de l'œdème *des bases* chez les brightiques, les cardiaques, etc...

c) *Infarctus.* — L'*infarctus* est déjà plus important et l'ombre qu'il porte peut conduire à des erreurs. Vous pourriez vous imaginer qu'en raison de sa forme anatomique l'infarctus projette une ombre triangulaire. Ce serait une erreur ; cette ombre a une forme ovalaire, arrondie, à contours flous, tout comme une grosse pommelure, tout comme une gomme, tout comme un abcès ; elle siège en plein champ pulmonaire ou à la base.

Si l'infarctus est unique, la radiologie pourra vous en déceler le siège, alors que l'examen clinique ne vous aura permis que de le soupçonner. S'il y a plusieurs infarctus, le diagnostic radiologique avec la tuberculose pourra être assez délicat ; il n'est pas rare, en effet, lorsqu'on se trouve en présence d'un malade qui a des hémoptysies répétées, d'hésiter et de se demander si on a affaire à un cardiaque ou à un tuberculeux ; ce n'est pas par la radiologie qu'on fera le diagnostic, mais par l'examen cliniqu .

d) *Pneumonie.* — Il est classique de décrire une image radiologique particulière à la pneumonie, image qu'on observe surtout dans la pneumonie de l'enfant ; c'est le fameux *triangle pneumonique*, qu'on peut apercevoir très rapidement, même avant l'apparition des signes physiques, sous la forme d'une ombre triangulaire, dont le sommet est en contact avec le hile et dont la base se confond en dehors dans le contour thoraoique. Cette image, par sa forme et sa direction générale, rappelle celle de la pleurésie interlobaire, avec cette différence qu'ici la partie la plus large correspond, au contraire, au hile.

Ce triangle pneumonique se voit nettement au début et à la fin de la pneumonie ; si bien qu'on peut décrire, avec Weill et Mouriquand, un *triangle de début* et un triangle de *retour*. Dans la période d'évolution, il s'entoure d'une ombre diffuse, qui l'estompe, et il perd de sa netteté.

Ne vous attendez pas à voir le triangle pneumonique chez l'adulte ; il est exceptionnel pour la raison que la pneumonie occupe d'emblée tout un lobe et que sa résolution est plus lente. Une pneumonie du lobe inférieur donne une ombre qui ne se différencie pas de beaucoup d'autres ; une pneumonie du lobe supérieur est plus caractéristique, parce que l'ombre est nettement limitée par l'interlobe ; mais, ici, le diagnostic serait à faire avec la pneumonie caséeuse. D'ailleurs, chez l'adulte, les signes cliniques sont assez nettement caractérisés pour que le diagnostic puisse être posé sans le secours de la radiologie et, comme je vous l'ai dit déjà, il pourrait même être imprudent de recourir à cet examen. Il y a cependant des cas dans lesquels cet examen est indispensable ; ce sont les cas dans lesquels on soupçonne la possibilité d'une complication et, particulièrement, d'une pleurésie interlobaire ; cette éventualité se présente surtout à la période de décours de la maladie. Ne croyez pas, cependant, que l'examen radiologique vous tirera toujours d'embarras. Vous avez pu voir, ces jours derniers, dans le service, un sujet chez lequel nous soupçonnions une pleurésie purulente méta-pneumonique, en raison de l'état général et de la forme de la courbe thermique ; or, les signes physiques et les signes radiologiques ne nous apportèrent aucune indication précise ; l'examen radioscopique montra une ombre de tout l'hémithorax ; ce n'était pas une opacité absolue, puisqu'on distinguait les cartilages costaux, mais une diminution très grande de la transparence. Seule, la ponction exploratrice nous permit de constater l'existence de la pleurésie et nous conduisit à faire l'empyème.

Lorsque la pleurésie méta-pneumonique se développe dans la cavité interlobaire, alors que l'hépatisation pulmonaire n'est pas en régression complète et porte encore une ombre sur l'écran ou sur la plaque, si cette ombre correspond à la scissure interlobaire vous vous trouvez en face des mêmes difficultés d'interprétation.

Enfin, il est un autre diagnostic que vous devrez avoir présent à l'esprit : chez un malade qui présente un syndrome pneumonique, ne vous hâtez pas d'emblée — si, même, vous constatez le triangle pneumonique — d'admettre le diagnostic de la pneumonie franche aiguë ; souvenez-vous qu'il peut s'agir de cette *scissurite* et de cette *péri-scissurite tuberculeuses* dont je vous ai parlé à plusieurs reprises.

c) *Broncho-pneumonie.* — Là encore, il peut être dangereux de recourir à l'examen radioscopique, qui est, d'ailleurs, le plus souvent inutile, pour la raison qu'il n'apporte aucune indication caractéristique. Si vous hésitez entre une broncho-pneumonie infectieuse et une broncho-pneumonie caséeuse, votre hésitation ne sera pas diminuée. Dans un cas comme dans l'autre, le poumon se présentera avec un aspect pommelé identique, s'il s'agit d'une broncho-pneumonie lobulaire; dans les formes pseudo-lobaires, vous apercevrez, en outre de ces pommelures lobulaires, une ombre plus homogène, plus étendue, répondant au foyer principal.

En somme, dans la broncho-pneumonie comme dans la pneumonie, l'examen radiologique ne sera opportun, du point de vue diagnostique, que dans les cas où on soupçonnera la possibilité d'une complication pleurale interlobaire.

f) *Abcès et gangrène.* — J'en dirai autant pour les *foyers gangréneux* et les *abcès*. Dans la *gangrène* la fétidité des crachats, l'état général, font le diagnostic ; l'intensité du point de côté localise la maladie ; l'examen radiologique précise la localisation, sans donner une image caractéristique. Cette image, aussi bien d'ailleurs dans la gangrène que dans l'*abcès*, consistera dans une ombre d'apparence nodulaire cu pommelée, parfois cavitaire si la collection s'est déjà ouverte et est assez vaste.

L'examen radiologique sera fort utile, non pas pour apporter un renseignement sur la nature de la lésion, mais pour en préciser le siège en vue de l'intervention chirurgicale.

2° Pneumopathies chroniques.

a) *Emphysème pulmonaire.* — Je vous ai dit, incidemment, que l'*emphysème pulmonaire* se caractérisait essentiellement, du point de vue radiologique, par une transparence plus grande des champs pulmonaires et, surtout, des bases. Mais cela ne suffit pas ; entrons dans quelques précisions.

L'emphysème pulmonaire peut être *localisé* ou *généralisé*. L'emphysème *localisé* siège surtout aux sommets et dans les languettes pulmonaires antérieures ; lorsqu'il siège aux sommets, ce qui se voit dans certains cas d'emphysème vicariant notamment, les sommets apparaissent volumineux, larges, étalés et très transparents, sans que cette transparence soit très modifiée par le phénomène de la toux ; lorsqu'il siège dans les languettes antérieures, les confins de l'ombre médiane, si souvent moins clairs que le reste des champs pulmonaires, sont, au contraire, très lumineux, encore que la zone de clarté soit partiellement encochée par les contours de l'ombre cardio-aortique, surtout à gauche, et par les ombres hilaires.

Lorsque l'emphysème est *généralisé*, l'ensemble de la cage thoracique offre une *luminosité excessive*, mais qui, jamais, n'est aussi intense que dans le pneumothorax et est, d'ailleurs, bila-térale, alors qu'elle ne se voit que dans un seul hémithorax au cas de pneumothorax. Cette clarté exagérée s'accompagne *de modifications plus ou moins appréciables* dans *la statique et la cinématique du thorax* : les clavicules sont élevées, diminuant la hauteur des sommets qui sont larges, étalés, mais comme écrasés ; le diaphragme est aplati, peu mobile ; les espaces intercostaux sont élargis et tendent à être horizon-taux ; les bords des côtes sont plus nettement arrêtés et se détachent avec plus de précision sur le fond plus clair. Enfin, dans bon nombre de cas, on constate la présence d'ombres associées, imputables à l'existence de lésions bronchiques (sclérose, dilatation) ou pulmonaires (tuberculose) concomi-tantes. Chez certains emphysémateux, à thorax rigide, on peut distinguer, comme je vous en ai déjà montré un exemple (fig. 17) l'image de cartilages costaux calcifiés.

b) *Scléroses pulmonaires*. — Les *scléroses pulmonaires*, lorsqu'elles sont totales, se traduisent par une diminution générale de la transparence et de la mobilité thoraciques. Le plus souvent, elles se manifestent, en radiologie, par des ima-ges de *sclérose broncho-pulmonaire* telles que celles que je vous ai décrites précédemment (fig. 30 et 31). Lorsqu'elles sont *unilatérales*, elles se combinent, en général, avec la symphyse pleurale et, si celle-ci est fort épaisse, elles donnent une opacité à peu près complète. La figure 32 vous en montre un exemple ; elle est particulièrement intéressante, parce que vous distinguez, un peu au-dessous de la clavicule, une zone circulaire, moins sombre, qui correspond à une grosse dilatation bronchique. Dans les scléroses *localisées*, partielles, correspondant à la transformation fibreuse de tout un lobe, vous constatez une opacité plus ou moins complète, dont les limites correspondent à celles du lobe atteint. Enfin, une mention spéciale doit être réservée aux *bandes scléreuses*, en forme de tractus sombres, plus ou moins épais, qui correspondent aux anciennes cicatrices de blessures pulmonaires, de suppurations ou de kystes évacués et guéris.

Je vous rappelle la *sclérose pulmonaire de la syphilis*, si remarquable et intéressante en raison de la présence, à peu près constante, de calcifications nodulaires qui suggèrent l'idée d'une tuberculose associée, ainsi que je vous l'ai dit dans la précédente leçon.

c) *Des pneumokonioses* et de l'*anthracose* il n'y a rien à dire qui mérite de nous arrêter.

d) *Atélectasie.* — Chez le nouveau-né qui n'a pas du tout respiré la radioscopie et la radiographie décèlent une opacité complète du thorax ; les poumons sont restés imperméables à l'air. Cette constatation peut avoir une très grosse importance en médecine légale. Chez les sujets qui ont respiré, on peut constater des zones atélectasiées, unilatérales ou partielles, en rapport avec la suppression fonctionnelle d'un territoire pulmonaire plus ou moins étendu, du fait d'une oblitération bronchique absolue par compression.

Cet état d'atélectasie a son expression la plus caractéristique dans l'aspect du moignon pulmonaire comprimé par le pneumothorax artificiel.

e) *Tumeurs du poumon.* — J'arrive à une étude plus intéressante à approfondir, celle des tumeurs pulmonaires. Prenons d'abord le *cancer du poumon*. Il arrive, parfois, que c'est l'examen radiologique qui vous met sur la voie du diagnostic, comme nous l'avons observé récemment chez un de nos malades (fig. 16). Il s'agissait d'un *cancer primitif du poumon*, occupant la presque totalité de la moitié supérieure du poumon droit. C'est là, d'ailleurs, le siège le plus fréquent du cancer primitif du poumon, ce qui, dans une certaine mesure, peut servir au diagnostic différentiel avec la pleurésie. Au début, les limites de la zone d'opacité étaient nettes, tellement que nous pensâmes avoir affaire à un kyste hydatique. Mais, peu à peu, la lésion s'étendit, ses limites devinrent moins précises, nuageuses, baveuses, en même temps que nous vîmes apparaître, à distance, des noyaux secondaires.

Dans les *cancers secondaires nodulaires*, on aperçoit dans le poumon des ombres, plus ou moins opaques et nombreuses, mais que rien ne distingue réellement des pommelures de la tuberculose, de l'infarctus... Le plus souvent, ces ombres prédominent dans la région parahilaire. Voici la radiographie (fig. 33) du thorax d'une vieille femme morte dans notre service. Dans la région où l'on observe si souvent ces pleurésies sous-axillaires dont je vous ai parlé, vous voyez une ombre arrondie, nettement limitée, que nous avons prise tout d'abord pour une pleurésie enkystée, et, cela, d'autant plus qu'il existait sous la clavicule une caverne dont vous distinguez nettement l'image sur la radiographie. A l'autopsie nous avons reconnu le cancer pulmonaire et constaté la présence de noyaux secondaires dans le foie et d'un cancer primitif de l'estomac, demeuré latent ; nous avons vérifié également la nature tuberculeuse de la caverne de l'autre poumon.

Je vous signale, en passant, cette évolution simultanée de la tuberculose et du cancer, qui est assez rare, et j'insiste sur la difficulté du diagnostic dans ce cas ; la radiologie ne peut pas vous renseigner, car les caractères de l'image n'ont rien de spécial. Que sera-ce si vous avez affaire à un *cancer diffus*, lequel siège surtout à la base ? Vous apercevrez des ombres floues, sans limites précises ; ajoutez que, très souvent, ce cancer diffus s'accompagne d'un *épanchement pleural*, presque toujours hémorragique, qui achève de prêter à la confusion en projetant une opacité plus ou moins étendue, qui ne saurait faire songer au cancer. Barjon a même signalé une *pleurésie cancéreuse interlobaire*. Ce n'est pas ici, encore, par l'examen radiologique que vous arriverez au diagnostic.

Serez-vous plus heureux avec les *kystes* ? Voici une radiographie (fig. 34) qui est celle d'un sujet envoyé en observation dans notre service pendant la guerre (c'était un militaire) pour savoir s'il était tuberculeux. Nous l'avons examiné aux rayons X, comme nous le faisons systématiquement, et nous avons aperçu une ombre extrêmement nette, demi-circulaire, offrant tous les caractères d'une *image kystique*. Tout d'abord, nous avons pensé. qu'il s'agissait d'un *kyste hydatique*. Or, le sujet demanda à être opéré car il souffrait d'une gêne respiratoire fort pénible. Nous avons accédé à son désir, bien que la réaction de Weinberg et la recherche de l'éosinophilie eussent été trouvées négatives et nous avons trouvé, non pas un kyste hydatique, mais un *kyste hématique*. L'origine de ce kyste paraissait remonter à l'enfance ; en effet, à l'occasion d'un effort violent, ce sujet, vers l'âge de 9 ans, avait senti une vive douleur dans la poitrine et craché du sang en abondance ; dans la suite, il n'avait jamais eu aucun accident ; mais, sous l'influence des fatigues de la campagne, il avait vu se développer progressivement la gêne pulmonaire qu'il ne pouvait plus supporter. Le liquide contenu dans ce kyste avait la couleur du café noir et la membrane d'enveloppe était fortement infiltrée de sels calcaires. (Voir p. 263.)

L'image radiologique ne se distingue en rien de celle que donnerait un *kyste hydatique* ou un *kyste dermoïde*. Tout ce que l'exploration radiologique peut vous permettre de reconnaître, c'est *l'image kystique* ; elle est impuissante à vous renseigner sur la nature de ce kyste. Bien plus, elle ne vous donnera pas toujours l'image kystique nette parce que, autour de la formation kystique, il pourra s'être développé des réactions inflammatoires secondaires, qui brouilleront les contours de l'image et lui enlèveront ses caractères démonstratifs. On a donné certaines indications qui peuvent permettre de distinguer les kystes hydatiques des kystes dermoïdes. On dit que les kystes dermoïdes, ayant un point de départ médiastinal, donnent une image paramédiastinale et on ajoute que le kyste dermoïde est unique, tandis que les kystes hydatiques peuvent être multiples. Mais tout cela est bien théorique. Conservez le souvenir de *l'image kystique*, toutcourt, et ne demandez pas plus à la radiologie. Retenez aussi l'existence des *kystes hématiques* dont j'ai, avec Pruvost, signalé la possibilité, surtout chez les anciens blessés de poitrine, dont la figure 34 est un bel exemple et dont voici un nouveau cas. (Voir p. 263). C'est l'histoire d'un soldat qui fut maltraité par les Allemands pendant sa captivité ; il reçut de violents coups de crosse dans la poitrine et fit un hématome intra-thoracique et une péricardite traumatique. Dans la partie supérieure de l'hémithorax droit, l'examen radiologique nous décela la présence d'une ombre arrondie, ayant tous les caractères de l'image kystique.

En somme, chez un sujet atteint de kyste hydatique pleuro-pulmonaire, le diagnostic clinique peut être fort difficile ; le diagnostic radiologique ne l'est pas moins, pour ce qui est de la nature du kyste ; mais, d'autre part, l'exploration radiologique, seule, vous permettra parfois de constater la présence d'une formation kystique qu'aucun signe de percussion ni d'auscultation n'aura pu révéler.

Si le malade a évacué son kyste par *vomique* le diagnostic clinique est fait par les caractères de l'expectoration (vésicules, crochets, débris de membrane, etc...). A partir de ce moment l'exploration radiologique ne vous donnera plus beaucoup de renseignements ; à peine, retrouverez-vous parfois la cicatrice du kyste vidé, sous la forme d'un tractus sombre.

Si le *diagnostic de la nature de l'image kystique* est à peu près impossible par l'exploration radiologique, le *diagnostic différentiel* avec un certain nombre de lésions intra-thoraciques peut aussi présenter de sérieuses difficultés. Je ne reviens pas sur la ressemblance de l'image kystique avec certains cancers primitifs, avec la pleurésie enkystée sous-axillaire, voire même avec certaines pleurésies interlobaires ; j'ai déjà, à plusieurs reprises, insisté sur ces ressemblances radiologiques ; je vous rappelle enfin l'histoire si suggestive que je vous ai racontée dans la première leçon de ce garçonnet chez lequel l'intervention révéla la présence d'un neuro-fibrome sous-pleural, alors que l'examen radiologique, la réaction de Weinberg, la recherche de l'éosinophilie, s'accordaient pour affirmer l'existence d'un kyste hydatique.

CHAPITRE VI

PLAIES DE POITRINE

Le nombre des anciens blessés de poitrine que les médecins sont actuellement appelés à voir et qu'ils verront pendant longtemps encore est trop considérable pour qu'il ne soit pas nécessaire de grouper dans une étude rapide les principales notions que la documentation réunie par la guerre a permis de fixer. Je laisserai de côté les *accidents immédiats*, qui intéressent surtout le chirurgien et qui, d'ailleurs, n'offrent plus aujourd'hui le même intérêt. Je n'aurai en vue que les *séquelles* des plaies de poitrine, telles que j'ai pu en observer un grand nombre pendant la guerre et depuis. A maintes reprises, dans le cours de ces leçons, j'ai déjà eu l'occasion de vous entretenir de quelques-unes de leurs modalités, particulièrement lorsque j'ai étudié la cage thoracique.

Le premier soin est de s'enquérir du *projectile*. Est-il encore *inclus?* Est-il *sorti* ou a-t-il été *extrait?* S'il est sorti après avoir traversé le thorax, il a pu, sur son passage, léser tel ou tel organe, provoquer des délabrements de la cage thoracique, une infection de la plèvre ou du poumon, tous désordres que l'exploration radiologique pourra contribuer à reconnaître. S'il a été extrait, vous pourrez constater les traces cicatricielles de l'acte opératoire. S'il est resté inclus, vous devrez le rechercher, le repérer, et vous demander s'il est directement ou indirectement en cause dans la pathogénie des accidents divers décelés par l'examen clinique et par l'exploration radiologique.

Je ne reviendrai pas sur les *délabrements thoraciques*. J'ai suffisamment insisté dans les chapitres précédents sur ces délabrements et, notamment sur les *fractures de côtes*, que la radiographie, seule, décèle avec netteté, à moins qu'elles ne soient accompagnées de grands délabrements. En voici un nouvel exemple (fig. 35).

Si le projectile est resté inclus, il a pu déterminer des *réactions inflammatoires* plus ou moins diffuses, des *suppurations pleurales* ou *pulmonaires*, plus ou moins enkystées et localisées. En pareil cas, l'examen radiologique nous montre des images qui sont celles des pneumonies ou broncho-pneumonies, des pleurésies, des pyo-pneumothorax, des abcès. L'inflammation et la suppuration apparaissent généralement au siège même du corps étranger. Mais, parfois, elles se font à distance, très loin même du corps étranger, comme je l'ai vu chez un ancien blessé que m'adressa M. Tuffier et dont l'histoire, fort intéressante, contient, à elle seule, un enseignement des plus précieux pour l'étude clinique des *séquelles tardives* des plaies de poitrine et de leurs ressemblances avec la *tuberculose*. La voici en quelques mots : le sujet avait reçu un éclat d'obus dans la poitrine ; cet éclat était resté inclus ; l'examen radiologique montra qu'il était en contact avec la crosse de l'aorte, dont il suivait les battements ; malgré la gêne éprouvée par le malade, l'extraction fut jugée impossible, en raison des risques qu'elle ferait courir. Ceci se passait au début de la guerre. Or, peu à peu, cet homme se mit à maigrir et à tousser ; la fièvre s'installa, quotidienne ; il y eut de petites hémoptysies : on considéra le sujet comme tuberculeux. Des mois se passèrent ainsi ; M. Tuffier vit le malade, constata la présence du corps étranger et, avant d'en tenter l'extraction, me demanda un examen clinique complet. J'écartai le diagnostic de tuberculose et rattachai tous les accidents aux séquelles de la blessure ; en effet, il n'y avait aucun signe de tuberculose, mais une opacité complète de presque tout l'hémithorax gauche, coïncidant avec une matité absolue, accompagnée d'abolition des vibrations et de silence respiratoire ; une ponc-

tion exploratrice donna issue à du pus. Je conscillai de faire
d'abord un empyème et de différer toute tentative d'extraction
du corps étranger. L'empyème donna issue à une grande
quantité de pus et la gêne douloureuse s'atténua peu à peu, en
même temps que la fièvre disparaissait et que l'état général
s'améliorait progressivement. Aujourd'hui ce jeune homme va
bien ; cependant il conserve un petit trajet fistuleux vraisemblablement entretenu par la réaction inflammatoire qui persiste autour du corps étranger et qui, selon toute probabilité,
avait provoqué à distance la pleurésie purulente. Il est certain
qu'il reste sous la menace de nouveaux accidents. Mais, je
crois que le risque est moindre que celui qu'il courrait si, dans
de telles conditions, on voulait tenter l'extraction du corps
étranger, situé dans une zone si dangereuse et entouré de réactions inflammatoires qu'il y aurait gros inconvénient à traverser.

J'ai vu, avec mon regretté collaborateur Lechevallier, un
blessé qui, à la suite de l'extraction d'un éclat d'obus, inclus
dans le lobe supérieur du poumon droit, conservait des signes
cavitaires confirmés par l'examen radiologique et était considéré comme tuberculeux. Il avait, en réalité, une collection
suppurée, qu'une nouvelle intervention fit disparaître.

A la suite de ces interventions, l'examen radiologique vous
montrera des zones d'opacité, correspondant à la *sclérose cicatricielle*. Vous pourrez voir, en dehors de toute intervention
chirurgicale, chez d'anciens blessés de poitrine, des *bandes ou
des tractus sombres*, plus ou moins linéaires, véritables reliquats cicatriciels de lésions traumatiques guéries, voire même
simples reliquats du trajet suivi par un projectile qui n'a fait
que traverser le poumon. Ces bandes cicatricielles seront le
plus souvent peu perceptibles ; pour les mettre en évidence, il
vous faudra varier l'incidence des régions, de façon à trouver
la position dans laquelle elles offrent leur plus grande épaisseur, tout comme pour la recherche des cicatrices de la pleurésie interlobaire par le procédé de Béclère.

Il est un autre type de séquelles lointaines des plaies de poitrine qu'il faut connaître, dont j'ai fait l'étude dans un mé-

moire écrit en collaboration avec Pruvost et Labro ; je vous l'ai déjà signalé en passant. (Voir 1er partie). Un sujet a reçu un projectile dans la poitrine ; des semaines, des mois ont passé ; il continue à se plaindre ; il est pris pour un simulateur ou pour un névropathe ; cependant, il est sincère et un examen clinique bien fait permet de reconnaître l'existence de tels ou tels symptômes objectifs, de tels ou tels troubles fonctionnels, imputables à des lésions du plexus cardiaque ou des nerfs du médiastin. Chez ces anciens blessés le corps étranger a traversé le médiastin en lésant ces nerfs ou bien il est resté inclus et nous pouvons constater sa présence ; le plus souvent, il siège au voisinage de la base du cœur et, particulièrement, à gauche, à hauteur de l'origine de l'aorte, comme vous pouvez le voir sur l'orthodiagramme annexé au mémoire reproduit dans le 1re partie (fig. 5) et qui correspond à la radiographie B de la figure 36. Il est assez fréquent, en pareil cas, lorsque le nerf phrénique a été touché, de constater par l'examen radioscopique une immobilisation complète ou même un mouvement de bascule de l'hémi-diaphragme correspondant. Tel était le cas, chez un blessé dont voici la radiographie (fig. 36 A) ; le corps étranger, après avoir pénétré par l'hémithorax gauche et y avoir déterminé un hémothorax dont les séquelles sont encore visibles sur la radiographie, était venu se loger contre le nerf phrénique droit.

La *recherche* et le *repérage* des corps étrangers chez les anciens blessés de poitrine ne sont pas aussi simples que vous pourriez le croire. Elle peut être fort difficile. D'abord, le corps étranger qui a pénétré dans le thorax peut avoir traversé obliquement une partie de la cage thoracique et, suivant sa direction, s'être logé dans l'abdomen, dans les masses musculaires scapulo-humérales ou dorso-lombaires, et échapper à l'examen radioscopique, parfois même à la radiographie. Il peut se dissimuler aussi dans l'opacité projetée par les réactions inflammatoires et suppuratives qu'il a provoquées.

Lorsque l'examen radioscopique sera négatif, vous aurez parfois la possibilité de découvrir le corps étranger en recourant à la radiographie. Cette recherche est de toute première importance, car les accidents ne disparaîtront bien souvent qu'avec l'extraction du projectile.

Souvenez-vous, ici, de la possibilité d'une erreur que je vous ai signalée dans la première leçon, en vous rappelant l'observation apportée par M. Imbert à l'Académie de médecine et dans laquelle un *nodule tuberculeux calcifié*, pris pour un corps étranger, chez un ancien blessé de poitrine, fut extrait chirurgicalement.

Lorsque l'examen radiologique vous permettra d'apercevoir le corps étranger, il faudra, ensuite, que vous repériez exactement son siège. Tout d'abord, vous devrez rechercher s'il siège dans la cage thoracique ou dans l'épaisseur de ses parois. Je pourrais vous montrer la radiographie d'un homme dont le thorax fut traversé par une balle, que nous aperçûmes sans difficulté, se détachant avec une grande finesse de détails dans la clarté du champ pulmonaire en position antéro-postérieure ; or, cette balle était complètement immobile pendant les grands mouvements respiratoires et pendant la toux ; en variant les positions du malade, nous pûmes reconnaître qu'elle siégeait dans les masses sacro-lombaires où le chirurgien put la cueillir sans difficulté. Souvenez-vous que, lorsqu'un corps étranger se trouve dans la paroi, au voisinage des côtes, il suit leurs mouvements et que, lorsqu'il siège dans le poumon, ses déplacements sont beaucoup plus étendus et se font plutôt en sens inverse de ceux des côtes. Mais il ne suffit pas de reconnaître que le corps étranger est dans le poumon, il faut encore *repérer* exactement son siège, surtout si on juge l'extraction nécessaire.

Je n'entrerai pas dans la description des appareils ingénieux qui ont été inventés dans cette intention. Je me bornerai à vous rappeler que, si le corps étranger est décelable par la simple radioscopie, vous pourrez fixer assez rigoureusement son siège en variant les positions du sujet et en recourant à l'ortho-radioscopie en deux positions successives. Vous placerez le sujet devant l'écran, dans une première position ; vous centrerez les rayons sur le projectile ; vous marquerez sur le thorax avec un crayon dermographique les points sur lesquels le projectile se projettera en avant et en arrière ; puis, vous ferez la même opération dans une autre position. Ceci fait, vous ferez une cyrtométrie du thorax, à l'aide d'un bandage plâtré par exemple ; sur ce bandage vous marquerez les quatre points indiqués sur le thorax ; vous porterez le bandage sur une feuille de papier, sans le déformer ; il vous suffira, pour cela, de le sectionner en deux points de sa courbe, que vous rapprocherez ensuite ; puis, réunissant par un trait les points antérieur et postérieur correspondant à chacune des deux positions du sujet, vous aurez, à l'intersection des deux lignes ainsi tracées, le siège du projectile.

CHAPITRE VII

TUBERCULOSE PULMONAIRE

Au cours des conférences précédentes, j'ai eu bien des fois, à propos du diagnostic radiologique des diverses affections de l'appareil respiratoire, à faire allusion aux différentes images que l'on peut observer dans la tuberculose.

Toutes les images classées par la radiologie peuvent, en effet, se voir dans la tuberculose pulmonaire : les *adénopathies médiastinales*, les *pleurésies totales, partielles, enkystées*, le *pneumothorax*, les *adhérences* et les *symphyses*, les *zones de clarté* correspondant à des *formations cavitaires*, les *ombres nodulaires* ou *pommelées*, les *marbrures*, les *mouchetures*, les *arborescences* et les *tractus* irradiant du hile.

Aucune de ces images ne comporte par elle-même un diagnostic de nature.

Cela ne signifie pas, cependant, que la radiologie ne puisse donner des indications fort précieuses, et ce sera précisément l'objet de ces dernières leçons de classer les enseignements et les renseignements que la radiologie a apportés à la phtisiologie. Ces renseignements peuvent être groupés en trois catégories :

1° La radiologie peut éclairer le *diagnostic différentiel* de la tuberculose ; par là, elle contribue, dans une certaine mesure, au *diagnostic de nature*.

2° La radiologie précise le *siège* et l'*étendue* des lésions ; par là, elle contribue largement au *diagnostic de localisation*.

3° La radiologie apporte un précieux contingent d'informations au *diagnostic d'évolution*, par la comparaison d'images-témoins successives ; par là même elle a jeté quelques clartés sur la *pathogénie et l'évolution générale de la tuberculose.*

Ainsi se dégage le plan d'exposition que je vais suivre et qui n'est, en somme, que l'expression générale du diagnostic de la tuberculose pulmonaire, tel que je le conçois et que je me suis efforcé de le définir en clinique. Le diagnostic de la tuberculose comporte trois étapes : un diagnostic de nature, un diagnostic de localisation et un diagnostic d'évolution.

Dans cette étude radiologique, je me conformerai à ces vues. Je me garderai bien de prendre successivement les diverses lésions qu'on peut observer et de décrire les caractères radiologiques de chacune d'elles ; une pareille méthode, pour didactique qu'elle paraisse *a priori,* serait bien éloignée des conditions qui se présentent à l'observation clinique. Je prendrai les principaux types cliniques et je chercherai à condenser pour chacun d'eux, en les suivant dans leur marche évolutive, les indications que l'examen radiologique peut fournir au problème toujours si délicat du diagnostic clinique. J'envisagerai le diagnostic, d'abord *chez un tuberculeux présumé,* c'est-à-dire chez un sujet chez lequel on soupçonne la possibilité de la tuberculose, ou, si vous aimez mieux, chez un de ces fameux « suspects » qui ont rempli les hôpitaux militaires et les centres de triage pendant la guerre. Ensuite, j'envisagerai le diagnostic *chez un tuberculeux confirmé, avéré* de par l'ensemble des résultats fournis par les autres procédés d'exploration.

En un mot, j'étudierai successivement, en suivant ces deux fils conducteurs, les trois étapes du diagnostic : nature, localisation et évolution.

I. — Diagnostic différentiel ou de nature.

Sous les réserves bien des fois énoncées au cours des leçons précédentes, quant à l'impossibilité de demander à l'examen radiologique le diagnostic de nature d'une affection des voies respiratoires, il est incontestable que cette exploration joue un rôle considérable dans le diagnostic différentiel de la tuberculose pulmonaire et qu'aucun phtisiologue ne se hasarderait aujourd'hui à se passer d'elle.

Pour mettre de l'ordre dans vos idées, je distinguerai deux conditions : tout d'abord, je m'occuperai de ce qu'on pourrait appeler le *diagnostic de dépistage,* qui comprend le *diagnostic précoce* et le *diagnostic des formes latentes ;* ensuite, j'étudierai le *diagnostic différentiel proprement dit* avec les diverses affections de l'appareil respiratoire.

A. — DIAGNOSTIC RADIOLOGIQUE DE DÉPISTAGE

Diagnostic précoce et diagnostic des formes latentes.

1° DIAGNOSTIC PRÉCOCE. — Le diagnostic précoce est celui qui consiste à rechercher si un sujet suspect de tuberculose est tuberculeux ou non et à obtenir la solution le plus rapidement possible. Ici, vous aurez affaire à deux catégories de malades, les *vrais tuberculeux* souvent méconnus et les *faux tuberculeux,* c'est-à-dire les malades pris pour des tuberculeux et qui ne le sont pas. Mais, tout d'abord, entendons-nous sur les mots. Par *diagnostic précoce,* n'imaginez pas que nous comprenions l'étude des éléments du diagnostic de la tuberculose dès sa première inoculation. Je me vois contraint d'empiéter, ici, sur la leçon prochaine. La tuberculose de l'adulte — celle que nous avons surtout en vue — est un réveil de la tuberculose de l'enfance ; ce n'est donc pas le *diagnostic de la tuberculose initiale* que nous avons à faire chez lui, mais le *diagnostic des premiers signes qui peuvent révéler le réveil de celle-ci.* Or, vous concevez l'importance qu'il y a à dépister ce réveil de la tuberculose par un diagnostic aussi rapide que possible. C'est ce sens que vous devez donner à l'expression *diagnostic précoce.*

Ce principe étant posé, entrons dans le fond du sujet, et voyons *quels sont les éléments qui peuvent être fournis au diagnostic précoce,* ainsi compris, *par la radiologie.*

Tout d'abord, il importe que vous suiviez une méthode d'examen convenable, que vous ayez une technique bien réglée. Les trois quarts des erreurs de diagnostic viennent de ce que les médecins ne savent pas manier les procédés d'exploration qu'ils ont à leur disposition. Ils en connaissent mal la technique ; par conséquent, ils en tirent des résultats viciés qui les conduisent fatalement à l'erreur d'interprétation.

a) *Technique de l'exploration radiologique.* — Comment faut-il s'y prendre quand on veut faire l'examen radiologique d'un malade qu'on soupçonne atteint de tuberculose [1].

Ici apparaît, tout d'abord, l'application de la règle générale que j'ai formulée dans la première leçon, à savoir qu'il vous faut recourir aux deux procédés essentiels de la radiologie, la radioscopie et la radiographie, en vous souvenant que l'une donne des renseignements que l'autre ne donne pas, que la radioscopie donne des images mobiles que la radiographie ne peut pas donner, qu'elle permet de constater l'illumination subite des sommets par la toux, phénomène qui ne peut être décelé par la radiographie ; en vous souvenant, d'autre part, que la radiographie a une limite de sensibilité moins basse que la radioscopie et que, par conséquent, elle peut mettre en évidence, surtout si elle est instantanée, l'existence de lésions qui échappent à la radioscopie.

Vous rechercherez l'état des différentes zones de l'appareil respiratoire ; vous examinerez avec un soin particulier *l'état des sommets ;* vous les comparerez l'un à l'autre ; vous verrez si leur transparence est égale, si elle paraît être celle de poumons normaux ; c'est là une question d'habitude, tout comme pour l'auscultation ; vous jugerez l'égalité ou l'inégalité de transparence des autres parties du poumon et, particulièrement, des bases et des régions interlobaires ; vous examinerez soigneusement les régions hilaires et le médiastin. Enfin, vous

---

1. Je laisse de côté la *technique instrumentale* proprement dite, qui est réglée par les radiologistes et que je suppose connue ; je ne m'occupe que de la méthode à suivre pour l'exploration radiologique des diverses parties du poumon.

noterez avec le même soin les mouvements du diaphragme et des côtes ; vous verrez s'ils sont symétriques des deux côtés, s'ils ont la même amplitude, s'ils présentent des anomalies dans le rythme de leurs déplacements.

b) *Résultats de l'exploration radiologique.* — Ces notions étant rappelées sur la nécessité d'une bonne technique, voyons les renseignements que l'examen radiologique des différentes zones de la cage thoracique peut fournir.

Signes apicaux[1]. — Vous savez que, du point de vue clinique, les signes apicaux du début de la tuberculose ont fourni la matière de nombreuses discussions ; aujourd'hui, on tend à accorder moins de valeur qu'on n'en accordait il y a peu de temps encore, à la suite des travaux de Grancher, à certaines modifications du murmure vésiculaire. Je n'entrerai pas dans la critique de ces discussions, qui n'a pas sa place ici ; je crois, cependant, devoir vous mettre en garde, en passant, contre une tendance à voir dans les données de la radiologie la preuve de l'erreur de nos devanciers et, notamment, la démonstration que les signes d'auscultation du sommet donnés comme révélateurs d'une tuberculose en germination n'ont aucune valeur, pour la raison que les localisations initiales du réveil de tuberculose seraient étendues d'emblée à tout le lobe supérieur et limitées par le trajet scissural ; je crois, pour ma part, qu'il y a là une exagération. Laissant là cette critique, je vous dirai que, dans bien des cas où l'examen clinique vous aura donné des signes d'auscultation non douteux, vous ne verrez rien à l'examen radiologique, aussi bien radioscopique que radiographique. Vous n'aurez pas le droit, en pareil cas, de dire qu'il n'y a pas de lésion ; vous aurez seulement le droit de penser que, si la radiologie ne donne rien, c'est parce que la condensation du parenchyme pulmonaire n'est pas suffisante pour porter une ombre sur l'écran radioscopique ou sur la plaque radiographique.

1. Consulter : Mantoux. Aspect radiologique des sommets dans la tuberculose pulmonaire. Valeur des signes radiologiques. *Revue générale de Clinique et de Thérapeutique (Journ. des Praticiens*, 1ᵉʳ juin 1918).

Supposez, maintenant, un cas dans lequel vous constaterez une *diminution de transparence des sommets*. Serez-vous autorisés à conclure qu'il y a lésion des sommets ?

Je vous ai dit, au cours de ces leçons, que, lorsque cette diminution de transparence est *bilatérale*, elle n'a pas une grosse valeur. D'abord, il y a des sujets qui sont très gros, fortement musclés, obèses, chez lesquels la transparence, des sommets se trouve, de ce fait, au même titre que la transparence de tout le reste du thorax, diminuée ; chez les gens dont les masses musculaires scapulo-humérales sont très développées, les sommets sont très peu transparents, également gris; mais, ces deux sommets, qui sont peu transparents, conservent la possibilité de s'illuminer brusquement par la toux, avec une égalité parfaite. Inversement, il y a des sujets très maigres chez lesquels les sommets sont très transparents et conservent, même, la possibilité de s'illuminer par la toux ; et, cependant, assez souvent, l'auscultation révélera des signes positifs, alors que l'examen radiologique sera négatif.

Voici pour le cas où le sujet n'a rien ou seulement des lésions décelables par la stéthoscopie.

Voilà maintenant une autre cause de diminution bilatérale de transparence sans lésions des sommets : c'est l'*insuffisance respiratoire des sommets*, dont j'ai donné, ainsi que Brescia (de Gênes), une étude complète. Ici, la ventilation des sommets est insuffisante ; les sommets sont petits, voilés ou même grisâtres ; mais, ils le sont également tous les deux et, si vous faites tousser le sujet, ils s'éclairent suffisamment ; d'autre part, votre diagnostic radiologique est confirmé par l'examen de l'amplitude des mouvements respiratoires, qui est à peu près nulle, par la mensuration de la capacité fonctionnelle, qui est très abaissée, et par l'ensemble des signes cliniques. Il faut connaître ce syndrome clinique, car il est la source d'erreurs de diagnostic assez fréquentes.

Quand la diminution de transparence des sommets est *unilatérale*, elle a une plus grande valeur, sans avoir, cependant, à elle seule, une signification suffisante, car elle peut être due à d'autres causes qu'à la condensation tuberculeuse. Voici, par exemple, un sujet porteur d'un gros *ganglion induré sus-claviculaire*. Ce ganglion porte une ombre qui se projette dans le champ du sommet et l'obscurcit. La radiographie que je fais passer est démonstrative (fig. 37) ; vous distinguez en outre de ce ganglion, une série de nodules disposés en chaînes, le long de l'ombre médiane ; l'examen radioscopique nous avait montré un simple voile du sommet droit ; vous voyez ici, une fois de plus, l'importance de la radiographie, qui nous a fait voir une image beaucoup plus démonstrative. En pareil cas la palpation du creux sous-claviculaire achèvera de vous convaincre et vous localiserez dans le ganglion la cause de diminution de transparence du sommet.

Une autre cause d'erreur, dont j'ai vu quelques exemples pendant la guerre, est un *cal osseux* de la clavicule ou de la 1re côte, projetant une ombre diffuse dans le sommet. J'en dirai autant de certaines tumeurs (goitres volumineux, maladie de Dercum). La diminution unilatérale de la transparence apicale a une valeur plus grande quand elle n'est *pas homogène* et quand elle se présente avec un *aspect marbré, granité, moucheté, piqueté* ; car elle indique alors la très grande probabilité que le sommet est infiltré de nodules tuberculeux plus ou moins nombreux, plus ou moins volumineux, amenant, chacun pour sa part, une réaction inflammatoire autour de lui et une augmentation de densité du poumon. Cet aspect granité est rarement perçu par la radioscopie sauf, parfois, au moment même du phénomène de l'illumination par la toux ; il est extrêmement net sur la plaque radiographique. Il pourra même vous arriver (fig. 38) d'apercevoir, en plein sommet, un petit nodule calcifié ; cette constatation vous permettra d'être affirmatif, lorsque vous vous serez assurés que l'ombre n'est pas portée par un ganglion calcifié sus-claviculaire, ce dont vous pourrez juger par la palpation et aussi par l'immobilité radiologique de la tache pendant la toux ; ne vous attendez pas à la faire fréquemment ; je ne l'ai rencontrée que dans quelques très rares cas. En pareil cas, l'examen clinique et l'examen stéthoscopique pourront être absolúment muets, car il s'agit, ici, de lésions anciennes, guéries, figées, qui peuvent ne donner aucun signe autre que le signe radiologique.

Si la diminution unilatérale de transparence a d'autant plus de valeur qu'elle n'est pas homogène, il y a cependant un cas dans lequel, tout en étant homogène, elle peut avoir une signification importante, c'est celui de la *pleurite apicale* (fig. 39 A); le voile du sommet disparaît pendant la toux, qui illumine à peu près normalement ce sommet ; cette constatation, jointe à l'ensemble des signes cliniques (rugosités pleurales, douleurs à la pression, inégalité pupillaire, adénite sus-claviculaire) contribue à fixer le diagnostic (voir : Plèvres).

Il est un autre signe apical qu'il faut noter c'est, l'*asymétrie des sommets*, qui trouve sa cause dans les modifications de la statique générale du thorax dues à une lésion unilatérale ; la déviation plus ou moins accentuée de la trachée s'ajoutera à cette constatation. Mais, pour que cette asymétrie apicale ait une valeur, vous devrez vous assurer qu'elle n'est pas due à une cause extra-pulmonaire (scoliose, etc...) (fig. 39, B). Lorsque cette asymétrie s'accompagne de diminution de transparence unilatérale elle acquiert une grosse valeur. Encore faut-il s'assurer qu'elle n'est pas constituée par l'emphysème de l'autre côté.

Signes hilaires. — Il est bien peu de sujets chez lesquels l'examen radiologique démontre un état absolument normal du hile. Presque toujours, vous constatez un degré plus ou moins accentué d'empâtement des régions hilaires ; le petit croissant en forme de lune à deux cornes, qui, à l'état normal, se dessine sur la plaque radiographique, est bien rarement observé. Le plus souvent, les ombres hilaires s'accentuent et deviennent nettement perceptibles, même sur l'écran radioscopique. Chez les tuberculeux, cet empâtement de la région hilaire est, en général, marqué et contient un plus ou moins grand nombre de taches nodulaires, qui se détachent plus ou moins sur le fond sombre et qui, même, parfois, peuvent simuler des corps étrangers, lorsqu'elles sont très noires et ont des contours nettement arrétés. Je vous ai dit déjà que l'erreur avait été commise plusieurs fois et que de tels nodules calcifiés avaient été enlevés par des chirurgiens, qui les avaient pris pour des éclats de projectile.

Ces empâtements hilaires n'ont, d'ailleurs, rien de particulier ; on les observe dans la bronchite chronique et je vous en ai montré des exemples.

Signes des champs pulmonaires. — Dans les champs pulmonaires, si souvent dénommés *plages* pulmonaires par les radiologistes, et qui correspondent à toute l'étendue de la transparence des poumons, abstraction faite des sommets, l'examen radiologique peut déceler, même chez ces malades qui ne sont encore que des suspects, toute une série d'images qui attestent un degré déjà ancien ou accentué de la tuberculose.

Vous pouvez voir des *pommelures*, que vous ne vous attendiez pas à trouver chez des sujets aussi peu touchés en apparence.

Outre ces pommelures, qui ne se distinguent guère des images que donne la broncho-pneumonie banale, si elles sont nombreuses et disséminées, vous pouvez voir des *nodules calcifiés*, comparables à ceux des régions hilaires et, parfois, assez nombreux pour évoquer le diagnostic d'une hybridité syphilo-tuberculeuse de terrain, pour les raisons que je vous ai données dans les leçons précédentes (fig. 47).

Il arrive aussi, même chez de simples suspects, qui sont, en réalité, des tuberculeux florides, de constater dans les champs pulmonaires des *images cavitaires*. Vous avez ausculté le sujet avec le plus grand soin ; vous l'avez percuté ; vous n'avez relevé aucun signe physique ; vous faites une radiographie et, à votre grande surprise, vous trouvez une image cavitaire en plein champ pulmonaire, dans une région inaccessible à votre doigt qui percute et à votre oreille qui ausculte.

Signes scissuraux. — A l'état normal, les scissures ne peuvent être perçues par l'examen radiologique. Lorsque, sur le trajet d'une scissure, vous voyez une *opacité*, votre atten-

tion est immédiatement fixée et vous songez à la localisation
scissurale, si fréquente dans la tuberculose, dont elle est quelquefois la première manifestation. J'y reviendrai, quand nous
étudierons le diagnostic différentiel avec les diverses pneumopathies.

Signes diaphragmatiques. — Un signe radiologique très
important, au début de la tuberculose, est la *diminution
d'amplitude des mouvements respiratoires*, et, particulièrement, des mouvements de l'hémi-diaphragme correspondant
au poumon atteint.

Ici, seule, la radioscopie peut intervenir. Dans le diagnostic
précoce de la tuberculose, abstraction faite des autres signes
que j'ai indiqués, ce fait d'un hémi-diaphragme qui se mobi-
lise mal, tout en étant libre et sans adhérences des sinus costo-
diaphragmatiques, a une grosse valeur. Il est signalé par
tous les radiologistes et par tous les phtisiologistes comme un
indice révélateur d'une atteinte pulmonaire ; lorsque vous le
constatez, vous devez pousser à fond votre examen radiologique, et, si la radioscopie ne vous décèle aucune image pulmonaire, faire une radiographie, qui bien souvent vous permettra de découvrir une lésion.

Stigmates de lésions anciennes. — En même temps que les
signes propres aux lésions d'apparition récente, l'examen radiologique peut révéler des images qui indiquent des lésions
anciennes, éteintes, dont elles sont les stigmates cicatriciels
et qui, par leur présence, contribuent à faciliter le diagnostic
précoce de la poussée nouvelle, en accentuant la présomption.
Les *tractus*, les *nodules calcifiés hilaires ou intra-pulmonaires*,
dont je vous ai parlé il y a un instant, rentrent dans cette
catégorie (fig. 21, 37, 38 et 47) de même que les *marbrures
apicales*.

Voici une radiographie (fig. 40) que je dois à mon ami Ribadeau-Dumas ; vous y apercevrez, se projetant *dans les derniers espaces intercostaux*, deux *petits nodules* noirs, conti-
gus, qui rappellent l'image des corps étrangers : ce sont les
cicatrices de l'inoculation tuberculeuse de l'enfance.

Comme stigmate d'imprégnation bacillaire, je vous rappelle la forme particulière de thorax étriqué, étroit, plat, allongé, hyposthénique, dont je vous ai parlé dans la première leçon ; les sommets sont pointus, petits, peu transparents ; l'ombre cardio-aortique est allongée, médiane ; le cœur est petit , « en goutte », dissimulé derrière le sternum qu'il déborde à peine.

2° DIAGNOSTIC DES FORMES LATENTES. — L'étude des stigmates d'anciennes lésions nous conduit, par une transition toute naturelle, au diagnostic radiologique des *formes latentes de la tuberculose.*

Vous examinez un sujet pour une toute autre raison et vous êtes tout surpris — véritable trouvaille radiologique — de constater la présence d'images qui ne laissent aucun doute sur l'existence de lésions pulmonaires. Tantôt, c'est une *scissurite,* ancienne ou récente, qui aurait passé complètement inaperçue sans l'examen radiologique ; tantôt, c'est une lésion siégeant dans la partie inférieure du poumon, une *image cavitaire,* par exemple, absolument muette à l'examen stéthoscopique, parce que trop éloignée de l'oreille ; tantôt encore, ce sont des *masses pommelées,* plus ou moins disséminées ; tantôt, enfin, c'est l'un des *stigmates cicatriciels* d'une lésion ancienne que nous venons de passer en revue. Ces constatations orientent vos investigations cliniques et vous conduisent à dépister une tuber-culose qui évolue en sourdine et qui aurait pu rester latente pendant un certain temps encore.

Ces formes latentes, découvertes par l'examen radiologique, peuvent donc être distinguées en deux groupes, aussi bien du point de vue clinique que du point de vue radiologique : les *formes latentes en activité* et les *formes latentes inactives.*

Dans les *formes latentes en activité,* le sujet présente un état général plus ou moins accentué (fièvre, amaigrissement, etc.), ou des signes fonctionnels plus ou moins discrets ; mais les signes stéthoscopiques, sont presque nuls ou de siège insolite ; c'est ici l'examen radiologique qui fait le diagnostic en décelant une lésion silencieuse ou localisée ailleurs qu'au sommet.

31

Les *formes latentes inactives* se traduisent à l'examen radiologique par l'un des stigmates de lésions anciennes que je viens de vous signaler.

B. — DIAGNOSTIC RADIOLOGIQUE DIFFÉRENTIEL PROPREMENT DIT

Diagnostic de la tuberculose pulmonaire et des diverses affections des voies respiratoires.

Tout en restant sur le terrain radiologique, je me permettrai, chemin faisant, quelques considérations cliniques ; il me semble qu'il est impossible de séparer complètement les éléments de diagnostic apportés par la radiologie de ceux qui sont fournis par les autres moyens d'exploration clinique.

Pour mettre de l'ordre dans cet exposé, nous le diviserons en deux parties : le diagnostic différentiel avec les troubles respiratoires et les pneumopathies *à évolution aiguë* et le diagnostic différentiel avec les pneumopathies *chroniques*.

1° DIAGNOSTIC AVEC LES TROUBLES RESPIRATOIRES ET LES PNEUMOPATHIES A ÉVOLUTION AIGUE. — Il est un certain nombre d'affections des voies respiratoires et de syndromes avec lesquels le diagnostic offre parfois de grosses difficultés.

Asthme. — Vous savez qu'on décrit sous le nom d'*asthme* de Graves certaines *granulies* qui évoluent sous la forme de l'asthme et dans lesquelles le diagnostic peut être très difficile, d'autant plus difficile que dans certaines formes de tuberculose pulmonaire chronique fibreuse, dans lesquelles l'expectoration contient habituellement des bacilles de Koch, on voit survenir, de temps en temps, des accès d'asthme qui pourraient en imposer pour une poussée granulique aiguë. Ici l'exploration radiologique peut rendre de grands services, soit en montrant, à l'aide d'une radiographie instantanée, un semis de granulations tuberculeuses, s'il s'agit de granulie, soit en révélant la présence de lésions anciennes, apicales ou autres, s'il s'agit de tuberculose fibreuse asthmatiforme, soit en démontrant l'absence de toutes lésions en foyers, s'il s'agit d'asthme simple.

Œdème aigu. — La radiologie peut être d'un très grand secours également dans certaines formes *d'œdème aigu du poumon* ; c'est ainsi que, dernièrement, nous avons vu entrer dans notre service, avec un gros œdème du poumon un homme qui était soigné depuis pas mal de temps dans un dispensaire comme étant tuberculeux, alors qu'en réalité il était atteint d'une néphrite chronique, cause de sa dyspnée et de sa bronchite tenace. L'examen radiologique démontra l'intégrité de ses poumons et l'hypertrophie considérable de son cœur.

Bronchites et congestions pulmonaires aiguës. — Il en est de même ici. Il est bien entendu que, lorsque vous constatez la présence de bacilles dans l'expectoration, le diagnostic de nature s'impose, à moins qu'il ne s'agisse d'un état aigu banal greffé sur une tuberculose chronique antérieure.

En somme, dans ces différents états aigus, l'exploration radiologique peut apporter de précieux renseignements, à la condition qu'on l'emploie comme il faut ; si vous vous bornez à un examen radioscopique, vous n'en retirerez aucune indication, si ce n'est la constatation des lésions anciennes et conglomérées concomitantes ; dans ces formes, à type de granulie pulmonaire, c'est la radiographie instantanée qui peut seule servir au diagnostic. Je fais passer une très belle radiographie obtenue chez un enfant, par mon ami Ribadeau-Dumas (fig. 41) ; vous verrez les champs pulmonaires parsemés d'un semis de petits grains qu'il aurait été impossible de voir sur l'écran radioscopique ni même sur une radiographie non instantanée. Une pareille image ne laisse aucun doute ; il s'agit d'une granulie pulmonaire.

Voyons d'autres types d'affections aiguës qui peuvent également être confondues avec la tuberculose.

Congestion pleuro-pulmonaire. — *Spléno-pneumonie.* — *Cortico-pleurite aiguë.* — Il n'est pas de *congestion pleuro-pulmonaire*, pas de *spléno-pneumonie*, pas de *cortico-pleu-*

rite aiguë, qui ne doive attirer l'attention du médecin et lui faire soupçonner la possibilité d'une origine tuberculeuse.

Est-ce que, dans ces cas, (je fais abstraction des autres moyens de diagnostic) l'examen radiologique, d'une façon générale, est susceptible d'apporter, dans la détermination du diagnostic, son contingent d'éléments d'informations ? Certainement oui.

Quelques-uns d'entre vous se souviennent d'une petite malade qui est restée assez longtemps dans le service l'année dernière ; elle avait 18 ans et s'était présentée un jour à notre consultation du samedi matin avec une température très élevée ; elle était malade depuis une dizaine de jours, avait de la fièvre, toussait et crachait. Son aspect général était demeuré excellent, floride, si bien que son médecin n'avait pas eu la pensée d'examiner les crachats. Quand on l'auscultait, on entendait des signes bruyants dans la région supérieure du sommet droit, caractérisés, surtout en arrière, par un souffle bronchique intense, avec de nombreux râles sous-crépitants, très superficiels et des frottements pleuraux. Nous la prîmes en observation et notre diagnostic présumé de tuberculose à forme aiguë se trouva confirmé par la constatation d'assez nombreux bacilles dans ses crachats. C'était, en somme, un épisode aigu, symptomatique de lésions parenchymateuses sous-jacentes, chez une jeune fille qui, dans le passé, deux ou trois ans avant, avait eu une pleurésie de l'autre côté. L'évolution des accidents confirma le diagnostic ; nous vîmes peu à peu les signes de cortico-pleurite s'effacer et laisser apparaître, à leur place, des signes indiquant la fonte progressive des lésions sous-jacentes. Or, l'examen radiologique fut particulièrement intéressant ; il nous permit de suivre et de contrôler l'évolution des lésions révélées par l'examen clinique. Au début, nous avons distingué seulement un nuage grisâtre, diffus, étalé sur la région supérieure de l'hémithorax droit et laissant persister un certain degré d'illumination par la toux ; peu à peu, le voile, d'abord homogène, prit un aspect pommelé, tigré ; à la fin, cet aspect s'accentua et nous vîmes se dessiner une

petite image en mie de pain, en même temps qu'apparaissaient,
à distance, dans le reste du poumon, de petites pommelures
nouvelles (fig. 42). Dans l'autre poumon, dans la région para-
hilaire, on apercevait, dès le premier examen, des nodules
noirs, vestiges de lésions tuberculeuses antérieures, dont la
présence n'était point sans valeur, du point de vue du diagnostic radiologique.

Cette observation est fort intéressante, car l'exploration
radiologique, rapprochée des autres signes d'évolution de la
maladie, ne peut pas laisser de doute dans l'esprit. Quand on
voit une cortico-pleurite à sa phase initiale, elle donne, à la
radioscopie et à la radiographie, une image qui n'est pas caractéristique et qui n'emprunte quelque valeur qu'à l'association
des lésions qui existent en même temps. Par quoi se traduit-
elle en effet à cette phase ? Par une ombre plus ou moins
dense, quelquefois pas très opaque ; sous cette ombre plus ou
moins nuageuse (fig. 39 A) la perméabilité du poumon subsiste,
ce qui se traduit, si la cortico-pleurite siège au sommet, par la
persistance du phénomène de l'illumination, lequel disparaît
s'il y a condensation du parenchyme lui-même. Vous faites le
diagnostic, à cette période, non pas par les caractères de l'ombre de la cortico-pleurite, qui sont les mêmes, quelle que soit la
nature, mais par la présence des lésions concomitantes, (pommelures, petites cavernes, granulations, nodules anciens). Enfin,
les modifications de l'image radiologique, suivant les phases
évolutives de la lésion initiale, apportent encore de précieux
renseignements. Les mêmes réflexions conviennent pour la
congestion pleuro-pulmonaire et la spléno-pneumonie, si voisines d'ailleurs de la cortico-pleurite proprement dite.

Broncho-pneumonie. — Je vous ai dit (voir : Poumons) que
rien ne distingue radiologiquement une pommelure tuberculeuse
d'un nodule broncho-pneumonique. A *fortiori* aucun caractère
distinctif ne pourra être révélé par la radiologie entre la
broncho-pneumonie banale et la broncho-pneumonie caséeuse ;
l'une et l'autre peuvent présenter un foyer pseudo-lobaire principal ou se révéler uniquement par un essaimage plus ou moins

considérable de nodules péribronchiques isolés. C'est surtout chez l'enfant que les difficultés du diagnostic seront grandes, pour la raison que la tuberculose prend plus souvent chez lui la forme broncho-pneumonique que chez l'adulte et qu'elle ne s'accompagne pas de stigmates de lésions tuberculeuses anciennes, capables de jeter une suspicion, sans toutefois avoir une valeur absolue, puisque rien n'empêche un tuberculeux de faire une broncho-pneumonie banale, à l'occasion d'une grippe, par exemple, ou de tout autre état infectieux.

Pneumonie. — Les mêmes réflexions s'appliquent au diagnostic radiologique de la pneumonie franche et de la pneumonie caséeuse. Je vous ai dit (voir Poumons) que l'image caractéristique de la pneumonie est le *triangle pneumonique* et qu'il est rare de la constater dans toute sa netteté chez l'adulte. Or, la pneumonie caséeuse donne le même triangle pneumonique. Aussi bien, cette image ne peut-elle vous renseigner, sans compter qu'un tuberculeux avéré peut faire une pneumonie franche et que la constatation d'autres foyers tuberculeux anciens ne vous sera pas d'une plus grande utilité qu'elle ne l'est dans le cas de la broncho-pneumonie. J'ajoute que le triangle pneumonique affecte une forme assez voisine de celle de la scissurite et que la fréquence des foyers scissuraux et parascissuraux tuberculeux est telle que le diagnostic radiologique s'en trouve ainsi plus complexe et plus difficile. La figure 43 représente un bloc de pneumonie caséeuse développée dans la région sous-scissurale gauche et masquant l'ombre cardiaque; au-dessus se dessine une image en mie de pain.

En passant, je vous prie de comparer cette radiographie à la figure 16, qui représente un cancer primitif du poumon, et surtout, à la figure 32, qui représente une sclérose broncho-pulmonaire avec symphyse pleurale et dilatation bronchique et paraît calquée sur elle; si vous n'aviez, pour faire votre diagnostic, que les épreuves radiographiques, je pense que vous pourriez y renoncer.

Abcès du poumon et gangrène pulmonaire. — Je vous en

dirai à peu près autant des autres processus infectieux que l'on peut observer dans le poumon et qui peuvent simuler certaines lésions dues à la tuberculose.

Je vous ai parlé des *abcès* et des foyers de *gangrène pulmonaire* (voir Poumons) ; je vous rappelle qu'au début ils sont caractérisés par une condensation du parenchyme qui n'a pas encore eu le temps de s'ouvrir et qui porte, sur l'écran ou sur la plaque radiographique, une ombre que rien ne distingue d'une pommelure tuberculeuse. Il s'agit, le plus souvent, d'un foyer unique, ce qui n'est pas la règle dans la tuberculose pulmonaire. Cependant, particulièrement chez les jeunes sujets, il n'est pas rare de voir, notamment dans la région parahilaire, un foyer tuberculeux isolé, au sens radiologique du mot. Or, ce siège, étant fréquemment aussi celui des collections suppurées du poumon, ne constitue aucun élément de diagnostic différentiel. Il en est de même lorsque le foyer s'est ouvert. Notons seulement que l'abcès s'ouvre moins vite que la gangrène et beaucoup plus lentement, en général, que le foyer tuberculeux caséeux. La rapidité de transformation de l'image qui, de pommelée devient cavitaire, devra donc être prise en considération, si on assiste à l'évolution des accidents depuis leur début ; mais, la forme cavitaire de l'image n'aura pas plus de valeur par elle-même que n'en avait, avant l'ouverture, la forme pommelée. Au lieu d'être en présence d'une ombre dense, d'une pommelure, d'étendue plus ou moins considérable et de contours plus ou moins réguliers et polycycliques — plus réguliers, et ovalaires quand il s'agit d'un abcès que quand il s'agit de gangrène — vous constaterez une image cavitaire et ce sera tout. La cavité consécutive à l'abcès rappelle beaucoup plus que celle qui est consécutive à la gangrène la caverne pulmonaire. Il est rare que la caverne tuberculeuse soit la seule lésion et qu'à distance, plus ou moins loin, il n'y ait pas d'autres foyers, tandis qu'un abcès pulmonaire, reliquat fréquent d'une broncho-pneumonie, peut rester la lésion unique constatée par l'examen radiologique. C'est donc ce caractère d'unicité qui vous fera pencher pour le diagnostic d'abcès du poumon, plutôt que pour celui de caverne tuberculeuse, mais, avec réserves ; au reste, ce n'est pas la radiologie mais l'examen bactériologique et clinique qui devront dans ces cas vous apporter les éléments de votre diagnostic.

Accidents des plaies de poitrine. — J'ai attiré votre attention à plusieurs reprises (voir Plaies de poitrine) sur les ressemblances cliniques qu'ont avec la tuberculose certaines lésions pulmonaires consécutives aux plaies de poitrine. La difficulté du diagnostic n'est pas grande, lorsqu'il s'agit d'un blessé récent : la notion du traumatisme oriente immédiatement le diagnostic. S'il s'agit d'un ancien blessé, il n'en est pas de même ; je reviendrai plus loin sur le diagnostic différentiel de la tuberculose avec les lésions chroniques pleuro-pulmonaires laissées par la blessure ; je n'envisage ici que les accidents aigus, qui peuvent s'observer chez ces anciens blessés de poitrine et qui prennent le masque d'une des diverses pneumopathies aiguës que nous venons de passer en revue. Le diagnostic radiologique comportera les mêmes difficultés que pour chacune de ces pneumopathies mais pas davantage, car vous ne devrez pas vous laisser égarer par cette idée fausse que les blessures de poitrine sont un facteur fréquent de tuberculose.

2° DIAGNOSTIC AVEC LES PNEUMOPATHIES CHRONIQUES. — N'attendez pas que je fasse une étude radiologique de toutes les formes anatomo-cliniques de la tuberculose pulmonaire. Je me garderai de tomber dans cette erreur, pour la raison, d'abord, que les phtisiologistes sont loin d'être d'accord sur la nomenclature et la classification de ces formes et, ensuite, pour cette autre raison qu'une pareille méthode aurait un caractère de sécheresse didactique, presque dogmatique, et me ferait sortir du terrain de la vie clinique, sur lequel j'ai voulu rester.

Je ferai défiler devant vous des types cliniques, bien vivants, que je m'efforcerai de choisir parmi les plus répandus.

Pour commencer, prenons le type le plus fréquent, celui de la *tuberculose pulmonaire commune,* celle qui évolue par étapes successives pendant une durée relativement longue.

Il y a des quantités de sujets qui sont des tousseurs invétérés, que l'on prend volontiers pour des tuberculeux, que l'on soigne comme tels et dont on se garde bien d'établir le diagnostic en ayant recours au seul moyen vraiment positif, c'est-à-dire la recherche du bacille dans l'expectoration. Vous verrez dans les salles et surtout dans les consultations des hôpitaux, vous verrez en ville, de nombreux malades de cette catégorie. Nous en avons vu des légions pendant la guerre, dans les centres de triage ; ce sont des *bronchiteux chroniques*. Beaucoup ont une obstruction plus ou moins marquée des voies respiratoires supérieures, *une rhino-pharyngite chronique*, qui entretient la *trachéo-bronchite habituelle* ; celle-ci, à la moindre occasion, au 'moindre refroidissement, subit une poussée, et la répétition des poussées aggrave l'état chronique ; faites passer ces sujets derrière l'écran, faites-les radiographier, vous ne constaterez rien. Je vous ai dit (voir Bronches), en effet, que l'inflammation bronchique, quand elle ne se caractérise pas par une ancienneté suffisante, quand elle n'altère pas le squelette bronchique, quand elle n'aboutit pas à la sclérose broncho-pulmonaire avec dilatation bronchique et emphysème, n'est pas décelable par l'examen radiologique. Au reste, l'examen bactériologique achèvera de dissiper toute hésitation.

Chez les *anciens gazés*, vous pouvez observer les mêmes symptômes de rhino-pharyngite et de trachéo-bronchite chroniques, mais, bien souvent, vous voyez se développer peu à peu un syndrome radiologique' qui suit la marche du syndrome clinique dont je vous ai déjà parlé ; chez ces malades il existe de la toux coqueluchoïde, avec expectoration continue, de l'oppression habituelle, avec crises de dyspnée asthmatiforme ; la bronchite chronique s'est ici compliquée d'emphysème et d'un degré plus ou moins apparent de sclérose et de dilatation bronchique ; elle a provoqué une réaction intense des ganglions médiastinaux, avec péri-adénite ; l'expectoration ne contient pas de bacilles et l'exploration radiologique vous donne les arborescences plus ou moins accentuées de la sclérose broncho-pulmonaire, auxquelles s'ajoutent un empâtement notable des régions hilaires, en position antéro-postérieure, et l'obscurité plus ou moins profonde de l'espace médian, en position oblique.

Chez certains sujets, considérés comme atteints de bronchite chronique, on constate, dans les champs pulmonaires, des mouchetures, des marbrures, dont l'importance dirige l'opinion du médecin vers la possibilité d'une tuberculose fibreuse. Ici, contrairement aux cas précédents, l'examen radiologique va dépister la tuberculose commune, dissimulée sous le masque de la bronchite chronique.

Dans ces cas-là, en effet, l'exploration radiologique, attentive et complète, vous permet de découvrir dans certaines régions du poumon des conglomérations plus ou moins accentuées, à type de *cavernes*, de *pommelures* sombres ou de *nodules* qui, très souvent, siègent en plein champ pulmonaire et, surtout, dans les régions voisines du hile, en même temps qu'elle montre une *opacité plus ou moins complète des sommets*.

La *caverne* est très fréquente dans la tuberculose commune ; je vous l'ai décrite à maintes reprises ; je ne reviens pas sur sa description ; je me borne à vous rappeler qu'il faut éviter les causes d'erreur et ne pas prendre une fausse image cavitaire pour une caverne. Très souvent, l'image cavitaire échappe à la radioscopie et n'est mise en évidence que par la radiographie ; mais, la radioscopie est seule capable de différencier sûrement une caverne d'une fausse image cavitaire, en permettant d'observer les modifications que font subir à cette image la toux et les changements de position du malade.

La grosse *dilatation bronchique*, qui peut simuler une caverne, s'accompagne toujours d'arborescences extrêmement accentuées, beaucoup plus apparentes que dans la tuberculose fibreuse commune. Mais il n'y a pas là un caractère radiologique distinctif de valeur absolue.

Les *formations nodulaires* peuvent se voir en dehors de toute tuberculose, dans les bronchites chroniques avec sclérose broncho-pulmonaire, par le fait de la superposition d'ombres entrecroisées projetant à leurs points d'intersection des épaississements, qui, par leur disposition, rappellent les nœuds des mailles d'un filet et peuvent simuler les mouchetures et les nodules tuberculeux. Vous imaginez aisément que ces nœuds d'ombres peuvent se projeter en se juxtaposant de façon à former une sorte de petit cercle qui rappelle l'image d'une caverne.

Dans la *syphilis pulmonaire* on voit souvent une forme qui prend cette allure de bronchite chronique avec sclérose des poumons et dilatation des bronches. C'est un type clinique bien connu ; je vous ai montré une image radiographique (fig. 31), sur laquelle s'ajoute une opacité complète des sommets, due à la tuberculose sclérosante associée.

Vous remarquerez que je ne vous ai pas parlé, jusqu'ici, du diagnostic radiologique de la tuberculose pulmonaire arrivée au stade de *phtisie*. À cette période, l'exploration radiologique est sans importance du point de vue du diagnostic ; elle ne peut plus apporter aucune information utile : le diagnostic est fait.

Je n'ai retenu, à dessein, que les types cliniques qui peuvent prêter à confusion et dans lesquels l'exploration radiologique peut apporter son contingent de renseignements. Ces types cliniques se résument, en réalité, dans les diverses variétés de bronchites chroniques dont nous venons de passer en revue les plus fréquentes. D'une façon générale, trois cas peuvent se présenter :

1° *Il s'agit de tuberculose fibreuse, à forme de bronchite chronique, avec ou sans emphysème.*—L'examen radiologique, en plus des caractères imputables à l'emphysème et à la sclérose broncho-pulmonaire, révèle la présence d'images qui ne laissent guère de doute, telles que des pommelures, des nodules plus ou moins sombres, voire même de petites cavernes ou cavernules en mie de pain ou en nids d'abeilles.

2° *Il s'agit de sclérose broncho-pulmonaire avec ou sans*

dilatation bronchique. — L'image est surtout caractérisée par l'abondance et l'accentuation des tractus arborescents; les pommelures et les nodules sont remplacés par des mouchetures et des marbrures ; les dilatations bronchiques n'ont pas les caractères radioscopiques des cavernes tuberculeuses. Mais, la différenciation peut être des plus difficiles, sinon impossible, entre ces deux types.

3° *Il s'agit de trachéo-bronchite banale, liée à une simple inflammation superficielle de la muqueuse.* Telle celle qu'on observe dans la rhino-pharyngite chronique. — L'image radiologique est normale. Ce n'est que lorsque la bronchite chronique dure depuis longtemps qu'elle arrive, peu à peu, à se rapprocher du deuxième type et à en prendre les caractères. Lorsque cette trachéo-bronchite chronique est la conséquence d'une intoxication par les gaz et s'accompagne du syndrome coqueluchoïde et asthmatiforme que je vous ai signalé plus haut, elle provoque, assez rapidement, l'apparition de l'adénite et de la péri-adénite médiastinales et l'image radiologique est caractérisée par un gros empâtement des ombres hilaires et par l'imperméabilité plus ou moins complète de l'espace rétrocardiaque. Une image analogue peut se rencontrer chez certains adultes atteints de coqueluche vraie, qui, si souvent, sont, pendant des mois, considérés comme tuberculeux.

Il va sans dire, que dans tous ces cas, la radiologie n'apporte que des présomptions et que la clef du diagnostic est l'examen bactériologique des crachats.

Il est une autre condition du diagnostic de la tuberculose pulmonaire chronique qui se présente assez souvent aussi à l'observation et dans laquelle l'exploration radiologique apporte de précieux éléments d'appréciation ; je veux parler des cas dans lesquels la tuberculose, revêtant la forme d'un foyer de sclérose dense, peut être confondue avec certaines *tumeurs du poumon.* Les signes cliniques sont analogues ; vous constatez de la matité, de l'abolition des vibrations vocales et du murmure vésiculaire, parfois un souffle bronchique par renforcement du souffle hilaire normal, pas de bruits adventices, si ce n'est quelquefois des frottements pleuraux, si la plèvre a réagi et n'est pas complètement adhérente. Souvenez-vous du *cancer du poumon* dont je vous ai montré la radiographie dans une conférence précédente (fig. 16) ; souvenez-vous aussi des *kystes hydatiques* et des *images kystiques diverses*, des *pleurésies enkystées*, des *scléroses denses cicatricielles* consécutives aux blessures de poitrine. Dans tous ces cas, la lésion projette une opacité complète, plus ou moins étendue, qui peut être identique ; évidemment le siège apical appartient, de préférence, à la tuberculose, mais sans que cette localisation suffise pour affirmer le diagnostic ; évidemment les images kystiques ont, en général, un contour curviligne, régulier, mais, si la réaction pleurale est intense, le contour s'estompe et perd sa régularité ; évidemment les pleurésies enkystées siègent surtout à la base et dans la région sous-axillaire, où elles dessinent également une image kystique ; évidemment les scléroses post-traumatiques n'obéissent à aucune préférence de localisation ni de configuration; mais tous ces caractères distinctifs ne dépassent pas, bien souvent, la valeur de simples nuances.

Enfin, certaines *symphyses pleurales*, plus ou moins localisées et partielles, peuvent être la cause d'une confusion analogue. En étudiant la dilatation des bronches (voir : Bronches) je vous ai montré la radiographie(fig. 32) d'un homme qui est encore dans nos salles et qui, il y a quelques années, à la suite d'une broncho-pneumonie grave compliquée de pleurésie gauche, fit, de ce côté, une symphyse pleurale étendue. Il est resté tousseur et grand cracheur ; aujourd'hui, en outre de l'opacité de la presque totalité de l'hémithorax gauche, la radiographie montre une image cavitaire sous la clavicule gauche et des arborescences très accentuées à droite. Il n'a jamais été possible de trouver des bacilles dans ses crachats. L'image cavitaire est due à une grosse dilatation bronchique.

II. — Diagnostic de localisation.

A. — *L'exploration radiologique peut permettre de localiser un foyer présumé.* — Il y a des cas dans lesquels l'existence de la tuberculose est démontrée avec certitude par la constatation du bacille de Koch et où l'examen stéthacoustique le plus méthodique et le plus minutieux ne parvient pas à déceler le siège du foyer. J'ai vu pendant la guerre plusieurs cas de ce genre chez des militaires envoyés dans mon service de triage. La plupart avaient eu une ou plusieurs hémoptysies ; mais ils restaient florides, si bien que les commissions de réforme — je parle des premiers mois de la guerre, alors que les centres de triage n'existaient pas encore — les jugeaient bien portants et les renvoyaient dans leurs dépôts où ils continuaient de répandre leurs bacilles sur leurs voisins. Ces sujets-là forment une des principales catégories des *vrais tuberculeux méconnus.*

Or, quand on fait un examen radiologique attentif, on aperçoit parfois un petit foyer, unique, siégeant ailleurs qu'au sommet, le plus souvent dans la région parahilaire ou dans la profondeur du lobe inférieur, c'est-à-dire dans une région trop éloignée de l'oreille pour donner des signes de percussion et d'auscultation. Ces foyers uniques, profonds, sont en général, de petites cavernes ; ces cavernes muettes peuvent même échapper à la radioscopie et n'être décelables que par la radiographie ; il peut même arriver que la radiographie ne permette pas de les localiser.

Retenez que l'examen radiologique (et particulièrement la radiographie) peut localiser un foyer dont l'existence est démontrée par la constatation du bacille de Koch dans les crachats.

Retenez aussi que, même avant cette constatation, l'exploration radiologique peut permettre, lorsqu'elle est pratiquée systématiquement, de dépister un tuberculeux qui, sans elle, aurait été méconnu.

B. — *L'exploration radiologique peut permettre de constater chez un tuberculeux avéré l'existence de foyers que
les signes stéthacoustiques ne décèlent pas.* — C'est ainsi que
l'examen radiologique montre, dans la presque totalité des cas,
des lésions beaucoup plus étendues que celles qui ont été
reconnues par l'examen clinique, et, cela, pour la double raison
que les lésions qui siègent dans la profondeur du parenchyme
peuvent échapper à l'examen stéthacoustique et que les localisations apicales, le plus communément recherchées, sont loin
de représenter le siège unique et prédominant de la tuberculose
chez l'adulte.

C'est ainsi que, chez un sujet que vous examinerez sous les
rayons, pour contrôler l'existence de signes stéthacoustiques
apicaux, vous serez surpris, si vous n'êtes pas entraînés, de
constater, en outre des lésions des sommets, des pommelures,
des mouchetures, des taches nodulaires, plus ou moins nombreuses, dans le reste des champs pulmonaires.

Il est exceptionnel qu'on ne constate pas de lésions multiples dans le poumon d'un tuberculeux avéré. Cette constatation cadre avec les constatations faites à l'autopsie des tuberculeux ; combien de fois, si vous n'êtes pas familiarisés avec
cette notion banale en phtisiologie, serez-vous étonnés de trouver, à l'amphithéâtre, des poumons bourrés de lésions beaucoup
plus étendues et considérables que celles que vous vous attendiez à trouver! Bien plus, l'étendue de ces lésions dépassera
non seulement vos constatations stéthacoustiques mais aussi
vos constatations radiologiques. Si la radiologie peut déceler
plus de lésions que l'examen stéthacoustique, elle ne décèle
pas, en effet, toutes les lésions, car elle a, elle aussi, je vous
l'ai dit bien des fois, sa limite de sensibilité. Il n'en reste pas
moins que l'exploration radiologique peut déceler l'existence
de lésions qui avaient échappé à l'auscultation. Elle révèle, par
exemple, la présence de *petites cavernes muelles de la base.*
Elle indique la prédominance des *foyers parahilaires* (fig. 11).
Elle met en lumière la fréquence des *localisations scissurales et parascissurales,* récentes (fig. 29) ou anciennes.

Voici la radiographie (fig. 45) d'une jeune fille atteinte de tuberculose commune, à type floride, chez laquelle, jamais, l'examen stéthacoustique ne nous aurait permis de constater ce que l'examen radiologique nous a révélé : du côté droit, vous voyez une localisation scissurale qui rappelle la forme du triangle pneumonique ; remarquez l'*intégrité relative des sommets*, comparativement avec l'importance des lésions qui siègent dans le reste du champ pulmonaire.

Souvent, l'exploration radiologique vous permettra de constater l'existence de *localisations médiastinales* que vous n'auriez pas pu constater autrement.

C. — *L'exploration radiologique peut déceler l'existence de complications non découvertes par les autres moyens d'exploration.* — Tel sera le cas, par exemple, pour la *pleurésie interlobaire*. Je ne parle pas de ces foyers de scissurite et de scissuro-pleurite qui aboutissent à une symphyse interlobaire ; je parle de la pleurésie interlobaire avec épanchement. Nous avons eu dernièrement dans nos salles un malade, dont je regrette de n'avoir pas la radiographie ; c'était un tuberculeux avéré, non pas un grand phtisique mais un tuberculeux en évolution active, qui présentait des signes étendus des deux côtés, avec une température élevée ; or, l'examen radioscopique, en outre des images habituelles, nous révéla l'existence d'une image cavitaire siégeant à hauteur de la scissure droite. En raison des dimensions de la cavité et de la présence nette d'un niveau liquide mobile, on pouvait se demander s'il s'agissait d'un pyo-pneumothorax enkysté interlobaire. Etant donné surtout que ce malade crachait abondamment du pus, qu'il faisait de véritables vomiques, nous nous sommes ralliés à ce diagnostic et nous avons écarté l'idée d'une caverne. Mais il restait à discuter la nature de ce pyo-pneumothorax interlobaire : était-il tuberculeux ou non ? La constatation de nombreux bacilles dans les crachats n'avait, ici, aucune valeur, en raison des lésions pulmonaires avérées. L'évolution ultérieure nous a permis de reconnaître qu'il s'agissait d'une pleurésie interlobaire non tuberculeuse, car la poche, peu à peu, se vida et se ferma. Aujourd'hui, on constate, à sa place, une petite ombre linéaire, reliquat cicatriciel de la complication intercurrente. Comme je vous l'ai déjà dit, un tuberculeux a le droit d'être infecté par un autre microbe. Voici donc un cas dans lequel la comparaison des images radiologiques successives a largement contribué au diagnostic de la localisation et de la nature de la complication scissurale.

Je vous ai parlé de la *pneumonie*, de la *broncho-pneumonie*, des différentes *pleurésies* que l'on peut observer chez les tuberculeux ; il est bien rare que ce soit des trouvailles radiologiques, car ces complications se révèlent par des signes cliniques bien nets. Je fais une exception pour la *pleurésie médiastinale*, qui n'est pas rare chez les tuberculeux et dont le diagnostic est grandement facilité par l'examen radiologique (fig. 23).

D. — *L'exploration radiologique permet de contrôler l'intégrité de l'autre poumon.* — C'est là une donnée d'une importance considérable, lorsqu'il s'agit de savoir si l'on est autorisé à recourir au pneumothorax artificiel. On tend actuellement, il est vrai, à étendre cette thérapeutique aux tuberculeux qui présentent des lésions bilatérales, à la condition qu'elles soient minimes du côté opposé à celui qu'on veut insuffler. Je ne sais pas ce que l'avenir nous apprendra; mais, pour le moment, je reste fidèle à cette idée qu'il est préférable de ne faire le pneumothorax que lorsque l'examen radiologique permet de contrôler l'intégrité de l'autre poumon.

E. — *L'exploration radiologique, même chez l'adulte, permet de constater l'intégrité fréquente des sommets* (intégrité absolue ou comparative) *et la prédominance des lésions dans les autres parties du poumon.* — Ceci est très important pour l'histoire de l'évolution anatomo-clinique de la tuberculose. Nous avons coutume d'enseigner que c'est au sommet des poumons qu'il faut chercher les premiers signes révélateurs de la

tuberculose pulmonaire. Cela est exact du point de vue stéthacoustique et voici pourquoi. Le sommet est la région du
poumon la plus accessible à l'examen clinique. Il est immédiatement sous le doigt qui percute, sous la main qui palpe, sous
l'oreille qui ausculte ; il forme une masse peu épaisse ; si bien
qu'une lésion qui siège au sommet est forcément rapprochée
de ses deux faces et peut donner des signes à la fois constatables en avant et en arrière, tantôt prédominant en avant, tantôt prédominant en arrière ; un examen stéthacoustique bien
fait a donc toutes les chances de déceler cette lésion, même
lorsqu'elle est très discrète, tandis qu'il peut être incapable de
constater une lésion occupant les parties centrales des lobes
moyen et inférieur.

Mais, si l'examen stéthacoustique a plus de chances de faire
constater des lésions peu accentuées lorsqu'elles siègent
au sommet que lorsqu'elles siègent en toute autre région
des poumons, cela ne signifie pas que les lésions du sommet
sont les premières en date : je me suis attaché à montrer la
nécessité de distinguer les deux expressions « *lésions initiales* »
et « *signes initiaux* » et je précise ma pensée en ajoutant que
par « *signes initiaux* » j'entends les signes de percussion et
d'auscultation, pour la raison que les *premiers signes radiologiques* ou, tout au moins, les *signes radiologiques prédo-
minants*, s'observent fort souvent, même chez l'adulte, ailleurs
qu'au sommet. C'est ainsi que, dans bon nombre d'examens
radiologiques, vous pourrez constater l'*intégrité absolue des
sommets* ou leur *intégrité relative* par comparaison avec l'importance et la fréquence des *localisations parahilaires*
(fig. 44), *scissurales* (fig. 29, 43 et 45) ou *basales*.

L'examen radiologique nous apporte donc des précisions fort
démonstratives, qui cadrent bien, sur ce point encore, avec les
constatations nécroscopiques et qui contribuent largement à
éclairer la conception que nous nous faisons aujourd'hui de
l'évolution générale de la tuberculose, ainsi que je vais vous
le montrer.

III. — Diagnostic d'évolution.

Ce chapitre sera divisé en deux parties : dans la première, je vous montrerai comment l'exploration radiologique peut apporter des éléments d'information pour l'appréciation de l'état évolutif d'une tuberculose pulmonaire confirmée ; dans la deuxième, j'essaierai de vous montrer comment l'exploration radiologique a jeté quelques clartés sur la conception que nous nous faisons actuellement de l'évolution de la tuberculose, depuis l'enfance jusqu'à l'âge le plus avancé.

A. — ELÉMENTS D'INFORMATION TIRÉS DE L'EXPLORATION RADIOLOGIQUE POUR L'APPRÉCIATION DE L'ÉTAT ÉVOLUTIF D'UNE TUBERCULOSE CONFIRMÉE

Vous savez combien il est difficile d'apprécier si une tuberculose pulmonaire est en évolution active ou non. Tous les phtisiologues savent qu'il n'y a pas de problème clinique plus difficile. Evidemment, il y a des cas simples pour lesquels la question se résout facilement ; mais, dans la grande majorité des cas, l'hésitation reste grande.

Pour juger cet état évolutif, le clinicien dispose d'un ensemble de moyens sur lesquels j'ai souvent insisté[1] et qui consistent, d'une part, dans les caractères particuliers des divers symptômes, et, d'autre part, dans l'appréciation des modifications progressives ou régressives qu'ils subissent (modifications des signes généraux, des signes fonctionnels, des signes stéthacoustiques et des signes radiologiques). Ce sont ces dernières que je veux passer en revue, en vous montrant que l'exploration radiologique peut vous fournir de très précieux renseignements, si vous prenez soin de *faire des examens successifs*, à intervalles plus ou moins distants, et de *compa-*

[1]. Emile Sergent. Etudes cliniques sur la tuberculose (2ᵉ édition. Maloine, éditeur).

rer *les images-témoins* que vous aurez conservées de chacun de ces examens. Cette comparaison vous permettra de constater les modifications survenues dans le *siège*, le *nombre*, l'*étendue*, la *forme* et les *contours* des diverses lésions.

Pour mettre de l'ordre dans l'exposé, je distinguerai deux conditions cliniques : suivant qu'il s'agira d'un malade examiné pour la première fois ou d'un malade déjà vu plusieurs fois et pour lequel on aura des termes de comparaison.

a) *Cas d'un malade examiné pour la première fois.*

Lorsque l'on voit un malade pour la première fois, lorsqu'on ne peut pas faire de comparaison entre son état actuel et son état antérieur, on est privé d'une source précieuse d'éléments d'appréciation, mais on peut cependant tirer de la radiologie quelques indications qui ne sont pas sans avoir une certaine valeur.

Choisissons des types extrêmes, des types bien tranchés.

Prenons, d'abord, le *type d'une tuberculose qui n'est plus en évolution*, mais qui a laissé des traces, des stigmates. Le type le plus tranché est celui de ces *imprégnés bacillaires*, si bien étudiés par Ribadeau-Dumas et Brissaud, qui présentent un certain nombre de caractères somatiques tellement particuliers que l'examen radiologique achève de les mettre en évidence. Ils ont un thorax hyposthénique, étroit, insuffisamment développé pour leur taille, avec un diaphragme abaissé, des mouvements respiratoires de très faible amplitude ouvrant à peine les sinus ; l'ombre médiane est étroite, allongée, comme le thorax ; le cœur est médian « en goutte ». Si vous regardez les champs pulmonaires (fig. 31), vous constatez que les sommets sont petits, étriqués, pointus, sans transparence ou à faible transparence, sans illumination ou à illumination très réduite au moment de la toux : ce sont des sommets scléreux. Vous distinguez, en outre, une accentuation très notable, très apparente, des ombres de la région hilaire, d'où partent des arborescences plus ou moins accentuées, plus ou moins denses, plus ou moins épaisses, des tractus qui irradient surtout vers la base. Le long de ces tractus, presque toujours s'échelonnent quelques nodules plus sombres, gros comme des grains de blé ou des noyaux de cerise et souvent disposés en *rangées de boutons;* ces nodules, qui représentent d'anciens tubercules calcifiés, siègent surtout dans l'empâtement de la région parahilaire. Telle est l'image-type d'une tuberculose figée; pour la compléter ajoutez-y l'un de ces nodules de la base, dont je vous ai déjà parlé (fig. 40) et qui marquent la trace indélébile du tubercule d'inoculation. Un sujet qui a ce thorax et ces poumons est un ancien tuberculeux; si l'examen radiologique ne montre pas autre chose, vous pouvez conclure que la tuberculose est arrêtée dans son évolution. Mais une tuberculose éteinte peut se réveiller; aussi, lorsque vous ferez de semblables constatations radiologiques, votre attention devra-t-elle se porter sur la recherche des signes généraux et fonctionnels. Il sera bon d'établir une mise en observation de quelque temps, de façon à savoir si, à côté de ces stigmates anciens et indélébiles, ne couve pas quelque foyer nouveau ou ne se rallume pas quelqu'un de ces anciens foyers. D'ailleurs, quelquefois, la radiologie vous montrera ces foyers. J'y reviendrai.

A l'opposé de ce type je prends celui d'une *tuberculose pulmonaire qui débute;* ce début, d'ailleurs, n'est pas la manifestation tuberculeuse initiale; il est le début du réveil, chez un adulte, d'une tuberculose contractée dans l'enfance.

Ici, les sommets sont larges, quelquefois assez clairs, mais le plus souvent voilés, parce qu'ils sont le siège d'une poussée congestive (poussée paraphymique des anciens auteurs) qui augmente leur volume mais n'est pas suffisante pour projeter une ombre opaque sur l'écran ou sur la plaque radiographique.

Ces sommets peuvent être tout à fait transparents, si la congestion est très peu intense. En pareil cas, l'insuffisance des signes radiologiques sera à peine compensée par le résul-

tat de l'examen stéthacoustique. C'est lui cependant qui pourra,
à cette période, vous renseigner le mieux. Si ses résultats con-
cordent avec des signes généraux et fonctionnels nets et avec
cet aspect radiologique spécial des sommets, vous pourrez être
autorisés à diagnostiquer une tuberculose débutante. Ce sera
en confrontant toutes ces nuances, en les rapprochant les unes
des autres, que chacune d'elles prendra une valeur plus grande
et que vous pourrez vous faire une opinion. Le plus souvent,
d'ailleurs, la localisation apicale sera *unilatérale* au début et
ces nuances auront une valeur comparative d'autant plus
grande; l'examen radiologique sera plus fructueux en mettant
en évidence l'*asymétrie apicale*; ce sera, ici, le sommet le plus
large qui correspondra au côté atteint.

En outre, bien souvent, dans le reste du parenchyme pulmonaire, l'examen radiographique vous permettra de constater
des ombres plus ou moins discrètes et nuageuses, des petites
pommelures, correspondant à des foyers tuberculeux en train
de se développer. Leurs contours ne seront pas nettement
arrondis, mais estompés, floconneux, se perdant progressivement, en dégradant, dans le champ pulmonaire environnant.
Souvenez-vous, en effet, de ce que je vous ai dit il y a un instant : les signes initiaux stéthacoustiques ne sont guère perçus
qu'au sommet, mais les localisations radiologiques débutantes
ne siègent pas qu'au sommet; il y a des lésions profondes des
autres régions qui ne se traduisent par aucun signe stéthacoustique et qui peuvent exister dès le début du réveil de la
tuberculose chez l'adulte. Il ne faudra pas, cependant, accorder nécessairement à des pommelures floues la signification
d'une lésion récente, par opposition avec la signification d'ancienneté donnée aux taches très opaques, à contours nets. Cette
distinction qu'on a crue, pendant quelque temps, très caractéristique, a été reconnue inexacte : certaines lésions anciennes
s'entourent de réactions inflammatoires récentes qui donnent
à leurs contours un aspect flou et nuageux.

Chez de tels malades, une radiographie instantanée pourra
même parfois vous permettre de distinguer de petites granu-

lations, soit dans le sommet du poumon, soit dans une autre région. L'autre jour, à l'amphithéâtre, vous avez pu voir les poumons d'une femme, morte la veille dans le service, dans lesquels, à côté des lésions anciennes du sommet, il y avait de petites granulations récentes et d'autres déjà plus avancées. Ces petites granulations, lorsqu'on fait un examen radioscopique, se confondent dans l'ombre diffuse projetée par les lésions anciennes ; mais, si on fait une radiographie instantanée, elles peuvent devenir distinctes et le sommet prend un *aspect granité* très particulier. Pour que cet aspect granité soit constatable par la radioscopie, il faut que les tubercules soient déjà assez gros et, encore, ne peut-on les apercevoir, assez peu distinctement d'ailleurs, qu'au moment de l'illumination par la toux.

Enfin, il vous arrivera parfois de constater des localisations que votre examen stéthoscopique ne vous aura pas permis de déceler, à savoir des *localisations scissurales*, dont la radioscopie et, surtout, la radiographie vous donneront des images caractéristiques (fig. 29) ; je vous en ai parlé bien des fois, je n'y insiste pas.

Voilà donc deux types extrêmes : la tuberculose figée ancienne et celle qui est en train de se réveiller et dans laquelle un certain nombre de signes généraux et fonctionnels, *signes de présomption*, vous incitent à rechercher les *signes de localisation* que l'examen stéthacoustique est souvent incapable de fixer et que l'exploration radiologique peut préciser.

Dans ces deux cas extrêmes, si vous avez quelque expérience, même si le malade est vu pour la première fois, vous pourrez déjà le cataloguer : l'un a fini d'évoluer, l'autre recommence à évoluer.

Voici maintenant un troisième type, autrement embarrassant : c'est celui du tuberculeux qui se présente à vous pour la première fois, comme les deux autres, et qui offre tous les signes d'une *tuberculose commune chronique*. Du point de vue radiologique pur et simple, vous allez voir, dans les champs pulmonaires, des images comme celles que je vous ai déjà montrées, des groupes de pommelures disséminées, des mouchetures, des images cavitaires, des stigmates de lésions anciennes, des nodules calcifiés, tout cela mélangé, et prédominant ou non aux sommets.

Vous faites, naturellement, le diagnostic de tuberculose commune. C'est indiscutable. Mais avez-vous le droit de dire que cette tuberculose chronique est en évolution à l'heure actuelle ? Non ; car il y a des *tuberculoses stagnantes*, indéfiniment stagnantes. Vous pourrez examiner le sujet derrière l'écran, un grand nombre de fois, faire tirer des radiographies à intervalles plus ou moins éloignés, vous retrouverez toujours le même aspect. Ce n'est donc pas par le premier examen que vous pourrez vous faire une opinion sur le caractère stagnant de cette lésion ; cela est impossible.

A côté des tuberculoses stagnantes, il y a les *tuberculoses* simplement *torpides*, et il y a, dans le cours de l'évolution d'une tuberculose torpide, les *périodes d'accalmie*, qui peuvent durer des années. La maladie est-elle dans une période d'accalmie au moment où vous examinez le malade ? Ce n'est pas encore la radiologie, pas plus que l'examen stéthacoustique, pas plus que la recherche du bacille, qui vous renseigneront. C'est en observant le malade, en le soumettant à des examens répétés et plus ou moins espacés, que vous pourrez porter une appréciation quelque peu valable.

Nous voici ainsi amenés à nous occuper du second groupe, celui des malades que l'on a déjà vus, que l'on suit et chez lesquels on a des termes de comparaison.

b) *Cas d'un malade déjà vu plusieurs fois.*

Lorsqu'on suit un tuberculeux, on peut, plus aisément, se faire une opinion sur le caractère évolutif de la maladie : l'appréciation est basée sur la constatation des modifications qui surviennent, dans l'aspect des images radioscopiques et radiographiques. Abstraction faite des renseignements que peut seule vous donner la radioscopie (étude des mouvements respiratoires, etc.), c'est surtout à la radiographie que vous devrez vous adresser. Elle seule vous permettra de conserver une *image-témoin*, fidèle et exacte, de chacun de vos examens. En comparant ces images-témoins vous pourrez juger les modifications survenues, soit dans le sens de l'aggravation, soit dans le sens de l'amélioration, ou bien vous pourrez vous assurer de l'état stagnant.

Comment pourrez-vous juger si les lésions évoluent vers l'amélioration ou l'aggravation ? Ce sera en comparant le *nombre*, le *siège*, la *forme*, le *degré d'opacité* et l'*aspect des contours* des lésions. Entrons dans quelques précisions. Pour comparer le *nombre* des lésions vous vous méfierez tout d'abord de la possibilité d'une erreur que j'ai vu commettre. Voici deux radiographies sur papier du même malade : l'une a été fort poussée, l'autre beaucoup moins. Je suppose que vous ayez, dans la même position, à quelques semaines d'intervalle, pris deux radiographies de ce sujet et qu'au lieu de comparer une épreuve de chacune de ces deux plaques, vous vous soyez trompé et ayez pris deux épreuves de la même plaque inégalement poussées. Sur celle qui est la plus poussée, vous observerez un plus grand nombre de petites taches, un granité beaucoup plus serré que dans l'autre ; si bien que, si vous ne reconnaissez pas votre erreur, vous conclurez que les lésions se sont aggravées. Cette réflexion peut vous paraître superflue ; ce n'est pas mon avis ; outre que, lorsqu'il s'agit d'être didactique, on n'entre jamais dans trop de détails, cette petite histoire aura encore l'avantage de vous montrer qu'il est souvent préférable de juger sur la plaque plutôt que sur l'épreuve, celle-ci pouvant être moins détaillée si elle n'est pas suffisamment poussée.

Supposons donc que cette cause d'erreur a été évitée. Sur la radiographie provenant du premier examen vous avez vu quelques lésions du sommet, quelques petites mouchetures disséminées ; le malade va moins bien, il maigrit, la maladie s'aggrave ; vous faites une seconde radiographie et vous voyez que le nombre des lésions a augmenté ; il y a beaucoup plus de taches, de pommelures, de nodules ; vous apercevez des lésions dans des zones qui étaient intactes la première fois. Déjà vous tirez un élément de pronostic important de cette double constatation relative au *nombre* et au *siège* des lésions.

Ces constatations sont simples, aisées ; elles éclatent aux yeux. Il est plus difficile d'apprécier les modifications portant sur la *forme* et le *degré d'opacité* des lésions. J'y insisterai davantage.

Vous avez aperçu, dans une région quelconque du poumon, une pommelure grisâtre, à contours un peu flous. Quelque temps après, le sujet va moins bien ; il crache davantage ; il a eu des hémoptysies. Vous faites un nouvel examen radiologique, une nouvelle radiographie ; vous regardez attentivement cette pommelure entre toutes les autres ; vous constatez qu'elle s'est étendue, que ses contours, tout en restant flous, sont devenus polycycliques. Ou bien, vous remarquez que cette pommelure a pris un aspect tout différent ; elle est maintenant plus claire en son centre, ne restant sombre qu'à sa périphérie : la pommelure est devenue une image cavitaire ; le foyer caséeux est devenu la caverne. Ou bien encore, à la place d'une ombre pommelée occupant une partie du lobe supérieur, vous trouvez cette image en *nids d'abeilles* ou en *mie de pain*, qui indique la fonte cavernuleuse de la zone caséeuse. Voilà des modifications de forme et d'opacité qui indiquent une évolution en activité, une aggravation de la forme anatomique.

Prenons le cas inverse. Voici une pommelure que vous avez vue grisâtre, à teinte pâle, à contours imprécis, et qui maintenant se présente sous la forme d'une tache beaucoup plus sombre, à contours beaucoup plus nettement arrêtés. Ici vous pouvez penser que la lésion a évolué vers l'induration fibreuse, vers la calcification, ou que, tout au moins, les lésions congestives périphériques se sont atténuées et qu'ainsi les contours de la pommelure sont devenus plus nets ; en même temps, dans ce poumon, vous remarquez que des arborescences, constatées la première fois, sont devenues plus foncées, plus tranchées, se sont transformées en épaisses marbrures, indices de sclérose.

Voilà comment des modifications des images radiologiques peuvent permettre d'apprécier, dans une certaine mesure, la marche évolutive de la lésion.

Voici une série de quatre radiographies (fig. 46) bien démonstratives, qui appartiennent à Ribadeau-Dumas. Elles ont été prises sur un enfant atteint de pneumonie cazéeuse qui évolua en six semaines ; en regardant les quatres images-témoins vous suivez l'évolution progressive de la lésion ; vous voyez d'abord le bloc pneumonique et vous apercevez à la fin la fonte caverneuse.

B. — Notions fournies par la radiologie a la conception actuelle de l'évolution générale de la tuberculose

La radiologie a jeté sa part de clartés sur la conception que nous nous faisons actuellement de l'évolution générale de la tuberculose.

Vous savez tous qu'on admet aujourd'hui que la tuberculose se contracte dans l'enfance ou l'adolescence et que les déterminations tuberculeuses de l'âge adulte ne sont que des réveils de cette première inoculation.

Lorsque cette première inoculation est très massive, elle provoque des accidents à type septicémique, granulique ou broncho-pneumonique, qui entraînent inévitablement la mort en quelques jours ou quelques semaines (fig. 46). Lorsqu'elle est moins intense, moins brutale, les lésions locales qu'elle a provoquées peuvent, après une période d'activité plus ou moins longue, s'éteindre ; à leur place persiste une cicatrice indélébile, qui se retrouvera, au moment de l'autopsie, soit sous l'aspect de nodules calcaires inclus dans les profondeurs de la base du poumon (fig. 40) ou dans la région parahilaire, soit sous la forme d'îlots ou de bandes fibreuses dessinant la topographie des anciennes lésions broncho-pneumoniques ; en même temps que ces cicatrices parenchymateuses il sera toujours possible de retrouver des ganglions péri-bronchiques ou médiastinaux indurés et plus ou moins infiltrés de sels calcaires. Le siège et la forme de ces lésions cicatricielles varient avec l'âge qu'avait le sujet lorsqu'il subit la première inoculation tuberculeuse. Dans la petite enfance — abstraction faite, bien entendu, des formes septicémiques et granuliques, qui sont toujours mortelles — dominent les formes broncho-pneumoniques caséeuses ; dans la seconde enfance et l'adolescence dominent les localisations ganglio-pulmonaires et les grosses adénopathies médiastinales. Aussi bien, les caractères anatomo-pathologiques des lésions cicatricielles, tant par leur siège que par leur configuration générale, pourront-ils vous permettre, dans une certaine mesure, d'apprécier si les lésions initiales remontent à la petite enfance ou à l'adolescence. Sans doute, la distinction n'est pas toujours aussi schématique, vu qu'il faut, entre autres raisons, tenir compte des poussées successives qui ont pu se faire chez le même sujet, aux diverses étapes de sa vie et, particulièrement, de son enfance et de son adolescence.

Quoi qu'il en soit, ces notions, aujourd'hui bien établies par l'observation anatomo-clinique, trouvent dans l'exploration radiologique une confirmation précieuse. En effet, lorsque vous examinez derrière l'écran ou sur une plaque radiographique le thorax d'un adulte, qu'il soit ou non en période d'activité tuberculeuse, vous apercevez, presque toujours, en une des régions d'élection, quelqu'un de ces stigmates cicatriciels. Je vous en ai montré des types caractéristiques au cours de ces conférences (fig. 21, 37, 40). En voici un nouvel exemple bien démonstratif (fig. 47) ; c'est la radiographie d'un malade atteint de tuberculose pulmonaire fibreuse ; vous voyez, non seulement dans les régions ganglionnaires, mais même en plein champ pulmonaire, de nombreux nodules calcifiés ; cette radiographie est d'autant plus intéressante que le sujet était un ancien syphilitique.

Je me suis attaché à vous signaler la fréquence des nodules noirs, reliquats d'anciennes lésions tuberculeuses, maintenant calcifiées et sclérosées ; je vous ai dit et montré que ces nodules calcifiés s'aperçoivent surtout dans la *base* du poumon, dans les *régions hilaires* et *parahilaires*, dans le *médiastin*, c'est-à-dire, précisément, dans les territoires qui sont les lieux d'élection de la tuberculose de première inoculation ; ils représentent, à proprement parler, le *chancre d'inoculation tuberculeuse et ses ganglions satellites*. Si vous rapprochez la *fréquence de ces nodules calcifiés de la base et des régions parahilaires de l'extrême rareté des nodules calcifiés inclus dans les sommets* (sur plusieurs milliers d'examens radiologiques je n'en compterai pas cinq ou six ; — fig. 38), vous êtes naturellement conduits à conclure que la lésion initiale de la tuberculose, que le chancre d'inoculation tuberculeuse, n'a pas son siège dans le sommet ; et, ainsi, se vérifie cette notion clinique sur laquelle j'ai attiré votre attention, à savoir que les localisations apicales de l'adulte ne sont pas des localisations initiales, mais seulement des localisations secondaires. Bien plus, si vous rapprochez cette notion de cette autre constatation, sur laquelle j'ai également insisté à plusieurs reprises, à savoir que, même chez l'adulte, les localisations apicales sont loin d'être toujours prédominantes et que, même, les sommets peuvent paraître intacts alors que les lésions décelées par l'examen radiologique se répartissent en d'autres régions, vous êtes amenés à modifier les idées encore classiques dans lesquelles vous avez été élevés. Est-ce à dire que la loi de Louis est caduque ? Non, certes. Mais il convient de l'interpréter à la lumière des données récentes, établies par la confrontation des résultats d'autopsies méthodiquement conduites et d'explorations radiologiques rigoureusement dirigées. La loi de Louis reste vraie pour les cas de phtisie ; elle ne s'applique pas aux cas où la tuderculose a emporté le malade avant qu'il fût arrivé à la période cachectique. A l'autopsie des phtisiques qui

ont succombé à l'évolution lente et progressive d'une tuberculisation pulmonaire chronique, les lésions sont plus profondes aux sommets et moins avancées dans leur stade évolutif
au fur et à mesure qu'on s'éloigne des sommets ; ici, il faut
faire intervenir l'une des multiples conditions anatomiques et
physiologiques qui ont été invoquées pour expliquer la moindre
résistance des sommets, la facilité plus grande de leur ensemencement..., toutes conditions sur lesquelles je n'ai pas à
m'appesantir. Au contraire, à l'autopsie d'un tuberculeux qui
a succombé sans être arrivé à la phase de la consomption
phtisique, les lésions peuvent prédominer ailleurs qu'au sommet ; ici la loi de Louis n'est plus applicable.

Enfin, il n'est pas rare que la radiologie, d'accord, ici encore,
avec les constatations nécroscopiques, vous per mette de constater, chez l'adulte, la prédominance des lésions qui caractérisent le réveil actuel, au voisinage immédiat d'un des anciens
foyers éteints de la base ou de la région parahilaire.

Toute cette série de constatations vous fait saisir quel important contingent d'informations la radiologie a apporté à l'étude
des conditions pathogénétiques qui règlent l'évolution générale de la tuberculose et qui la définissent comme une maladie
contractée pendant l'enfance et dont les manifestations de l'âge
adulte ne sont que des déterminations secondaires, des étapes
tardives, provoquées par une des circonstances occasionnelles
de la vie qui favorisent le réveil de lésions endormies et non
éteintes ou la réinoculation, la réinfection de l'organisme.

Cette évolution de la tuberculose se retrouve, indiscutable-
ment dessinée, sur les épreuves radiographiques de bon nombre de tuberculeux. La démonstration radiologique est faite.
Aux sceptiques, qui demanderont, avant d'être convaincus,
que nous leur montrions des images-témoins prises chez un
même sujet, à larges intervalles, aux diverses étapes de sa
carrière tuberculeuse, je rappellerai que leur exigence est sa-
tisfaite par une observation bien démonstrative de Ribadeau-
Dumas et H. Béclère [1], qui ont pu suivre le même malade

1. Ribadeau-Dumas et H. Béclère. *Evolution de la lésion initiale de la tu-*

pendant plusieurs années, depuis son enfance, et constater les modifications radiologiques successives dont je viens de vous tracer l'histoire générale.

*
* *

Je crois vous avoir assez clairement démontré que, pour le diagnostic de la tuberculose pulmonaire, l'examen radiologique est devenu une méthode d'exploration dont l'emploi est nécessaire. Certes, il ne saurait, à lui seul, apporter la certitude du diagnostic. Ne lui demandez pas plus que ce qu'il peut vous donner ; ayez recours à lui pour confronter ses résultats avec ceux des autres moyens que la clinique met à votre disposition. Ici, il aura une valeur de contrôle et de confirmation ; là, il aura la puissance révélatrice ; ailleurs, il complétera et précisera les renseignements déjà réunis par les autres procédés d'exploration.

L'exploration radiologique, en un mot, apporte un concours précieux et indispensable pour le *diagnostic différentiel*, pour le *diagnostic de localisation* et pour le *diagnostic d'évolution*. Enfin, et ce n'est pas sa moindre valeur, elle a *largement contribué à éclairer la conception que nous devons nous faire aujourd'hui de l'évolution de la tuberculose, maladie de l'enfance poursuivant sournoisement ou bruyamment ses étapes pendant tout le cours de la vie.*

berculose pulmonaire chez l'enfant du premier âge (Soc. méd. des hôpit., 4 juillet 1919). — Ribadeau-Dumas, *Le tubercule d'inoculation* (Revue de la tuberculose, nº 1, 1920).

CONCLUSIONS GÉNÉRALES

J'en ai terminé avec cette étude critique du diagnostic radiologique des affections des voies respiratoires. Je ne me dissimule pas que je vous ai dit beaucoup de choses qui paraîtront banales à tous ceux qui ont la pratique de la radiologie. Ce n'est pas à eux que je me suis adressé, mais aux médecins et étudiants, beaucoup plus nombreux, qui, la connaissant mal, s'imaginent qu'elle leur donnera, en toutes circonstances, la clé des mystères de la clinique. J'ai voulu leur montrer que, s'ils ne se familiarisent pas avec les « banalités », ils risqueront de ne tirer de la radiologie que des renseignements incomplets ou erronés et qu'au lieu d'éclairer leur diagnostic elle le faussera.

A une époque où l'emploi de la radiologie se répand et se vulgarise, j'ai jugé opportun de faire la critique des renseignements qu'elle peut donner au médecin. La pratique que nous en avons est maintenant assez ancienne et assez copieusement documentée pour que cette critique soit possible et ait des chances d'être juste et conforme aux faits bien observés. Il m'a semblé que cette critique serait mieux faite, sur le terrain pratique sur lequel j'ai voulu la construire, par un clinicien que par un radiologiste spécialisé. Le clinicien confronte personnellement les résultats que lui donnent les différents moyens d'exploration qu'il met en œuvre successivement ; le radiologiste n'enregistre que des résultats partiels et ne peut en contrôler la valeur. J'ai puisé les éléments de cette critique dans la documentation clinique et radiologique que plus de trente mille examens accumulés

avant, pendant et depuis la guerre, m'ont permis de réunir ;
j'ai tenté d'extraire de cette documentation les conclusions
pratiques qui s'en dégagent ; j'ai passé en revue, chemin faisant, le souvenir que je conservais de cas particuliers, plus spécialement démonstratifs, à propos desquels j'avais eu l'occasion
de constater les difficultés du diagnostic, les services que
m'avait rendus la radiologie et les erreurs qu'elle aurait pu me
faire commettre ; et, j'ai formulé ma critique générale en montrant, d'une façon à la fois analytique et synthétique, *ce que
le médecin peut et doit demander à l'examen radiologique
pour le diagnostic des affections de l'appareil respiratoire.*

Je souhaite que les matériaux qui ont édifié mon expérience
personnelle soient de quelque utilité à ceux pour lesquels j'ai
groupé les propositions principales d'une critique que je résume dans les conclusions suivantes :

1° L'exploration radiologique est une *arme nouvelle* pour
le diagnostic des affections des voies respiratoires.

2° Elle *s'ajoute* aux autres procédés d'exploration ; elle *ne
les supprime pas.*

3° A ELLE SEULE elle est *insuffisante* pour faire le diagnostic, parce qu'elle *a sa limite de sensibilité*, même lorsqu'elle
est complète, c'est-à-dire lorsqu'elle ne se borne pas seulement à la radioscopie mais comporte en même temps la radiographie. En effet, en raison de cette limite de sensibilité, elle ne
peut pas déceler *toutes les lésions*, et, d'autre part, elle *peut
conduire à l'erreur* en n'indiquant pas, d'une façon nette et
complète, les caractères et le nombre des lésions.

4° Elle renseigne sur la *statique* et sur la *forme du thorax* ;
elle renseigne sur *l'amplitude des mouvements respiratoires*
et par conséquent, elle contribue, d'une manière assez précise, à *mesurer la capacité fonctionnelle de l'appareil respiratoire.*

5° Elle permet de *suivre les bons effets de la gymnastique
respiratoire et de la rééducation respiratoire*, chez les insuffisants respiratoires, dans les séquelles des plaies de poitrine
et des pleurésies, par exemple.

6° Elle *ne peut permettre d'affirmer rigoureusement la nature* d'une lésion, mais, cependant, elle *contribue*, dans une large mesure, *à éclairer le diagnostic différentiel.*

7° Elle apporte un élément précieux d'information pour le *diagnostic de localisation* (siège, forme, nombre, étendue des lésions) et, par là, elle a une importance considérable dans la *discussion des interventions médico-chirurgicales.*

8° Elle apporte une précieuse contribution au *diagnostic d'évolution*, par la *comparaison des images-témoins et des radioscopies successives.*

9° Elle peut *déceler des lésions et des complications qui échappent aux autres moyens d'exploration physique* et, par conséquent, elle *apporte un élément sérieux au pronostic.*

10° Elle est indispensable pour *la conduite du traitement par le pneumothorax artificiel.*

11° Elle a jeté *une vive clarté sur la conception que nous nous faisons aujourd'hui de l'évolution générale de la tuberculose.*

TABLE DES FIGURES

PREMIÈRE PARTIE

Études séméiologiques et cliniques.

DEUXIÈME PARTIE

Études radiologiques.

TABLE DES MATIÈRES

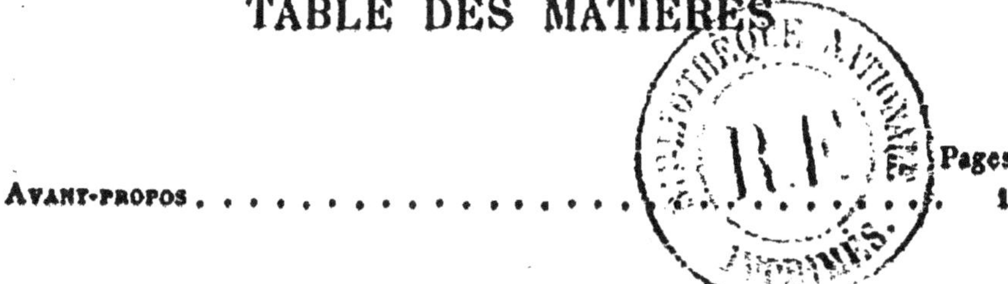

CHAPITRE II

Études sur la syphilis de l'appareil respiratoire.

CHAPITRE III

Études sur les séquelles médicales et médico-chirurgicales des plaies de poitrine et des intoxications par les gaz asphyxiants.

CHAPITRE IV

Divers.

DEUXIÈME PARTIE

Études radiologiques.

*Ce que le médecin peut et doit demander à l'examen radiologique
pour le diagnostic des affections de l'appareil respiratoire.*

I

Considérations générales.

II

Diagnostic radiologique des diverses affections de l'appareil respiratoire.

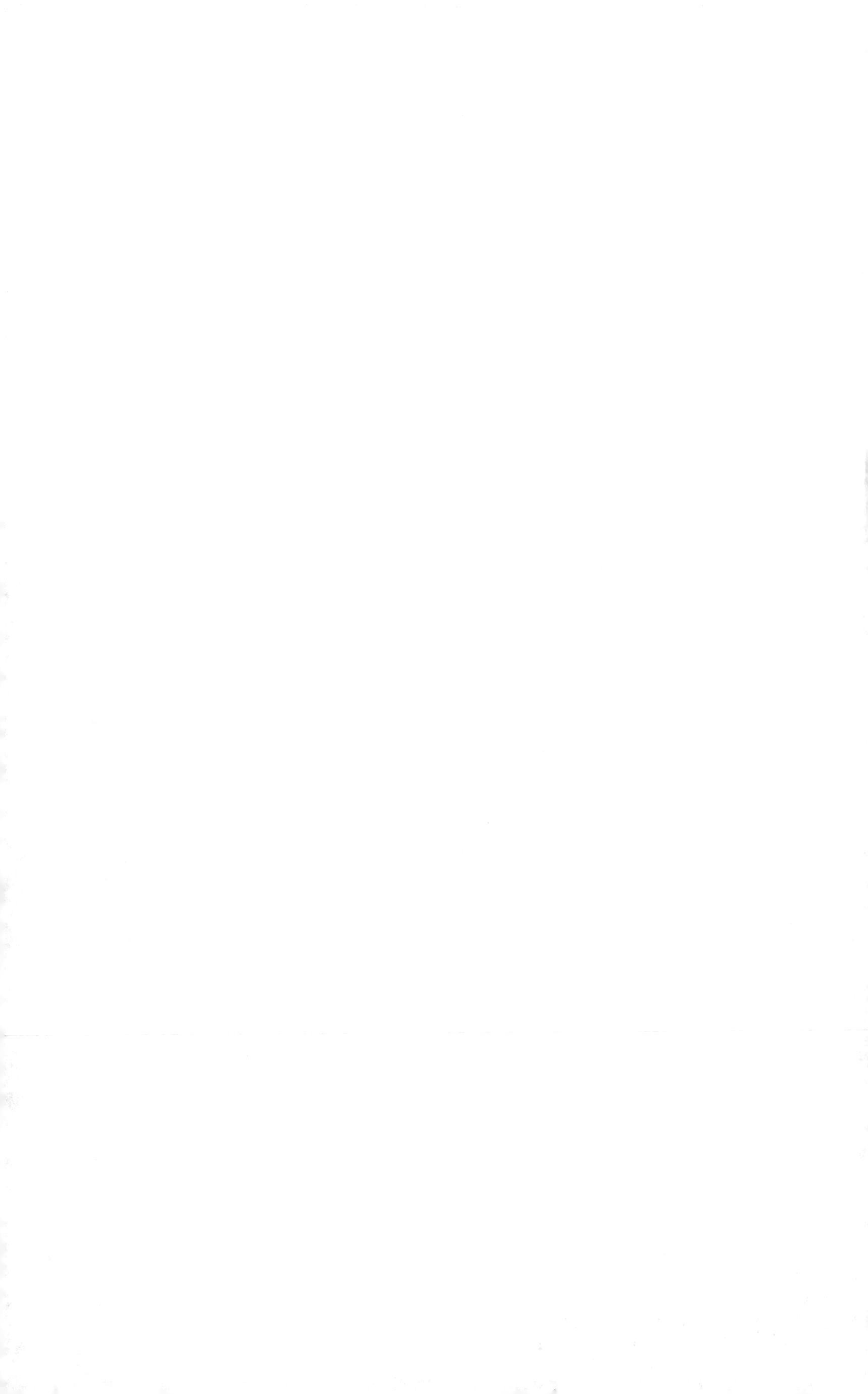